结直肠癌筛查

COLORECTAL CANCER SCREENING

· 国际癌症研究署癌症预防手册第 17 卷 ·

主　编　国际癌症研究署（IARC）

主　译　陈天辉　陈小兵

副主译　丁克峰　屠世良　陈锦飞

辽宁科学技术出版社
LIAONING SCIENCE AND TECHNOLOGY PUBLISHING HOUSE

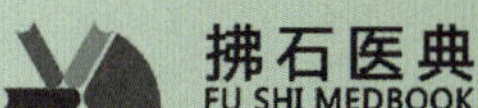

图书在版编目（CIP）数据

结直肠癌筛查 / 国际癌症研究署 (IARC) 主编 ; 陈天辉，陈小兵主译 . -- 沈阳 : 辽宁科学技术出版社 , 2024. 12. -- ISBN 978-7-5591-3984-9

Ⅰ . R735.304

中国国家版本馆 CIP 数据核字第 20243LV687 号

出版发行：辽宁科学技术出版社
北京拂石医典图书有限公司
地址：北京海淀区车公庄西路华通大厦 B 座 15 层
联系电话：010-57262361/024-23284376
E-mail：fushimedbook@163.com
印 刷 者：天津淘质印艺科技发展有限公司
经 销 者：各地新华书店

幅面尺寸：185mm×260mm
字　　数：453 千字　　印　　张：18.75
出版时间：2024 年 12 月第 1 版　　印刷时间：2024 年 12 月第 1 次印刷

责任编辑：李俊卿　陈　颖　　责任校对：梁晓洁
封面设计：潇　潇　　封面制作：潇　潇
版式设计：天地鹏博　　责任印制：丁　艾

如有质量问题，请速与印务部联系　　联系电话：010-57262361

定　　价：138.00 元

翻译委员会

主　译　陈天辉　陈小兵

副主译　丁克峰　屠世良　陈锦飞

译　者　肖　乾　浙江大学医学院附属第二医院

纪建光　澳门大学健康科学学院

陈宏达　中国医学科学院北京协和医院

余陈欢　中国科学院杭州医学研究所

李　雪　浙江大学公共卫生学院

杜牧龙　南京医科大学公共卫生学院

徐雷艇　宁波大学医学部

杨　军　杭州师范大学

杜以慧　杭州师范大学

楼建林　湖州师范学院

应士波　杭州医学院

程永然　杭州医学院

陈天华　杭州市临安区第一人民医院

王良友　台州市疾病预防控制中心（台州市卫生监督所）

杜　菲　绍兴市中医院

刘　芳　台州市中医院

徐明智　浙江省肿瘤医院

朱玉萍　浙江省肿瘤医院

王　实　浙江省肿瘤医院

凌志强　浙江省肿瘤医院

杜灵彬　浙江省肿瘤医院

陈伟平　浙江省肿瘤医院

雷锐娇　浙江省肿瘤医院

陈徐凯　浙江省肿瘤医院
吴维妙　浙江省肿瘤医院
朱　陈　浙江省肿瘤医院
王　乐　浙江省肿瘤医院
赵娴靓　浙江省肿瘤医院
崔　钊　浙江省肿瘤医院
雷慧君　澳门大学（在读博士研究生）
谷　微　温州医科大学（在读研究生）
陈鹏涛　温州医科大学（在读研究生）
付锦蓁　温州医科大学（在读研究生）
陈子健　温州医科大学（在读研究生）
黄秋临　杭州师范大学（在读研究生）
张金磊　杭州师范大学（在读研究生）
华　蕾　杭州师范大学（在读研究生）
莫小慧　杭州师范大学（在读研究生）
金　狄　浙江中医药大学（在读研究生）

主译简介

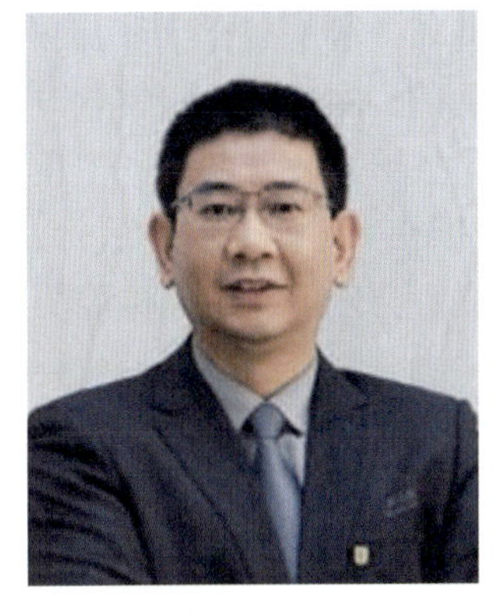

陈天辉　教授，浙江大学医学博士（2006年），研究员（2016年），肿瘤学博士研究生导师，浙江省委组织部“万人计划”领军人才（2021年）。现任浙江省肿瘤医院防治科副主任、中国科学院杭州医学研究所双聘PI。博士毕业后曾在德国国家癌症研究中心（DKFZ）工作七年。致力于癌症的人群预防研究和临床流行病学研究，聚焦三个主攻方向：①癌症预防研究及癌症早筛综合效果评估：周期法提供及时准确的癌症5年相对生存率；②石棉暴露所致癌症的人群防控研究；③遗传性肿瘤的分子遗传流行病学、筛查和遗传咨询研究。主编/主译出版专著4部，获国家版权局软件著作权4项；累计发表SCI论文101篇，其中60篇为通讯/第一作者（包括4篇JAMA子刊等）。主持在研：国家重点研发计划“政府间国际科技创新合作”重点专项项目、十四五国家重点研发计划“常见多发病防治研究”重点专项课题、科技部国家外专局项目等。兼任中国抗癌协会5个专委会常务委员(肿瘤流行病学、肿瘤肠病学等)、浙江省医学会临床流行病学与循证医学分会副主任委员、国家科技奖励评审专家库成员、浙江省科技厅A级专家、宁波大学兼职教授等。

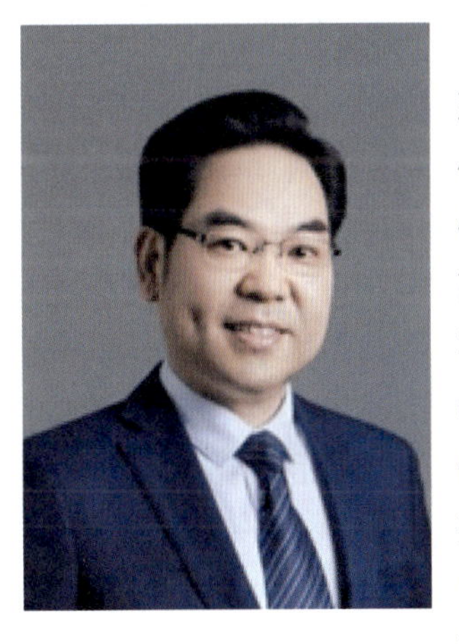

陈小兵　教授，国务院特殊津贴专家，中国抗癌协会（CACA）理事，肿瘤学博士、二级教授/主任医师、博士生导师、博士后合作导师，现任河南省肿瘤医院（郑州大学附属肿瘤医院）内科副主任、消化内科二病区主任，河南省科协第十届委员会常务委员，河南省难治性消化道肿瘤精准治疗工程研究中心负责人，河南省高层次人才“中原科技创新领军人才”，河南省学术技术带头人。兼任CACA食管肿瘤整合康复专业委员会主任委员、CACA整合康复工作委员会副主任、CACA中西整合结直肠癌专委会常委、大肠癌专委会首届青委会委员、《中华结直肠疾病电子杂志》核心期刊编委、中国临床肿瘤学会（CSCO）患者教育专家委员会常委兼副秘书长等。担任国家“十四五”重点图书《整合肿瘤学》临床卷《腹部盆腔肿瘤分册》主编；参与制定CACA指南《胃肠保护》等37部国家规范、指南和专家共识。主编的《面对癌症：不恐慌不盲从》获科技部2020全国优秀科普作品奖、中国抗癌协会科普奖。主持国自然面上、省杰青、省自然重点项目等20余项。发表SCI收录文章115篇，影响因子IF ≥ 5分的论文43篇。

副主译简介

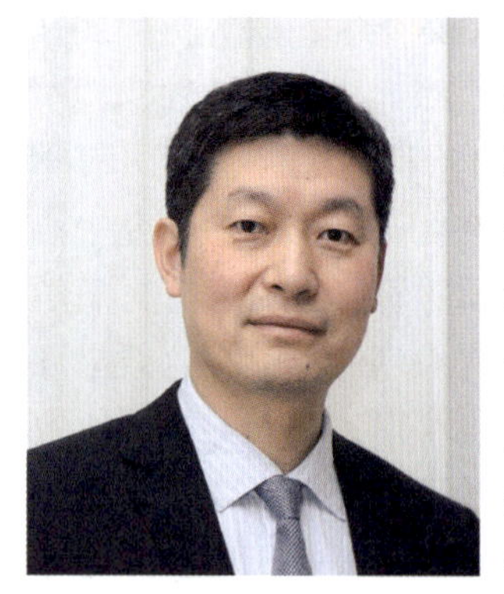

丁克峰　浙江大学医学部教授，主任医师，博士研究生导师，现任浙江大学医学院附属第二医院常务副书记，副院长。国家重点研发计划首席科学家，浙江省“万人计划”杰出人才，浙江省卫生领军人才，浙江大学肿瘤学学位点负责人，浙江大学求是特聘医师，浙江大学肿瘤研究所副所长。兼任中国抗癌协会理事，中国抗癌协会大肠癌专业委员会副主任委员，中国医师协会结直肠肿瘤专业委员会副主任委员、外科专委会主任委员，中华医学会肿瘤分会常务委员，浙江省抗癌协会大肠癌专业委员会候任主任委员，浙江省医学会理事、精准医学分会主任委员、肿瘤外科分会候任主委。擅长大肠癌腹腔镜微创治疗和综合诊治，是创建浙江大学大肠癌多学科诊治中心的主要骨干和负责人之一。在结直肠癌筛查和早诊早治领域颇有建树：①主持建立了全国首个覆盖结直肠癌自然史疾病状态的全链条队列信息库和生物样本库，并制定了中国结直肠癌专病队列的标准规范和队列资源共享机制；②主持完成中国首个癌症早筛前瞻性大规模多中心注册临床试验（Clear-C），基于粪便的肠癌早筛试剂盒已获得国家药品监督管理局颁发的创新三类医疗器械注册证，实现了癌症基因检测早筛领域“第一证”；③主持撰写 2020 版、2023 版中华医学会肿瘤学分会早诊早治学组制定的《中国结直肠癌早诊早治专家共识》。先后主持国家自然科学基金面上项目 8 项，国家科技部“十三五”重点研发计划 1 项。发起和主持全国多中心临床研究 10 余项。以通讯作者累计发表学术论文 80 余篇，包括 *Cell Metabolism*，*Molecular Cell*，*Journal of Hematology & Oncology* 等高水平期刊，获授权发明专利 12 项，出版专著 2 部。

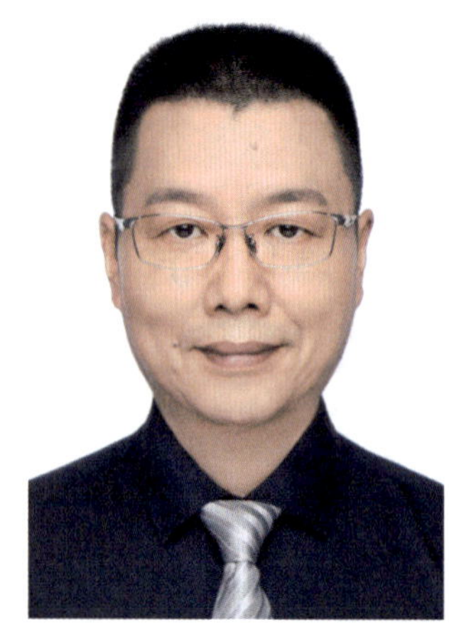

屠世良　浙江省人民医院结直肠外科主任医师，硕士研究生导师。现任浙江省人民医院临安院区（杭州医学院附属第二医院、杭州市临安区第一人民医院医疗集团）党委书记、院长。兼任中国医师协会肛肠医师分会常务委员，中华中医药学会肛肠分会常务委员，中国抗癌协会中西医整合肿瘤专业委员会常务委员，中国医院管理协会理事，浙江省中医药学会肛肠分会主任委员，浙江省医学会肛肠外科学分会副主任委员，浙江省医师协会肛肠医师分会副会长，浙江省抗癌协会大肠癌专业委员会常务委员，浙江省康复医学会盆底康复专业委员会主任委员。从事结直肠疾病临床、教学、科研近 40 年，在结直肠肿瘤、肛门部良性疾病及少见肛肠疑难病的诊疗上积累了丰富的临床经验。出版专著 2 部，主持或参与厅局级以上科研项目 17 项，获浙江省医学科技创新奖 2 项，发表学术论文 80 余篇，其中 SCI 收录 20 余篇。

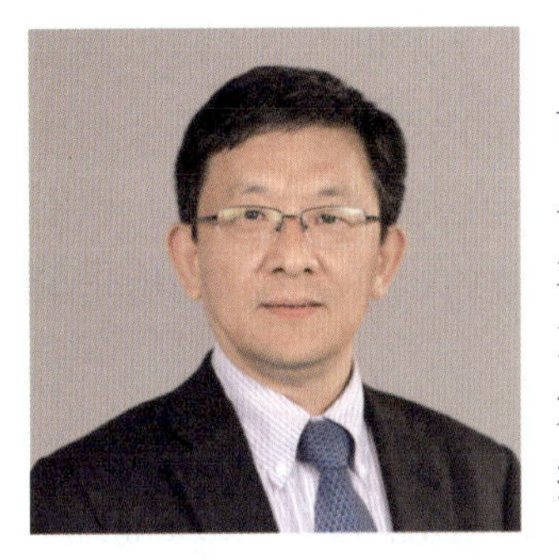

陈锦飞 教授，温州医科大学附属第一医院教授/主任医师、博士学位、博士研究生和博士后指导老师（2021 年 9 月作为高层次人才引进）。留学德国乌尔姆大学，任 Research Fellow，并先后在美国加州大学洛杉矶分校、M.D. Anderson 肿瘤中心和加拿大多伦多大学 Sunnybrook Odette 肿瘤中心等研修。历任中国抗癌协会（CACA）第一届胃肠病学专委会副主任委员、6 个 CACA 专委会常务委员（肿瘤肠病学等），兼任中国临床肿瘤学会（CSCO）理事、世界华人肿瘤医师协会委员等。主要研究方向：消化系统恶性肿瘤和肺癌的基础和临床研究。承担国家自然科学基金、科技部“973”子课题、国家工信部大数据产业发展试点示范项目及省级重点研究计划等 20 多项课题，为省级有突出贡献的中青年专家。在 *Gut*、*Nature communications*、*Nucleic Acids Research*、*JAMA Network Open*、*Cancer Research* 和 *PNAS* 等杂志发表 SCI 收录论文 100 多篇，以第一负责人获省级科技进步二、三等奖各一项。

译者序

国际癌症研究署（International Agency for Research on Cancer, IARC）是世界卫生组织直属的独立组织，于 1965 年成立于法国里昂。IARC 的使命是通过促进国际合作研究来降低全球的癌症负担。该机构致力于癌症预防研究，聚焦 3 个研究方向：了解癌症的发生情况、识别癌症的病因以及评估预防性干预措施及其实施情况。IARC 在上述领域均对癌症的预防做出了至关重要的贡献。

1969 年，IARC 启动了一项评估化学品对人体致癌风险的项目，编写对单个化学品进行严格审查和评估的专著，即广为人知的《IARC 人类致癌危害鉴定专著 (IARC Monographs on the Identification of Carcinogenic Hazards to Humans)》。为了补充《IARC 人类致癌危害鉴定专著》，致力于传播癌症预防的权威信息，IARC 于 1995 年推出了《癌症预防手册（IARC Handbooks of Cancer Prevention）》系列，评估已发表的癌症预防干预措施的科学证据。IARC 癌症预防系列手册的目标是协调和发布关于一级干预或二级干预的癌症预防效果数据的严格审查，并在预防和相关领域国际专家小组的帮助下，从癌症预防的角度评估这些数据。

IARC 癌症预防系列手册是 IARC 的核心出版物。本书为该系列的第十七卷，聚焦结直肠癌，评估了各种结直肠癌筛查方法的正面和负面影响。这是自 2014 年该系列重新推出后的第三卷。这卷手册发布于 2019 年，之前的手册中未对结直肠癌筛查进行评估，世界卫生组织也没有关于结直肠癌筛查的建议。本书对结直肠癌筛查在降低结直肠癌发病率和死亡率方面的有效性进行了循证评估。工作组还审查了内镜技术和粪便检查技术的比较、参与筛查计划的决定因素、可替代当前大肠癌筛查方法的最成熟的新兴技术等方面的证据，并介绍了不同类别的高风险人群以及针对这些人群的监测策略。虽然本卷手册未提供有关结直肠癌筛查实施或未来研究的建议，但是，为开展基于人群的结直肠癌筛查项目提供了重要的科学依据。

在全球范围内，无论是高收入还是中低收入国家，结直肠癌都是最常见的癌症之一。基于我国全国肿瘤登记最新数据显示：2022 年全国结直肠癌新发病例 51.7 万例，仅次于肺癌，排名第二位（JNCC 2024）。结直肠癌是全球公认适合筛查的癌种，美国预防服务工作组 (USPSTF) 推荐筛查等级“A”的癌种仅两个，其中之一就是结直肠癌（另一个是宫颈癌），收益为“高度确定性净收益：高”。2020 年浙江省开始将重点人群结直肠癌筛查纳入浙江省政府民生实事，迄今已连续开展五年，积累了大量的实证依据。

IARC 癌症预防手册《结直肠癌筛查》原著的每一章都是由结直肠癌预防领域的国际知名专家撰写，保证了本书的高质量和全球视野。本书可为从事结直肠癌预防、筛查、诊断、治疗、康复的医学专家、肿瘤学研究人员和医疗保健人员等提供专业参考。另外，本书的读者对象还包括医学生、肿瘤学专业研究生等。

特别感谢本书翻译团队的大力支持和把关，来自澳门大学、温州医科大学、杭州师范大学、浙江中医药大学多位在读研究生做了大量基础性工作。在本书翻译过程中可能存在对原著理解的偏差，希望读者提出宝贵意见，以便我们再版时加以修正，谢谢。

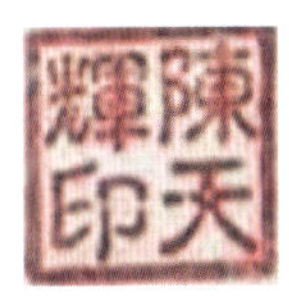

2024 年 11 月 13 日

国际癌症研究署

国际癌症研究署（IARC）是 1965 年根据世界卫生大会决议设立的，作为世界卫生组织框架内的一个独立资助的组织，该机构的总部位于法国里昂。

IARC 的使命是通过促进国际合作研究来降低全球的癌症负担。该机构通过在以下三个主要领域开展癌症预防研究来实现这一使命：了解癌症的发生情况、识别癌症的病因，以及评估预防性干预措施及其实施情况。这些领域的研究均对癌症预防做出了至关重要的贡献。

IARC 的出版物有助于传播有关癌症研究各方面的权威信息。有关 IARC 出版物及其订购方式的信息，请访问：http://publications.iarc.fr/。

IARC Handbooks of Cancer Prevention Volume 17: Colorectal Cancer Screening
IARC, Lyon, France, 14–21 November 2017

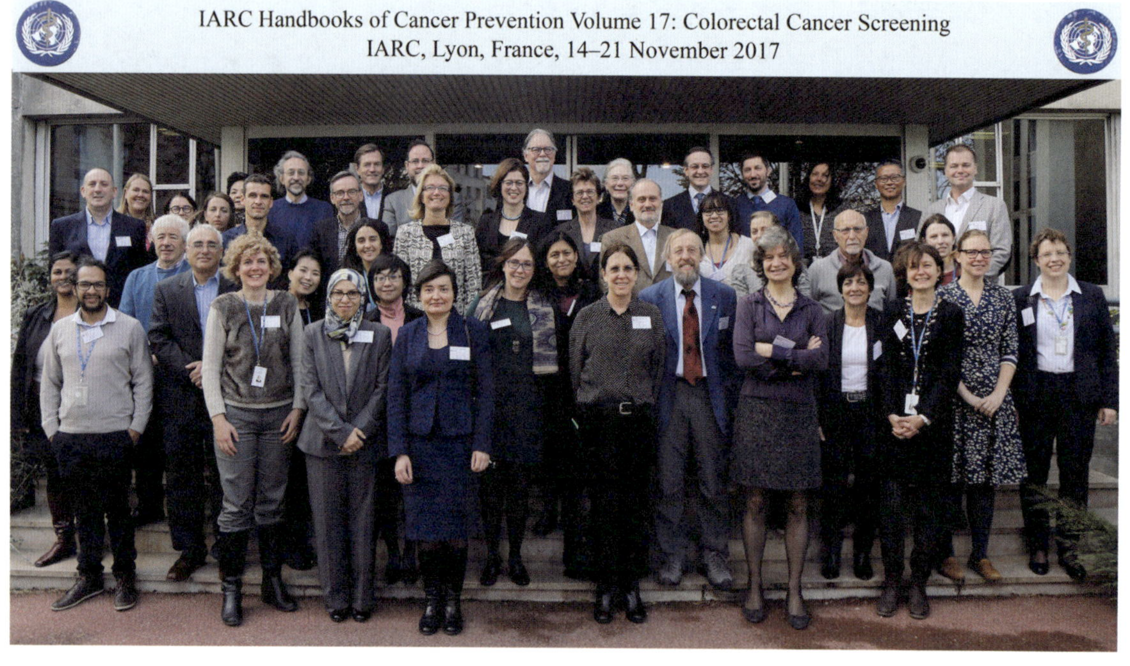

《IARC 癌症预防手册》简介

1969 年，国际癌症研究署（IARC）启动了一项评估化学品对人体致癌风险的项目，其中包括编写对个别化学品进行严格审查和评估的专著。

《IARC 癌症预防手册》补充了《IARC 专著》对致癌危害的评估。该项目的目标是协调和发布关于一级或二级干预的癌症预防效果数据的严格审查，并在预防和相关领域国际专家小组的帮助下，从癌症预防的角度评估这些数据。相关评估列表定期更新，并可在以下网址查阅：http://handbooks.iarc.fr/。

美国癌症协会（合同 ACS #26531）和美国疾病预防控制中心编号为 DP004954-05 的资助或合作协议为本书《IARC 癌症预防手册》提供部分资助。该手册内容仅由作者负责，并不一定代表美国疾病预防控制中心或美国卫生与公众服务部的官方观点。

原著编委会

成员[1]

Samar Alhomoud
费萨尔国王专科医院和研究中心
利雅得
沙特阿拉伯

Johannes Blom（小组主席，内镜检查）
分子医学与外科系（MMK）
卡罗林斯卡学院
斯德哥尔摩–哥得兰区域癌症中心
斯德哥尔摩省
斯德哥尔摩
瑞典

Michael Bretthauer[2]
临床疗效研究组
奥斯陆大学
奥斯陆
挪威

Jean-Luc Bulliard
社会和预防医学研究所
洛桑大学医院
洛桑
瑞士

Douglas Corley
研究部
凯撒医疗集团
奥克兰，加利福尼亚州
美国

Montserrat Garcia Martinez
加泰罗尼亚肿瘤学研究所（ICO）
贝尔维奇生物医学研究所
癌症预防和控制项目
卢斯皮塔莱特德略夫雷加特
西班牙

1 工作组成员和受邀专家以科学家个人身份参与工作，而不代表其政府或者附属机构。所提供的附属机构仅用于身份识别。

每位参与者均被要求声明相关的研究、雇佣和财务利益，其中当前的财务利益以及过去 4 年内或未来研究、雇佣利益在此列出。总价值不超过 1000 美元的股票、不超过专家所在机构研究预算的 5% 且不用于资助专家的研究或观点、与法院或政府机构无关且不超过总专业时间或报酬 2% 的事务咨询或演讲等较小相关利益则未列出。所有用于支持专家研究或观点的资助与代表法院或政府机构相关方进行的咨询或演讲均列为重要相关利益。

2 Michael Bretthauer 的研究小组曾在研究者发起和进行的筛查试验中，免费从多家公司获得筛查设备（并在试验结束后将设备归还给制造商）。

Michael Hoffmeister
临床流行病学和老龄化研究部
德国癌症研究中心 (DKFZ)
海德堡
德国

Rolf Hultcrantz
医学系
卡罗林斯卡学院
斯德哥尔摩
瑞典

Iris Lansdorp-Vogelaar
伊拉斯姆斯医学中心
鹿特丹
荷兰

Iris Nagtegaal
病理学系
内梅亨大学医学中心
奈梅亨
荷兰

Paul Pinsky（总主席）
癌症预防部
国家癌症研究所
国家卫生研究院
贝塞斯达，马里兰州

Linda Rabeneck（小组主席，基于粪便的检测）
安大略省癌症护理中心
多伦多大学
多伦多，安大略
加拿大

Suleeporn Sangrajrang
国家癌症研究所
曼谷
泰国

Peter Sasieni
伦敦国王学院
伦敦
英国

Robert A. Smith（小组主席，新兴技术和高危人群）
美国癌症协会
亚特兰大，佐治亚州
美国

Robert J.C. Steele
癌症部
尼尼韦尔斯医院及医学院
邓迪
英国

Joseph J.Y. Sung
医学和治疗学系
消化系统疾病研究所
香港中文大学
香港特别行政区
中国

Carolina Wiesner（小组主席，结直肠癌和筛查实践）
国家癌症研究所（ESE）
波哥大
哥伦比亚

Ann G. Zauber
斯隆—凯特林癌症研究所
纽约, 纽约州
美国

特邀专家

Josep M. Augé Fradera [3]
生物化学和分子遗传学系
巴塞罗那医院门诊部
巴塞罗那
西班牙

Douglas Robertson [4]
佛蒙特州怀特里弗章克申医疗中心
怀特里弗章克申, 佛蒙特州
美国

Carlo Senore [5]
皮埃蒙特流行病学和癌症预防参考中心
（CPO皮埃蒙特区）
都灵健康科学城教学医院
都灵
意大利

代表

Chisato Hamashima
癌症筛查评估部
癌症筛查评估和管理部
公共卫生科学中心
国家癌症中心和护理部
医学技术学院
帝京大学
东京 日本

Jae Kwan Jun
韩国国家癌症中心
高阳寺京畿道
韩国

Luciana Neamtiu
F1单元 “社会健康”
F处—健康、消费者和参考材料
医疗保健质量团队
联合研究中心总局
欧盟委员会
伊斯普拉
意大利

3 Josep M. Augé Fradera 从 Menarini 集团、Sysmex 公司和 Sentinel 诊断公司获得了重要的研究支持。

4 Douglas Robertson 是 Medtronic 的科学顾问委员会成员。他从事一些医学法律咨询工作，特别是在结直肠癌延误诊断方面。

5 Carlo Senore 所在机构已从 Covidien （以前的 Given Imaging）和 EndoChoice 获得了研究设备支持，并从皮埃蒙特地区和 im3D S.p.A. 的合资企业获得了研究支持。

观察员 [6]

Rafael Carel

职业与环境健康方向
社会福利和健康研究学院
公共卫生学院
海法大学
海法
以色列

IARC/WHO 秘书处

Maribel Almonte, 预防和实施小组
Armando Baena, 预防和实施小组
Franca Bianchini, 访问学者,IARC手册小组（会务报告人）
Marilys Corbex, WHO欧洲区域办事处
Ian Cree, WHO肿瘤分类小组
Carolina Espina Garcia, 环境与辐射部
David Forman, 访问学者, IARC主任办公室
Neela Guha, IARC专著小组（会务报告人）
André Ilbawi, WHO总部
Béatrice Lauby–Secretan, 组长, IARC手册小组（负责人, 会务报告人）
Joannie Lortet–Tieulent, 传染和癌症流行病学小组
Olena Mandrik, 预防和实施小组
Filip Meheus, 预防和实施小组
Karen Müller, 通讯小组(编辑)
Jin Young Park, 预防和实施小组
Claudia Robles, 预防和实施小组
Catherine Sauvaget, 筛查小组
Farida Selmouni, 筛查小组
Vitaly Smelov, 预防和实施小组
Kurt Straif, 证据整合和分类科科长
Nadia Vilahur, IARC 手册小组（会务报告人）

行政助理

Marieke Dusenberg, Sandrine Egraz,
Michel Javin,
Helene Lorenzen–Augros, Andreea Spanu

制作团队

Elisabeth Elbers, Fiona Gould,
Solène Quennehen

会后助理

Linda Zutell（第17卷编辑）

会后科学助理

Jae Kwan Jun

---

6 每位观察员均同意遵守《IARC 手册》会议的观察员指南。观察员不担任会议主席或小组主席，不起草或修改手册的任何部分，也不参与评估。他们还同意在会议前后不联系参会者，不在任何时候进行游说，不向他们发送书面材料，不向他们提供餐饮或其他好处。IARC 要求并督促工作组成员在会议前或会议期间报告他们可能遇到的任何接触或试图施加影响的情况。

读者须知

国际癌症研究署的《IARC 癌症预防手册》系列于 1995 年推出，作为 IARC 关于致癌危险评估专著的补充。《IARC 癌症预防手册》评估了已发表的癌症预防干预措施的科学证据。

将某项干预措施纳入手册并不意味着它可以预防癌症，只是表明对已发表数据的审查结果。同样，尚未在手册中评估的干预措施，并不意味着它不能预防癌症。类似地，有充分或有限证据表明某项干预措施在人体某些器官部位具有癌症预防作用，但不能排除该干预措施可以预防其他部位癌症的可能性。

癌症预防干预措施的评估是由个人科学家组成的国际工作组完成，其性质是定性的。手册不对监管或立法提出任何建议。

我们鼓励任何知道可能改变癌症预防干预措施评估的已发布数据的单位或个人将相关信息提供给 IARC 手册工作组，地址为：法国里昂，150cours Albert Thomas，69372 Lyon Cedex 08，或发送至电子邮箱 ihb@iarc.fr，以便将来工作组重新评估时能够考虑这些数据。

虽然我们已经尽最大努力以保证手册内容的准确性，但仍可能会出现错误。读者如发现任何错误，请通过 ihb@iarc.fr 将错误告知 IARC 手册工作组。

目录

工作程序

《IARC 癌症预防手册》的工作程序介绍了该计划的目标和范围、制定手册所使用的科学原则和程序、纳入的证据类型以及指导评估的科学标准。这些工作程序适用于筛查程序和干预措施的评估。

A. 一般原则和程序

1. 背景

癌症的全球负担很高并且持续增加：2012 年新发病例约为 1410 万例，预计到 2030 年将达到 2220 万例（Ferlay 等，2015）。随着人口学和暴露因素的发展变化，癌症负担正从高等资源水平国家向中低等资源水平国家转移。

癌症预防是国际癌症研究署（IARC）的关键目标之一。癌症预防可以通过一级预防（旨在预防癌症发生）或二级预防（旨在尽早诊断癌症以减少相关的死亡率和痛苦）来实现。

筛查和早期临床诊断是癌症二级预防的主要手段，也是所有癌症控制策略的基本组成部分。通过筛查可以早期发现癌症，从而在适当的治疗下治愈或减少癌症的死亡率及患病率。对某些癌症（如宫颈癌或结直肠癌）的筛查还可能检出癌前病变，对这些病变进行有效治疗，可以预防癌症的发生。

当筛查作为癌症控制计划的一部分时，只有被证明有效的程序（见下文）才应向公众推荐。筛查通常需要个体与医疗服务提供者之间进行多次互动，这可能会带来不便和高成本。此外，有效的筛查还需要公众与医疗服务提供者之间保持长期沟通，从而具有一定的公共卫生成本。

2. 范围

Cochrane（1972 年）首次在健康干预的背景下讨论了“效力”和“效果”的概念。Porta（2008）将“效力”定义为“在理想条件下，特定干预措施、程序、方案或服务产生有益结果的程度；对于该服务、治疗方案或干预个人或人群的效益或效用。理想情况下，效力的评估通常基于随机对照试验的结果”。相比之下，同一作者将相关术语“效果”定义为“常规情况下一项特定干预措施、程序、方案或服务在特定人群中实现预期目标的程度；是衡量一项医疗干预措施在实践中实现其目标的程度”。

区分试验研究中测量的效力和人群层面干预措施的效果对于公共卫生决策至关重要。效力是选择筛查的必要但不充分依据。如果能够证明筛查程序的效果，就可以推断其效力。然而，即使缺少效力的证据，有时基于“越早越好”的假设仍会采用某些筛查程序。如果这些干预措施显著降低了死亡率，且无法用其他方式解释，则可以推断该程序是有效的。然而，应避免在无法控制的情况下进行干预，因为此时个体的风险和获益是未知的。

此外，筛查程序的效果在不同的人群中可能会有所不同，这一事实往往被忽略。即使某一筛查程序在人群水平上是有效的，也必须考虑其他结果（如危害和成本以及其他干预措施达到同等效果的可能性）。如果要达到在试验环境中记录的结果，一项筛查项目必须满足某些最低要求（例如，可接受性、相关人员的可用性、筛查设施以及相关卫生服务的可及性）。

3. 目标

工作组的目标是：

1. 评估筛查程序预防效果的证据强度；

2. 考虑到目标人群中获益与风险平衡的情况下，评估在特定人群中筛查干预措施效果的证据强度；

3. 酌情评估与程序相关的其他结果。

工作组的结论将作为《IARC 癌症预防手册》的一卷内容出版。

4. 参会者

出席手册会议的参会者可分为以下五个大类：

1. 工作组负责进行关键的审查和评估。工作组成员的任务详述如下。工作组成员的选择基于：（i）知识和经验；以及（ii）没有实际或明显的利益冲突。成员通常发表过与被审查的筛查策略相关的重要研究成果，IARC 通过检索文献或咨询内、外部其他专家来确定专家人选。同时，还考虑了人口特征和性别多样性以及科学发现和观点的平衡。

2. 特邀专家是具有重要知识和经验，但存在实际或明显利益冲突的专家。必要时，将邀请他们在小组和全体会议讨论期间提供技术知识和经验，以协助工作组。

他们可能负责撰写不影响最终评估的部分文本（B 部分，第 1 和 2 节），或审查工作组准备的文本。特邀专家不担任会议主席或小组主席，也不参与评估。

3. 国家和国际卫生机构的代表可以在其机构是项目的赞助者或对会议主题感兴趣时出席会议。代表们不担任会议主席或小组主席，不撰写手册的任何部分，也不参与评估。

4. 观察员可以在事先申请的情况下以有限的人数参加会议，他们应当具有相关的科学资质。需要注意的是，观察员应来自持有不同观点的群体，以实现平衡。他们被邀请观察会议，不应试图影响会议。会议中，总主席和小组主席可以允许观察员在工作组讨论结束后提出问题或意见。观察员需同意遵守《IARC 手册》会议的观察员指南。（可在 http://handbooks.iarc.fr 查阅）。

5.IARC 秘书处由具有相关专业知识的 IARC 科学家组成。他们参与所有讨论，可以担任会务报告人。当会议主席或小组主席要求时，他们也可以帮忙起草文本、准备表格或进行分析。但是，他们不参与评估。

在发出邀请之前，每位潜在参与者（包括 IARC 秘书处）需填写“IARC/WHO 专家利益声明”表格，以确定与会议主题相关的财务利益、就业和咨询活动，以及个人或机构研究支持。

IARC 评估这些声明的利益，以确定是否存在与评估主题相关的实际或明显的利益冲突，从而决定是否需要排除参会者或对其进行某些限制。这些声明将在会议开始时再次更新和审核。与会议主题相关的利益将向参会者披露，并在手册网站和已出版的卷册中公开。代表或观察员无需提交利益声明表格。

参会者的姓名和主要附属机构将于每次会议前约两个月在《IARC 癌症预防手册》网站（http:// handbooks.iarc.fr）上公布。观察员或第三方不能在会议前联系参会者或在会议过程中的任何时候游说他们。参会者被要求向 IARC 秘书处报告所有此类联系。

每卷的开头都列出了所有参会者及其主要附属机构。所有工作组成员或特邀专家都以个人科学家的身份参与，而非作为任何组织、政府或行业的代表。

5. 审查和评估过程

每卷手册的编撰均由一个不同的工作组负责。在工作组会议召开前约一年，将在手册网站（http://handbooks.iarc.fr）上公布将要审查的筛查干预措施，并按上述（A 部分，第 4 节）方法由 IARC 工作人员选出潜在参与者。

IARC 会搜索文献以编写与待评估主题相关的参考书目。参会者应在 IARC 文献搜索的基础上，补充自己搜索的已发表证据。

相关文章将提供给参会者，他们将负责准备分配给他们的部分初步草稿。参会者将收到关于如何准备这些草稿的指导，包括文本和表格的提纲、篇幅以及其他重要注意事项。初稿将由工作组成员和特邀专家进行内、外部同行评审，评审意见将反馈给原作者，以便他们在会议前修改草稿。

接着，工作组在 IARC 举行为期八天的会议，讨论和审查所有草稿并评估。会议的目标是同行评审、评估和达成共识。在会议前几天里，参会者在各个小组中会面，审查各自负责的草稿，制定联合草稿，撰写证据摘要，并酌情提出初步评估（如适用）。确保每个研究摘要均由与所审查研究无关的人员撰写或审查。在最后几天，工作组召开全体会议，审查小组草稿并制定最终评估。因此，整个卷册是工作组的集体成果，没有单独署名的章节。

IARC 工作组在评估上努力达成共识。共识反映了工作组成员之间的广泛一致意见，但不一定完全一致。当没有达成明显共识时，主席可以选择在工作组成员之间进行投票，以确定科学观点的多样性。

因此，工作组的任务如下：

1. 确保所有合适的数据已被检索；
2. 在保证科学质量的前提下选择评估相关数据；
3. 准备数据摘要，便于读者理解工作组的论证；
4. 分别评估筛查程序的效力和效果。

会议结束后，将在《新英格兰医学杂志》上发表特别报告，并在手册网站（http://handbooks.iarc.fr）上发布会议结果摘要。随后，手册项目的工作人员会通过查阅原始文献核实最终草稿的准确性，并对卷册进行编辑和出版准备。目的在于工作组会议结束后 12 个月内同时以纸质和电子形式出版完整内容。

6. 手册数据纳入标准

手册不一定总结或引用关于正在评估的干预措施的全部文献。只有工作组认为与评估相关的数据才会被纳入。工作组会审查已公开发表或接收的科学文献中的流行病学研究、随机对照试验、模型研究和荟萃分析。同样的出版要求也适用于IARC在会议前委托进行的荟萃分析或汇总分析（见B部分）。此外，还考虑已经过同行评审并公开发表的国内外公认机构的报告。对于被认为对评估无益的数据，工作组可以酌情引用但不予以汇总。如果一组类似研究未被审查，将在B部分说明原因。会议摘要和其他不提供足够详细信息以评估其质量的报告不予考虑。

特殊情况是，若博士论文和其他已定稿并公开发表的材料被认为对最终评估有意义，则可能会被考虑。

B. 科学审查和评估

工作组总结了现有的研究报告，特别关注以下所讨论的定性方面。

纳入一项研究并不意味着认可该研究的充分性。影响解读的主要局限性或者排除某项研究的原因会通过在方括号内添加工作组的评论以引起读者关注。

被认为对评估没有信息价值的研究将被剔除，但应说明排除的理由。然而，较少信息量的研究在以下情况下仍可能会被简要提及：（i）它们为其他研究提供了支持性证据；或（ii）它们提供了关于特定问题的唯一可用的已发表数据。

工作组可能会进行额外的分析并在证据评估中使用这些分析。这些分析在文本和表格中以方括号标识。

筛查手册的提纲包括以下部分。

1. 描述性流行病学和疾病特征

本节简明扼要地介绍了所纳入癌症的数据：区域差异和时间趋势等全球分布和负担。未筛查情况下的预期趋势是本节的相关组成部分。疾病的自然史以及已确定的危险因素和保护因素也将简要介绍。

此外，从全球视角回顾了不同背景下的治疗和生存信息。

2. 筛查技术

本节将介绍纳入的所有筛查技术，每种技术检测癌症及区分癌症与非癌症状态的能力：

- 执行技术所需的设备和培训；
- 技术质量控制；
- 筛查性能，包括灵敏度、特异度或阳性预测值；
- 影响筛查性能的宿主因素。

3. 筛查的可用性和使用情况

本节概述了筛查在世界不同地区的实施情况，重点关注以下方面：

- 该癌症筛查政策和指南的可用性；
- 提供的筛查类型（机会性筛查、全人群组织性筛查、其他筛查举措）；设施的可用性；最常使用或推荐的筛查程序；
- 人群覆盖率和参与率。

此外，还从全球视角提出了影响筛查参与率的人口学和行为学因素，并酌情介绍一些地方特殊性。

4. 筛查程序的效力和效果

为了评估效力和效果，工作组在对现有研究进行判断时考虑以下一般原则：

- 研究的相关性；
- 研究设计和分析对所提问题的适当性；
- 结果报告的充分性和完整性；
- 随机误差、偏倚和混杂因素可能对结果产生影响的程度。

4.1 效力

在本节中，我们审查了来自随机对照试验（RCT）研究的证据。对研究设计和分析的各个方面都进行了批判性讨论。我们将展示相关的效力指标，包括死亡率或发病率，以及其他相关指标，如疾病自然史的可检测阶段。

在评价 RCT 时特别重要的方面包括：参与者的选择、随机化程序的性质和充分性、组间随机化是否足够均衡的证据、随机化前后的排除标准、筛查组对干预措施的依从性以及对照组的“污染”。其他考虑因素包括确定和验证结局（癌前病变或癌症）的方法（通过筛查或其他疾病检测方法）、各组的随访时长和完整性，以及分析的适当性。

当缺乏 RCT 时，无法直接评估效力，只能通过观察性研究间接推断（见下文）。

4.2 基于人群的筛查效果

本节将审查在特定人群中实施筛查程序的影响。

在本节中，对大部分观察性研究进行了回顾，这些研究是在组织性筛查项目或机会性筛查背景下进行的。在队列研究中，特别关注随访的时长和完整性；在病例对照研究中，特别关注病例和对照的定义以及筛查方法。在所有观察性研究中，都仔细检查了随机误差、偏倚和混杂因素的潜在影响。

（a）正面影响

正面影响包括侵袭性癌症发病率或癌症相关死亡率的降低。此外，还可以考虑用于监测效果的指标，如检出率、间期癌的发生率以及所进行的检测次数。亦可审查和解释筛查实施前后时间趋势的研究，以及筛查和未筛查人群中疾病发生率和死亡率在地区等方面的比较研究。工作组会考虑筛查程序（例如筛查的频率和目标人群的年龄）以及参与率的差异。

适当情况下，评估效果证据时应考虑改良的治疗在任何观察到的死亡率变化中的作用。

对于某一特定筛查程序的筛查依从性也将作为效果评估的一部分。

（b）负面影响

与筛查程序相关的个体负面影响也会进行审查。危害评估包括假阳性率和假阴性率估计及其对于筛查个体的后果、过度诊断和间期癌的影响。危害还可能包括与筛查相关的医疗并发症或不适、或接受筛查引起的焦虑等心理影响。本节讨论了筛查程序的短期和长期负面影响的发生率及不必要治疗的可能性。负面影响的证据可能来自任何类型的流行病学研究设计，包括随机对照试验、观察性研究或其他相关研究。

（c）危害－效益比和成本－效益

在各种环境中筛查程序的危害－效益比和成本－效益的证据主要来自模型研究。讨论中考虑了每检出 1 例病例的成本和每预防 1 例死亡的获益。同其他研究一样，建模研究也被审查，应特别关注其研究假设。

5. 总结

本节汇总了第 1 至第 4 节中审查的数据，提供了评估的关键证据和基本原理，以及没有进行正式评估的重要结果 / 发现。本节是整个手册中阅读最多的章节。因此，它必须提供工作组评估的背景和依据，同时保证简洁易懂，使非专业读者也能理解。总结不应包含未在正文或表格中提及的研究或数据，或被工作组认为无信息价值的内容。

应避免使用专业术语，最终版本中不会引用参考文献。

在证据有限或不充分的情况下，工作组应着重指出程序中缺乏资料并导致评估不精确的那些方面。

6. 评估

针对考虑的每种筛查程序，根据以下定义分别评估其效力和效果的证据强度。

需要说明的是，以下描述的评估标准不能涵盖所有相关因素。在考虑所有相关科学证据的基础上，工作组可能会将筛查程序划分到比严格遵循这些标准所指示的更高或更低的类别。

- 证据充分的筛查程序效力或效果是指筛查程序始终与癌症死亡率的下降或侵袭性癌症发病率的下降有关，并且可以排除偶然性、偏倚和混杂因素。此外，在评价效果时，还需权衡利弊。
- 证据有限的筛查程序效力或效果是指筛查程序与癌症死亡率的下降、侵袭性癌症或临床晚期癌症发病率的下降有关，但没有把握排除偶然性、偏倚和混杂因素。

此外，在评价效果时，还需权衡利弊。

- 证据不足的筛查程序效力或效果是指缺乏发病率或死亡率数据，或者研究数量或质量不足以得出结论。
- 对某一筛查程序的效力或效果证据充分不足是指以下任何一种情况：
    - 相对于未筛查，该程序未实现更早诊断；
    - 相对于常规诊断，筛查检出的病例未体现出更好的生存情况；
    - 筛查程序未使癌症死亡率或侵袭性癌症发病率发生下降，并且可以排除偶然性、偏倚和混杂因素影响；

○ 有证据表明，特定干预措施的弊大于利。

参考文献

Cochrane AL (1972). Effectiveness and efficiency: random reflections on health services. Oxford, UK: Nuffield Provincial Hospitals Trust.

Ferlay J, Soerjomataram I, Dikshit R, Eser S, Mathers C, Rebelo M, et al. (2015). Cancer incidence and mortality worldwide: sources, methods and major patterns in GLOBOCAN 2012.Int J Cancer, 136(5):E359-86. doi:10.1002/ijc.29210 PMID:25220842

Porta M, editor (2008). A dictionary of epidemiology. 5th ed. Oxford, UK: Oxford University Press.

总　论

本书为《IARC 癌症预防手册》系列的第十七卷，评估了各种结直肠癌筛查方法的正面和负面影响。这是自 2014 年该系列重新推出后的第三卷。

这卷手册的发布恰逢其时，因为之前的手册中未对结直肠癌筛查进行评估，世界卫生组织也没有关于结直肠癌筛查的建议。此外，2015 年 IARC 将加工肉制品定义为一类致癌物，有充分的证据证明对人类具有致癌性：流行病学研究表明，每天食用 50g 加工肉制品会使结直肠癌风险增加 18%（IARC，2018a）。

结直肠癌在全球范围内，无论是高收入还是中低收入国家，都是最常见的癌症之一。通过减少对于过多体脂（IARC，2018b）、饮酒（IARC，2012）和吸烟（IARC，2012）等可预防危险因素的暴露，以及增加体育活动（IARC，2002），可以实现一级预防；二级预防则为结直肠癌的控制提供了重要的另一选择。

基于对现有文献的系统回顾，工作组对不同筛查方法的效果进行了评估。

此外，本文还对高风险个体筛查、增加筛查项目参与率的策略以及除计算机断层扫描结肠造影以外的新兴技术进行了回顾，但未做出评估。

结直肠癌宣传项目旨在让人们了解结直肠癌的体征和症状，以及早期诊断和治疗的重要性。总体而言，这些措施旨在促进疾病的早期诊断以获得更好的治疗和预后，但不将其视为筛查活动，因此本次评审中未包含该类项目。

尽管本卷手册未提供有关结直肠癌筛查实施或未来研究的建议，但有望成为开展国家项目的科学证据基础。

以下是工作组会议期间讨论的一些内容，这些内容虽未涉及某种特定筛查方法，但可能有助于读者更好地理解所审查的主题。

信息和意识

有组织的筛查方案不仅为大量人群提供了与医疗服务提供者建立个人联系的机会，还为癌症早期发现与旨在促进生活方式改变的健康教育干预相结合提供了独特的机会。

在此期间，无临床症状的个体可能更倾向于学习如何降低癌症风险（van der Aalst 等，2010）。不健康的饮食、缺乏运动和吸烟是主要非传染性疾病（如心血管疾病、糖尿病和癌症）的关键危险因素。现有的干预研究证据（Robb 等，2010；Anderson 等，2014）支持以下假设：全面干预措施对于以癌症筛查为目标的无临床症状个体而言是可接受的，能够促进其采取健康生活方式，并且初步分析结果表明，这些干预可能具有成本效益。

中低收入国家的癌症预防

在大多数中低收入国家，实施统一的癌症控制方法在每个环节都面临挑战。在癌症早期发现的针对性预防行动启动时，必须建立可靠的医疗信息系统，特别是癌症登记系统。此时，早期发现策略和对有症状个体的治疗是减少癌症相关死亡的重要组成部分。

组织性筛查项目的质量保证

目前有多种结直肠癌筛查策略可供选择，这些策略在不同背景下可能表现出不同的成本效益。此外，基于新标记物或新成像技术的新方法也不断涌现。

考虑到在现有筛查试验框架内难以对这些替代方案进行有效评估，有学者建议，一个良好的卫生服务项目应将新技术的开发和测试作为项目本身的一部分，以便能够监测和评估临床实践中的变化，并为不同方案的效果提供新证据。筛查项目可能成为效果比较的研究平台，也可能提供现有项目筛查效果优化和持续质量改进的机会。对于可靠且基于证据的绩效指标进行持续和系统的监测能够为质量改进工作提供支持，为人群项目中筛查策略或新方法的使用提供结果比较数据和新证据（Bretthauer 和 Hoff，2012）。

内镜技术效果相关观察性研究的选择标准

对观察性研究中关于内镜技术降低结直肠癌发病率和死亡率效果的证据进行审查时，工作组制定了严格的纳入标准。具体如下：

- 研究必须在筛查背景下进行。
- 必须有一个或多个同时期的对照组。
- 随访时间必须足够长，以便观察到效果（＞5 年）。
- 干预必须使用现代方法（即 1990 年之后）。
- 必须有明确的终点。
- 研究描述必须包含关于潜在混杂因素的信息（即结直肠癌危险因素、竞争风险）。
- 研究设计不得排除现患癌症病例。

评估新兴技术效果的方法

目前，新兴的筛查技术，如计算机断层扫描结肠造影、胶囊内镜、多靶点粪便 DNA 检测和血液 DNA 检测，倾向于对基于单一筛查方法的性能指标（通常是灵敏度和特异度）进行评估，可能还包括与结直肠癌发病率和死亡率相关的中间终点，即癌症和进展期腺瘤的检出率。

为了进一步评估这些技术对于癌症的预防效果，可以通过开展高质量的观察性研究，以获得癌症发病率和死亡率的相关证据。此外，还可以开展随机对照试验，将新兴技术与一种或多种传统筛查方法进行比较，以比较筛查中间结局和 / 或结直肠癌发病率和死亡率。然而，开展这种随机对照试验的可能性较低，尤其是以发病率和死亡率为终点的试验，因为这类试验的经济和时间成本都很高。如果新兴技术表现出与传统筛查方法相似而并非显著更好的筛查性能，则更没有可能开展随机对照试验。

尽管观察到死亡率下降仍然是最重要的初始评估终点，但当缺乏随机对照试验证据时，一旦通过随机对照试验证明了一种筛查方法的有效性，则有理由推论如果另一种新的类似方法在癌症和癌前病变（例如，与结直肠癌发病率和死亡率相关的进展期肿瘤）检出中能够始终保持类似效果，该新方法也是有效的。一般情况下，通过前瞻性联合设计测量这些中间终点，其中个体先接受新技术测试，再接受类似的已建立方法作为参考标准进行测试。鉴于同现有筛查方法进行比较时，性能、性能指标、腺瘤和癌症的检出率易发生变化，这种方法存在一些局限性。

即使新兴技术与既往通过随机对照试验评估的测试方法不同（如基于粪便的测试与基于血液的测试比较，或乙状结肠镜与胶囊内镜比较），需要仔细考虑如何基于观察性研究有效地评估新测试方法的性能，并将其与参考标准进行比较，因为所有结直肠癌筛查方法均旨在检出早期无症状疾病，以减少癌症的发病率和 / 或死亡率。随着创新不断加快，这些挑战将越来越严峻，当通过随机对照试验评估不切实际时，越来越多的文献强调了及时评估新技术的必要性和建议方法（Meijer 等，2009；Young 等，2016）。

腺瘤性息肉作为一级预防的替代生物标志物

大多数结直肠癌是从腺瘤性息肉（腺瘤）发展而来的，因此，患有腺瘤性息肉的人，特别是 60 岁之前出现息肉的人，结直肠癌的风险会增加。腺瘤的恶变潜能主要取决于其组织学类型、非典型增生程度和大小（Tanaka，2009）。

已有证据表明，切除腺瘤可以降低结直肠癌的风险；预防腺瘤的发生可以有效预防结直肠癌（详见第 3.3.3 节，关于筛查降低风险的内容）。

近期研究集中在腺瘤预防和结肠癌病变过程中息肉形成前发生变化的替代生物标志物使用上（Tanaka，2009）。这些替代终点标志物有望成为初步评估潜在有效结直肠癌化学预防药物的一种简单且经济的工具。

参考文献

Anderson AS, Craigie AM, Caswell S, Treweek S, Stead M, Macleod M, et al. (2014). The impact of a bodyweight and physical activity intervention (BeWEL) initi- ated through a national colorectal cancer screening programme: randomised controlled trial. BMJ, 348:g1823. doi:10.1136/bmj.g1823 PMID:24609919

Bretthauer M, Hoff G (2012). Comparative effective- ness research in cancer screening programmes. BMJ, 344:e2864. doi:10.1136/bmj.e2864 PMID:22628002

IARC (2002). Weight control and physical activity. IARC Handb Cancer Prev, 6:1-315. Available from: http://publications.iarc.fr/376.

IARC (2012). Personal habits and indoor combustions. IARC Monogr Eval Carcinog Risks Hum, 100E:1- 575. Available from: http://publications.iarc.fr/122 PMID:23193840

IARC (2018a). Red meat and processed meat. IARC Monogr Eval Carcinog Risks Hum, 114:1-502. Available from: http://publications.iarc.fr/564.

IARC (2018b). Absence of excess body fatness. IARC Handb Cancer Prev, 16:1-646. Available from: http://publications.iarc.fr/570.

Meijer CJ, Berkhof J, Castle PE, Hesselink AT, Franco EL, Ronco G, et al.(2009). Guidelines for human papillomavirus DNA test requirements for primary cervical cancer screening in women 30years and older. IntJ Cancer, 124(3):516-20. doi:10.1002/ijc.24010 PMID:18973271

Robb KA, Power E, Kralj-Hans I, Atkin WS, Wardle J (2010). The impact of individually-tailored lifestyle advice in the colorectal cancer screening context: a randomised pilot study in North-West London. Prev Med, 51(6):505-8. doi:10.1016/j.ypmed.2010.10.002 PMID:20950640

Tanaka T (2009). Colorectal carcinogenesis: review of human and experimental animal studies. J Carcinog, 8(1):5. doi:10.4103/1477-3163.49014 PMID:19332896

van der Aalst CM, van Klaveren RJ, de Koning HJ (2010). Does participation to screening unintentionally influence lifestyle behaviour and thus lifestyle-re- lated morbidity? Best Pract Res Clin Gastroenterol, 24(4):465-78. doi :10 .1016 /j . b p g . 2 010 . 0 6 . 0 01 PMID:20833350

Young GP, Senore C, Mandel JS, Allison JE, Atkin WS, Benamouzig R, et al. (2016). Recommendations for a step-wise comparative approach to the evaluation of new screening tests for colorectal cancer. Cancer, 122(6):826-39. doi:10.1002/cncr.29865PMID:26828588

缩写表

2D	二维
3D	三维
ACR	美国放射学会
ACRIN	ACR 影像网络
ADR	腺瘤检出率
ASIR	年龄标准化发病率
ASMR	年龄标准化死亡率
BMI	体质指数
CDR	癌症检出率
CI	置信区间
CISNET	癌症干预与监测建模网络
CMS	共识分子亚型
COCOS	结肠镜或结肠造影筛查
C-RADS	CT 结肠造影报告和数据系统
CRC	结直肠癌
CRC-SPIN	结直肠癌发病率和自然史模拟人口模型
CT	计算机断层扫描
DALY	伤残调整寿命年
DCBE	双重对比钡剂灌肠
ESGAR	欧洲胃肠道和腹部放射学会
EU	欧洲联盟
FAP	家族性腺瘤性息肉病
FIT	粪便免疫化学检测
FOBT	粪便隐血试验
GC-MS	气相色谱 - 质谱联用
gFOBT	愈创木脂化学法粪便隐血检测
GP	全科医生
Hb	血红蛋白

HDI	人类发展指数
HR	风险比
HRT	激素替代治疗
HSgFOBT	高灵敏度愈创木脂化学法粪便隐血检测
IARC	国际癌症研究署
ICD-10	《疾病和有关健康问题的国际统计分类》第 10 次修订本
JPS	幼年性息肉病综合征
LYG	获得寿命年
miRNA	微小 RNA
MISCAN	微观模拟筛查分析
MMR	错配修复
mRNA	信使 RNA
mSEPT9	甲基化 Septin9
MSI	微卫星不稳定性
MSI-H	高度微卫星不稳定性
mt-sDNA	多靶点粪便 DNA 检测
NORCCAP	挪威结直肠癌预防项目
NSAID	非甾体抗炎药
OR	比值比
PJS	Peutz-Jeghers 综合征
PLCO	前列腺、肺、结直肠和卵巢筛查项目
PRENEC	结直肠肿瘤预防项目
PrI	预测区间
QALY	质量调整寿命年
RCT	随机对照试验
RR	相对危险度
SCORE	结直肠筛查
SES	社会经济地位
SimCRC	结直肠癌模拟模型
SIR	标准化发病率比
SMR	标准化死亡率比
SNP	单核苷酸多态性
SPS	锯齿状息肉病综合征

TMDU	东京医科齿科大学
TNM	肿瘤 – 淋巴结 – 转移分期系统
UKFSST	英国柔性乙状结肠镜筛查试验
USPSTF	美国预防医学服务工作组
WHO	世界卫生组织

术语表

腺瘤检出率	筛查（通过结肠镜或其他方法）检出至少一例腺瘤的比例。
进展期腺瘤	大小超过 10mm 和 / 或具有管状绒毛状或绒毛状结构和 / 或具有高级别上皮内瘤变的腺瘤。
进展期肿瘤	包括进展期腺瘤和侵袭性癌症。
背景发病率	在没有筛查情况下的预期发病率
经典腺瘤	经典结直肠腺瘤是一种由异常增生的上皮细胞组成的良性癌前肿瘤。“经典”一词将这种类型的腺瘤与锯齿状病变途径的病变区分开来。
结肠镜检查	结肠镜配备电荷耦合器件相机或光纤相机，通过肛门插入以检查近端和远端结肠（大肠）。
结直肠癌检出率	筛查（通过结肠镜或其他方法）检出至少一例癌症的比例。
结直肠癌发病率	特定人群中结直肠癌新发病例发生的比率。分子是某一特定时间段内新诊断的结直肠癌病例数。分母是在该特定期间内有可能诊断为结直肠癌的风险人群，有时以该期间的风险人时数表示。
结直肠癌死亡率	在某一人群中因结直肠癌而死亡的比率。分子是某一特定时间段内发生的结直肠癌死亡人数。分母是在该特定期间内有可能死于结直肠癌的风险人群，有时以该期间的风险人时数表示。
结直肠癌登记	记录在一个特定人群中结直肠癌新发病例和死亡病例信息的档案。
完成率	完成检查达到预期程度的比例：乙状结肠镜检查需达到乙状结肠与降结肠交界处；结肠镜检查需达到盲肠。
清醒镇静	一种诱导的镇静状态，其特征是意识轻微抑制，但患者能够持续自主地保持气道通畅，保留保护性反射，并对语言指令和物理刺激有反应。
筛查覆盖率	基于人群筛查项目：在参考年份内进行推荐检查的人数 / 同年符合条件的人口数量（总目标人群 / 筛查间隔）。 非人群筛查 / 机会性筛查：按照最新的推荐筛查方案进行筛查的人数 / 目标人群。
深度镇静	一种诱导的镇静状态，特征是意识显著抑制，使患者无法持续独立地保持气道通畅，并且失去了部分保护性反射及对语言指令或物理刺激的反应能力。
伤残调整寿命年	衡量总体疾病负担的指标，以因健康不良、残疾或早逝损失的年数来表示。该指标于 20 世纪 90 年代发展起来，用于比较不同国家的总体健康状况和预期寿命。

远端结肠	结肠的最后一段，包括降结肠（结肠的左侧部分）和乙状结肠（连接直肠的S形部分）。
效果	在实际条件下，筛查在指定人群中达到预期效果的程度。结直肠癌筛查项目效果的最重要指标是其降低结直肠癌死亡率的效果。
效力	在理想条件下，筛查产生有益结果的程度。随机对照试验用于初步评估筛查是否有效，通过比较试验组与对照组的结直肠癌死亡率下降情况来评估效力。
合格人群	经过调整后的目标人群，即目标人群减去根据筛查政策因资格标准（年龄、性别和地理位置除外）被排除的人群。
检查覆盖率	每年接受检查的人数占年度目标人群的百分比。
假阳性	检测结果显示某人患有结直肠癌，但实际上该人并没有结直肠癌。
粪便隐血试验	用于检测粪便样本中微量、肉眼不可见血液的实验室检测。粪便中的隐血可能表示结肠或直肠中的癌症或息肉。
高灵敏度粪便隐血试验	一种较新的愈创木脂法粪便隐血试验，具有较高灵敏度
低灵敏度粪便隐血试验	第一代愈创木脂法粪便隐血试验，不包括再水化过程。
粪便免疫化学检测	基于免疫（抗原－抗体）反应的粪便隐血试验，其中抗体仅与人类血红蛋白结合。粪便免疫化学检测只能检测下段肠道中的人类血液。
间期癌	在筛查测试结果为阴性（无论是否进一步评估）的个体中，在下一次筛查邀请之前或在达到筛查上限年龄后的筛查间隔期内诊断出的结直肠癌。
间期癌发生率	在筛查的最后一次阴性结果后的特定时间段内，每1000名筛查结果为阴性人群中诊断出的间期癌数量。
邀请覆盖率	年度邀请人数占年度目标人群的百分比。
领先时间	通过筛查检出癌症的时间与在没有筛查的情况下通过临床症状（无法直接观察到）检出癌症的时间之间的间隔。
病程偏倚	筛查偏向于检测具有较长临床前滞留期的癌症，因此这些癌症预后较好。
机会性筛查	非组织性或非基于人群的筛查项目中，例如在常规医疗咨询或因无关疾病咨询期间，基于可能的结直肠癌风险（如家族史或其他已知危险因素）的推荐，或个人自我推荐的筛查。机会性筛查依赖于个别医疗服务提供者主动提供筛查或鼓励个人参与筛查项目，或在任何项目之外进行筛查。该类检查可根据现有的公共筛查政策进行。
组织性筛查	在国家或地区层面的组织性筛查项目，具有明确的政策、组织团队、筛查邀请、医疗以及质量保证结构。
过度诊断	通过筛查诊断出的结直肠癌，如果不进行筛查，在患者的一生中不会被诊断出的癌症。
参与率	接受筛查测试的人数占被邀请接受筛查的所有人数的比例（每年检查人数占年度邀请人数的百分比）。

息肉	息肉是涉及结肠壁最表层(黏膜层)的异常组织生长。从内镜角度来看，息肉根据其宏观外观进行分类，可大致分为两种类型。通过蒂连接到黏膜的息肉称为有蒂息肉，而没有蒂的息肉称为无蒂息肉。这些区别以及根据息肉的大小对无蒂息肉的进一步亚型划分，被称为巴黎分类法。
阳性预测值	筛查中所有阳性结果中最终确诊为癌症的比例。
患病率	在某一时刻某一人群中被诊断为某种疾病（归类为病例）的比例。近似等于发病率与疾病平均病程的乘积。
直肠乙状结肠镜检查	使用一种叫做乙状结肠镜的细长、带光源的仪器检查直肠和乙状结肠的方法；方便起见，术语“乙状结肠镜检查”更为常用。
近端结肠	结肠的前段和中段。近端结肠包括盲肠（连接小肠和结肠的囊袋）、升结肠（右结肠）和横结肠（结肠在身体两侧之间横跨的部分）。
质量调整寿命年	一种衡量疾病负担的通用指标，包括生活质量和寿命长度。一个质量调整寿命年等于一年完全健康的生命；如果个体的健康状况低于此最高值，质量调整寿命年会以小于1的速率积累；死亡则记为0个质量调整寿命年。
再水化	在分析之前重新水化粪便隐血试验样本的过程。当样本被再水化时，试验的分析灵敏度更高，但也会产生更多假阳性结果。
筛查间隔	筛查项目或机会性筛查中，两次筛查之间的时间间隔。
筛查政策	特定筛查项目的政策，定义了目标年龄组和性别组、地理区域及其他资格标准；筛查试验和筛查间隔；以及付款或共同付款的要求（如适用）。至少规定了筛查方案、重复筛查间隔及筛查资格决定因素。
灵敏度	筛查人群中真正患病并被筛查试验识别为真正病人的比例。筛查项目的“灵敏度”一般表示为真阳性人数（在筛查中正确识别的结直肠癌病人）/（真阳性人数 + 假阴性人数）（在筛查中未识别到的结直肠癌病人，即间期癌病例）。
锯齿状息肉	结直肠锯齿状病变和息肉，其特征是上皮呈现锯齿状（锯齿状或星状）结构。
乙状结肠镜检查	对直肠和乙状结肠进行内镜检查，可能还检查降结肠、脾曲和远端横结肠。乙状结肠镜检查分为两种：使用柔性内镜的柔性乙状结肠镜检查和使用刚性设备的刚性乙状结肠镜检查。目前柔性乙状结肠镜检查是首选且最常用的方法。在本手册中，除非另有说明，“乙状结肠镜检查”一词通常指柔性乙状结肠镜检查。
特异度	筛查中真正无病并被筛查试验识别为无病者的比例［即真阴性人数 /（真阴性人数 + 假阳性人数）］。
目标人群	符合筛查年龄条件的人群，例如根据政策接受筛查的所有人。

第一章　结直肠癌

第一节　全球负担：发病率、死亡率、生存率和预测

一、全球负担

结直肠癌（CRC）或大肠癌包括结肠癌（《疾病和有关健康问题的国际统计分类》第 10 次修订版［ICD-10］代码，C18）、直肠乙状结肠交界处癌（ICD-10 代码，C19）和直肠癌（ICD-10 代码，C20）。虽然也有例外情况，但结肠癌通常是最大的亚组，占总数的三分之二，直肠乙状结肠交界处癌和直肠癌占三分之一。

在全球范围内，结直肠癌是男性第三大常见癌症，女性第二大常见癌症。根据 GLOBOCAN 的最新估计（Ferlay 等，2018a），2018 年预估新增男性病例 100.6 万例，新增女性病例 79.5 万例。结直肠癌占全球癌症负担的 10% 以上；仅次于肺癌和前列腺癌（男性）以及乳腺癌（女性）。2018 年，男性和女性的结直肠癌全球年龄标准化发病率（ASIR）分别为 23.1/10 万和 15.7/10 万。2018 年，估计有 47.5 万名男性和 38.7 万名女性死于结直肠癌，男性和女性的年龄标准化死亡率（ASMR）分别为 10.6/10 万和 7.0/10 万。截至 2018 年底，有 250 万男性和 210 万女性在过去 5 年内被诊断出患有结直肠癌。这 460 万癌症幸存者约占所有 5 年癌症幸存者的 12%（Ferlay 等，2018a）。

与大多数癌症类型一样，结直肠癌的发病率和死亡率随着年龄的增长而显著增加，大多数病例和死亡病例为 50 岁以上患者。在 2018 年全球 180 万例新发病例中，估计有 18 万例（10%）为 50 岁以下人群，107 万例（59%）为 50 ～ 74 岁人群，55 万例（31%）为 75 岁及以上人群（Ferlay 等，2018a）。

二、国际差异及与社会经济发展的关系

全球结直肠癌发病率的差异很大，澳大利亚、新西兰、欧洲、东亚和北美的发病率最高。男性和女性的发病率相差 10 倍，估计发病率最高的是澳大利亚和新西兰（男性和女性的 ASIR 分别为 40.6/10 万和 30.5/10 万），最低的是中南亚（男性和女性的 ASIR 分别为 5.6/10 万和 3.5/10 万）（图 1.1 和图 1.2）。世界各地的结直肠癌死亡率也存在差异（尽管差异程度小于发病率），男性和女性的死亡率最高相差 5 倍。在中欧和东欧，男性和女性的估计死亡率都是最高的（男性和女性 ASMR 分别为 20.3/10 万和 11.7/10 万），估计死亡率最低的是中南亚的男性（ASMR 为 4.3/10 万）和波利尼西亚的女性（ASMR 为 2.1/10 万）（图 1.1 和图 1.2）。

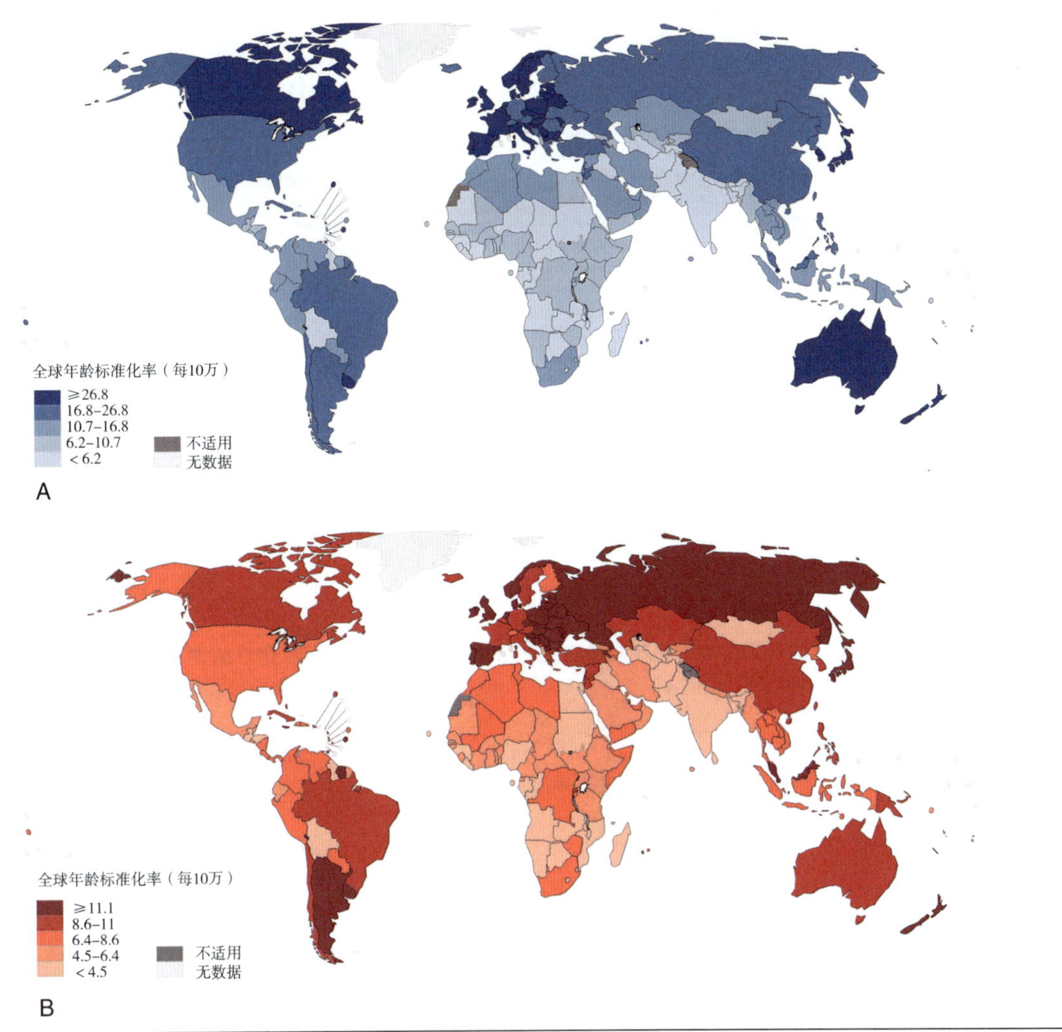

图 1.1　2018 年每 10 万人中男性和女性结直肠癌的全球估计年龄标准化发病率（A）和死亡率（B）
摘自 GLOBOCAN 2018（Ferlay 等，2018a）。

一般来说，结直肠癌发病率与经济发展水平呈强烈的正相关性，在人类发展指数（HDI）非常高的国家，结直肠癌的发病率最高（图 1.3）（Arnold 等，2017）。在经历了社会经济发展并向更典型的工业化国家生活方式过渡的社会中，结直肠癌的发病率被认为是疾病转型的最明显指标之一（Fidler 等，2017）。

三、 生存

世界上 CRC 发病率最高的地区其死亡率往往相对较低，相比之下，非洲、亚洲和南美洲部分地区的发病率较低，但由于生存率也较低，死亡率与发病率之比要高得多（图 1.2）。根据 CONCORD-3 研究，在北美和西欧的大多数国家，2010–2014 年确诊患者的 5 年净生存率在 60% ～ 70%，而在非洲、亚洲、东欧和南美的一些国家，5 年净生存率低于 50%，其中一些国家低于 40%（Allemani 等，2018）。

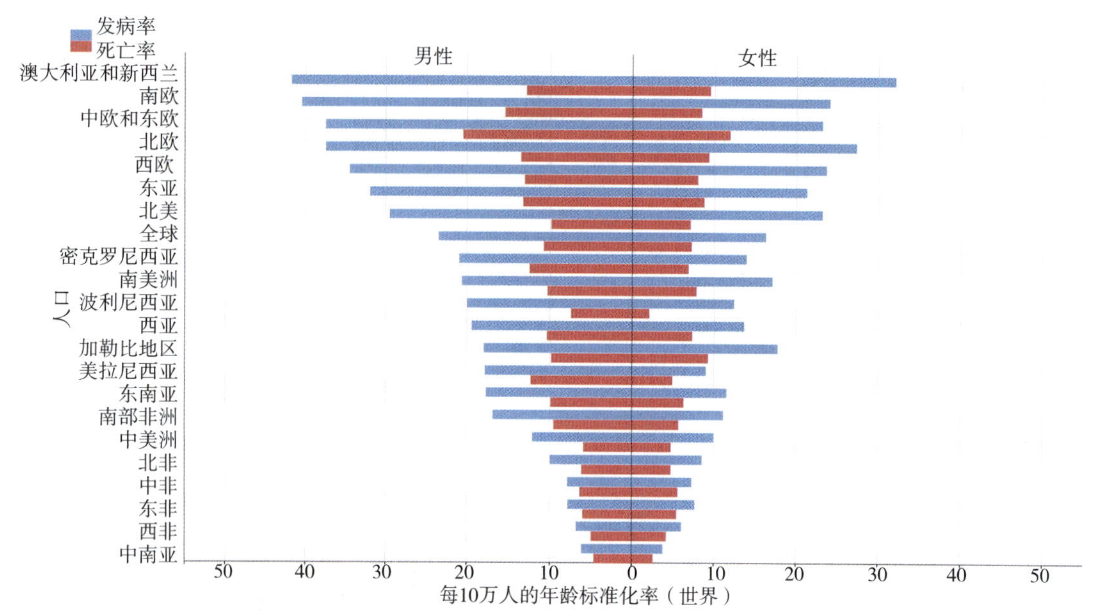

图 1.2　2018 年按世界大区域分列的每 10 万人中男性和女性结直肠癌年龄标准化发病率和死亡率估计数
摘自 GLOBOCAN 2018（Ferlay 等人，2018a）。

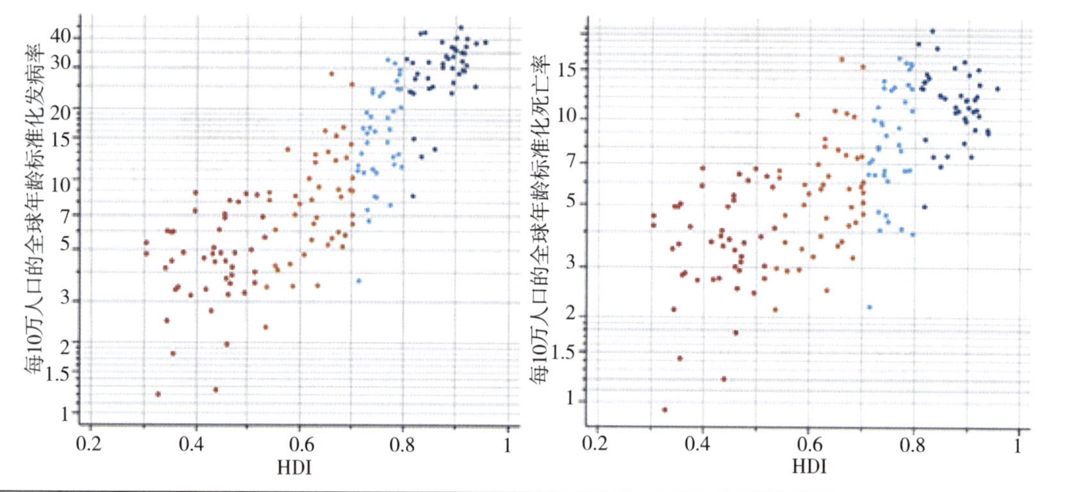

图 1.3　全球结直肠癌年龄标准化发病率（左图）和死亡率（右图）与人类发展指数（HDI）（男女合计）之间的相关性

经《英国医学杂志》出版集团有限公司许可改编。Gut、Arnold M、Sierra M、Laversanne M、Soerjomataram I、Jemal A、Bray F、第 66 卷第 4 期，683-691，© 2017。（阿诺德等，2017）。摘自 Ferlay J、Soerjomataram I、Ervik M、Dikshit R、Eser S、Mathers C 等人（2013 年）。GLOBOCAN 2012v1.0，《全球癌症发病率和死亡率》：IARC CancerBase No. 11［互联网］。法国里昂：国际癌症研究署。Available from： http://globocan.iarc.fr，访问日期：2017 年 7 月 10 日。

四、时间趋势

对结直肠癌发病率和死亡率随时间变化的趋势进行分析后发现，不同国家（或人群）有三种不同的模式：发病率和死亡率均上升或稳定（A 组）、发病率上升和死亡率下降

（B 组）以及发病率和死亡率均下降（C 组）（图 1.4）（Arnold 等，2017）。A 组包括亚洲、东欧和南美洲的人群，而 B 组和 C 组包括澳大利亚和新西兰、欧洲、以色列、日本、北美和新加坡的人群。在 A 组中观察到的 CRC 死亡率的增加可能反映了医疗服务资源不足地区发病率的增加，医疗资源不足以在早期阶段发现疾病和 / 或在发现疾病后对其进行管理均会使人口死亡率增加。与此相反，在 B 组和 C 组观察到的结直肠癌死亡率下降可能是提高早期诊断的结果，包括通过一些国家的筛查计划，同时改善治疗和管理方法。很难确定筛查方案在多大程度上可以通过发现和切除癌前息肉来降低发病率。不过，这也可以部分解释在 C 组的一些国家观察到的结直肠癌发病率的趋势，其中一些国家（如以色列、日本和美国）的机会性筛查已经实施了几十年。在美国，微观模拟建模表明，CRC 死亡率的下降可归因于筛查的相对较大贡献，风险因素暴露的减少以及治疗方法的改善的影响虽较小但亦明显（Edwards 等，2010）。暴露情况和 / 或筛查方式的变化或许可以解释新西兰等国发病率下降的所有原因，因为这些国家最近才开始组织性的筛查（并且大概率会增加对流行病例初期的检测）（Schreuders 等，2015；Arnold 等，2017）（筛查做法见第 2 节）。

图 1.5 显示了部分国家按粗年龄组（0 ～ 49 岁、50 ～ 69 岁和≥ 70 岁）分列的结直肠癌发病率的时间趋势。虽然图中的大多数国家中，三个年龄组的发病率全都随着时间的推移而上升或保持稳定，但美国的情况并非如此；在美国，两个较大年龄组的发病率有所下降，但 50 岁以下年龄组的发病率却有所上升（尤其是最近一段时期）。综上所述，美国的机会性筛查很可能是导致此老年组发病率下降的原因。据报道，澳大利亚、加拿大和美国 50 岁以下人群的结直肠癌发病率最近都有所上升（Patel 和 De、2016；Siegel 等，2017；Troeung 等，2017）。这些增长是在发病率下降一段时间后出现的，其原因可能是 50 岁以下年龄组的风险因素发生了变化（尤其是肥胖症发病率上升）和 / 或现有癌症发现得更早。

五、全球负担预测

表 1–1 显示了 2018 年和 2040 年按人类发展指数类别分别列出的全球结直肠癌发病率和死亡率的估计负担。总体而言，预计到 2040 年，新发病例数将增加 71%（从 180 万增至 308 万），死亡人数将增加 81%（从 86 万增至 156 万）。由于不同人类发展指数类别国家的人口增长水平不同，预计人类发展指数较低国家的新增病例和死亡人数将增加得更快。虽然人类发展指数非常高的国家的新增病例数仍将最高，但到 2040 年，人类发展指数低的国家的死亡人数将最高。

值得注意的是，这些预测只考虑了基于联合国估计（UNDP，2017 年）的全球人口结构和增长方面的人口变化，假定罹患或死于结直肠癌的风险保持在 2018 年的水平不变，没有考虑到检测率提高或生存率改善带来的变化。

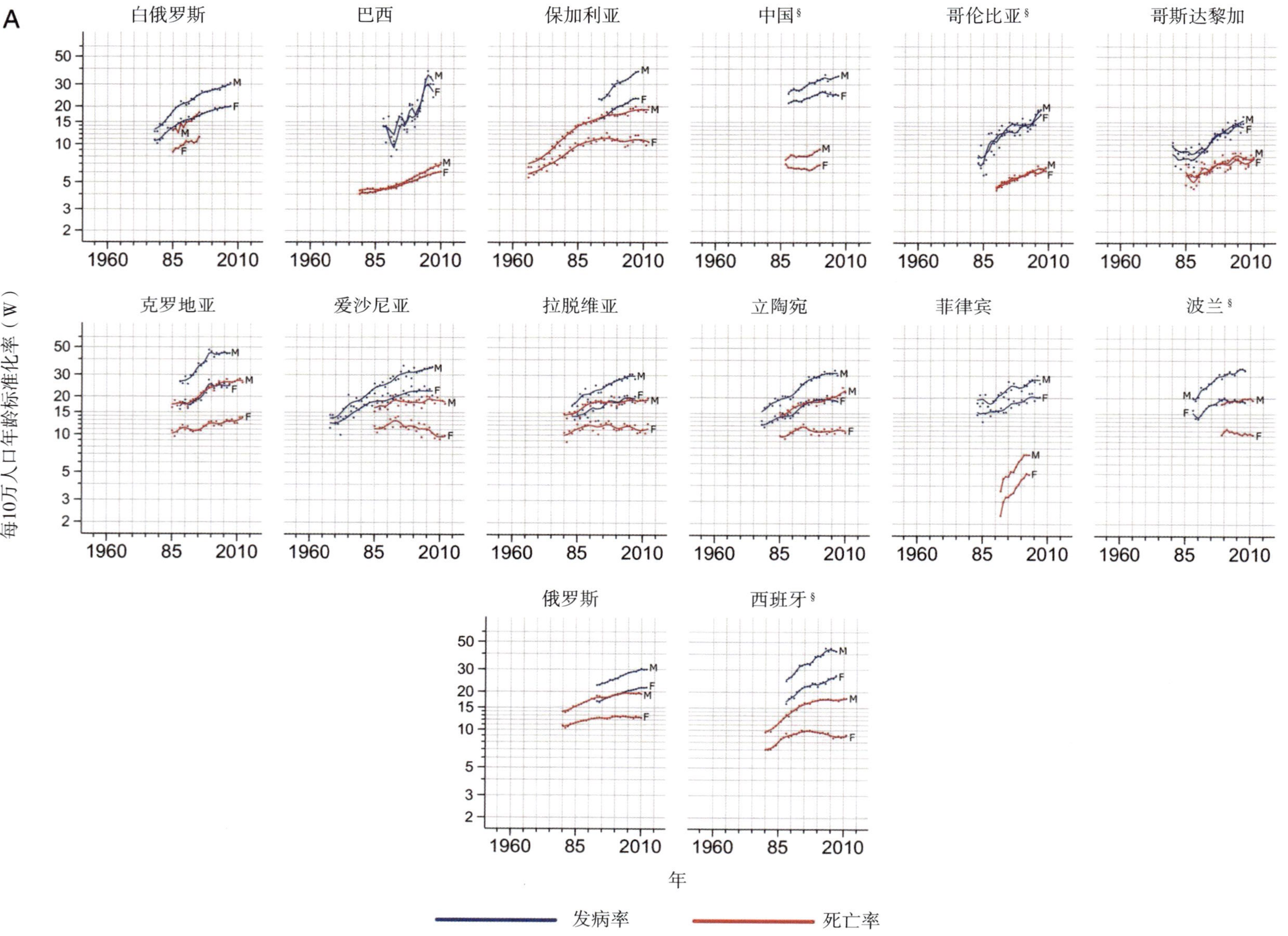
A
白俄罗斯
巴西
保加利亚
中国§
哥伦比亚§
哥斯达黎加
克罗地亚
爱沙尼亚
拉脱维亚
立陶宛
菲律宾
波兰§
俄罗斯
西班牙§
每10万人口年龄标准化率（W）
年
发病率
死亡率

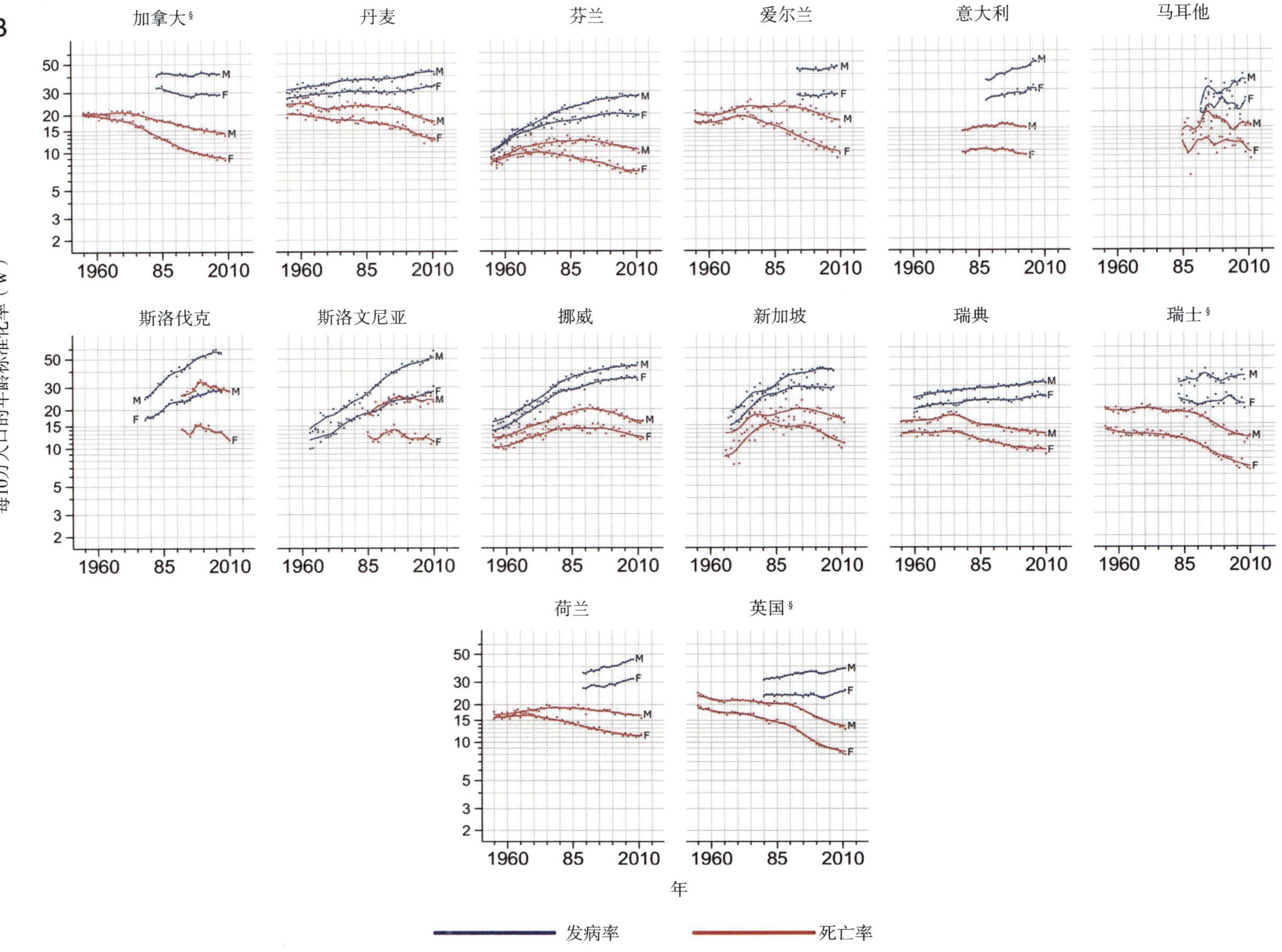
B
加拿大§
丹麦
芬兰
爱尔兰
意大利
马耳他
斯洛伐克
斯洛文尼亚
挪威
新加坡
瑞典
瑞士§
荷兰
英国§
M
F
50
30
20
15
10
5
3
2
1960
85
2010
每10万人口的年龄标准化率（W）
年
发病率
死亡率

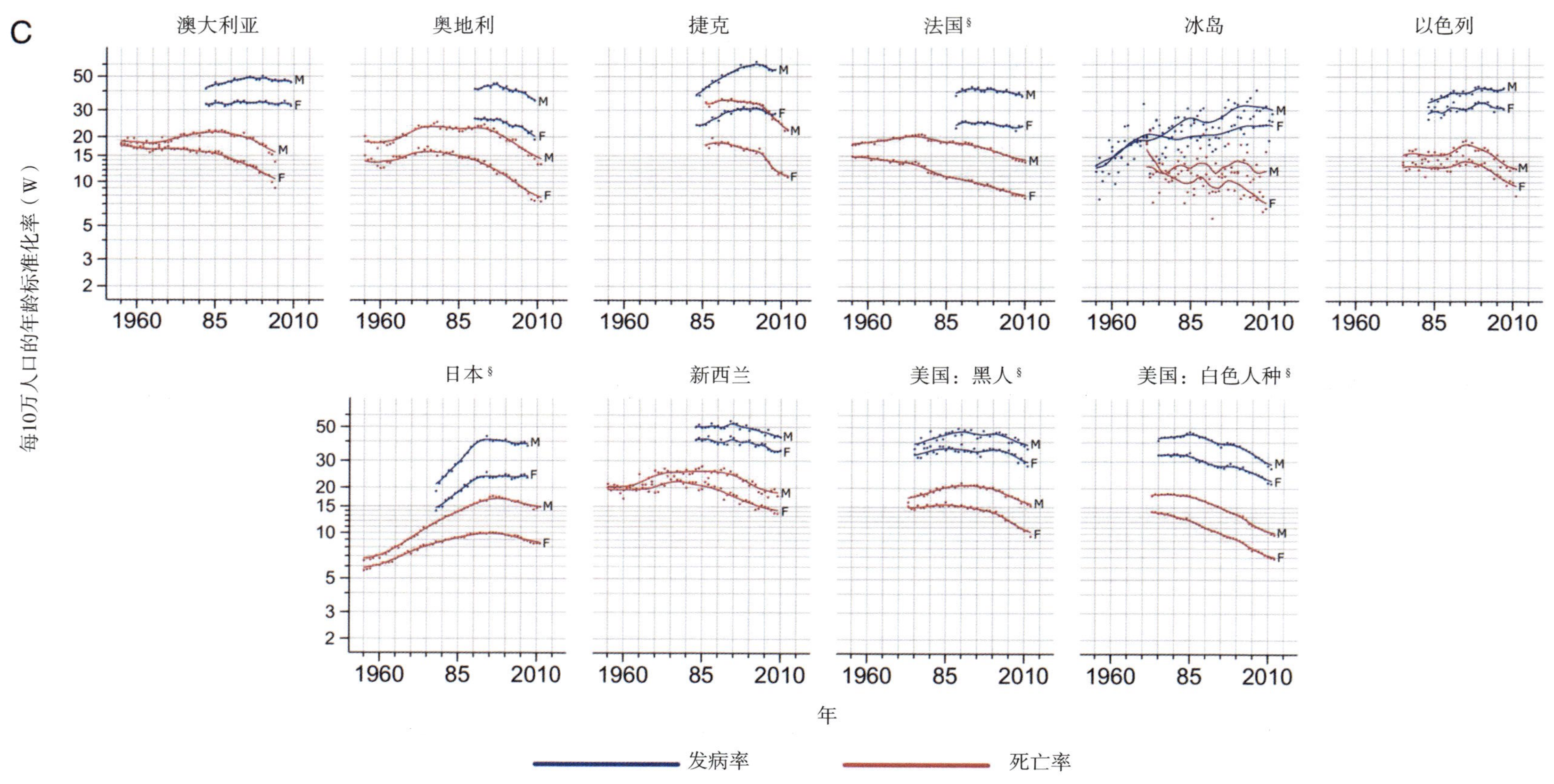

图 1.4　部分国家男性（M）和女性（F）结直肠癌发病率和死亡率趋势

§ 地区数据。A 组，发病率和死亡率均上升或保持稳定。B 组，发病率上升，死亡率下降。C 组，发病率和死亡率均下降。

转载自：Gut, Arnold M, Sierra M, Laversanne M, Soerjomataram I, Jemal A, Bray F, volume 66, issue 4, 683 - 691, © 2017，经 BMJ 出版集团有限公司许可（Arnold 等，2017）。

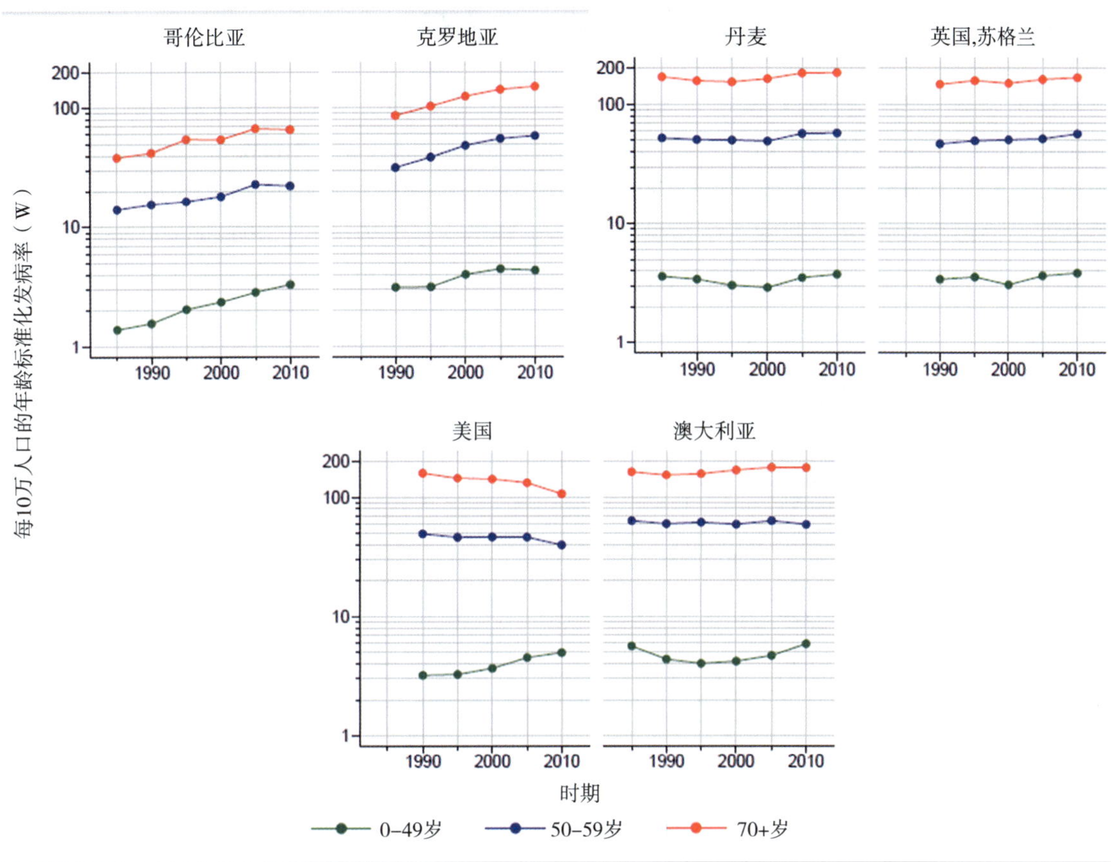

图 1.5　选定国家的按年龄组（0–49 岁、50–69 岁和≥ 70 岁）合并的男女大肠癌发病率趋势

编译自 Ferlay 等（2018b）。每个数据点对应 5 年期的中间点（例如，1983–1987 年的数据点为 1985 年）。数据由克罗地亚、丹麦和苏格兰、英国的国家癌症登记处以及澳大利亚（新南威尔士州、塔斯马尼亚州、维多利亚州和西澳大利亚州）、哥伦比亚（卡利）和美国（SEER 9 登记处）的地区癌症登记处提供：亚特兰大、康涅狄格、底特律、夏威夷、爱荷华、新墨西哥、旧金山 - 奥克兰、西雅图 - 普吉特海湾和犹他州）。结肠直肠癌包括结肠（ICD–10 代码，C18）和直肠（ICD–10 代码，C19–20）。

表 1–1　结直肠癌的全球负担：按人类发展指数排名和 2018 年及 2040 年预测的全球年度发病和死亡病例估计数

2015 年人类发展指数水平[a]	人口（百万）[b]	病例数（百万）[c]		死亡人数（百万）[c]			
	2015	2018	2040[d]	增长（%）	2018	2040[d]	增长（%）
很高	1388	0.88	1.20	36	0.38	0.56	47
高	2459	0.73	1.27	74	0.36	0.70	94
中	2759	0.17	0.30	76	0.11	0.20	81
低	1022	0.03	0.07	119	0.02	0.05	121
全球	7628	1.80	3.08	71	0.86	1.56	81

a：人类发展指数是基于出生时预期寿命、预期和平均受教育年数以及人均国民总收入（以购买力平价美元表示）的综合指数。人类发展指数的国家分布采用了预先确定的类别：低（人类发展指数＜ 0.55）、中（0.55 ≤人类发展指数＜ 0.7）、高（0.7 ≤人类发展指数＜ 0.8）和很高（人类发展指数≥ 0.8）（UNDP，2017）；b：取自 UNDP（2017）；c：源自 GLOBOCAN 2018（Ferlay 等，2018a）；d：2040 年的预测基于人口变化和恒定风险。

第二节 分类和自然史

目前已有一些结直肠疾病分类指南，以及 CRC 人口筛查计划中相关病变的诊断标准（Quirke 等，2011，2012；Vieth 等，2011；WHO Classification of Tumours Editorial Board，2019）。本节重点介绍最重要的癌前病变、其疾病进展风险以及不同的 CRC 亚型。本节还简要介绍结直肠肿瘤的分子基础（概述见图 1.6），Müller 等（2016）、Dienstmann 等（2017）和 Rodriguez-Salas 等（2017）对此进行了更详细的介绍（另见第 3 章第 8 节）。

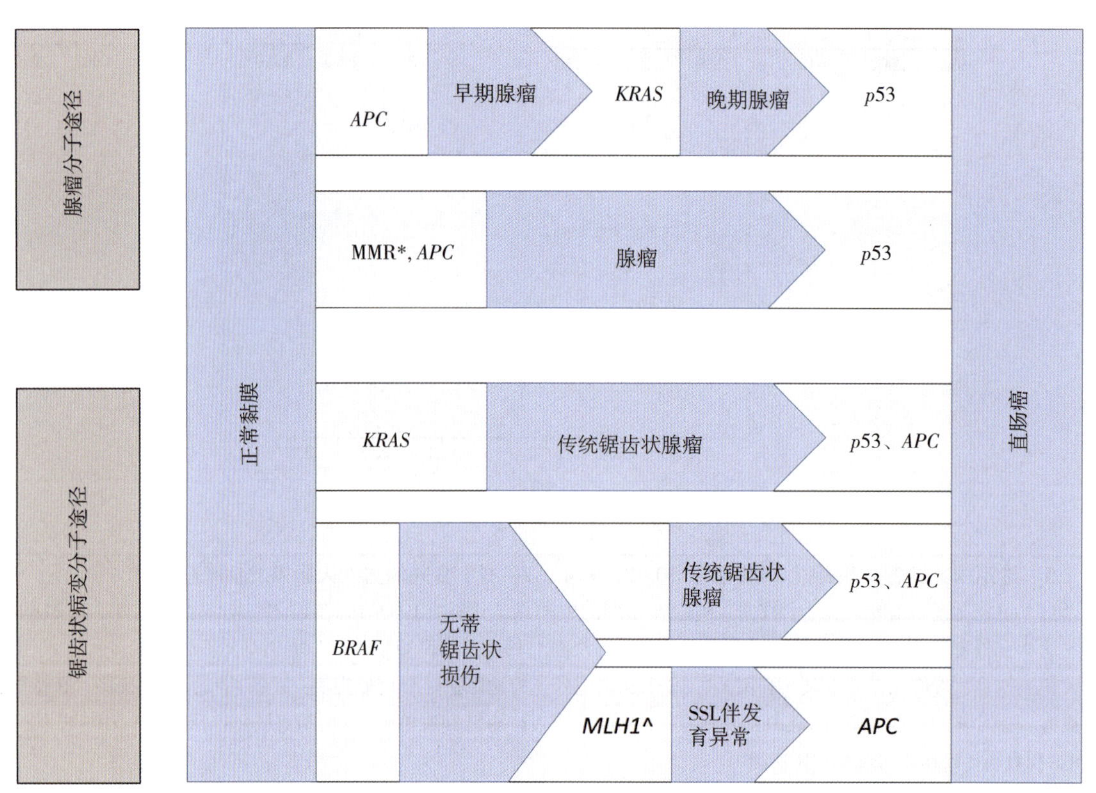

图 1.6 大肠癌发病路径简图

SSL，无蒂锯齿状病变。

该图显示了结直肠癌的分子途径，但与不同的组织学亚型没有明确的相关性。所标示的基因要么在癌变前发生突变（家族性腺瘤性息肉病中的 APC 基因和大肠癌中的错配修复基因［MMR*］），要么在癌变后发生突变（林奇综合征）或癌变过程中（散发性结直肠癌）；MLH1^ 表示高甲基化。

工作组利用 Bettington 等（2015、2017）和 Fearon & Vogelstein（1990）的数据编制。

一、经典腺瘤

典型腺瘤是 CRC 最广为人知的前兆。根据其定义可知，这是一种包含明确上皮瘤变的病变。这些病变大多发生在 APC 基因突变之后（Fearon 和 Vogelstein，1990）。根据世界卫生组织（WHO）的指南（Bosman 等，2010），可根据“绒毛”的百分比区分三种形态类型：管状腺瘤（绒毛少于 25%）、管状绒毛腺瘤（绒毛占 25% ～ 75%）和绒毛状腺瘤（绒毛多于 75%）。这些亚型可根据肿瘤的等级进一步划分。虽然最初提出了一个三级系统（低度、中度和高度瘤变），但出于可重复性的考虑，这一系统已被摒弃，而采用了一个普遍接受的两级系统（低度和高度瘤变）。低度和高度瘤变的区分应以组织学标准为基础；高度瘤变的结构变化（明显的复杂腺体聚集和腺体不规则、楔形结构和腔内坏死）应伴有细胞极性的明显丧失，核明显增大，核仁突出，染色质形态分散，常伴有不典型的有丝分裂。高度瘤变病例的百分比被用作病理学的质量指标，在使用结肠镜检查的病例中这一百分比低于 5%，而在使用粪便隐血检查病例中这一百分比则低于 10%（Quirke 等，2011 ）。

为了评估人群筛查，还定义了一个特殊的子类别，即晚期腺瘤。晚期腺瘤是指大小超过 10mm 和 / 或具有管状绒毛或绒毛状结构和 / 或高度瘤变的腺瘤。根据各国的指南，这些特征对于确定后续监测间隔可能很重要。

与非晚期腺瘤相比，晚期腺瘤的存在与后续发生腺瘤或 CRC 的风险增加有关（Atkin 等，1992；Cottet 等，2012）。据报道，典型腺瘤患者患 CRC 的 10 年累积风险为 2.3%（Erichsen 等，2016），而根据德国的大规模人口研究结果（Brenner 等，2007），老年晚期腺瘤患者患 CRC 的风险估计高达 40%。

二、锯齿状病变和息肉

锯齿状病变和息肉的特点是上皮呈锯齿状（锯齿或星状）结构。锯齿状病变和息肉构成了一个病变谱系，直到最近才被发现与 CRC 的发展有关。根据目前的术语（WHO Classification of Tumours Editorial Board，2019），锯齿状病变和息肉有三种类型：增生性息肉、无蒂锯齿状病变和传统锯齿状腺瘤。

锯齿状息肉最常见的类型是增生性息肉。增生性息肉通常是小病变（直径＜ 5mm），常见于远端结肠。微小和远端增生性息肉没有明显的恶变潜能，不会影响结肠镜监测间隔；但近端微囊增生性息肉很可能是无蒂锯齿状病变的前兆（WHO Classification of Tumours Editorial Board，2019）。

无蒂锯齿状病变（“无蒂锯齿状腺瘤”和“无蒂锯齿状息肉”不是推荐的命名方法）被认为是 CRC 的前驱病变。这些病变与增生性息肉一样具有锯齿状隐窝结构，但也会出现结构改变：沿黏膜肌层水平生长、隐窝基底（隐窝基底的三分之一）扩张、锯齿延伸至隐窝基底（与增生性息肉的浅表锯齿不同）以及不对称增生。可发生类似于典型腺瘤（肠型瘤变）或锯齿状瘤变的肿瘤类型。在较大的锯齿状病变中，病变伴瘤变的比例可增加到 30% 以上（Burgess 等，2016）。这些病变往往携带 BRAF 突变，并经常表现 CpG 岛甲基化，hMLH1 启动子甲基化，导致微卫星不稳定（Bettington 等，2017）。病理学家之间对这些病变的观察差异特别大（Ensari 等，2012；Rau 等，2014），这可能是因为它们与增生性息肉同属一个谱系。无蒂锯齿状病变进展为 CRC 的风险在肿瘤性病变中最高，据报道，诊断为无蒂锯齿状病变并伴有肿瘤的患者，10 年累计患 CRC 的风险为 4.4%（Erichsen 等，2016）。

第三类锯齿状病变和息肉，即传统的锯齿状腺瘤，比较罕见，占所有结直肠息肉的 0.5% ～ 2.5%。最显著的特征是裂隙状锯齿形，高柱状细胞具有明显的嗜酸性细胞质和铅笔状细胞核，以及沿绒毛突起的异位隐窝形成。这些息肉通常带有 KRAS 突变（Bettington 等，2015）。在传统锯齿状腺瘤患者中，发展为晚期腺瘤或 CRC 的风险是传统腺瘤患者的两倍多，据报道，发展为 CRC 的 10 年累积风险为 4.5%（Yoon 等，2015；Erichsen 等，2016）。

三、结直肠癌

传统上，CRC 的分类是根据世卫组织定义的组织学亚型进行的（WHO Classification of Tumours Editorial Board，2019）。最常见的亚型是未明确的腺癌，占全球 CRC 病例的 85%。第二种最常见的亚型是黏液癌，其特征是肿瘤区域至少 50% 存在黏液湖，占全球 CRC 病例的 5% ～ 20%（Hugen 等，2014）。既往，黏液癌一直被认为与预后不良有关，但现在似乎不再如此（Hugen 等，2016）。最近，越来越多的患者为髓样癌，其发生率估计为 4%（Nagtegaal 和 Hugen，2015）。该亚型的特点是实性生长与炎症反应相结合。髓样癌几乎无一例外地具有微卫星不稳定性，最常见的是与 BRAF 突变相结合（WHO Classification of Tumours Editorial Board,2019），此类肿瘤患者的预后极佳。印戒细胞癌在结肠中相对罕见，据报道发生率低于 2%，且预后极差（Hugen 等，2015）。

结直肠癌还可根据其发病部位进行分类。因为结肠癌与直肠癌的治疗方案不同，结肠癌与直肠癌之间的差异早已得到认可。而最近，由于可能的筛查方式的变化，直肠癌和结肠癌的分类也引起了更多的关注。不过，鉴于生物学和行为学的差异，按胚胎起源（中肠或近端结肠和后肠或远端结肠）划分结肠癌似乎也与预后有关。即使在校正分期后，远端结肠癌也比近端结肠癌有更好的预后（Petrelli 等，2017）。

分子分类越来越重要。微卫星不稳定性被认为是导致 CRC 发病的第二大分子途径，第一大分子途径是涉及 APC 突变的腺瘤 – 癌途径（图 1.6）。微卫星不稳定性除了是林奇综合征种系突变的结果外，还存在于高达 20% 的散发性 CRC 中（Li 等，2013）。大多数具有微卫星不稳定性的肿瘤都存在 hMLH1 的高甲基化，这在老年女性的近端结肠中更为常见（Li 等，2013）。在具有微卫星不稳定性的群体中，黏液癌和髓样癌所占比例较高，如果仅限于早期疾病，这些肿瘤患者的预后极佳。

更复杂的分子分类是基于一个大型国际联盟的研究结果，该联盟的成立是为了解决基于多种基因表达的 CRC 分类这一复杂问题(Guinney 等，2015)。该分类法确定了五个不同的组别：CMS1（微卫星不稳定、免疫激活型）、CMS2（经典型）、CMS3（代谢型）、CMS4（间质型）和一个无法进一步分类的混合组。

第三节　诊断分期、生存情况和治疗

一、诊断分期

用于 CRC 的分期系统是肿瘤 – 淋巴结 – 转移（TNM）分类法，该分类法以 Dukes（Dukes，1932）发展的文章为基础。T 指的是肿瘤在肠壁各层（T1：黏膜下层；T2：固有肌层；T3：结肠系膜或直肠系膜脂肪；T4：浆膜穿孔或侵入其他器官）的侵袭深度。N 是指受累淋巴结的数目（N0：无受累淋巴结；N1：1 ～ 3 个受累淋巴结；N2：4 个或更多受累淋巴结）（Sobin 等，2009）。最近，又设立了一个特殊的结节类别——N1c，表示在没有淋巴结转移的情况下存在肿瘤沉积物；这一类别引起了很多争论（Nagtegaal 等，2012，2017），从而使治疗选择变得更加复杂。M 指存在远处转移（M0：无远处转移；M1：区域淋巴结以外的转移）。

T、N 和 M 期合并为分期分类。CRC 的分期如下：Ⅰ期为局限于肠壁（T1、T2）且无淋巴结转移的早期癌症；Ⅱ期为无淋巴结转移且有 T3–T4 肿瘤的癌症；Ⅲ期为无远处转移但有淋巴结转移的癌症；Ⅳ期为确诊时有远处转移（M1）的癌症。T、N 和 M 期并不是独立的。随着 T 期的增加，淋巴结转移和远处转移的风险也会增加；随着 N 期的增加，远处转移的风险也会增加。Tis 是指原位癌，不被认为是癌症，而应被视为高度瘤变（Bosman 等，2010）。

诊断分期受多种因素影响，差异很大。因为并非所有的癌症登记处都定期报告这些数据，所以很少有大规模的研究可用。此外，一些研究报告采用了三级系统，包括局部疾病（TNM Ⅰ期和Ⅱ期）、区域扩散（TNM Ⅲ期）和远处扩散（TNM Ⅳ期）。对不同时期和不同地区的研究进行比较是很困难的，因为造成报告差异的因素有很多，包括治疗策略、人口年龄分布、医疗服务的可及性、诊断选择以及登记和诊断工作的质量。诊断方法的改进可能会增加Ⅳ期癌症的数量，因为随着成像技术分辨率的提高，可能会发现更多和更小的远处转移瘤。表 1–2 总结了主要在有组织的人口筛查计划全面实施之前收集的人口数据中确诊时的分期分布情况。由于实施了人群筛查计划、机会性筛查、提高认识以及针对高危患者的监测计划，癌症的早期发现可能会降低诊断分期。事实上，试点研究、试验和基于人群的调查都显示，早期癌症的数量有所增加，同时Ⅳ期癌症的数量也有所减少（Lindebjerg 等，2014；Yang 等，2014；Binefa 等，2016；Kubisch 等，2016）。

二、生存情况

分期与预后之间的关系显而易见：肿瘤分期越高，生存时间越短。尽管几乎所有的单项研究都显示了这一效应，但在全球范围内，对较大队列中与分期相关的结果进行比较的文献却相对缺乏（表 1–3 和表 1–4）。一项研究对六个高收入国家的结果进行了比较，结果显示出明显的差异，其中英国的阶段校正生存率最低（Maring 等，2013）。

表 1–2 按国家或地区和时间段分列的结直肠癌诊断时的分期分布情况

国家或地区	癌症部位	诊断期间	诊断时的分期（%）				参考资料
			Ⅰ	Ⅱ	Ⅲ	Ⅳ	
北欧	结肠直肠	1996–1998	12	33	20	11	Allemani 等（2013）
西欧	结肠直肠	1996–1997	16	32	22	18	Allemani 等（2013）
南欧	结肠直肠	1996–1998	14	30	24	20	Allemani 等（2013）
东欧	结肠直肠	1996–1998	26	24	14	30	Allemani 等（2013）
丹麦	结肠	2004–2007	11	30	27	31	Maringe 等（2013）
瑞典	结肠	2000–2007	11	37	29	23	Maringe 等（2013）
英国	结肠	2000–2007	9	39	35	17	Maringe 等（2013）
加拿大	结肠	2004–2007	18	31	26	26	Maringe 等（2013）
美国登记处	结肠直肠	1997	17	28	38	10	Allemani 等（2013）
撒哈拉以南非洲	结肠直肠	未报告	6	57	31	6	Graham 等（2012）
伊朗伊斯兰共和国	结肠直肠	2002–2007	7	32	32	16	Moghimi-Dehkordi 等（2008）

续表

国家或地区	癌症部位	诊断期间	诊断时的分期（%）				参考资料
			Ⅰ	Ⅱ	Ⅲ	Ⅳ	
中国	结肠直肠	1980s	13	30	36	21	Li & Gu（2005）
中国	结肠直肠	1990s	11	37	37	15	Li & Gu（2005）
日本	结肠	1974–1993	12	37	28	19	Muto 等（2001）
南澳大利亚	结肠直肠[a]	2003–2008	20	30	28	14	Beckmann 等（2016）

[a] 仅包括年龄在 50 ～ 79 岁的人群。

表 1–3　采用四级分期的结直肠癌分期相关生存率

国家（数据来源）	癌症部位	诊断期间	按疾病阶段划分的生存率（%）				随访	参考资料
			Ⅰ	Ⅱ	Ⅲ	Ⅳ		
澳大利亚	结肠直肠[a]	2003–2008	95	84	62	9	5 年生存率	Beckmann 等（2016）
加拿大	结肠	2004–2007	94	87	71	13	3 年生存率	Maringe 等（2013）
丹麦	结肠	2004–2007	89	87	67	13	3 年生存率	Maringe 等（2013）
欧洲（EUROCARE）	结肠直肠	1990–1991	93	85	53	16	3 年生存率	Ciccolallo 等（2005）
日本	结肠	1990–1992	94	90	82	16	5 年生存率	Muto 等（2001）
瑞典	结肠	2000–2007	98	91	69	16	3 年生存率	Maringe 等（2013）
英国	结肠	2000–2007	95	85	58	12	3 年生存率	Maringe 等（2013）
美国（SEER）	结肠直肠	1990–1991	94	89	63	16	3 年生存率	Ciccolallo 等（2005）

EUROCARE，欧洲癌症患者生存和护理登记研究；SEER，监测、流行病学和最终结果。

[a] 仅包括 年龄在 50 ～ 79 岁的人口。

表 1–4　采用三级分期的结直肠癌分期相关生存率

国家（地区或数据源）	癌症部位	诊断期间	按疾病阶段划分的生存率（%）			随访	参考资料
			局部	区域	远处		
澳大利亚	结肠	2000–2007	93	75	20	3 年生存率	Maringe 等（2013）
加拿大	结肠	2004–2007	92	70	13	3 年生存率	Maringe 等（2013）
古巴	结肠	1994–1995	65	45	21	5 年生存率	Sankaranarayanan 等（2011）
丹麦	结肠	2004–2007	90	68	13	3 年生存率	Maringe 等（2013）
印度（孟买）	结肠	1987–1991	61	32	9	5 年生存率	Yeole 等（2001）
伊朗伊斯兰共和国（戈勒斯坦）	结肠	2004–2007	81	52	0	5 年生存率	Aryaie 等（2013）
挪威	结肠	2000–2007	91	77	14	3 年生存率	Maringe 等（2013）

续表

国家（地区或数据源）	癌症部位	诊断期间	按疾病阶段划分的生存率（%）			随访	参考资料
			局部	区域	远处		
菲律宾（马尼拉）	结肠	1994–1995	69	34	0	5年生存率	Sankaranarayanan 等（2011）
韩国	结肠	2006–2010	93	78	18	5年生存率	Jung 等（2013）
瑞典	结肠	2000–2007	93	69	16	3年生存率	Maringe 等（2013）
新加坡	结肠	1993–1997	67	43	7	5年生存率	Sankaranarayanan 等（2011）
泰国（南邦）	结肠	1990–2000	60	57	2	5年生存率	Sankaranarayanan 等（2011）
土耳其（伊兹密尔）	结肠	1995–1997	60	54	21	5年生存率	Sankaranarayanan 等（2011）
英国	结肠	2000–2007	87	59	12	3年生存率	Maringe 等（2013）
美国（SEER）	结肠	1975–1977	82	52	6	5年生存率	Jemal 等（2017）
美国（SEER）	结肠	2006–2012	91	73	14	5年生存率	Jemal 等（2017）

SEER，监测、流行病学和最终结果。

三、治疗

治疗建议取决于疾病的分期。决定是否进行新辅助治疗的依据是影像学确定的分期。特别是，直肠癌 T 晚期是新辅助放化疗的指征。其他治疗决定则基于病理分期。对于早期 pT1 癌症，淋巴结转移的风险较低，因此局部治疗即可。为了对这些患者进行更平衡的风险评估，通常会将其他组织学生物标志物纳入讨论（Bosch 等，2013）。如果只考虑肿瘤分期，辅助治疗通常建议Ⅲ期患者和 Ⅱ期高风险患者采用化疗（Benson 等，2004）。对于 Ⅳ期患者，则会选择个性化的治疗方法，包括切除有限的转移性疾病、姑息性系统治疗以及两者的联合治疗。一般来说，治疗决策是在多学科小组会议上做出的。

第四节　风险因素和保护因素

与其他一些癌症（如肺癌或皮肤癌）不同，大多数 CRC 病例并没有单一的风险因素。与高相对危险度相关的因素，如遗传性疾病，并不常见，而且往往无法改变，因此，人口层面的大部分疾病负担都可归因于相对危险度较低的相关因素，其中许多因素都是可以改变的。

在这里，危险因素和保护因素大致分为三类：生活方式和环境因素、宿主因素和药物使用。表 1–5 和表 1–6 分别列出了根据最新系统综述和荟萃分析得出的与这些危险因素和保护因素相关的相对影响程度。与 CRC 高易感性相关的因素通常需要在人群筛查之外对具有此类危险因素的人群进行密切的医学监控，这将在第 3.8 节中讨论。

表 1-5 结直肠癌的既定风险因素及相关相对风险

风险因素	类别	RR（95% CI）	参考资料
食用加工肉类	每 50g/ 天	1.16（1.08～1.26）	WCRF/AICR（2017）
饮酒	每 10g 乙醇 / 天	1.07（1.05～1.08）	WCRF/AICR（2017）
身体脂肪含量	每 5kg/m² BMI	结肠直肠：1.05（1.03～1.07） 结肠：1.07（1.05～1.09） 直肠：1.02（1.01～1.04）	WCRF/AICR（2017）
腹部肥胖	每 10cm 腰围	1.02（1.01～1.03）	WCRF/AICR（2017）
吸烟	从不吸烟者	1.00	IARC（2012）
	当前吸烟者	1.15（1.00～1.32）	
	既往吸烟者	1.20（1.04～1.38）	
成年身高	每 5cm	1.05（1.02～1.07）	WCRF/AICR（2017）
性别[a]	女性	1.00	Ferlay 等（2018a）
	男性	1.47	
年龄[a]	45～49 岁	1.00	Ferlay 等（2018a）
	50～54 岁	1.75	
	55～59 岁	2.85	
	60～64 岁	4.33	
	65～69 岁	6.30	
	≥ 70 岁	10.29	

BMI，体重指数；CI，置信区间；RR，相对危险度

[a] 工作组根据 GLOBOCAN 2018 年发病率数据计算得出。

一、生活方式和环境因素

（一）饮食

食物和营养在预防和导致 CRC 方面发挥着重要作用。表 1-5 列出了已确定的风险因素。

有充分证据表明，食用加工肉类会增加患 CRC 的风险（WCRF/AICR，2017; IARC，2018a），并有强有力的证据表明其在人类中的作用机制（IARC，2018a）。［应注意荟萃分析中各项研究对加工肉类摄入量评估的差异］。饮用含酒精饮料会增加患 CRC 的风险，超过 30g/ 天（约每天两杯）时呈单调剂量依赖关系（IARC，2012；Soccianti 等，2015；WCRF/AICR，2017）；男性的风险大于女性，葡萄酒、啤酒和烈酒的风险相似。人类的致癌机理已得到充分确定（IARC，2012）。食用红肉可能会增加患结直肠癌的风险（WCRF/AICR，2017; IARC，2018）。此外，有提示性证据表明，食用含血红素铁的食物会增加患 CRC 的风险（WCRF/AICR，2017）。

表 1-6　已确定的结直肠癌保护因素及相关相对危险度

保护因素	类别	RR（95% CI）	参考资料
摄入膳食纤维	每 10g/ 天	0.91（0.88 ~ 0.94）	WCRF/AICR（2017）
摄入全谷物	每 90g/ 天	0.83（0.78 ~ 0.89）	WCRF/AICR（2017）
摄入乳制品	每 400g/ 天	0.87（0.83 ~ 0.90）	WCRF/AICR（2017）
摄入牛奶	每 200g/ 天	0.94（0.92 ~ 0.96）	WCRF/AICR（2017）
摄入钙（膳食或补充）	每 300mg/ 天	0.92（0.89 ~ 0.95）	Keum 等（2014）
体育锻炼（总水平）	低	1.00	WCRF/AICR（2017）
	高	0.81（0.69 ~ 0.95）[a]	
使用阿司匹林	从未使用	1.00	Ye 等（2013）
	使用过	0.74（0.64 ~ 0.83）	
	325mg/ 天	0.80（0.74 ~ 0.88）	
	每周 7 次	0.82（0.78 ~ 0.87）	
	每使用 10 年	0.82（0.78 ~ 0.86）	
使用激素替代疗法	从未使用	1.00	Green 等（2012）
	使用过	0.84（0.81 ~ 0.88）	
	当前使用	0.77（0.73 ~ 0.82）	
	既往使用	0.89（0.84 ~ 0.95）	

CI：置信区间；RR：相对危险度。

[a] 发现对结肠癌有保护作用（RR，0.80；95% CI，0.72 ~ 0.88），但对直肠癌无保护作用（RR，1.04；95% CI，0.92 ~ 1.18）。

摄入含有膳食纤维的食物，尤其是全谷物，可能会降低患结直肠癌的风险，且呈剂量 - 反应关系（表 1-6）（Aune 等，2011；Norat 等，2015；WCRF/AICR，2017）。与其他纤维来源（即水果和蔬菜）相比，谷物纤维的保护作用似乎更强（IARC，2003）。摄入乳制品（总乳制品、牛奶、奶酪以及膳食钙或补充钙摄入量）也可能对 CRC 有保护作用，并具有明确的剂量 - 反应关系（WCRF/AICR，2017）。这种效应很可能是由钙介导的（Keum 等，2014），有证据表明钙可能具有保护作用（WCRF/AICR，2017）。[大多数证据来自高收入国家，这些国家的膳食钙摄入量可作为乳制品消费的标志]。钙的摄入也会降低腺瘤的风险，尤其是多样的钙摄入，对晚期腺瘤的保护作用具有明显的剂量反应关系（Keum 等，2015）。食用非淀粉类蔬菜和水果、鱼类、含维生素 C 的食物、含维生素 D 的食物以及服用多种维生素补充剂具有保护作用的证据是提示性的，这些证据合理、一致，但数据数量仍然有限（WCRF/AICR，2017）。

（二）身体脂肪含量和腹部脂肪含量

有充分证据表明，随着体脂和腹部脂肪的增加，患结直肠癌的风险也会增加，并有明确的剂量反应关系和强有力的机制数据支持（Anderson 等，2015；Lauby-Secretan 等，2016；WCRF/AICR，2017；IARC，2018b）。其对结肠癌的影响大于对直肠癌的影响，仅就体脂而言，对男性的影响大于女性（Harriss 等，2009；WCRF/AICR，2017）。虽然不健康的体重通常被认为是潜在的可改变的个人选择的结果，但现在人们已经认识到，肥胖环境（即社会文化、经济和营销影响）对实现健康的生活方式构成了挑战（Kopelman，2007；Mackenbach 等，2014）。

（三）体育锻炼

体育锻炼可降低患结肠癌的风险（IARC，2002；WCRF/AICR，2017）。娱乐活动的保护作用似乎略大于职业体育活动（Mahmood 等，2017）。最近的两项荟萃分析估计，与最不爱运动的人相比，最爱运动的人患近端和远端结肠癌的风险下降幅度相似（Boyle 等，2012；Robsahm 等，2013）。相比之下，体育锻炼似乎与直肠癌风险无关（Robsahm 等，2013；WCRF/AICR，2017）。队列研究表明，体育锻炼的有益效果与体重指数无关（Leitzmann 等，2015）。总体而言，不同的体育锻炼频率和强度均与降低风险之间存在着剂量 – 反应关系，体育锻炼不一定要强度大或持续时间长才能产生实质性的益处。

（四）吸烟

有充分证据表明，吸烟会导致结直肠癌，目前吸烟者和既往吸烟者的风险增加程度相当（IARC，2012）。剂量 – 反应研究也清楚地表明，随着吸烟强度和吸烟时间的增加，患 CRC 的风险也会增加。直肠癌的风险始终高于结肠癌（Liang 等，2009）。

二、宿主因素

（一）身高

有令人信服的证据表明，遗传、环境、激素和营养因素会导致更高的线性生长和更高的成年身高，而这些因素会导致结直肠癌，并具有明显的剂量 – 反应关系（WCRF/AICR，2017）。成人身高与癌症之间的相关性，女性比男性更密切，结肠癌比直肠癌更密切。生命早期的营养、激素水平和性成熟可能与此有关。

（二）性别

在全球范围内，结直肠癌发病率的男女比为 1.47，几乎在所有地区都发现男性的风险过高（Ferlay 等，2018a）。男性和女性在结直肠癌年龄相关风险方面的差异可能是由于生活方式、饮食、吸烟和肥胖等风险因素的性别差异（其次是这些因素的影响）造成的。雌激素暴露、体脂分布和结直肠肿瘤的生物学基础之间的相互作用也可以解释这种性别差异，以及女性近端结肠癌比例高于男性的原因（Chacko 等，2015）。

（三）年龄

在许多人群中，50 岁以下人群的 CRC 发病率相对较低（约占病例的 10%），但随着年龄的增长，发病率会大幅上升（Ferlay 等，2018a）（另见第 1.1 节）。在世界范围内，45 ～ 74 岁年龄组中每连续 5 年，患上 CRC 的风险会增加约 1.5 倍，但不同人群之间存在一些差异（Ferlay 等，2018a）。

（四）种族

造成 CRC 风险和部位分布存在巨大民族和种族差异的因素是多方面的和复杂的，这些差异仅部分归因于风险因素暴露率的差异（Ollberding 等，2011）。遗传易感性和基因 – 环境相互作用的差异有助于解释全球范围内 CRC 患病风险过高的原因。与白人和拉丁裔相比，黑人和亚裔患 CRC 的风险更高（Ollberding 等，2011）。与白人相比，黑人更有可能在晚期诊断出

CRC，也更有可能患有近端 CRC（Ollberding 等，2011）。

三、药物的使用

（一）阿司匹林和其他非甾体抗炎药

随机试验的随访（约 20 年后）和观察性研究的证据表明，长期、低剂量和定期服用阿司匹林或非甾体抗炎药（NSAIDs）可有效降低平均风险人群的 CRC 风险（Rothwell 等，2010；Huang 等，2015）。定期服用阿司匹林与 CRC 风险之间的剂量 – 风险和持续时间 – 风险关系显示，即使低剂量（≤ 75mg/ 天）和低频率（每周两次）服用阿司匹林也有益处，每周服用 7 次以上的获益则趋于平缓（Ye 等，2013）。然而，定期服用阿司匹林会增加罹患溃疡、严重溃疡并发症和心血管事件的风险，这限制了阿司匹林化学预防 CRC 的潜力。

（二）激素替代疗法

荟萃分析的结果均表明，使用激素替代疗法（HRT）可降低罹患 CRC 的风险（Friis 等，2015）。与曾经使用过激素替代疗法的人相比，目前使用激素替代疗法的人降低的风险更大，而且随着使用时间的延长，风险降低的程度也会降低（Green 等，2012；Johnson 等，2013）。关于停止使用后，HRT 的预防性益处还能持续多久，仍然存在疑问。尽管使用 HRT 有降低患 CRC 风险的益处，但其潜在的危害（包括心血管疾病和妇科疾病的风险增加）使得 HRT 不适合用于普通人群中女性的一级预防（Friis 等，2015）。

（三）其他药物

随机对照试验（RCT）显示，使用环氧化酶 -2（COX-2）抑制剂可在 3 年随访期内明显降低患结直肠腺瘤和晚期腺瘤的风险（Rostom 等，2007）。与非甾体抗炎药一样，这些化学药物也会增加心血管不良后果和胃肠道损害的风险。

五项观察性研究的荟萃分析表明，二甲双胍治疗对 2 型糖尿病患者的 CRC 有保护作用（Zhang 等，2011），在一项使用异常隐窝病灶作为内镜替代标记物的短期 RCT 研究中，也发现二甲双胍对非糖尿病患者有保护作用（Hosono 等，2010）。二甲双胍的常见副作用包括腹泻、恶心和腹痛。

（四）膳食补充剂

在 20 项前瞻性观察研究的荟萃分析中，膳食摄入或补充摄入钙已被证明可降低罹患 CRC 的风险，且存在线性剂量 – 反应关系（Keum 等，2014）。然而，RCT 结果并未显示对 CRC 具有一致的保护作用（Keum 等，2017；WCRF/AICR，2017）。迄今为止，对其他膳食补充剂干预措施的 RCT 研究也未显示出保护效果（Norat 等，2015）。有关叶酸、β – 碳烯、硒和维生素 D 补充剂的研究结果均显示无保护作用，有时还会增加其他类型癌症的风险。目前并不建议使用膳食补充剂来预防结直肠癌。

四、发病部位的病因差异

CRC 发病部位之间存在一些病因学和生物学差异（Lee 等，2017）。体重指数和身高等风险因素对结肠癌的影响大于直肠癌，而吸烟对直肠癌风险的影响可能大于结肠癌（WCRF/AICR，2017）。体育锻炼似乎会影响结肠癌风险，但不会影响直肠癌风险。胚胎因素和生理功能的差异会影响胆汁酸代谢、粪便成分和转运时间，有人提出了这些发病部位之间病因学差异的解释。表 1–5 和表 1–6 既未考虑与发病部位有关的差异，也未考虑与性别有关的风险程度差异。

参考文献

Allemani C, Matsuda T, DiCarlo V, Harewood R, Matz M, Niksic M, et al. (2018). Global surveillance of trends in cancer survival 2000-2014 (CONCORD-3): analysis of individual records for 317 513 025patients diagnosed with one of 18cancers from 322population-based registries in 71countries (CONCORD-2). Lancet, 391(10125):1023-75. doi:10.1016/S0140-6736(17)33326-3 PMID:29395269

Allemani C, Rachet B, Weir HK, Richardson LC, Lepage C, Faivre J, et al. (2013). Colorectal cancer survival in the USA and Europe: a CONCORD high-resolution study. BMJ Open, 3(9):e003055. doi:10.1136/bmjopen-2013-003055 PMID:24022388

Anderson AS, Key TJ, Norat T, Scoccianti C, Cecchini M, Berrino F, et al. (2015). European Code Against Cancer 4th Edition: obesity, body fatness and cancer. Cancer Epidemiol, 39(Suppl 1):S34-45. doi:10.1016/j.canep.2015.01.017 PMID:26205840

Arnold M, Sierra MS, Laversanne M, Soerjomataram I, Jemal A, Bray F (2017). Global patterns and trends in colorectal cancer incidence and mortality. Gut, 66(4):683-91. doi:10.1136/gutjnl-2015-310912 PMID:26818619

Aryaie M, Roshandel G, Semnani S, Asadi-Lari M, Aarabi M, Vakili MA, et al. (2013). Predictors of colorectal cancer survival in Golestan, Iran: a population-based study. Epidemiol Health, 35:e2013004. doi:10.4178/epih/e2013004 PMID:23807907

Atkin WS, Morson BC, Cuzick J (1992). Long-term risk of colorectal cancer after excision of rectosigmoid adenomas. N Engl J Med, 326(10):658-62. doi:10.1056/NEJM199203053261002 PMID:1736104

Aune D, Chan DS, Lau R, Vieira R, Greenwood DC, Kampman E, et al. (2011). Dietary fibre, whole grains, and risk of colorectal cancer: systematic review and dose-response meta-analysis of prospective studies. BMJ, 343:d6617. doi:10.1136/bmj.d6617 PMID:22074852

Beckmann KR, Bennett A, Young GP, Cole SR, Joshi R, Adams J, et al. (2016). Sociodemographic disparities in survival from colorectal cancer in South Australia: a population-wide data linkage study. BMC Health Serv Res, 16:24. doi:10.1186/s12913-016-1263-3 PMID:26792195

Benson AB 3rd, Schrag D, Somerfield MR, Cohen AM, Figueredo AT, Flynn PJ, et al. (2004). American Society of Clinical Oncology recommendations on adjuvant chemotherapy for stage II colon cancer. J Clin Oncol, 22(16):3408-19. doi:10.1200/JCO.2004.05.063PMID:15199089

Bettington M, Walker N, Rosty C, Brown I, Clouston A, McKeone D, et al. (2017). Clinicopathological and molecular features of sessile serrated adenomas with dysplasia or carcinoma. Gut, 66(1):97-106. doi:10.1136/gutjnl-2015-310456 PMID:26475632

Bettington ML, Walker NI, Rosty C, Brown IS, Clouston AD, McKeone DM, et al. (2015). A clinicopathological and molecular analysis of 200traditional serrated adenomas. Mod Pathol, 28(3):414-27. doi:10.1038/modpathol.2014.122 PMID:25216220

Binefa G, Garcia M, Milà N, Fernández E, RodríguezMoranta F, Gonzalo N, et al. (2016). Colorectal cancer screening programme in Spain: results of key performance indicators after five rounds (2000-2012). Sci Rep, 6(1):19532. doi:10.1038/srep19532 PMID:26787510

Bosch SL, Teerenstra S, de Wilt JH, Cunningham C, Nagtegaal ID (2013). Predicting lymph node metastasis in pT1colorectal cancer: a systematic review of risk factors providing rationale for therapy decisions. Endoscopy, 45(10):827-34. doi:10.1055/s-0033-1344238 PMID:23884793

Bosman FT, Carneiro F, Hruban RH, Theise ND, editors (2010). WHO classification of tumours of the digestive system. 4th ed. Lyon, France: International Agency for Research on Cancer. Available from: http://publications.iarc.fr/13.

Boyle T, Keegel T, Bull F, Heyworth J, Fritschi L (2012). Physical activity and risks of proximal and distal colon cancers: a systematic review and meta-analysis. J Natl Cancer Inst, 104(20):1548-61. doi:10.1093/jnci/djs354PMID:22914790

Brenner H, Hoffmeister M, Stegmaier C, Brenner G, Altenhofen L, Haug U (2007). Risk of progression of advanced adenomas to colorectal cancer by age and sex: estimates based on 840,149screening colonoscopies. 47Gut, 56(11):1585-9. doi:10.1136/gut.2007.122739 PMID:17591622

Burgess NG, Pellise M, Nanda KS, Hourigan LF, Zanati SA, Brown GJ, et al. (2016). Clinical and endoscopic predictors of cytological dysplasia or cancer in a prospective multicentre study of large sessile serrated adenomas/polyps. Gut, 65(3):437-46. doi:10.1136/gutjnl-2014-308603 PMID:25731869

Chacko L, Macaron C, Burke CA (2015). Colorectal cancer screening and prevention in women. Dig Dis Sci, 60(3):698-710. doi:10.1007/s10620-014-3452-4 PMID:25596719

Ciccolallo L, Capocaccia R, Coleman MP, Berrino F, Coebergh JW, Damhuis RA, et al. (2005). Survival differences between European and US patients with colorectal cancer: role of stage at diagnosis and surgery. Gut, 54(2):268-73. doi:10.1136/gut.2004.044214 PMID:15647193

Cottet V, Jooste V, Fournel I, Bouvier AM, Faivre J, Bonithon-Kopp C (2012). Long-term risk of colorectal cancer after adenoma removal: a population-based cohort study. Gut, 61(8):1180-6. doi:10.1136/gutjnl-2011-300295 PMID:22110052

Dienstmann R, Vermeulen L, Guinney J, Kopetz S, Tejpar S, Tabernero J (2017). Consensus molecular subtypes and the evolution of precision medicine in colorectal cancer. Nat Rev Cancer, 17(4):268. doi:10.1038/nrc.2017.24 PMID:28332502

Dukes CE (1932). The classification of cancer of the rectum. J Pathol Bacteriol, 35(3):323-32. doi:10.1002/path.1700350303

Edwards BK, Ward E, Kohler BA, Eheman C, Zauber AG, Anderson RN, et al. (2010). Annual report to the nation on the status of cancer, 1975-2006, featuring colorectal cancer trends and impact of interventions (risk factors, screening, and treatment) to reduce future rates. Cancer, 116(3):544-73. doi:10.1002/cncr.24760 PMID:19998273

Ensari A, Bilezikçi B, Carneiro F, Doğusoy GB, Driessen A, Dursun A, et al. (2012). Serrated polyps of the colon: how reproducible is their classification? Virchows Arch, 461(5):495-504. doi:10.1007/s00428-012-1319-7 PMID:23052370

Erichsen R, Baron JA, Hamilton-Dutoit SJ, Snover DC, Torlakovic EE, Pedersen L, et al. (2016). Increased risk of colorectal cancer development among patients with serrated polyps. Gastroenterology, 150(4):895-902.e5. doi:10.1053/j.gastro.2015.11.046 PMID:26677986

Fearon ER, Vogelstein B (1990). A genetic model for colorectal tumorigenesis. Cell, 61(5):759-67.doi:10.1016/0092-8674(90)90186-I PMID:2188735

Ferlay J, Colombet M, Bray F (2018b). Cancer Incidence in Five Continents, CI5plus: IARC CancerBase No. 9 [Internet]. Lyon, France: International Agency for Research on Cancer. Available from: http://ci5.iarc.fr.

Ferlay J, Ervik M, Lam F, Colombet M, Mery L, Piñeros M, et al. (2018a). Global Cancer Observatory: Cancer Today. Lyon, France: International Agency for Research on Cancer. Available from: https://gco.iarc.fr/today.

Ferlay J, Soerjomataram I, Ervik M, Dikshit R, Eser S, Mathers C, et al. (2013). GLOBOCAN 2012v1.0, Cancer incidence and mortality worldwide: IARC CancerBase No. 11 [Internet]. Lyon, France: International Agency for Research on Cancer. Available from: http://globocan.iarc.fr, accessed on 10 July 2017.

Fidler MM, Bray F, Vaccarella S, Soerjomataram I (2017). Assessing global transitions in human development and colorectal cancer incidence. Int J Cancer, 140(12):2709-15. doi:10.1002/ijc.30686 PMID:28281292

Friis S, Kesminiene A, Espina C, Auvinen A, Straif K, Schüz J (2015). European Code Against Cancer 4th Edition: medical exposures, including hormone therapy, and cancer. Cancer Epidemiol, 39(Suppl 1):S107-19. doi:10.1016/j.canep.2015.08.003 PMID:26390952

Graham A, Adeloye D, Grant L, Theodoratou E, Campbell H (2012). Estimating the incidence of colorectal cancer in Sub-Saharan Africa: a systematic analysis. J Glob Health, 2(2):020404. doi:10.7189/jogh.02.020404 PMID:23289079

Green J, Czanner G, Reeves G, Watson J, Wise L, Roddam A, et al. (2012). Menopausal hormone therapy and risk of gastrointestinal cancer: nested case-control study within a prospective cohort, and meta-analysis. Int J Cancer, 130(10):2387-96. doi:10.1002/ijc.26236 PMID:21671473

Guinney J, Dienstmann R, Wang X, de Reyniès A, Schlicker A, Soneson C, et al. (2015). The consensus molecular subtypes of colorectal cancer. Nat Med, 21(11):1350-6. doi:10.1038/nm.3967 PMID:26457759

Harriss DJ, Atkinson G, George K, Cable NT, Reilly T, Haboubi N, et al.; C-CLEAR group (2009). Lifestyle factors and colorectal cancer risk (1): systematic review and meta-analysis of associations with body mass index. Colorectal Dis, 11(6):547-63. doi:10.1111/j.1463-1318.2009.01766.x PMID:19207714

Hosono K, Endo H, Takahashi H, Sugiyama M, Sakai E, Uchiyama T, et al. (2010). Metformin suppresses colorectal aberrant crypt foci in a short-term clinical trial. Cancer Prev Res (Phila), 3(9):1077-83. doi:10.1158/1940-6207.CAPR-10-0186 PMID:20810669

Huang WK, Tu HT, See LC (2015). Aspirin use on incidence and mortality of gastrointestinal cancers: current state of epidemiological evidence. Curr Pharm Des, 21(35):5108-15. doi:10.2174/1381612821666150915110450 PMID:26369680

Hugen N, Brown G, Glynne-Jones R, de Wilt JH, Nagtegaal ID (2016). Advances in the care of patients with mucinous colorectal cancer. Nat Rev Clin Oncol, 13(6):361-9. doi:10.1038/nrclinonc.2015.140 PMID:26323388

Hugen N, van Beek JJ, de Wilt JH, Nagtegaal ID (2014). Insight into mucinous colorectal carcinoma: clues from etiology. Ann Surg Oncol, 21(9):2963-70. doi:10.1245/s10434-014-3706-6 PMID:24728741

Hugen N, Verhoeven RH, Lemmens VE, van Aart CJ, Elferink MA, Radema SA, et al. (2015). Colorectal signet-ring cell carcinoma: benefit from adjuvant chemotherapy but a poor prognostic factor. Int J Cancer, 136(2):333-9. doi:10.1002/ijc.28981 PMID:24841868

IARC (2002). Weight control and physical activity. IARC Handb Cancer Prev, 6:1-315. Available from: http://publications.iarc.fr/376.IARC (2003). Fruit and vegetables. IARC Handb Cancer Prev, 8:1-375. Available from: http://publications.iarc.fr/378.

IARC (2012). Personal habits and indoor combustions. IARC Monogr Eval Carcinog Risks Hum, 100E:1-575. Available from: http://publications.iarc.fr/122 PMID:23193840

IARC (2018a). Red meat and processed meat. IARC Monogr Eval Carcinog Risks Hum, 114:1-502. Available from: http://publications.iarc.fr/564.

IARC (2018b). Absence of excess body fatness. IARC Handb Cancer Prev, 16:1-646. Available from: http://publications.iarc.fr/570.

Jemal A, Ward EM, Johnson CJ, Cronin KA, Ma J, Ryerson B, et al. (2017). Annual report to the nation on the status of cancer, 1975-2014, featuring survival. J Natl Cancer Inst, 109(9):djx030. doi:10.1093/jnci/djx030 PMID:28376154

Johnson CM, Wei C, Ensor JE, Smolenski DJ, Amos CI, Levin B, et al. (2013). Meta-analyses of colorectal cancer risk factors. Cancer Causes Control, 24(6):1207-22. doi:10.1007/s10552-013-0201-5 PMID:23563998

Jung KW, Won YJ, Kong HJ, Oh CM, Shin A, Lee JS (2013). Survival of Korean adult cancer patients by stage at diagnosis, 2006-2010: national cancer registry study. Cancer Res Treat, 45(3):162-71. doi:10.4143/crt.2013.45.3.162 PMID:24155674

Keum N, Aune D, Greenwood DC, Ju W, Giovannucci EL (2014). Calcium intake and colorectal cancer risk: dose-response meta-analysis of prospective observational studies. Int J Cancer, 135(8):1940-8. doi:10.1002/ijc.28840 PMID:24623471

Keum N, Kim H, Giovannucci EL (2017). Calcium as a chemopreventive agent against colorectal neoplasm: does obesity play a role? Cancer Causes Control, 28(8):853-6. doi:10.1007/s10552-017-0922-y PMID:28677025

Keum N, Lee DH, Greenwood DC, Zhang X, Giovannucci EL (2015). Calcium intake and colorectal adenoma risk: dose-response meta-analysis of prospective observational studies. Int J Cancer, 136(7):1680-7. doi:10.1002/ijc.29164 PMID:25156950

Kopelman P (2007). Health risks associated with overweight and obesity. Obes Rev, 8(Suppl 1):13-7. doi:10.1111/j.1467-789X.2007.00311.x PMID:17316295

Kubisch CH, Crispin A, Mansmann U, Göke B, Kolligs FT (2016). Screening for colorectal cancer is associated with lower disease stage: a population-based study. Clin Gastroenterol Hepatol, 14(11):1612-1618.e3. doi:10.1016/j.cgh.2016.04.008 PMID:27085763

Lauby-Secretan B, Scoccianti C, Loomis D, Grosse Y, Bianchini F, Straif K; International Agency for Research on Cancer Handbook Working Group (2016). Body fatness and cancer - viewpoint of the IARC Working Group. N Engl J Med, 375(8):794-8. doi:10.1056/NEJMsr1606602 PMID:27557308

Lee MS, Menter DG, Kopetz S (2017). Right versus left colon cancer biology: integrating the consensus molecular subtypes. J Natl Compr Canc Netw, 15(3):411-9. doi:10.6004/jnccn.2017.0038 PMID:28275039

Leitzmann M, Powers H, Anderson AS, Scoccianti C, Berrino F, Boutron-Ruault MC, et al. (2015). European Code Against Cancer 4th Edition: physical activity and cancer. Cancer Epidemiol, 39(Suppl 1):S46-55. doi:10.1016/j.canep.2015.03.009 PMID:26187327

Li M, Gu J (2005). Changing patterns of colorectal cancer in China over a period of 20years. World J Gastroenterol, 11(30):4685-8. doi:10.3748/wjg.v11.i30.4685 PMID:16094710

Li X, Yao X, Wang Y, Hu F, Wang F, Jiang L, et al. (2013). MLH1promoter methylation frequency in colorectal cancer patients and related clinicopathological and molecular features. PLoS One, 8(3):e59064. doi:10.1371/journal.pone.0059064 PMID:23555617

Liang PS, Chen TY, Giovannucci E (2009). Cigarette smoking and colorectal cancer incidence and mortality: systematic review and meta-analysis. Int J Cancer, 124(10):2406-15. doi:10.1002/ijc.24191 PMID:19142968

Lindebjerg J, Osler M, Bisgaard C (2014). Colorectal cancers detected through screening are associated with lower stages and improved survival. Dan Med J, 61(1):A4758. PMID:24393588

Locker GY, Lynch HT (2004). Genetic factors and colorectal cancer in Ashkenazi Jews. Fam Cancer, 3(3-4):215-21. doi:10.1007/s10689-004-9547-x PMID:15516844

Mackenbach JD, Rutter H, Compernolle S, Glonti K, Oppert JM, Charreire H, et al. (2014). Obesogenic environments: a systematic review of the association between the physical environment and adult weight status, the SPOTLIGHT project. BMC Public Health, 14(1):233. doi:10.1186/1471-2458-14-233 PMID:24602291

Mahmood S, MacInnis RJ, English DR, Karahalios A, Lynch BM (2017). Domain-specific physical activity and sedentary behaviour in relation to colon and rectal cancer risk: a systematic review and meta-analysis. Int J Epidemiol, 46(6):1797-813. doi:10.1093/ije/dyx137 PMID:29025130

Maringe C, Walters S, Rachet B, Butler J, Fields T, Finan P,et al.; ICBP Module 1 Working Group (2013). Stage at diagnosis and colorectal cancer survival in six high-income countries: a population-based study of patients diagnosed during 2000-2007. Acta Oncol, 52(5):919-32. doi:10.3109/0284186X.2013.764008 PMID:23581611

Moghimi-Dehkordi B, Safaee A, Zali MR (2008). Prognostic factors in 1,138 Iranian colorectal cancer patients. Int J Colorectal Dis, 23(7):683-8. doi:10.1007/s00384-008-0463-7 PMID:18330578

Müller MF, Ibrahim AE, Arends MJ (2016). Molecular pathological classification of colorectal cancer. Virchows Arch,

469(2):125-34. doi:10.1007/s00428-016-1956-3 PMID:27325016

Muto T, Kotake K, Koyama Y (2001). Colorectal cancer statistics in Japan: data from JSCCR registration, 1974-1993. Int J Clin Oncol, 6(4):171-6. doi:10.1007/PL00012102 PMID:11706554

Nagtegaal ID, Hugen N (2015). The increasing relevance of tumour histology in determining oncological outcomes in colorectal cancer. Curr Colorectal Cancer Rep, 11(5):259-66. doi:10.1007/s11888-015-0280-7 PMID:26321889

Nagtegaal ID, Knijn N, Hugen N, Marshall HC, Sugihara K, Tot T, et al. (2017). Tumor deposits in colorectal cancer: improving the value of modern staging - a systematic review and meta-analysis. J Clin Oncol, 35(10):1119-27. doi:10.1200/JCO.2016.68.9091 PMID:28029327

Nagtegaal ID, Quirke P, Schmoll HJ (2012). Has the new TNM classification for colorectal cancer improved care? Nat Rev Clin Oncol, 9(2):119-23. doi:10.1038/nrclinonc.2011.157 PMID:22009076

Norat T, Scoccianti C, Boutron-Ruault M-C, Anderson A, Berrino F, Cecchini M, et al. (2015). European Code Against Cancer 4th Edition: diet and cancer Cancer Epidemiol, 39(Suppl 1):S56-66. doi:10.1016/j.canep.2014.12.016 PMID:26164653

Ollberding NJ, Nomura AMY, Wilkens LR, Henderson BE, Kolonel LN (2011). Racial/ethnic differences in colorectal cancer risk: the Multiethnic Cohort Study. Int J Cancer, 129(8):1899-906. doi:10.1002/ijc.25822 PMID:21128280

Patel P, De P (2016). Trends in colorectal cancer incidence and related lifestyle risk factors in 15-49-year-olds in Canada, 1969-2010. Cancer Epidemiol, 42:90-100. doi:10.1016/j.canep.2016.03.009 PMID:27060626

Petrelli F, Tomasello G, Borgonovo K, Ghidini M, Turati L, Dallera P, et al. (2017). Prognostic survival associated with left-sided vs right-sided colon cancer: a systematic review and meta-analysis. JAMA Oncol, 3(2):211-19. doi:10.1001/jamaoncol.2016.4227 PMID:27787550

Quirke P, Risio M, Lambert R, von Karsa L, Vieth M (2011). Quality assurance in pathology in colorectal cancer screening and diagnosis - European recommendations. Virchows Arch, 458(1):1-19. doi:10.1007/s00428-010-0977-6 PMID:21061133

Quirke P, Risio M, Lambert R, von Karsa L, Vieth M; International Agency for Research on Cancer (2012). European guidelines for quality assurance in colorectal cancer screening and diagnosis. First Edition - Quality assurance in pathology in colorectal cancer screening and diagnosis. Endoscopy, 44(Suppl 3):SE116-30. doi:10.1055/s-0032-1309797 PMID:23012115

Rau TT, Agaimy A, Gehoff A, Geppert C, Jung K, Knobloch K, et al. (2014). Defined morphological criteria allow reliable diagnosis of colorectal serrated polyps and predict polyp genetics. Virchows Arch, 464(6):663-72. doi:10.1007/s00428-014-1569-7 PMID:24728704

Robsahm TE, Aagnes B, Hjartåker A, Langseth H, Bray FI, Larsen IK (2013). Body mass index, physical activity, and colorectal cancer by anatomical subsites: a systematic review and meta-analysis of cohort studies. Eur J Cancer Prev, 22(6):492-505. doi:10.1097/CEJ.0b013e328360f434 PMID:23591454

Rodriguez-Salas N, Dominguez G, Barderas R, Mendiola M, García-Albéniz X, Maurel J, et al. (2017). Clinical relevance of colorectal cancer molecular subtypes. Crit Rev Oncol Hematol, 109:9-19. doi:10.1016/j.critrevonc.2016.11.007 PMID:28010901

Rostom A, Dubé C, Lewin G, Tsertsvadze A, Barrowman N, Code C, et al.; U.S. Preventive Services Task Force (2007). Nonsteroidal anti-inflammatory drugs and cyclooxygenase-2inhibitors for primary prevention of colorectal cancer: a systematic review prepared for the U.S. Preventive Services Task Force. Ann Intern Med, 146(5):376-89. doi:10.7326/0003-4819-146-5-200703060-00010 PMID:17339623

Rothwell PM, Wilson M, Elwin CE, Norrving B, Algra A, Warlow CP, et al. (2010). Long-term effect of aspirin on colorectal cancer incidence and mortality: 20-year follow-up of five randomised trials. Lancet, 376(9754):1741-50. doi:10.1016/S0140-6736(10)61543-7 PMID:20970847

Sankaranarayanan R, Swaminathan R, Lucas E, editors (2011). Cancer survival in Africa, Asia, the Caribbean and

Central America. IARC Scientific Publications, No. 162. Lyon, France: International Agency for Research on Cancer. Available from: http://publications.iarc.fr/317.

Schreuders EH, Ruco A, Rabeneck L, Schoen RE, Sung JJY, Young GP, et al. (2015). Colorectal cancer screening: a global overview of existing programmes. Gut, 64(10):1637-49. doi:10.1136/gutjnl-2014-309086 PMID:26041752

Scoccianti C, Cecchini M, Anderson AS, Berrino F, Boutron-Ruault M-C, Espina C, et al. (2015). European Code Against Cancer 4th Edition: alcohol drinking and cancer. Cancer Epidemiol, 39(Suppl 1):S67-74. doi:10.1016/j.canep.2015.01.007 PMID:26115567

Siegel RL, Fedewa SA, Anderson WF, Miller KD, Ma J, Rosenberg PS, et al. (2017). Colorectal cancer incidence patterns in the United States, 1974-2013. J Natl Cancer Inst, 109(8):djw322. doi:10.1093/jnci/djw322PMID:28376186

Sobin LH, Gospodarowicz MK, Wittekind C, editors (2009). TNM classification of malignant tumours. 7th ed. Oxford, UK: John Wiley & Sons.

Troeung L, Sodhi-Berry N, Martini A, Malacova E, Ee H, O'Leary P, et al. (2017). Increasing incidence of colorectal cancer in adolescents and young adults aged 15-39years in Western Australia 1982-2007: examination of colonoscopy history. Front Public Health, 5:179. doi:10.3389/fpubh.2017.00179 PMID:28791283

UNDP (2017). Human development report 2016: human development for everyone. New York, USA: United Nations Development Programme. Available from: http://hdr.undp.org/en/2016-report.

Vieth M, Quirke P, Lambert R, von Karsa L, Risio M (2011). Annex to Quirke, et al. Quality assurance in pathology in colorectal cancer screening and diagnosis: annotations of colorectal lesions. Virchows Arch, 458(1):21-30. doi:10.1007/s00428-010-0997-2 PMID:21061132

WCRF/AICR (2017). Continuous Update Project Report. Diet, nutrition, physical activity and colorectal cancer. Washington (DC), USA: American Institute for Cancer Research. Available from: https://wcrf.org/colorectal-cancer-2017.

WHO Classification of Tumours Editorial Board (2019). Digestive system tumours. 5th ed. Lyon, France: International Agency for Research on Cancer (WHO Classification of Tumours series, Vol. 1). Available from: http://publications.iarc.fr/579.

Yang DX, Gross CP, Soulos PR, Yu JB (2014). Estimating the magnitude of colorectal cancers prevented during the era of screening: 1976to 2009. Cancer, 120(18):2893-901. doi:10.1002/cncr.28794 PMID:24894740

Ye X, Fu J, Yang Y, Chen S (2013). Dose-risk and duration-risk relationships between aspirin and colorectal cancer: a meta-analysis of published cohort studies. PLoS One, 8(2):e57578. doi:10.1371/journal.pone.0057578 PMID:23451245

Yeole BB, Sunny L, Swaminathan R, Sankaranarayanan R, Parkin DM (2001). Population-based survival from colorectal cancer in Mumbai, (Bombay) India. Eur J Cancer, 37(11):1402-8. PMID:11435072

Yoon JY, Kim HT, Hong SP, Kim HG, Kim JO, Yang DH, et al. (2015). High-risk metachronous polyps are more frequent in patients with traditional serrated adenomas than in patients with conventional adenomas: a multicenter prospective study. Gastrointest Endosc, 82(6):1087-93.e3. doi:10.1016/j.gie.2015.05.016PMID:26117178

Zhang ZJ, Zheng ZJ, Kan H, Song Y, Cui W, Zhao G, et al. (2011). Reduced risk of colorectal cancer with metformin therapy in patients with type 2diabetes: a meta-analysis. Diabetes Care, 34(10):2323-8. doi:10.2337/dc11-0512 PMID:21949223

第二章　结直肠癌筛查的可及性和使用

第一节　欧　洲

本节涉及以下47个国家：欧洲联盟（EU）28个成员国以及阿尔巴尼亚、安道尔、亚美尼亚、阿塞拜疆、白俄罗斯、波斯尼亚和黑塞哥维那、格鲁吉亚、冰岛、列支敦士登、摩纳哥、黑山、挪威、摩尔多瓦共和国、俄罗斯联邦、圣马力诺、塞尔维亚、瑞士、前南斯拉夫的马其顿共和国和乌克兰。

自欧盟发布第一份癌症筛查活动报告（Von Karsa 等，2008）以来的十年间，欧洲在实施结直肠癌（CRC）筛查方面取得了重大进展。最近的五项调查提供了当前计划中采取的有关 CRC 筛查的政策、策略、实施状况以及筛查活动参与情况的信息。其中一项调查主要针对欧盟成员国（Altobelli 等，2014），两项调查报告了欧洲非欧盟国家的信息（Altobelli 等，2016；Giordano 等，2016），另外两项调查报告了作为全球 CRC 筛查一部分的欧洲数据（Benson 等，2008；Schreuders 等，2015）。欧盟关于癌症筛查的第二份报告（Ponti　等，2017）提供了更多数据，其报告了欧盟成员国的筛查政策、策略和组织的最新信息，以及乳腺癌、宫颈癌和结直肠癌症筛查计划的定量绩效数据。

来自多个欧盟成员国的专家和利益相关者参与了欧盟指南的制定（Segnan 等，2010），同时还实施了国际合作项目—欧洲抗癌行动伙伴关系（EPAAC）（European Partnership for Action Against Cancer，2012）、欧洲抗癌：《优化科学研究登记册的使用》（EUROCOURSE）（Anttila 等，2015）和《癌症控制联合行动》（CANCON）计划（Albreht 等，2017），这些项目扩展到东欧和中欧的新欧盟成员国，有助于采用一个共同框架来实施基于人群的计划，从而覆盖大部分欧洲人口。

最近，关于 EUROMED 癌症网络项目（Giordano 等，2016）合作也扩展到了非欧盟成员国的其他欧洲国家，该项目支持发展实施高质量筛查所需的技能、组织资源和基础设施。

一、指导方针

2003年，欧盟理事会呼吁采用以人口为基础的方法，引入循证筛查（European Council，2003）。仅愈创木脂化学法粪便隐血试验（gFOBT）被推荐作为50～74岁人群的初级筛查试验。

最近，根据循证方法制定的《欧盟 CRC 癌症筛查质量保证指南》（Segnan 等，2010）提出，有充分证据支持采用 gFOBT，有合理证据证明粪便免疫化学检验（FIT）的有效性，有合理证据（当时仅发表了一项试验）证明乙状结肠镜检查的有效性，有有限证据证明结肠镜初筛的有效性。关于较新的检测方法［计算机断层扫描（CT）结肠成像、胶囊结肠镜检查或粪便 DNA 检测］的有效性，目前尚无证据，因此不建议将其用于普通风险人群的筛查。建议将

FIT 作为基于人群项目的粪便检测的首选。

二、政策

为了最大限度地发挥筛查的作用，欧盟指南（Segnan 等，2010）建议实施有组织的筛查，因为与机会性筛查或病例发现不同，有组织的筛查可以确保高覆盖率和公平获取，并实现全面的质量保证。截至 2016 年，欧盟 28 个成员国中，已有 22 个国家制定或试行了以人群为基础的有组织筛查（表 2–1），德国计划在 2019 年从目前的机会性筛查转为以人群为基础的筛查。希腊和拉脱维亚制定了非基于人群的筛查计划（Ponti 等，2017）。

在欧洲 19 个非欧盟国家中，有 7 个国家（格鲁吉亚、摩纳哥、黑山、挪威、圣马力诺、塞尔维亚和瑞士）至少采取了一些政策来实施或试行以人群为基础的筛查（表 2–1）。在欧盟以外的巴尔干国家中，黑山和塞尔维亚制定了基于人口的筛查计划，波斯尼亚和黑塞哥维那提供机会性筛查，而阿尔巴尼亚和前南斯拉夫的马其顿共和国尚未实施任何筛查计划（Schreuders 等，2015；Altobelli 等，2016；Giordano 等，2016；Scepanovic 等，2017）。在瑞士，沃州启动了一项有组织的系统性 CRC 筛查计划，为符合条件的人群提供 FIT 和结肠镜检查（Selby 等，2016）。在冰岛，由于经济危机的爆发，原计划于 2008 年实施的每两年一次的 FIT 人群筛查计划被推迟了（Altobelli 等，2016）。挪威正在开展比较 FIT 和乙状结肠镜检查的试点项目（Bretthauer 和 Hoff，2012）。安道尔和列支敦士登尚未实施任何计划（Schreuders 等，2015；Altobelli 等，2016）。

在俄罗斯联邦，CRC 筛查未被纳入国家优先项目——“健康”项目，该项目为癌症预防工作提供了指导方针（Avksentyeva，2010；Goss 等，2014）。在前苏联的其他欧洲国家中，只有格鲁吉亚最近实施了 gFOBT 试点项目（Altobelli 等，2016）。白俄罗斯实施了一个项目，以评估在单一机构接受结肠镜检查的无症状受试者的 FIT 性能，从而获得有助于规划实施全国筛查的信息（Rebeko 等，2016）。在乌克兰，2002–2006 年的最新癌症计划中包含了预防 CRC 的内容，但没有关于目前实施情况的信息（Altobelli 等，2016）。其他国家尚未实施任何筛查计划（Altobelli 等，2016；Giordano 等，2016）。

基于人群的筛查计划由政府资助，免费提供筛查检测，但克罗地亚和瑞士除外，前者的费用通过医疗保险系统报销（Ponti 等，2017），后者则要求个人支付所需费用的 10%（Auer 等，2015）。在奥地利、德国、希腊和拉脱维亚的非基于人群的筛查中，检测费用由医疗系统或医疗保险承担（Ponti 等，2017）。

三、计划实施

（一）组织

呼叫 – 召回系统通过向筛选登记确定的所有合格受试者发送书面邀请函，确保定期主动邀请整个目标人群，该系统已在欧盟所有基于人群的项目中实施，但立陶宛除外，立陶宛通过初级卫生保健提供者发送邀请（Ponti 等，2017）。在欧洲的非欧盟国家，目标年龄范围内的受试者通常由全科医生或其他初级卫生保健提供者发出邀请（Giordano 等，2016）。在瑞士（沃州），向目标年龄范围内的公民邮寄决策辅助文件，传达关于筛查项目和可用筛查方式的信息，并鼓励与个人的初级保健医生讨论，医生将建议进行其中一种可用的检测（Selby 等，2016）。

表 2-1 欧洲结直肠癌筛查的政策和实践[a]

国家	开始年份	项目类型	目标年龄范围（岁）	筛选间隔（年）	筛查方法	检查覆盖率[b]（%）	邀请覆盖率[c]（%）	参与率[d]（%）	参考文献
奥地利[e]	2003	机会性；在一个地区基于人群	40～80	1	TC；FIT	NR	NR	NA	Ponti 等（2017）
比利时	2009	基于人群	56～74（佛兰德地区） 50～74（瓦隆－布鲁塞尔地区）	2	FIT	27.7	99.2	50.3（佛兰德地区） 4.5（瓦隆－布鲁塞尔地区）	Ponti 等（2017）
波斯尼亚和黑塞哥维那	NR	机会性	≥50	NR	FIT	NR	NR	NA	Altobelli 等（2016）
克罗地亚	2008	基于人群	50～74	2	gFOBT	15.3	100.5	15.3	Ponti 等（2017）
塞浦路斯	2013	基于人群（试点）	50～69	2	FIT	NR	NR	NR	Ponti 等（2017）
捷克共和国[f]	2014	基于人群	50～70（FIT） ≥55（TC）	1（FIT，50～54） 2（FIT，55～70） 10（TC）	FIT/TC	21.0	NR	NR	Ponti 等（2017）
丹麦	2014	基于人群（试点）	50～74	2	FIT	NR	NR	NR	Ponti 等（2017）
爱沙尼亚	2016	基于人群	60～69	2	FIT	NR	NR	NR	Ponti 等（2017）
芬兰	2004	基于人群（试点）	60～69	2	gFOBT	15.9	23.9	66.6	Ponti 等（2017）
法国	2002	基于人群	50～74	2	FIT	26.5	99.1	24.4	Ponti 等（2017）
格鲁吉亚	NR	基于人群（试点）	50～69	2	gFOBT	NR	NR	53	Altobelli 等（2016）
德国[g]	1974[g]	机会性	50～54（FIT） ≥55（TC）	1（FIT，50～54） 2（FIT，≥55） 10（TC）	FIT/TC	22.5	NR	NA	Ponti 等（2017）

续表

国家	开始年份	项目类型	目标年龄范围（岁）	筛选间隔（年）	筛查方法	检查覆盖率[b]（%）	邀请覆盖率[c]（%）	参与率[d]（%）	参考文献
希腊	NR	机会性	50～70	2（gFOBT） 5（TC）	TC；FIT	NR	NR	NA	Ponti 等（2017）
匈牙利	2007	基于人群	50～70	2	FIT	0.6	1.7	36.7	Ponti 等（2017）
爱尔兰	2012	基于人群	60～69	2	FIT	11.5	28.6	43.1	Ponti 等（2017）
意大利[h]	1982	基于人群	50～69	2（FIT） 一生一次（FS）	FIT/FS	28.6	63.0	45.7（FIT） 37.3（FS+FIT）	Ponti 等（2017）
拉脱维亚	2009	机会性	50～74	1	gFOBT	11.1	NR	NA	Ponti 等（2017）
立陶宛[i]	2009	基于人群	50～74	2	FIT	53.1	NR	NR	Ponti 等（2017）
卢森堡	2016	基于人群	55～74	2（FIT） 10（TC）	FIT/TC	NR	NR	NR	Ponti 等（2017）
马耳他	2013	基于人群	55～66	2	FIT	45.4	127.1	35.7	Ponti 等（2017）
摩纳哥	2006	基于人群	50～80	2	FIT	NR	NR	60.0	Altobelli 等（2016）
黑山	2013	基于人群	57～66	2	FIT	63.6	84.4	75.4	Scepanovic 等（2017）
荷兰	2014	基于人群	55～75	2	FIT	27.2	38.2	71.3	Ponti 等（2017）
挪威	2012	基于人群（试点）	55～64	2（FIT） 一生一次（FS）	FIT/FS	NR	NR	NR	Altobelli 等（2016）
波兰	2012	基于人群（试点）	55～64	一生一次	TC	1.7	10.1	16.7	Ponti 等（2017）
葡萄牙	2009	基于人群	50～70	2	FIT	1.1	1.8	62.8	Ponti 等（2017）
圣马力诺	2009	基于人群	50～75	2	FIT	NR	NR	65	Altobelli 等（2016）
塞尔维亚	2013	基于人群	50～74	2	FIT	11.8	18.9	62.5	Altobelli 等（2016）；Scepanovic 等（2017）
斯洛文尼亚	2009	基于人群	50～74	2	FIT	47.1	93.4	50.5	Ponti 等（2017）

续表

国家	开始年份	项目类型	目标年龄范围（岁）	筛选间隔（年）	筛查方法	检查覆盖率[b]（%）	邀请覆盖率[c]（%）	参与率[d]（%）	参考文献
西班牙	2000	基于人群	50～69	2	FIT	8.3	16.4	52.2	Ponti 等（2017）
瑞典[j]	2008	基于人群	60～69	2	FIT	11.9	19.8	60.2	Ponti 等（2017）
瑞士[k]	2015	机会性；在一个州基于人群	50～69	2（FIT） 10（TC）	FIT/TC	NA	NA	NA	Selby 等（2016）
英国	2006[l]	基于人群	55～74（英格兰） 60～74（北爱尔兰） 50～74（苏格兰） 60～74（威尔士）	2（gFOBT/ FIT） 一生一次（FS）	gFOBT/ FIT FS（英格兰）	56.1	100.5	55.4	Ponti 等（2017）

FIT，粪便免疫化学检查；FS，柔性乙状结肠镜检查；gFOBT，愈创木脂粪便隐血试验；NA，不适用；NR，未报告；TC，全结肠镜检查。

[a] 仅纳入基于人群的项目或引入一些机会性（非基于人群）筛查建议或政策的国家。以下国家没有官方建议或筛选政策：阿尔巴尼亚、安道尔、亚美尼亚、阿塞拜疆、白俄罗斯、保加利亚、冰岛、列支敦士登、摩尔多瓦共和国、罗马尼亚、俄罗斯联邦、斯洛伐克、前南斯拉夫的马其顿共和国和乌克兰。

[b] 检查覆盖率：特定年份接受推荐筛查的人数除以同一参考年内符合筛查条件的人数（每个筛查间隔的合格目标人群）。

[c] 邀请覆盖率：特定年份被邀请进行筛查的人数除以同一参考年中符合筛查条件的人数（每个筛查间隔的合格目标人群）。

[d] 参与率（仅适用于基于人群的有组织的项目）：接受筛查的人数除以参考期内被邀请接受筛查的合格人数。

[e] 在奥地利，仅在布尔根兰州实施基于人群的筛查项目；机会性筛查在该国其他地区也可进行。

[f] 在捷克共和国，机会性筛查自 2000 年以来一直在进行；自 2014 年以来，仅向未参加筛查的人发出邀请。

[g] 在德国，基于人群的项目预计于 2019 年开始；检查覆盖率代表 55～74 岁受试者结肠镜检查项目的 10 年累积参与率估计值（Altenhofen，2016）。

[h] 在意大利，筛查于 1982 年在佛罗伦萨启动，2000 年至 2004 年在其他地区开始；在皮埃蒙特，受试者被邀请接受 FS 检查，拒绝 FS 检查者将提供每两年一次的 FIT。

[i] 在立陶宛，基于人群的计划于 2009 年在两个地区启动，并于 2014 年扩展至全国范围。

[j] 在瑞典，仅斯德哥尔摩 – 哥特兰地区引入了筛查项目。

[k] 在瑞士，筛查项目已在沃州实施；其余地区仅提供机会性筛查（Selby 等，2016）。

[l] 项目启动年份：2006 年（英格兰）、2010 年（北爱尔兰）、2007 年（苏格兰）和 2008 年（威尔士）。

（二）目标年龄范围

2003 年欧盟理事会的建议（European Council，2003）指出，应向所有 50 ～ 74 岁的受试者提供筛查，并根据国家优先次序，选择采用更窄的年龄范围。《欧洲抗癌守则》（Armaroli 等，2015）建议从 50 ～ 60 岁的人开始筛查，并持续扩展至 70 ～ 75 岁。不同政策的预期成本效益比取决于多个因素，包括背景风险、目标年龄范围、筛查方法、计划的组织和医疗资源的可用性。与结肠镜检查能力有关的问题会影响筛查方法和目标年龄段的选择。约半数基于人群的筛查（表 2–1）从 55 岁或 60 岁时开始，到 69 岁时停止筛查（Ponti 等，2017）。非基于人群的筛查往往没有确定筛查的停止年龄，这些筛查的目标受试者往往也不在利大于弊的年龄范围内。

（三）筛查策略

大多数欧盟成员国已将 FIT 作为 CRC 筛查方法，或正在从 gFOBT 转向 FIT（Ponti 等，2017）（表 2–1）；克罗地亚、芬兰、英国以及希腊和拉脱维亚的非人群筛查仍在提供 gFOBT（Ponti 等，2017）。除了格鲁吉亚的试点筛查提供 gFOBT 外，欧洲的非欧盟国家已实施的基于人群的项目均采用了 FIT（Altobelli 等，2016；Giordano 等，2016）（表 2–1）。只有波兰在试点组织项目中实施了结肠镜筛查，并积极邀请目标人群参加。在奥地利、德国和希腊，尽管在奥地利的一个地区（布尔根兰州）正在开展一项基于人群的 FIT 试点项目，但仍建议在机会性筛查中进行结肠镜检查。捷克共和国（Ponti 等，2017）、卢森堡（Ponti 等，2017）和瑞士（沃州）（Selby 等，2016）的基于人群的项目提供了结肠镜检查和 FIT 的选择。乙状结肠镜初筛已在英国和意大利的一个地区（皮埃蒙特）实施；在这两个项目中，还提供了 FIT，作为拒绝接受乙状结肠镜检查者的替代检查，或作为 60 岁以上受试者的附加检查（Ponti 等，2017）。

在大多数基于人群和非基于人群的筛查中，粪便血液检测的筛查间隔为 2 年。在奥地利（布尔根兰州）和捷克共和国（针对 50 ～ 54 岁的受检者）开展的基于人群的 FIT 项目以及德国（为 50 ～ 54 岁的受检者提供 FIT）和拉脱维亚（为 50 ～ 74 岁的受检者提供 gFOBT）开展的非基于人群的项目中，采用的间隔时间为 1 年。在非基于人群的项目或在 FIT 和结肠镜检查之间提供选择的项目中，结肠镜检查每 10 年提供一次（Selby 等 2016;Ponti 等，2017），而在将内镜检查作为主要筛查检查的有组织筛查中，结肠镜检查和乙状结肠镜检查终生只提供一次。

（四）质量保证

欧盟指南（Segnan 等，2010）就实施 CRC 筛查时应遵循的质量保证提供了指导原则和循证建议。该指南还概述了涵盖该过程不同阶段的关键绩效指标和标准，包括组织、初筛、诊断评估、治疗和监测。此外，还实施了一些质量保证举措，这些举措更具体地侧重于 FIT 实验室标准（Fraser 等，2012）和内镜检查服务（Sint Nicolaas 等，2012；Joint Advisory Group on Gastrointestinal Endoscopy，2013），从而促进了国家和国际间的比较和基准设定。

有组织的筛查计划正在纳入比较效益研究项目：芬兰和波兰的筛查采用了随机设计，以便评估所采用策略的影响（Malila 等，2005，2008；Kaminski 等，2015），法国（Faivre 等，2012）、意大利（Segnan 等，2005，2007；Grazzini 等，2009；Giorgi Rossi 等，2011）、荷兰（van Rossum 等，2009；Hol 等，2010；Stoop 等，2012）、挪威（Bretthauer & Hoff，2012）、瑞典（Aronsson 等，2017）和英国（Digby 等，2013；Moss 等，2017）已经或正在对不同的筛查策略进行随机比较。

四、参与

各国基于人群的 CRC 筛查项目的参与率差异很大（Ponti 等，2017）。筛查策略会影响参与率；受邀进行 FIT 筛查的受试者的参与率普遍高于受邀进行 gFOBT 筛查的受试者。与男性相比，女性对 gFOBT 或 FIT 筛查项目的参与率较高，而对内镜筛查邀请的响应率较低。总体而言，与 gFOBT 或 FIT 项目相比，内镜筛查项目的参与率较低。

【应考虑到，现有数据是基于单轮邀请的参与率比较，而较为适当（和相关）的比较应平衡几轮 gFOBT 或 FIT 筛查中常规参与者的比例和相同间隔期间单次内镜筛查中参与者的比例。】

第二节　加拿大和美国

CRC 筛查在美国首创，并在加拿大和美国得到了广泛认可。这是由于 CRC 在这些国家的发病率较高，并且美国息肉研究（Winawer 等，1993）和过去几十年在美国进行的 gFOBT 随机对照试验提供了证据。在加拿大，CRC 筛查通过基于人群的项目实施，而在美国，CRC 筛查主要是机会性的（表 2–2）。

一、加拿大

2008 年，加拿大按省制定了有组织的 CRC 筛查计划。加拿大预防保健工作组建议每 2 年用 gFOBT 或 FIT 或每 10 年用乙状结肠镜对 50 ～ 74 岁的平均风险成人进行筛查（Canadian Task Force on Preventive Health Care，2016）。不建议将结肠镜检查作为 CRC 的初筛检查；在某些省份，仅建议那些有一个或多个一级亲属有 CRC 家族史的人进行结肠镜检查。

加拿大所有 10 个省都已宣布、计划或实施了有组织的 CRC 筛查计划（Canadian Partnership Against Cancer，2017），而加拿大的三个地区却没有组织 CRC 筛查项目。由于缺乏资源和设施，在这些地区实施筛查计划尤其具有挑战性。此外，幅员辽阔的领土上人口密度极低，这意味着 CRC 筛查的成本效益不高。

安大略省的“结肠癌检查”（Colon Cancer Check）是加拿大第一个有组织的 CRC 筛查项目，2008 年在全省范围内启动了 CRC 筛查（Rabeneck 等，2014）。2010–2011 年，gFOBT 筛查的参与率为 29.8%。2013 年，考虑到所有筛查方式，58% 的目标人群参加了 CRC 筛查。其他五个省级项目（不列颠哥伦比亚省、马尼托巴省、新斯科舍省、爱德华王子岛省和萨斯喀彻温省）的第一轮筛查（2009 年 1 月至 2011 年 12 月）的早期汇总结果显示，参与率要低得多（16.1%）（Major 等，2013）。2013–2014 年，各省的参与率为 8.6% ～ 53%，均低于目标参与率（≥ 60%）（Canadian Partnership Against Cancer，2017）。再筛查率是指在粪便血液检查结果正常后的 30 个月内进行再筛查的人数比例，其范围从 38.9% 到 77.4%。

2012 年加拿大社区健康报告显示，2012 年有一半以上的加拿大人接受了最新的 CRC 筛查，但各省之间存在较大差异（Singh 等，2015）。2012 年，50 ～ 74 岁人群中最新的 CRC 筛查普及率为 55.2%，从各地区的 41.3% 到马尼托巴省的 67.2% 不等；乙状结肠镜或结肠镜筛查的平均筛查率为 37.2%（安大略省最高，为 43.3%），gFOBT 筛查的平均筛查率为 30.1%（马尼托巴省最高，为 51.7%）。在接受过 gFOBT 筛查的人群中，约 41% 的人也接受过乙状结肠镜或结肠镜筛查。与教育水平或收入较低的人群相比，教育水平或收入最高的人群更有可能依从 CRC 筛查项目。

表 2-2　加拿大和美国的结直肠癌筛查策略和实践

国家	起始年份	项目类型	目标年龄段（岁）	筛查间隔（年）	筛查方法	检查覆盖率[a]（%）	参考资料
加拿大	2008	基于人群	50～74	2（gFOBT/FIT） 10（FS）	gFOBT/FIT FS[b]	8.6～53.0[c]	Canadian Partnership Against Cancer（2017）
美国	1960s	机会性	50～75	1（FIT） 3（mt-sDNA） 5（CTC/FS） 10（TC）	FIT/mt-sDNA/ CTC/ FS/TC	内镜检查：60.3[d] 大便检查血液：7.2 合并：62.6	U.S. Preventive Services Task Force（2017）

CTC，计算机断层扫描结肠成像；FIT，粪便免疫化学试验；FS，柔性乙状结肠镜检查；gFOBT，愈创木脂粪便隐血试验；mt-sDNA，多靶点粪便 DNA；TC，全结肠镜检查。

[a] 检查覆盖率：特定年份接受推荐检查的人数除以同一参考年份符合筛查条件的人数（每个筛查间隔期的合格目标人群）。

[b] 只有一个省使用 FS。

[c] 加拿大各地有组织的结直肠癌筛查计划在 2013-2014 年报告的粪便血液检测结果。

[d] 根据 2015 年全国健康访谈调查，内镜检查包括过去 5 年中的 FS 或过去 10 年中的 TC，便血检测包括过去一年中的 gFOBT 或 FIT，联合检查包括内镜检查或便血检测（ACS，2017）。

加拿大全国结直肠癌筛查网络定期为有组织的筛查计划收集全国质量指标数据，以跟踪项目进展，并为所有符合条件的加拿大人最大限度地提高 CRC 筛查质量和获益的机会（Canadian Partnership Against Cancer，2017）。

加拿大 – 全球评级量表是一项在线调查，用于监测内镜检查服务的质量。它由两部分组成：临床质量（同意过程包括患者信息、安全性、舒适度、手术质量、适当性和结果沟通）和患者体验质量（就医平等、及时性、预约选择、隐私和尊严、术后护理和提供反馈的能力）（Canadian Partnership Against Cancer，2016）。

二、美国

美国预防服务工作组（USPSTF）建议在美国从 50 岁开始进行 CRC 筛查，并持续至 75 岁（U.S. Preventive Services Task Force，2017）。USPSTF 的建议还指出，是否对 75 ～ 85 岁的成年人进行 CRC 筛查应由个人决定，同时应考虑患者的总体健康状况和既往筛查史。筛查适合以下人群：①健康状况足以在发现 CRC 时接受治疗；②无明显限制其预期寿命的合并症（U.S. Preventive Services Task Force，2017）。

USPSTF 推荐的筛查策略包括以下任一选项：①每年进行一次 FIT 筛查；②每 10 年进行一次乙状结肠镜筛查和每年一次 FIT 筛查；③每 10 年进行一次结肠镜筛查；④每 5 年进行一次 CT 结肠造影筛查。USPSTF 还指出，每 3 年进行一次多靶点粪便 DNA（mt-sDNA）检测筛查与每 5 年仅进行一次乙状结肠镜筛查所带来的益处大致相同（U.S. Preventive Services Task Force，2017）。

USPSTF 认识到，临床决策涉及的考虑因素远不止证据本身。临床医生不仅应了解证据，还应根据具体患者或情况做出个性化决策。同样，USPSTF 指出，有关政策和覆盖范围的决策除了临床益处和危害的证据外，还涉及其他考虑因素。

据报告，在美国，CRC 筛查的参与率从 20 世纪 80 年代的约 35% 稳步上升至 2010 年的 65% 以上（Doubeni，2014）。在美国的不同种族中，白人的参与率最高，其次是非洲裔美国人，而西班牙裔美国人的参与率最低。

行为风险因素监测系统的年度调查数据显示，2012 年，美国约有 65% 的成年人接受了 CRC 筛查，结肠镜检查是使用最广泛的技术（Centers for Disease Control and Prevention，2013）。从未接受过筛查的成年人在没有医疗保险的人群中的比例（55%）高于有医疗保险的人群（24%），没有固定医疗服务提供者的比例（61%）高于有固定医疗服务提供者的比例（24%）（Centers for Disease Control and Prevention，2013）。

美国国家健康访谈调查报告显示，2015 年，美国 50 岁及以上的成年人中，近 63% 的人按照筛查指南进行了最新的 CRC 筛查；60.3% 的受试者接受了内镜筛查（过去 5 年中接受乙状结肠镜检查或过去 10 年中接受结肠镜检查），7.2% 的人在过去一年中接受了基于粪便的血液检测（gFOBT 或 FIT）（ACS，2017）。

国家结直肠癌圆桌会议发起了"到 2018 年达到 80%"的倡议，旨在提高 CRC 筛查的参与率（NCCRT，2017）。最近的一项研究调查了 50 ～ 54 岁人群对 USPSTF CRC 筛查建议的依从性，该研究使用了大量连续投保的筛查人群，为期 10 年（Cyhaniuk 和 Coombes，2016）。报告显示，在这些人群中，有 64% 的人遵守了 USPSTF 目前的 CRC 筛查建议；12% 的人被认为筛查不足，

24% 的人从未参加过 CRC 筛查。在以任何形式接受过 CRC 筛查的受试者中，开始筛查时的平均年龄为53岁。在筛查不充分的受试者中，近一半（46%）在10年间只接受了一次检查（gFOBT 或 FIT）。

由 USPSTF、美国癌症协会、美国胃肠病协会、美国胃肠内镜协会和全国结直肠癌圆桌会议等国家组织和胃肠协会支持的质量倡议，在提高美国筛查参与率方面发挥了重要作用。

在美国也建立了一些有组织的筛查项目。北加州凯瑟医疗机构和退伍军人健康管理局组织的筛查项目就是两个典型的例子。自2004年以来，北加州凯瑟医疗机构筛查项目的参与率翻了一番，2013 年达到近 80%（Mehta 等，2016）；2001 年，退伍军人健康管理局项目中 52 岁及以上退伍军人的参与率为 68%（Chao 等，2009；Levin 等，2011），2009 年增至 80%（Long 等，2012）。

2015 年，美国疾病控制与预防中心启动了针对初级保健提供者和内镜医师的继续教育计划，为临床医生提供有关实施 CRC 筛查最佳方法的指导和工具，以帮助确保患者获得最大益处（Centers for Disease Control and Prevention，2016）。在质量指标中，使用结肠镜进行 CRC 筛查的腺瘤检出率可能是最重要的指标。

第三节　拉丁美洲

拉丁美洲包括中美洲、南美洲和加勒比海地区讲西班牙语的国家：阿根廷、玻利维亚、巴西、智利、哥伦比亚、哥斯达黎加、古巴、多米尼加共和国、厄瓜多尔、萨尔瓦多、危地马拉、海地、洪都拉斯、墨西哥、尼加拉瓜、巴拿马、巴拉圭、秘鲁、波多黎各、乌拉圭和委内瑞拉。近几十年来，该地区的一些国家，尤其是 CRC 死亡率最高和人类发展指数极高或较高的国家，已开始引入基于人群的 CRC 筛查试点项目或活动，以预防 CRC（Aedo 等，2016）。仅阿根廷、巴西和智利在城市地区开展了基于人群的 CRC 筛查试点项目；6 个国家（哥伦比亚、古巴、厄瓜多尔、墨西哥、波多黎各和乌拉圭）根据临床指南提供机会性筛查（表 2-3）。其他国家的筛查活动信息不详（WHO，2014b）。

2011 年，阿根廷国家癌症研究所评估了 CRC 筛查所需的人力和技术资源（Instituto Nacional del Cáncer，Ministerio de Salud，2011）。2013 年，CRC 筛查被确定为公共卫生议程中的优先事项，并制定了全国 CRC 筛查计划和国家临床指南（Instituto Nacional del Cáncer，Ministerio de Salud，2017）。此外，还确定了标准化诊断标准、治疗和随访方案、质量控制和质量保证指南、卫生专业人员培训计划、沟通策略、监测信息系统以及计划影响的衡量标准（Instituto Nacional del Cáncer，Ministerio de Salud，2017）。国家 CRC 筛查项目设有一个协调中心，该中心分为不同级别：腺瘤和癌症的筛查和风险评估、诊断和治疗（Instituto Nacional del Cáncer，Ministerio de Salud，2015）。阿根廷国家癌症研究所推荐了一项进行基于人群的两步式 CRC 筛查计划，该计划使用风险因素的调查问卷来识别高危个体。年龄在 50 ～ 75 岁之间、无额外基础风险的人群将被邀请参加 FIT 筛查，FIT 结果呈阳性的人群将被转诊接受结肠镜检查。高风险人群——有腺瘤、CRC 或炎症性肠病家族史或个人史者——将被邀请参加医疗咨询，并被转诊进行适当随访，一般是结肠镜检查（Instituto Nacional del Cáncer，Ministerio de Salud，2017）。根据泛美卫生组织的数据，在具有 CRC 平均风险的目标人群中，有 10% ～ 50% 接受了筛查（OPS，2016）

表 2-3 拉丁美洲的结直肠癌筛查策略和实践[a]

国家	起始年份	项目类型	目标年龄段（岁）	筛查间隔（年）	筛查方法	检查覆盖率[b]（%）	参考资料
阿根廷	2013	基于人群（试点）	50 ～ 75	1	FIT	10 ～ 50[c]	Instituto Nacional del Cáncer, Ministerio de Salud（2017）
巴西	2006	基于人群（试点）	≥ 50	1	FIT	NR	Schreuders 等（2015）
智利	2007	基于人群（试点）	≥ 50	1	FIT	77[d]	López-Köstner 等（2012）
哥伦比亚	2013	机会性	≥ 50	2（FIT） 10（TC）	FIT/TC	女性：8.6[e] 男性：7.1[e]	Colombia Ministerio de Saludy Protección Social（2013，2015）
古巴	NR	机会性	≥ 50	NR	FIT	＞ 70[c]	Schreuders 等（2015）；OPS（2016）
厄瓜多尔	NR	机会性	50 ～ 74	NR	gFOBT/FIT	＜ 10[c]	OPS（2016）
墨西哥	NR	机会性	≥ 50	1	gFOBT/FIT	NR	Schreuders 等（2015）
波多黎各	NR	机会性	50 ～ 75	NR	gFOBT/FS/TC	NR	Schreuders 等（2015）
乌拉圭	NR	机会性	≥ 50	2	FIT	NR	Schreuders 等（2015）

FIT，粪便免疫化学试验；FS，柔性乙状结肠镜检查；gFOBT，愈创木脂粪便潜血试验；NR，未报告；TC，全结肠镜检查。

[a] 仅包括已实施以人口为基础的计划或已对机会性（非以人口为基础）筛查提出一些建议或政策的国家。

[b] 检查覆盖率：特定年份接受推荐检查的人数除以同一参考年份符合筛查条件的人数（每个筛查间隔期的合格目标人群）；参与率（仅适用于以人口为基础的有组织计划）：接受筛查的人数除以参考期内受邀参加筛查的合格人数。

[c] 检查覆盖率。

[d] 参与率。

[e] 50 ～ 69 岁接受过便血检测的成年人

2004 年，巴西癌症预防协会启动了一项宣传方案，以促进巴西的 CRC 筛查（Habr-Gama，2005）。2006 年，圣保罗州在巴西国家癌症研究所的领导下，制定了使用 FIT 的 CRC 筛查试点计划（Oliva Perez 等，2008；Prefeitura do Município de São Paulo，2012）。

2007 年，智利启动了一项前瞻性多中心试点研究（PREVICOLON），该研究邀请 7 个大城市中年龄≥ 50 岁且无 CRC 危险因素的居民进行 FIT 筛查，并将 FIT 结果呈阳性的居民转诊进行结肠镜检查（López-Köstner 等，2012）。该研究被用作与东京医科齿科大学（TMDU）合作规划结肠和直肠肿瘤预防项目（PRENEC）的基础，2012 年，PRENEC 项目在三个城市启动（Okada 等，2016）。结果，当地医生的结肠镜检查技能得到了提高，质量指标也随着时间的推移得到了改善（Okada 等，2016）。巴西、厄瓜多尔、巴拉圭和乌拉圭等国也正在建立类似的合作项目（TMDU International Exchange Site，2017）。

在大多数拉丁美洲国家的 CRC 筛查活动是机会性的（表 2-3）。对 50 岁及以上的人群提供 gFOBT 或 FIT 筛查，这些人群被定义为目标人群。一些国家正在从 gFOBT 转向 FIT。2013 年，哥伦比亚制定了国家 CRC 临床指南，建议如有条件，每两年进行一次 FIT 筛查，或每 10 年进行一次结肠镜筛查（Pinzon Florez 等，2012；Colombia Ministerio de Saludy Protección Social，2013），但筛查覆盖率仍然很低（Colombia Ministerio de Saludy Protección Social，2015）。古巴的 CRC 癌症筛查采取机会性筛查，且检查覆盖率良好（OPS，2016）。在波多黎各，除 gFOBT 外，还建议进行乙状结肠镜检查和结肠镜检查（Schreuders 等，2015）。乌拉圭在平均风险人群中开展了一项前瞻性观察研究，以评估使用 FIT 进行 CRC 筛查的可行性，参与率高达约 90%（Fenocchi 等，2006）。

第四节　非　洲

一、北非

北非地区包括以下五个国家：阿尔及利亚、埃及、利比亚、摩洛哥和突尼斯。

2017 年 11 月，国际癌症研究署（IARC）/ 世界卫生组织（WHO）在摩洛哥拉巴特地区启动了一项旨在促进人群参与 FIT 筛查的试点示范研究项目。其目的是评估普通人群对 CRC 筛查的接受度和可行性，并为最终扩大 CRC 筛查范围以覆盖全国提供指导（IARC，2017）。

根据 IARC 标准（Von Karsa 等，2014），最近的一些调查收集了有关当前 CRC 筛查活动的信息，这些活动采用基于人群的方法（Benson 等，2008），或包括有组织的筛查和机会性筛查（Schreuders 等，2015；Giordano 等；2016），但在这些调查中没有发现其他采用内镜检查或粪便血检方法的 CRC 筛查活动。

一项对摩洛哥全科医生预防性实践的调查报告显示，只有 7% 的受访者要求进行粪便血液检测，而要求进行前列腺特异性抗原（PSA）筛查的医生比例却很高（El Fakir 等，2013）。

二、撒哈拉以南非洲

撒哈拉以南非洲地区包括以下国家：安哥拉、贝宁、博茨瓦纳、布基纳法索、布隆迪、佛得角、喀麦隆、中非共和国、乍得、科摩罗、刚果、刚果民主共和国、科特迪瓦、吉布提、赤道几内亚、厄立特里亚、埃塞俄比亚、加蓬、冈比亚、加纳、几内亚、几内亚比绍、肯尼亚、莱索托、利比里亚、马达加斯加、马拉维、马里、毛里塔尼亚、毛里求斯、莫桑比克、纳米比亚、尼日尔、尼日利亚、留尼汪（法国）、卢旺达、圣多美和普林西比、塞内加尔、塞舌尔、塞拉利昂、索马里、南非、苏丹、斯威士兰、多哥、乌干达、坦桑尼亚联合共和国、西撒哈拉、赞比亚和津巴布韦。

最近的一些调查收集了有关当前 CRC 筛查活动的信息，其中包括采用基于人群的方法（Benson 等，2008）、遵循 IARC 标准（VonKarsa 等，2014）或包括有组织的筛查和机会性筛查（Schreuders 等，2015），结果显示目前的 CRC 筛查未采用内镜或粪便血液检测。通过在 PubMed 和 Embase 中检索 2000 年 1 月 1 日至 2017 年 5 月 21 日期间的文献，也证实撒哈拉以南非洲地区目前缺乏筛查举措。

有关 CRC 管理的现有数据主要来自于内镜检查的描述性报告以及癌症登记。这些研究通常基于单个中心的经验，而且规模普遍较小（仅有两项研究的受试者超过 500 人），这限制了报告结果的普遍性。

主要来自尼日利亚（Onyekwere 等，2013；Alatise 等，2014；Akere 和 Akande，2017;Ray-Offor 等，2017）和南非（Mahomed 等，2012）的结肠镜检查报告表明，内镜检查的质量不尽如人意：结肠镜检查报告格式不规范，完成率介于 81% 和 90% 之间，腺瘤检出率低于 10%，尽管与欧洲或美国相比，非洲癌前病变的发病率可能较低。大多数地区缺乏结肠镜检查设施，也没有足够数量的训练有素的专家。认知水平低、人力和财力资源有限、缺乏癌症预防和控制政策以及医疗护理费用过高，导致了 CRC 的高死亡率（Busolo 和 Woodgate，2015）。

第五节　中亚、西亚和南亚

该区域包括阿富汗、巴林、孟加拉国、不丹、印度、伊朗伊斯兰共和国、伊拉克、以色列、约旦、哈萨克斯坦、科威特、吉尔吉斯斯坦、黎巴嫩、马尔代夫、尼泊尔、阿曼、巴基斯坦、巴勒斯坦、卡塔尔、沙特阿拉伯、斯里兰卡、阿拉伯叙利亚共和国、塔吉克斯坦、土耳其、土库曼斯坦、阿拉伯联合酋长国、乌兹别克斯坦和也门。

该地区 CRC 的发病率相对较低（见第 1.1 节）。然而，鉴于该地区许多国家的 CRC 发病率大幅上升（Arafa 和 Farhat，2015），CRC 的预防和早期诊断越来越受到重视。出于经济考虑，该地区一些国家的 CRC 筛查主要针对家族性 CRC 患者，尤其是林奇综合征患者。在最近的会议中，巴勒斯坦胃肠病学会和地中海癌症控制工作组建立了遗传性 CRC 网络，旨在改善中东和地中海国家高危人群的护理（Ghorbanoghli 等，2018）。

该地区很少有全国性的 CRC 筛查组织或试点项目（表 2–4）。巴林是中东第一个实施 CRC 筛查的国家。2010 年，巴林卫生部启动了一项试点筛查活动，为 50 ～ 90 岁的受试者提供 FIT 年度筛查（Madan，2010）。以色列在既定计划内对不同筛查策略进行了随机比较，并实施了一项基于人群的筛查计划，为 50 ～ 75 岁的受检者提供 FIT 年度筛查（Levi 等，2011）。

2014 年，科威特卫生部启动了一项全国性的 CRC 筛查试点研究，对 50 岁或以上的受试者提供每两年一次的 FIT 筛查，2016 年共招募了 7 万例受试者（Kuwait Cancer Control Center，2017）。2016 年，卡塔尔公共卫生部启动了一项国家 CRC 筛查项目，为 50 ～ 74 岁的无症状成人提供每年一次的 FIT 筛查（Qatar Ministry of Public Health，2016）。

表 2-4　中亚、西亚和南亚的结直肠癌筛查策略和实践[a]

国家	起始年份	项目类型	目标年龄段（岁）	筛查间隔（年）	筛查方法	参考资料
巴林	2010	机会性；基于人群（试点）	50～90	1	FIT	WHO（2014a）
伊朗伊斯兰共和国	NR	机会性	≥50[b]	NR	TC[b]	Dolatkhah 等（2015）
以色列	NR	基于人群	50～75	1	FIT	Levi 等（2011）
科威特	2014	基于人群（试点）	≥50	2	FIT	Kuwait Cancer Control Center（2017）
黎巴嫩	NR	机会性	50～70[b]	1 或 2[b]	FIT[b]	Sharara（2013）
卡塔尔	2016	基于人群	50～74	1	FIT	Qatar Ministry of Public Health（2016）
沙特阿拉伯	2017	基于人群（试点）	45～75	1（FIT）	FIT	Alsanea 等（2015）；S. Alhomoud（personal communication）
土耳其	NR	机会性	50～70	NR	NR	Artac（2016）
阿联酋	2013	基于人群	40～75	2（FIT） 10（TC）	FIT/ TC	Fayadh 等（2016）；Abu Dhabi Health Authority（2017）

FIT：粪便免疫化学检测；FS：柔性乙状结肠镜检查；NR：未报告；TC：全结肠镜检查。

[a] 仅包括已实施以人口为基础的筛查或已引入一些机会性（非以人口为基础）筛查建议或政策的国家。没有筛查覆盖率的数据。

[b] 专家建议。

2010 年，阿拉伯联合酋长国卫生局在阿布扎比启动了一项非基于人群的项目，建议对 40 岁以上的人群进行结肠镜筛查。2013 年，为全国范围内 40～75 岁的受试者提供了 CRC 筛查，包括每两年一次 FIT 筛查或每 10 年一次结肠镜筛查（Fayadh 等，2016；Abu Dhabi Health Authority，2017）。

伊朗伊斯兰共和国、黎巴嫩和土耳其开展了机会性筛查。2017 年，沙特阿拉伯卫生部启动了一项试点筛查计划，为 45～75 岁的受试者提供每年一次的 FIT 筛查（Alsanea 等，2015；S. Alhomoud，personal communication）。

第六节　东亚和东南亚

东亚地区包括中国大陆地区、朝鲜民主主义人民共和国、香港特别行政区（中国）、日本、蒙古、大韩民国和中国台湾地区。东南亚地区包括文莱达鲁萨兰国、柬埔寨、印度尼西亚、老挝人民民主共和国、马来西亚、缅甸、菲律宾、新加坡、泰国和越南。

大多数东亚国家和地区高度发达，CRC 发病率较高，并已引入筛查计划；相比之下，东南亚大多数国家（新加坡除外）的 CRC 发病率较低，且没有组织筛查计划（WHO，2014b）。韩国、新加坡和中国台湾地区都有全域范围的 CRC 筛查项目，而中国大陆地区、香港特别行政区（中国）和泰国则实施了地区性试点筛查计划（表 2–5）。文莱达鲁萨兰国、日本、马来西亚和菲律宾则提供了机会性筛查的建议。

表 2–5 东亚和东南亚的结直肠癌筛查策略和实践 [a]

国家	起始年份	项目类型	目标年龄段（岁）	筛查间隔（年）	筛查方法	检查覆盖率或参与率 [b]（%）	参考资料
东亚							
中国大陆地区	2006	基于人群（试点）	40 ～ 74	NR	FIT	NR	Meng 等（2009）
中国香港特别行政区	2016	基于人群（试点）	61 ～ 70	2	FIT	NR	Department of Health of the Hong Kong Special Administrative Region（2016）
日本	1992	机会性	≥ 40	1	FIT	13.8[c]	Goto 等（2015）；Ministry of Health，Labour and Welfare，Japan（2017）
韩国	2004	基于人群	≥ 50	1	FIT	29.1[d]	National Cancer Center Korea（2015）；Suh 等（2017）
中国台湾地区	2004	基于人群	50 ～ 74	2	FIT	42.0[e]	Health Promotion Administration，Ministry of Health and Welfare，Taiwan（2016）
东南亚							
文莱达鲁萨兰国	2008	机会性	≥ 40	NR	FIT	66.9[f]	Chong 等（2013）
马来西亚	NR	机会性	≥ 40	NR	gFOBT/FS	NR	Academy of Medicine of Malaysia（2017）
菲律宾	NR	机会性	≥ 50	1（gFOBT）3～5（FS）	gFOBT/FS	NR	Ngelangel 和 Wang（2002）
新加坡	2011	基于人群	≥ 50	1	FIT	33.8[g]	Ministry of Health Singapore（2014，2017）
泰国	2011	基于人群（试点）	50 ～ 65	NR	FIT	62.9[h]	Khuhaprema 等（2014）

FIT，粪便免疫化学检查；FS，柔性乙状结肠镜检查；gFOBT，愈创木脂粪便隐血试验；NR，未报告。

[a] 仅纳入实施基于人群的筛查或引入一些机会性（非基于人群）筛查建议或政策的国家。

[b] 检查覆盖率：在给定年份采用推荐检查进行筛查的人数除以同一参考年符合筛查条件的人数（每个筛查间隔的合格目标人群）；参与率（仅针对基于人群的有组织的项目）：接受筛查的人数除以在参考期内被邀请进行筛查的合格人数。

[c] 2015 年 40 ～ 69 岁人群的参与率。

[d] 参与率。

[e] 过去 2 年内 50 ～ 69 岁人群的检查覆盖率。

[f] 检查覆盖率；目标人群 = 11 576 人。

[g] 检查覆盖率。

[h] 检查覆盖率；目标人群 = 127 301 人。

近年来，亚太地区结直肠癌工作组创建了亚太地区结直肠筛查评分系统，根据年龄、性别、家族史和吸烟情况对缺乏资源和基础设施的国家进行风险分层（Yeoh 等，2011）。该评分系统可用于确定无症状者罹患结肠癌和腺瘤的风险，以便选择高风险人群进行结肠癌筛查，从而大大减少结肠镜检查的工作量（Chiu 等，2016）；然而，该系统尚未得到广泛验证。

一、东亚

（一）中国

2003 年，中国启动了《2004–2010 年全国癌症预防与控制规划》，将 CRC 筛查列为最优先干预项目之一（Kang 和 Qiao，2014）。2006–2008 年，中国卫生部在下城区针对 40 ～ 74 岁的成年人实施了一项基于人群的两步式 CRC 筛查计划，即对通过风险因素问卷调查确定的高危人群进行 FIT 筛查，然后对 FIT 结果呈阳性的人群进行结肠镜检查（Meng 等，2009）。然而，由于人口众多且资源有限，仅在一小部分目标人群中实施了基于人群的 CRC 筛查，且覆盖范围有限（Kang 和 Qiao，2014）。

（二）中国香港特别行政区

2016 年 9 月，中国香港特别行政区启动了一项 CRC 筛查试点计划，旨在评估以大规模人群为基础的有组织筛查计划的可行性。该试点计划为 1946–1955 年出生（61 ～ 70 岁）、无症状的中国香港特别行政区居民提供每 2 年一次的 FIT 筛查补贴，并对 FIT 结果呈阳性者进行结肠镜检查。1946–1948 年出生的人是加入该计划的第一个队列，其他年龄组将加入后续阶段（Department of Health of the Hong Kong Special Administrative Region，2016）。

（三）日本

自 1983 年以来，根据《老年人健康和医疗服务法》，日本实施了国家筛查计划，并于 1992 年增加了使用 gFOBT 的 CRC 筛查（Goto 等，2015）。2006 年，日本国家癌症中心制定了循证指南，并持续对其进行政策评估（Hamashima，2018）。CRC 筛查针对 40 岁及以上人群，没有年龄上限，筛查间隔为 1 年；FIT 是最常用的 CRC 筛查方法（Saito 2006；Goto 等，2015）。在 CRC 筛查的质量保证手册中，学术协会建议在 FIT 结果呈阳性后进行结肠镜检查和 CT 结肠造影作为诊断检查（Japanese Association of Gastrointestinal Cancer Screening，2017）。所有市镇都必须向国家政府提交其基本筛查结果，以便获得次年的补贴。由于在 2015 年之前，日本还没有正式的电话呼叫系统，也没有国家癌症登记，因此在日本进行筛查被认为是机会性的。尽管大多数工作场所也为员工提供了 CRC 筛查，但并未遵循特定指南（Hamashima 和 Yoshida，2003）。2015 年，日本各市 40 ～ 69 岁人群中基于社区的 CRC 筛查参与率为 13.8%（Ministry of Health，Labour and Welfare，Japan，2017）。2015 年，基于社区的有组织筛查项目和机会性筛查的总参与率为 41.4%（National Cancer Center Japan，2017）。

（四）韩国

韩国于 2004 年开始实施 “全国结直肠癌筛查计划”（National Cancer Screening Program for CRC），覆盖所有 50 岁或以上的韩国男性和女性（Suh 等，2017）。国家癌症筛查计划提供以 FIT 为主要 CRC 筛查方法的年度筛查。对于享受医疗补助且保险费低于第 50 个百分点的个体，由国家健康保险服务机构提供免费方案（Kim 等，2011）。保险费高于第 50 百分位数的人只需自付 20% 即可接受筛查（Kim 等，2011）。2015 年，多学会专家委员会制定的共识声明建议 45 ～ 80 岁的成年人每年或每两年进行一次筛查（Sohn 等，2015）。国家癌症筛查计划由国家癌症中心与国家医疗保险服务机构合作管理和监测。FIT 结果呈阳性的受试者被转诊接受结肠镜检查或双镜钡灌肠检查（DCBE）（National Cancer Center Korea，2015）。结肠镜检查或 DCBE 在国家医疗保险服务机构指定为 CRC 筛查单位的诊所或医院免费进行。为了提高筛查质量，质量保证委员会于 2009 年发布了筛查质量指南（Kim 等，2011）。CRC 筛查的参与率从 2004 年（该计划实施的第一年）的 7.3% 稳步上升至 2012 年的 25.0%（Suh 等，2017）。根据自 2004 年以来每年进行的全国癌症筛查调查，2014 年的参与率为 29.1%（National Cancer Center Korea，2015）。

（五）中国台湾地区

作为全岛癌症控制计划的一部分，中国台湾地区于 2004 年启动了一项全岛的 CRC 筛查计划（Chen 等，2004；Yang 等，2006；Ministry of Health and Welfare Taiwan，2017）。健康促进署为 50 ～ 69 岁的公民提供了每两年一次的 FIT 筛查补贴。FIT 结果阳性的受试者转诊接受结肠镜检查或乙状结肠镜检查加 DCBE。2004–2009 年，全岛方案采用组织化的方法进行筛查，FIT 试剂盒由市辖区公共卫生单位分发给符合条件的人群。全岛 25 个市的约 333 个单位参与了该项目（Chou 等，2016）。2010 年，政府利用提高烟草税后获得的癌症防控专项资金，对该计划进行了全额补贴，并开始提供所谓的 “内覆盖筛查服务”（Chou 等，2016）。组织化和机会性筛查方法都被采用，接受 CRC 筛查的受试者人数大幅增加。2013 年 6 月，筛查的年龄范围扩大到 50 ～ 74 岁（Health Promotion Administration，Ministry of Health and Welfare，Taiwan，2016）。各市的地方公共卫生局对筛查服务进行了稽查。政府与学术界合作，建立了全岛筛查数据库监测系统。2004–2009 年，全岛筛查覆盖率为 21.4%（Chiu 等，2015），2015 年 50 ～ 69 岁人群的筛查覆盖率为 42%（Health Promotion Administration，Ministry of Health and Welfare，Taiwan，2016）。尽管参与率随时间的推移而增加，但确诊诊断检查的转诊率却有所下降，从 2004–2009 年的 80.0% 降至 2010–2015 年的 53.3%（Chou 等，2016）。

二、东南亚

（一）文莱达鲁萨兰国

在文莱达鲁萨兰国，人们对 CRC 及其筛查的了解程度相对较低（Chong 等，2015）。2008–2011 年，文莱达鲁萨兰国卫生部开展了一项健康筛查计划，对公务员的总体健康状况进行了评估，并进行了 CRC 筛查。40 岁及以上的人被邀请进行 FIT 筛查，FIT 结果呈阳性者被转诊进行结肠镜检查。在符合条件的成年人中，66.9% 的人交回了其样本（Chong 等，2013）。文莱达鲁萨兰国《2013–2018 年国家多部门预防和控制非传染性疾病行动计划》（Ministry of Health Brunei Darussalam，2013）中，将实施 CRC 筛查计划列为优先事项之一。

（二）马来西亚

马来西亚的 CRC 筛查指南建议对 40 岁或以上的成年人进行 gFOBT 或乙状结肠镜检查；但目前还没有全国性的有组织 CRC 筛查计划。私立和公立医院可提供机会性筛查（Academy of Medicine of Malaysia，2017）。

（三）菲律宾

菲律宾癌症控制计划建议 50 岁及以上人群每年进行一次 gFOBT 和每 3 ～ 5 年进行乙状结

肠镜检查的 CRC 癌筛查（Ngelangel 和 Wang，2002）。然而，菲律宾尚未制定国家计划。

（四）新加坡

新加坡健康促进委员会于 2011 年 7 月建立了 CRC 筛查项目（Health Promotion Board Singapore，2017），新加坡卫生部提供了 CRC 筛查的实践指南（Lee 等，2010）。建议 50 岁或以上成人每年进行一次 FIT 筛查；FIT 结果为阳性的受检者将被转诊接受结肠镜检查以进一步评估（Ministry of Health Singapore，2017）。在国家方案实施之前，各种组织在鼓励公众接受机会性 CRC 筛查方面发挥了重要作用。例如，新加坡癌症协会一直向 50 岁或以上的新加坡公民和永久居民提供免费的 FIT 试剂盒（Tan 等，2013）。2017 年 9 月，政府提高了筛查补贴，推出了“为生命筛查”计划，鼓励更多新加坡公民接受筛查并接受必要的随访（Ministry of Health Singapore，2017）。根据新加坡健康行为监测，2013 年 CRC 筛查覆盖率为 33.8%（Ministry of Health Singapore，2014）。根据新加坡癌症协会的数据，2008 年机会性筛查的覆盖率为 38.9%（Tan 等，2013）。

（五）泰国

2011 年 4 月，泰国在南邦省实施了一项有组织的 CRC 筛查试点计划，该计划针对 50 ～ 65 岁的人群，通过现有的政府公共卫生服务提供 FIT 作为初筛检查和结肠镜检查随访（Khuhaprema 等，2014）。试点研究的初步结果显示，目标人群的覆盖率为 62.9%。

根据南邦府试点研究的结果，泰国公共卫生部计划于 2018 年在全国范围内启动一项 CRC 筛查计划（National Health Security Office Thailand，2017）。

第七节 大洋洲

该地区包括 11 个国家：澳大利亚、斐济、法属波利尼西亚、关岛、密克罗尼西亚、新喀里多尼亚（法国）、新西兰、巴布亚新几内亚、萨摩亚、所罗门群岛和瓦努阿图。澳大利亚和新西兰制定了完善的 CRC 筛查计划（表 2–6）。除这两个国家外，该地区没有组织基于人群或机会性的 CRC 筛查（WHO，2014b）。

一、澳大利亚

在 2002–2004 年开展试点研究之后，澳大利亚政府于 2006 年推出了国家肠癌筛查计划，为 55 ～ 65 岁的澳大利亚居民提供 FIT 检查（Ⅰ期）；所有结果异常的人都会被转诊适当的诊断评估。2008 年，该计划扩展至 50 岁人群（Ⅱ期）（Young，2009；Bobridge 等，2013）。国家肠癌筛查项目由管理邀请的联邦中央登记处、提供患者教育、转诊和阳性检测登记通知的全科医生以及结肠镜检查和患者随访的医院组成（Young，2009；Bobridge 等，2013）。《2017 年 CRC 预防、早期检测和管理临床实践指南》建议 50 ～ 74 岁人群每两年进行一次 FIT 筛查。结肠镜筛查仅适用于有 CRC 家族史的人群（Australian Government Department of Health，2017）。目前，国家肠癌筛查项目为所有 50、54、58、60、62、64、66、68、70、72 和 74 岁的澳大利亚人提供免费的 FIT 试剂盒。该方案于 2020 年全面实施，邀请所有年龄在 50 ～ 74 岁的澳大利亚人每 2 年使用家庭 FIT 试剂盒进行筛查（Cancer Council Australia，2018）。在 2014 年 1 月至 2015 年 12 月间被邀请进行筛查的人群中，39% 参与了该项目（Australian

Institute of Health and Welfare，2017）。

表 2-6 大洋洲结直肠癌筛查策略和实践

国家	起始年份	项目类型	目标年龄段（岁）	筛查间隔（年）	筛查方法	参与率[a]（%）	参考资料
澳大利亚	2006	基于人群	50～74	2	FIT	39.0[b]	Australian Government Department of Health（2017）；Australian Institute of Health and Welfare（2017）
新西兰	2017	基于人群	60～74	2	FIT	56.8[c]	Ministry of Health New Zealand（2017）

FIT，粪便免疫化学试验。

[a] 参与率：接受筛查的人数除以参考期内被邀请接受筛查的合格人数。

[b] 过去 2 年内（2014–2015 年）。

[c] 在过去 2 年内（2012–2013 年），对于试点研究中的 50～74 岁人群。

二、新西兰

在新西兰，自 2011 年底以来，肠道筛查试点研究一直在为居住在怀特玛塔区卫生局辖区的 50～74 岁符合条件者提供 FIT 筛查。第一轮筛查（2012 年 1 月 –2013 年 12 月）的中期评估报告显示，符合条件者的参与率为 56.8%（Ministry of Health New Zealand，2017）。对试点筛查项目的评估促成了 2017 年国家肠道筛查计划的制定，该计划每 2 年为 60～74 岁符合条件的人群提供一次免费的 FIT 筛查。从 2017 年 7 月开始，该计划在所有地区卫生局逐步推广（Ministry of Health New Zealand，2017）。

参考文献

Abu Dhabi Health Authority (2017).HAAD cancer screening recommendations.Available from: https://www.haad.ae/simplycheck/tabid/131/Default.aspx.

Academy of Medicine of Malaysia (2017). General guidelines. Consensus/clinical practice guidelines on screening for colorectal cancer in Malaysia. Available from:http://www.acadmed.org.my/index. cfm?&menuid=28.

ACS (2017). Colorectal cancer facts & figures 2017- 2019. Atlanta (GA), USA: American Cancer Society. Available from: https://www.cancer.org/content/ dam/cancer-org/research/cancer-facts-and-statistics/colorectal-cancer-facts-and-figures/colorectal-cancer- facts-and-figures-2017-2019.pdf.

Aedo KP, Conde LF, Pereyra-Elías R (2016). Colorectal cancer screening in Latin America: Are we still in the Stone Age? Acta Gastroenterol Latinoam,46(2):104-5. PMID:28703564

Akere A, Akande KO (2017). Cecal intubation rate during colonoscopy at a tertiary hospital in South-West Nigeria: how frequent and what affects completion rate? Niger J Clin Pract, 20(3):303-6. doi:10.4103/1119- 3077.187334 PMID:28256484

Alatise OI, Arigbabu AO, Agbakwuru AE,Lawal OO, Sowande OA, Odujoko OO, et al. (2014). Polyp prevalence at colonoscopy among Nigerians: a prospective observational study. Niger J Clin Pract, 17(6):756-62. doi:10.4103/1119-3077.144391 PMID:25385915

Albreht T, Kiasuwa R, Van den Bulcke M, editors (2017). European guide on quality improvement in compre- hensive cancer control. Ljubljana, Slovenia: National Institute of Public Health; Brussels, Belgium: Scientific Institute of Public Health. Available from: https:// cancercontrol.eu/archived/uploads/images/Guide/ pdf/CanCon_Guide_FINAL_Web.pdf.

Alsanea N, Almadi MA, Abduljabbar AS, Alhomoud S, Alshaban TA, Alsuhaibani A, et al.(2015). National guidelines for colorectal cancer screening in Saudi Arabia with strength of recommendations and quality of evidence. Ann Saudi Med, 35(3):189-95. doi:10.5144/0256-4947.2015.189 PMID:26409792

Altenhofen L (2016). Projekt Wissenschaftliche Begleitung von Früherkennungs-Koloskopien in Deutschland. Berichtszeitraum 2014. Jahresbericht, Version 2. [in German] Available from: https://www.zi-dmp.de/ Files/ Koloskopie/Jahresbericht_2014_Darmkrebs_ Frueherkennung.pdf.

Altobelli E, D'Aloisio F, Angeletti PM (2016). Colorectal cancer screening in countries of European Council outside of the EU-28. World J Gastroenterol, 22(20):4946-57. doi:10.3748/wjg.v22.i20.4946 PMID:27239121

Altobelli E, Lattanzi A, Paduano R, Varassi G, di Orio F (2014). Colorectal cancer prevention in Europe: burden of disease and status of screening programs. Prev Med, 62:132-41. doi:10.1016/j.ypmed.2014.02.010 PMID:24530610

Anttila A, Lönnberg S, Ponti A, Suonio E, Villain P, Coebergh JW, et al. (2015). Towards better implemen- tation of cancer screening in Europe through improved monitoring and evaluation and greater engagement of cancer registries. Eur J Cancer, 51(2):241-51. doi:10.1016/j.ejca.2014.10.022 PMID:25483785

Arafa MA, Farhat K (2015). Colorectal cancer in the Arab world - screening practices and future prospects. Asian Pac J Cancer Prev, 16(17):7425-30. doi:10.7314/ APJCP.2015.16.17.7425 PMID:26625738

Armaroli P, Villain P, Suonio E, Almonte M, Anttila A, AtkinWS, et al. (2015). European Code Against Cancer. 4th edition: cancer screening. Cancer Epidemiol, 39(Suppl 1):S139-52. doi:10.1016/j.canep.2015.10.021 PMID:26596722

Aronsson M, Carlsson P, Levin LA, Hager J, Hultcrantz R (2017). Cost-effectiveness of high-sensitivity faecal immunochemical test and colonoscopy screening for colorectal cancer. Br J Surg, 104(8):1078-86. doi:10.1002/ bjs.10536 PMID:28561259

Artac M (2016). The state of cancer care in Turkey. Available from: https://gicasym.org/state-cancer-care-turkey.

Auer R, Selby K, Bulliard JL, Nichita C, Dorta G, Ducros C, et al. (2015). Shared decision making in the colorectal cancer screening program in the canton of Vaud [in French] Rev Med Suisse, 11(496):2209-15. PMID:26742350

Australian Government Department of Health (2017). National Bowel Cancer Screening Program. Clinical guidelines. Available from: http://www.health.gov. au /i nter net /sc reen i ng /publ i sh i ng.nsf/C ontent / clinical-guidelines.

Australian Institute of Health and Welfare (2017). National Bowel Cancer Screening Program. Monitoring report 2017. Available from: https://www.aihw.gov.au/reports/ cancer-screening/cancer-screening-in-australia/data.

Avksentyeva M (2010). Colorectal cancer in Russia. Eur J HealthEcon, 10(Suppl 1):91-8. doi:10.1007/s10198-009-0195-9 PMID:20012132

Benson VS, Patnick J, Davies AK, Nadel MR, Smith RA, Atkin WS; International Colorectal Cancer Screening Network (2008). Colorectal cancer screening: a comparison of 35initiatives in 17countries. Int J Cancer, 122(6):1357-67. doi:10.1002/ijc.23273 PMID:18033685 Bobridge A, Cole S, Schoeman M, Lewis H, Bampton P, Young G (2013). The National Bowel Cancer Screening Program - consequences for practice. Aust Fam Physician, 42(3):141-5. PMID:23529526

Bretthauer M, Hoff G (2012). Comparative effective- ness research in cancer screening programmes. BMJ, 344:e2864. doi:10.1136/bmj.e2864 PMID:22628002

Busolo DS, Woodgate RL (2015). Cancer prevention in Africa: a review of the literature. Glob Health Promot Educ, 22(2):31-9. doi:10.1177/1757975914537094 PMID:25027971

Canadian Partnership Against Cancer (2016). Report on the adoption of the Canada-Global Rating Scale (C-GRS©). Toronto: Canadian Partnership Against Cancer. Available from: https://www.cag-acg.org/images/quality/cpac_final-report.pdf.

Canadian Partnership Against Cancer (2017). Colorectal cancer screening in Canada: monitoring & evaluation of quality indicators - results report, January 2013 - December 2014. Toronto: Canadian Partnership Against Cancer. Available from: https:// content.cancer v iew.ca/download/c v/prevention_ a nd _ screening /screening _ a nd _ea rly_diagnosis/ documents/colorectal_cancer_screening_canada_ monitoring_evaluating_report_2013?attachment=0.

Canadian Task Force on Preventive Health Care (2016). Colorectal cancer. Summary of recommendations for clinicians and policy-makers. Available from:http://canadiantaskforce.ca/guidelines/published- guidelines/colorectal-cancer/.

Cancer Council Australia (2018). Bowel cancer screening. Available from: http://www.cancer.org.au/about-cancer/early-detection/screening-programs/bowel-cancer-screening.

Centers for Disease Control and Prevention (2013). Vital signs: colorectal cancer screening test use - United States, 2012. MMWR Morb Mortal Wkly Rep, 62(44): 881-8. PMID:24196665

Centers for Disease Control and Prevention (2016). Screening for colorectal cancer: optimizing quality (CME). Available from: https://www.cdc.gov/cancer/ colorectal/quality/index.htm.

Chao HH, Schwartz AR, Hersh J, Hunnibell L, Jackson GL, Provenzale DT, et al. (2009). Improving colorectal cancer screening and care in the Veterans Affairs Healthcare system. Clin Colorectal Cancer, 8(1):22-8. doi:10.3816/CCC.2009.n.004 PMID:19203893

Chen TH, Chiu YH, Luh DL, Yen MF, Wu HM, Chen LS, et al.; Taiwan Community-Based Integrated Screening Group (2004). Community-based multiple screening model: design, implementation, and analysis of 42,387participants.Cancer, 100(8):1734-43. doi:10.1002/ cncr.20171 PMID:15073864

Chiu HM, Chen SL, Yen AM, Chiu SY, Fann JC, Lee YC, et al. (2015). Effectiveness of fecal immunochemical testing in reducing colorectal cancer mortality from the One Million Taiwanese Screening Program. Cancer,121(18):3221-9. doi:10.1002/cncr.29462 PMID:25995082

Chiu HM, Ching JY, Wu KC, Rerknimitr R, Li J, Wu DC, et al.; Asia-Pacific Working Group on Colorectal Cancer (2016). A risk-scoring system combined with a fecal immunochemical testis effective in screening high- risk subjects for early colonoscopy to detect advanced colorectal neoplasms. Gastroenterology, 150(3):617-625. e3. doi:10.1053/j.gastro.2015.11.042 PMID:26627608

Chong VH, Bakar S, Sia R, Lee J, Kassim N, Rajak L, et al. (2013). Colorectal cancer screening among government servants in Brunei Darussalam. Asian Pac J Cancer Prev, 14(12):7657-61. doi:10.7314/APJCP.2013.14.12.7657 PMID:24460349

Chong VH, Lim AG, Baharudin HN, Tan J, Chong CF (2015). Poor knowledge of colorectal cancer in Brunei Darussalam. Asian Pac J Cancer Prev, 16(9):3927-30. doi:10.7314/APJCP.2015.16.9.3927 PMID:25987062

Chou CK, Chen SLS, Yen AMF, Chiu SY, Fann JC, Chiu HM, et al. (2016). Outreach and inreach organized service screening programs for colorectal cancer. PLoS One, 11(5):e0155276. doi:10.1371/journal.pone.0155276 PMID:27171410

Colombia Ministerio de Saludy Protección Social (2013). Guía de práctica clínica (GPC) para la detec- ción temprana, el diagnóstico, el tratamiento integral, el seguimiento y la rehabilitación de pacientes con diagnóstico de cáncer de colon y recto. [in Spanish]

Available from: http://gpc.minsalud.gov.co/gpc_sites/ Repositorio/Conv_ 50 0/GPC _ca ncer_colon/g pc _ cancer_colon_profesionales.aspx.

Colombia Ministerio de Salud y Protección Social (2015). Encuesta nacional de demografía y salud. Tomo 1:

componente demográfico. [in Spanish] Available from: http://profamilia.org.co/docs/ENDS%20%20TOMO%20I.pdf.

Cyhaniuk A, Coombes ME (2016). Longitudinal adher- ence to colorectal cancer screening guidelines. Am J Manag Care, 22(2):105-11. PMID:26885670

Department of Health of the Hong Kong Special Administrative Region (2016). Colorectal cancer screening programme background. Available from:http://www.colonscreen.gov.hk/en/service/primary_ care_doctor/programme_background.html.

Digby J, McDonald PJ, Strachan JA, Libby G, Steele RJ, Fraser CG (2013). Use of a faecal immunochemical test narrows current gaps in uptake for sex, age and depri- vation in a bowel cancer screening programme. J Med Screen, 20(2):80-5. doi:10.1177/0969141313497197 PMID:24009088

Dolatkhah R, Somi MH, Bonyadi MJ, Asvadi Kermani I, Farassati F, Dastgiri S (2015). Colorectal cancer in Iran: molecular epidemiology and screening strategies. J Cancer Epidemiol, 2015:643020. doi:10.1155/2015/ 643020 PMID:25685149

Doubeni CA (2014). The impact of colorectal cancer screening on the US population: is it time to cele- brate? Cancer, 120(18):2810-3. doi:10.1002/cncr.28789 PMID:24895320

El Fakir S, Abda N, Najdi A, Bendahou K, Obtel M, Berraho M, et al. (2013). Cancer screening practices of general practitioners working in the Fez Prefecture health center. Santé Publique, 25(5):685-91. [in French] doi:10.3917/spub.135.0685 PMID:24418432

European Council (2003). Council recommendation of 2 December 2003on cancer screening (2003/878/EC). Off JEur Union, L 327/34-38.

European Partnership for Action Against Cancer (2012). Screening and early diagnosis. Available from: http:// www.epaac.eu/screening-and-early-diagnosis.

Faivre J, Dancourt V, Denis B, Dorval E, Piette C, Perrin P, et al. (2012). Comparison between a guaiac and three immunochemical faecal occult blood tests in screening for colorectal cancer. Eur J Cancer, 48(16):2969-76 . doi :10 .1016/j . e j c a . 2 012 . 0 4 . 0 0 7 PMID:22572481

Fayadh MH, Wadh Sabih SA, Beejay NU (2016). Colorectal cancer in Abu Dhabi, UAE - initial data 2014-2016. Colorec Cancer, 2:3. doi:10.21767/2471-9943.100024

Fenocchi E, Martínez L, Tolve J, Montano D, Rondán M, Parra-Blanco A, et al. (2006). Screening for colorectal cancer in Uruguay with an immuno- chemical faecal occult blood test. Eur J Cancer Prev, 15(5):384-90. doi:10.1097/00008469-200610000-00002 PMID:16912566

Fraser CG, Allison JE, Halloran SP, Young GP; Expert Working Group on Fecal Immunochemical Tests for Hemoglobin, Colorectal Cancer Screening Committee, World Endoscopy Organization (2012). A proposal to standardize reporting units for fecal immunochemical tests for hemoglobin. JNatl Cancer Inst, 104(11):810-4. doi:10.1093/jnci/djs190 PMID:22472305

Ghorbanoghli Z, Jabari C, Sweidan W, Hammoudeh W, Cortas G, Sharara AI, et al. (2018). A new hered- itary colorectal cancer network in the Middle East and eastern Mediterranean countries to improve care for high-risk families. Fam Cancer, 17(2):209-12. doi:10.1007/s10689-017-0018-6 PMID:28685475

Giordano L, Bisanti L, Salamina G, Ancelle Park R, Sancho-Garnier H, Espinas J, et al.; Euromed Cancer working group (2016). The EUROMED CANCER network: state-of-art of cancer screening programmes in non-EU Mediterranean countries. Eur J Public Health, 26(1):83-9. doi:10.1093/eurpub/ckv107 PMID:26072520

Giorgi Rossi P, Grazzini G, AntiM, Baiocchi D, Barca A, Bellardini P, et al. (2011). Direct mailing of faecal occult blood tests for colorectal cancer screening: a randomized population study from Central Italy. J Med Screen, 18(3):121-7. doi:10.1258/jms.2011.011009 PMID:22045820

Goss PE, Strasser-Weippl K, Lee-Bychkovsky BL, Fan L, Li J, Chavarri-Guerra Y, et al. (2014). Challenges to effective cancer control in China, India, and Russia. Lancet Oncol, 15(5):489-538. doi:10.1016/S1470-2045(14)70029-4 PMID:24731404

Goto R, Hamashima C, Mun S, Lee WC (2015). Why screening rates vary between Korea and Japan - differences between two national healthcare systems. Asian Pac J Cancer Prev, 16(2):395-400. doi:10.7314/APJCP.2015.16.2.395 PMID:25684461

Grazzini G, Visioli CB, Zorzi M, Ciatto S, Banovich F, Bonanomi AG, et al. (2009). Immunochemical faecal occult blood test: number of samples and positivity cutoff. What is the best strategy for colorectal cancer screening? Br J Cancer, 100(2):259-65. doi:10.1038/ sj.bjc.6604864 PMID:19142185

Habr-Gama A (2005). Colorectal cancer: the importance of its prevention. Arq Gastroenterol, 42(1):2-3. [in Portuguese] doi:10.1590/S0004-28032005000100002 PMID:15976902

Hamashima C (2018). Cancer screening guidelines and policy making: 15years of experience in cancer screening guideline development in Japan. Jpn J Clin Oncol, 48(3):278-86. doi:10.1093/jjco/hyx190 PMID:29315389

Hamashima C, Fukao A (2013). Quality assurance manual for colorectal cancer screening. [in Japanese] Japanese Association of Gastrointestinal Cancer Screening. Tokyo, Japan: Igaku Shoin.

Hamashima C, Yoshida K (2003). What is important for the introduction of cancer screening in the workplace? Asian Pac J Cancer Prev, 4(1):39-43. PMID:12718699

Health Promotion Administration, Ministry of Health and Welfare, Taiwan (2016). 2016 Health Promotion Administration annual report. Available from:
ht t p://w w w. hpa .gov.t w/ E ng Pa ge s/ D e t a i l . a s px? nodeid=1072&pid=7183.

Health Promotion Board Singapore (2017). Closing the loop on screening. Available from: https://www.hpb. gov.sg/article/closing-the-loop-on-screening.

Hol L, van Leerdam ME, van Ballegooijen M, van Vuuren AJ, van Dekken H, Reijerink JC, et al. (2010). Screening for colorectal cancer: randomised trial comparing guaiac-based and immunochemical faecal occult blood testing and flexible sigmoidos- copy. Gut, 59(01):62-8. doi:10.1136/gut.2009.177089 PMID:19671542

IARC (2017). Screening Group: colorectal cancer. Available from: http://screening.iarc.fr/colorectal_ cancer.php.

Instituto Nacional del Cáncer, Ministerio de Salud (2011). Cancer colorrectal en la Argentina: organización, cobertura y calidad de las acciones de prevención y control. Propuesta de programa de prevención y detec- ción temprana, y acciones para su implementación. [in Spanish] Available from: http://www.msal.gob.
ar/images/stories/bes/graficos/0000001001cnt-2017-
09-08-diagnostico-situacional-cancer-colorrectal-
argentina.pdf.

Instituto Nacional del Cáncer, Ministerio de Salud (2015). Guía para equipos de atención primaria de la salud: información para la prevención y detección temprana del cáncer colorrectal. [in Spanish] Available from:
http://www.msal.gob.ar/images/stories/bes/graficos/ 0000000899cnt-2016-10-28-guia_ccr_aps.pdf.

Instituto Nacional del Cáncer, Ministerio de Salud (2017). Guía para la implementación de programas de prevención y detección temprana del cáncer color- rectal. [in Spanish] Available from: http://www.msal. gob.ar/images/stories/bes/graficos/0000001003cnt- 2017-09-08-guia-referentes-web.pdf.

Japanese Association of Gastrointestinal Cancer Screen- ing (2017). The position and basic requirements of CT colonography as diagnostic examination for CRC screening. [in Japanese] Jpn J Gastrointestinal Cancer Screen, 2017(55):84-98.

Joint Advisory Group on Gastrointestinal Endoscopy (2013). JAG Accreditation System incorporating Global Rating Scale. Available from: http://www.grs.nhs.uk.

Kaminski MF, Kraszewska E, Rupinski M, Laskowska M, Wieszczy P, Regula J (2015). Design of the Polish Colonoscopy Screening Program: a randomized health services study. Endoscopy, 47(12):1144-50. doi:10.1055/s-0034-1392769 PMID:26517847

Kang LN, Qiao RL (2014). Cancer screening and preven- tion in China. Available from: http://cancercontrol. info/wp-content/uploads/2014/08/131-133-Qiao_ cc2014.pdf.

Khuhaprema T, Sangrajrang S, Lalitwongsa S, Chokvanitphong V, Raunroadroong T, Ratanachu-Ek T, et al. (2014). Organised colorectal cancer screening in Lampang Province, Thailand: preliminary results from a pilot implementation programme. BMJ Open, 4(1):e003671. doi:10.1136/bmjopen-2013-003671 PMID:24435889

Kim Y, Jun JK, Choi KS, Lee HY, Park EC (2011). Overview of the National Cancer Screening Programme and the cancer screening status in Korea. Asian Pac J Cancer Prev, 12(3):725-30. PMID:21627372 Kuwait Cancer Control Center (2017). Available from:

http://www.kuwaitcancercenter.net/.

Lee HP, Chew CT, Consigliere DT, Heng D, Huang DT, Khoo J, et al. (2010). Ministry of Health clinical prac- tice guidelines: cancer screening. Singapore Med J, 51(2):170-3, quiz 174-5. PMID:20358158

Levi Z, Birkenfeld S, Vilkin A, Bar-Chana M, Lifshitz I, Chared M, et al. (2011). A higher detection rate for colorectal cancer and advanced adenomatous polyp for screening with immunochemical fecal occult blood test than guaiac fecal occult blood test, despite lower compliance rate. A prospective, controlled, feasibilitystudy. Int J Cancer, 128(10):2415-24. doi:10.1002/ ijc.25574 PMID:20658527

Levin TR, Jamieson L, Burley DA, Reyes J, Oehrli M, Caldwell C (2011). Organized colorectal cancer screening in integrated health care systems. Epidemiol Rev, 33(1):101-10. doi:10.1093/epirev/mxr007 PMID:21709143

Long MD, Lance T, Robertson D, Kahwati L, Kinsinger L, Fisher DA (2012). Colorectal cancer testing in the national Veterans Health Administration. Dig Dis Sci, 57(2):288-93. doi:10.1007/s10620-011-1895-4 PMID:21922220

López-Köstner F, Kronber U, Zárate AJ, Wielandt AM, Pinto E, Suazo C, et al. (2012). A screening program for colorectal cancer in Chilean subjects aged fifty years or more. [in Spanish] Rev Med Chil, 140(3):281-6. PMID:22689106

Madan N (2010). Colorectal cancer screening guideline in primary care. Kingdom of Bahrain Ministry of Health, NCD Committee.

Mahomed AD, Cremona E, Fourie C, Dhlamin IL, Klos M, Ntshalintshali T, et al. (2012). A clinical audit of colonoscopy in a gastroenterology unit at a tertiary teaching hospital in South Africa. S Afr Gastroenterol Rev, 10(3):9-15.

Major D, Bryant H, Delaney M, Fekete S, Gentile L, Harrison M, et al. (2013). Colorectal cancer screening in Canada: results from the first round of screening for five provincial programs. Curr Oncol, 20(5):252-7. doi:10.3747/co.20.1646 PMID:24155629

Malila N, Anttila A, Hakama M (2005). Colorectal cancer screening in Finland: details of the national screening programme implemented in autumn 2004. J Med Screen, 12(1):28-32. doi:10.1258/0969141053279095 PMID:15814016

Malila N, Oivanen T, Hakama M (2008). Implementation of colorectal cancer screening in Finland: expe- riences from the first three years of a public health programme. Z Gastroenterol, 46(S1):25-8. doi:10.1055/s-2007-963490 PMID:18368636

Mehta SJ, Jensen CD, Quinn VP, Schottinger JE, Zauber AG, Meester R, et al. (2016). Race/ethnicity and adop- tion of a population health management approach to colorectal cancer screening in a community-based healthcare system. J Gen Intern Med, 31(11):1323-30. doi:10.1007/s11606-016-3792-1 PMID:27412426

Meng W, Cai SR, Zhou L, Dong Q, Zheng S, Zhang SZ (2009). Performance value of high risk factors in colorectal cancer screening in China. World J Gastroenterol, 15(48):6111-6. doi:10.3748/wjg.15.6111 PMID:20027686

Ministry of Health and Welfare Taiwan (2017). Cancer control and prevention. Available from: http:// w w w. hp a . gov.t w/BH PNe t / E n g l i s h /Cl a ss S how . aspx?No5201401280006.

Ministry of Health Brunei Darussalam (2013). Brunei Darussalam National Multisectoral Action Plan for the Prevention and Control of Noncommunicable Diseases (BruMAP-NCD) 2013-2018. Available from:
http://www.moh.gov.bn/SiteCollectionDocuments/ Downloads/downloads/BRUMAPBOOK.pdf.

Ministry of Health, Labour and Welfare, Japan (2017). Demographics and Health, Statistics Division: report of the Health Promotion and Community Health Survey. [in Japanese] Available from: http://www.mhlw.go.jp/ toukei/ saikin/hw/c-hoken/15/dl/gaiyo.pdf.

Ministry of Health New Zealand (2017). National Bowel Screening Programme. Available from: http://www. health. govt.nz/our-work/diseases-and-conditions/ cancer-programme/bowel-cancer-programme.

Ministry of Health Singapore (2014). Towards better health and professionalism. Available from: https://www. moh.gov.sg/content/dam/moh_web/Publications/ Reports/2014/MOH_Report_of_the_Director_of_ Medical_ Services_2014.pdf.

Ministry of Health Singapore (2017). Screen for life. Available from: https://www.healthhub.sg/ programmes/61/ Screen_for_Life.

Moss S, Mathews C, Day TJ, Smith S, Seaman HE, Snowball J, et al. (2017). Increased uptake and improved outcomes of bowel cancer screening with a faecal immunochemical test: results from a pilot study within the national screening programme in England. Gut, 66(9):1631-44. doi:10.1136/gutjnl-2015- 310691 PMID:27267903

National Cancer Center Japan (2017). Download statistical data on cancer screening. [in Japanese] Available from:
http://ganjoho.jp/reg_stat/statistics/dl_screening/ index.html.

National Cancer Center Korea (2015). Cancer facts and figures 2015. Number of participants in the National Cancer Screening Programme. Available from: https:// ncc.re.kr/Publications.ncc?fileName=2015.pdf.

National Health Security Office Thailand (2017). National Health Security Office Thailand. [in Thai] Available from: https://www.nhso.go.th/frontend/index.aspx.

NCCRT (2017). National Colorectal Cancer Roundtable. 80% by 2018. Available from: http://nccrt.org/ what-we-do/80-percent-by-2018/.

Ngelangel CA, Wang EH (2002). Cancer and the Philippine Cancer Control Program. Jpn J Clin Oncol, 32(Suppl 1): S52-61. doi:10.1093/jjco/hye126 PMID:11959878

Okada T, Tanaka K, Kawachi H, Ito T, Nishikage T, Odagaki T, et al. (2016). International collaboration between Japan and Chile to improve detection rates in colorectal cancer screening. Cancer, 122(1):71-7. doi:10.1002/cncr.29715 PMID:26445309

Oliva Perez R, Proscurshim I, Pagin São Julião G, Picolo M, Gama-Rodrigues J, Habr-Gama A (2008). Screening of colorectal cancer in a Brazilian town - preliminary results. ABCDArq Bras Cir Dig, 21(1):12-5.Onyekwere CA, Odiagah JN, Ogunleye OO, Chibututu C, Lesi OA (2013). Colonoscopy practice in Lagos, Nigeria: a report of an audit. Diagn Ther Endosc, 2013:798651. doi:10.1155/2013/798651 PMID:23533321 OPS (2016). Situación del tamizaje para cáncer colorrectal en América Latina y el Caribe. Washington, DC - 16-17 March 2016. Washington (DC), USA: Organización Panamericana de la Salud. [in Spanish] Available from:
https://www.paho.org/hq/index.php?option=com_ c ontent& v ie w= a r t ic le& id=11762:16 -17-m a rc h- meeting-on-colorecta l-ca ncer-screening-in-t he- americas&Itemid=41766&lang=es.

Pinzon Florez CE, Rosselli D, Gamboa Garay OA (2012). Análisis de costo-efectividad de las estrategias de tamización de cáncer colorrectal en Colombia. Value Health Reg Issues, 1(2):190-200. [in Spanish] doi:10.1016/ j.vhri.2012.09.006

Ponti A, Anttila A, Ronco G, Senore C, Basu P, Segnan N, et al. (2017). Against Cancer. Cancer screening in the European Union. Report on the implementation of the Council Recommendation on cancer screening. Brussels, Belgium: European Commission. Available from: https://ec.europa.eu/health/sites/health/files/ major_chronic_diseases/docs/2017_cancerscreening_ 2ndreportimplementation_en.pdf.

Prefeitura do Município de São Paulo (2012). Rastreamento de câncer colorretal: um desafio a ser enfrentado. Boletim CEInfo Análise, VII(6):1-35. [in Portuguese] Available from: https://www.prefeitura. sp.gov.br/cidade/secretarias/upload/saude/arquivos/ publicacoes/Boletim_CEInfo_Analise_06.pdf.

Qatar Ministry of Public Health (2016). National Cancer Program. Bowel cancer screening. Available from: http://screenforlife.qa/bowel-cancer-screening/.

Rabeneck L, Tinmouth JM, PaszatLF, Baxter NN, Marrett LD, Ruco A, et al. (2014). Ontario's ColonCancerCheck: results from Canada's first province-wide colorectal cancer screening program. Cancer Epidemiol Biomarkers Prev, 23(3):508-15. doi:10.1158/1055-9965. EPI-13-0956 PMID:24443406

Ray-Offor E, Gbaanador GB, Obiorah CC, Jebbin NJ (2017). Colorectal neoplasms in a sub-Saharan Africa population: a multicentre colonoscopy study. Surg. Endosc. Interv. Tech, 31:S201.

Rebeko I, Petkevich A, Krasniy S, Abelskaya I, Gerasimovich A, Lobachevskaya E (2016). Screening and secondary prevention of colorectal cancer among limited contingent as a first step of implementing screening in Belarus. Eur J Cancer, 61:S155. doi:10.1016/ S0959-8049(16)61547-2

Saito H (2006). Colorectal cancer screening using immu- nochemical faecal occult blood testing in Japan. J Med Screen, 13(Suppl 1):S6-7. PMID:17227634

Scepanovic M, Jovanovic O, Keber D, Jovanovic I, Miljus D, Nikolic G, et al. (2017). Faecal occult blood screening for colorectal cancer in Serbia: a pilotstudy. Eur J Cancer Prev, 26(3):195-200. doi:10.1097/ CEJ.0000000000000247 PMID:27082163

Schreuders EH, Ruco A, Rabeneck L, Schoen RE, Sung JJ, Young GP, et al. (2015). Colorectal cancer screening: a global overview of existing programmes. Gut, 64(10):1637-49. doi:10.1136/gutjnl-2014-309086 PMID:26041752

Segnan N, Patnick J, Von Karsa L (2010). European guidelines for quality assurance in colorectal cancer screening and diagnosis - First edition. Luxembourg: Publications Office of the European Union.

Segnan N, Senore C, Andreoni B, Arrigoni A, Bisanti L, Cardelli A, et al.; SCORE2 Working Group-Italy (2005). Randomized trial of different screening strat- egies for colorectal cancer: patient response and detec- tion rates. JNatl Cancer Inst, 97(5):347-57. doi:10.1093/ jnci/dji050 PMID:15741571

Segnan N, Senore C, Andreoni B, Azzoni A, Bisanti L, Cardelli A, et al.; SCORE3 Working Group-Italy (2007). Comparing attendance and detection rate of colonoscopy with sigmoidoscopy and FIT for colorectal cancer screening. Gastroenterology, 132(7):2304-12. doi:10.1053/j.gastro.2007.03.030 PMID:17570205

Selby K, Cornuz J, Gachoud D, Bulliard JL, Nichita C, Dorta G, et al. (2016). Training primary care physi- cians to offer their patients faecal occult blood testing and colonoscopy for colorectal cancer screening on an equal basis: a pilot intervention with before-after and parallel group surveys. BMJ Open, 6(5):e011086. doi:10.1136/ bmjopen-2016-011086 PMID:27178977

Sharara A (2013). Epidemiology of colorectal cancer and overview of screening modalities. Available from: http://lsge.org/admin/uploads/Epidemiolog y%20of%20CRC%20-%20A%20Sharara.pdf.

Singh H, Bernstein CN, Samadder JN, Ahmed R (2015). Screening rates for colorectal cancer in Canada: a cross-sectional study. CMAJ Open, 3(2):E149-57. doi:10.9778/cmajo.20140073 PMID:26389092

Sint Nicolaas J, de Jonge V, de Man RA, ter Borg F, Cahen DL, Moolenaar W, et al.; SCoPE consortium (2012). The Global Rating Scale in clinical practice: a comprehensive quality assurance programme for endoscopy departments. Dig Liver Dis, 44(11):919-24. doi:10.1016/j.dld.2012.06.021 PMID:22840567

Sohn DK, Kim MJ, Park Y, Suh M, Shin A, Lee HY, et al. (2015). The Korean guideline for colorectal cancer screening. Korean Med Assoc, 58(5):420-32. doi:10.5124/jkma.2015.58.5.420

Stoop EM, de Haan MC, de Wijkerslooth TR, Bossuyt PM, van Ballegooijen M, Nio CY, et al. (2012). Participation and yield of colonoscopy versus non- cathartic CT colonography in population based screening for colorectal cancer: a randomised controlled trial. Lancet Oncol, 13(1):55-64. doi:10.1016/ S1470-2045(11)70283-2 PMID:22088831

Suh M, Song S, Cho HN, Park B, Jun JK, Choi E, et al. (2017). Trends in participation rates for the National Cancer Screening Program in Korea, 2002-2012. Cancer Res Treat, 49(3):798-806. doi:10.4143/ crt.2016.186 PMID:27857022

Tan WS, Tang CL, Koo WH (2013). Opportunistic screening for colorectal neoplasia in Singapore using faecal immunochemical occult blood test. Singapore Med J, 54(4):220-3. doi:10.11622/smedj.2013077 PMID:23624450

TMDU International Exchange Site (2017). Latin American Collaborative Research Center (LACRC), Tokyo Medical and Dental University, Santiago, Chile. Available from: http://www.tmd.ac.jp/english/ international/base/chile/index.html.

U.S. Preventive Services Task Force (2017). Final recommendation statement. Colorectal cancer: screening. Clinical considerations. Available from:

ht t ps://w w w.usprevent iveser v icestask force.org / Page/Document/RecommendationStatementFinal/ colorectal-cancer-screening2#consider.

van Rossum LG, van Rijn AF, Laheij RJ, van Oijen MG, Fockens P, Jansen JB, et al. (2009). Cutoff value deter- mines the performance of a semi-quantitative immun- ochemical faecal occult blood test in a colorectal cancer screening programme. Br J Cancer, 101(8):1274-81. doi:10.1038/sj.bjc.6605326 PMID:19755997

Von Karsa L, Anttila A, Ronco G, Ponti A, Malila N, Arbyn M, et al. (2008). Cancer screening in the European Union. Report on the implementation of the Council Recommendation on cancer screening. First report. Luxembourg: European Communities. Available from: https://ec.europa.eu/health/ph_determinants/ genetics/documents/cancer_screening.pdf.

Von Karsa L, Dean PB, Arossi S, Sankaranarayanan R (2014). Screening - principles. In: Stewart BW, Wild CP, editors. World cancer report 2014. Lyon, France: International Agency for Research on Cancer; pp. 322-9. Available from: http://publications.iarc. fr/396.

WHO (2014a). Cancer country profile: Bahrain. Geneva, Switzerland: World Health Organization. Available from: www.who.int/cancer/country-profiles/ bhr_en.pdf.

WHO (2014b). Cancer country profiles 2014. Geneva, Switzerland: World Health Organization.Available from: http:// www.who.int/cancer/country-profiles/.

Winawer SJ, Zauber AG, Ho MN, O'Brien MJ, Gottlieb LS, Sternberg SS, et al. (1993). Prevention of colorectal cancer by colonoscopic polypectomy. The National Polyp Study Workgroup. N Engl J Med, 329(27):1977- 81. doi:10.1056/NEJM199312303292701

Yang KC, Liao CS, Chiu YH, Yen AM, Chen TH (2006). Colorectal cancer screening with faecal occult blood test within a multiple disease screening programme:an experience from Keelung, Taiwan. J Med Screen, 13(Suppl 1):S8-13. PMID:17227635

Yeoh KG, Ho KY, Chiu HM, Zhu F, Ching JY, Wu DC, et al.; Asia-Pacific Working Group on Colorectal Cancer(2011). The Asia-Pacific Colorectal Screening score: a validated tool that stratifies risk for colorectal advanced neoplasia in asymptomatic Asian subjects. Gut, 60(9):1236-41. doi:10.1136/gut.2010.221168 PMID:21402615

Young GP (2009). Population-based screening for colorectal cancer: Australian research and implemen- tation. J Gastroenterol Hepatol, 24(Suppl 3):S33-42. doi:10.1111/j.1440-1746.2009.06069.x PMID:19799696

第三章　结直肠癌筛查研究

第一节　研究方法概述

结直肠癌（colorectal cancer，CRC）的筛查手段包括内镜检查和粪便隐血试验。内镜筛查结直肠癌有两个主要终点：一是早期发现癌症（二级预防）；二是识别并切除癌前病变（腺瘤性息肉），以降低结直肠癌的发病率（一级预防）。粪便隐血试验的主要终点亦是早期发现癌症，另外它也有助于检测出腺瘤性息肉，其次要终点是降低结直肠癌的发生率。

一、关于结直肠癌筛查的随机对照试验

将筛查组与非筛查组（或不同筛查方式的筛查组）进行比较的随机对照试验（randomized controlled trial，RCT）被认为是评估筛查试验的癌症预防效果的参考标准。对于仅检测癌变（如乳腺癌或肺癌）的筛查方式，试验的主要终点通常是比较目标癌症的死亡率。对于有可能检测出和清除癌前病变（如结直肠癌和宫颈癌）的筛查方式，其共同主要终点是比较目标癌症的发病率。

在随机对照试验中观察到的筛查效果取决于干预组的参与度和对照组污染度等因素。低参与度会使效果估计值偏向于无效，因此必须对其进行评估和报告。由随机对照试验之外的服务机构筛查对照组，也会削弱筛查中的结直肠癌发病率和/或死亡率。如果评估的筛查方式在随机对照试验开展的一个或多个区域的临床实践中被广泛使用，可能会造成很大程度的污染，然而可能难以估计其程度和/或估计的成本较高。主要终点的评估标准是意向治疗分析。有学者已经提出了针对污染和低参与率进行调整的方法，称为符合方案分析（Cuzick 等，1997；Baker 等，2002）。需要注意的是，这些方法不同于将实际筛查的参与者与未筛查的参与者进行比较的方法，后者是一种无效的方法，极有可能造成选择偏差。

二、关于结直肠癌筛查预防效果的观察性研究

由于其参与者并不是随机分配是否接受筛查，因此应谨慎使用观察性研究的数据。鉴于存在领先时间偏倚、病程偏倚和过度诊断偏倚，将筛查发现的病例与筛查之外发现的病例的生存率或分期分布进行比较会出现明显的缺陷。领先时间是指筛查发现癌症的时点至没有进行筛查的情况下从无法直接观察到的临床体征和症状中发现癌症时点之间的时间间隔。根据定义，生存时间是指从确诊日期到死亡日期之间的时间间隔。领先时间偏倚是由于筛查发现癌症的时点早于临床表现而高估了生存时间，很难与导致生命真正延长的早期诊断区分开来。病程偏倚反映了通过筛查发现的惰性肿瘤占较大比例时，这些肿瘤处于临床前状态的时间可能比侵袭性肿瘤更长。过度诊断是病程偏倚的一种极端形式，即通过筛查发现了一种如果没

有筛查就永远不会被诊断出来的肿瘤。

使用队列或病例对照设计来比较接受（或被邀请接受）筛查组与未接受（或未被邀请接受）筛查组的死亡率和/或发病率，可以避免上述偏倚，但通常会涉及某种类型的选择偏倚，因为接受筛查的决定不是随机的，可能与易患或不患癌症的因素有关。对已知的结直肠癌危险因素进行仔细调整可能有助于减少这种偏倚。在评估筛查效果方面，虽然设计良好的病例对照研究可能有帮助，但队列研究通常更可靠。将筛查队列中的发病率或死亡率与同期（或过去）人群中的发病率或死亡率进行比较，也容易产生上述选择偏倚，而且还可能因时间和地区的变化趋势而产生偏倚。

将已实施筛查的地区或国家的发病率或死亡率与同一地区或国家前一时期的发病率或死亡率进行比较，或邻近地区、国家的同期发病率或死亡率进行比较的生态学研究可能是有帮助的，但须遵守生态学研究的标准警告。

几项早期的观察性研究探讨了内镜检查和粪便隐血试验对结直肠癌发病率和死亡率的影响，但这些研究大多在方法上存在重大问题。这些研究中的领先时间偏倚、病程偏倚、选择偏倚和混杂因素在未经调整的情况下可能会导致筛查效果高估或低估。对结局、结直肠癌发病率或死亡率的错误分类（测量偏倚）也会使效应估计值出现偏差。在针对具有一般风险的成人进行的结直肠癌筛查（Screening for Colorectal Cancer in Average-Risk Adults，SCOLAR）的巢式病例对照研究中，Goodman 等（2015）强调了结肠镜检查在观察性研究中所面临的挑战，包括区分结肠镜检查的适应证（筛查或症状调查）。例如，一些观察性研究使用 6 个月的窗口期来排除为调查结直肠癌症状而进行的指标检查。

根据已发表的乙状结肠镜筛查随机对照试验，工作组为纳入效果评价的观察性研究制定了两项标准：一是研究必须在筛查环境中进行，二是不得排除在基线内镜检查中发现的癌症。此外，工作组还制定了六项考虑因素，以权衡个别研究对总体估计值的影响：①必须同时设立对照组；②必须有足够长的随访时间；③样本量必须足够大以检测相关效应；④研究必须采用当代方法进行；⑤结局和暴露的确定必须可靠；⑥必须有潜在的混杂因素数据，并在分析中加以调整。

三、评估结直肠癌筛查的不良影响

筛查的危害是指与未参与筛查相比，个体或人群在参与筛查过程中产生的任何负面效应。重要的是，对筛查危害的评估不仅要量化危害发生的频率，还要量化其严重程度。同样还要认识到随机对照试验的危害可能不同于筛查项目的危害。

（一）危害的定义

Harris 等（2014）提出了一个筛查危害的分类法。筛查的危害有四个领域：身体影响、心理效应、经济压力和机会成本。本综述未考虑经济压力和机会成本（筛查对健康相关活动的间接影响）。在此，又可以根据危害在筛查流程中产生的环节来进行分类：①筛查过程中产生的危害。②筛查试验本身造成的危害。③对筛查阳性者采取措施带来的危害。

筛查过程的潜在危害包括因受邀参加筛查或等待筛查结果而引起的焦虑情绪困扰，以及对个人的生活方式或追求健康的行为产生负面影响。评估这些危害需要经过严格验证的工具，并且最好是在筛查过程中进行纵向研究，可以作为随机对照试验的一部分，比较受邀参加筛查的个体和未受邀参加筛查的个体之间的差异。

从阴性筛查结果（无论是真阴性还是假阴性）得到的确切结果可能会导致患者容易忽视两次定期筛查之间出现的症状，从而延迟就医，确切的阴性筛查结果导致间期癌患者的延迟诊断，甚至可能死亡。这种对死亡率的影响将构成结直肠癌筛查随机对照试验中筛查组总死亡率的一部分，且无法单独对其测量。不过，如果这种影响出现在随机对照试验的结果中，那么在估计试验的效益危害比时，就没必要将其单独考虑在内。

粪便隐血试验并不会对身体造成危害，但内镜检查的潜在危害包括疼痛、内镜对肠道的物理损伤、可能住院治疗以及手术修复的需要等。此类危害的频率和严重程度可通过具有代表性的筛查队列进行评估。

对筛查阳性者的处理，可能会给他们带来的危害包括由检查和治疗引发的身体损伤，以及对知晓结果及其后续处理的任何方面的心理反应所造成的危害。除了治疗筛查发现的癌症可能带来的危害外，所经历的危害在很大程度上与筛查结果是真阳性还是假阳性无关。一些人将真阳性的定义仅局限于浸润癌，而另一些人则把晚期腺瘤也纳入这个定义之内，并且还有一些人可能将检测出和切除的癌前病变（息肉切除术）也纳入定义范围。

（二）过度诊断

过度诊断的癌症是指通过筛查手段被识别出来的癌症，如果没有进行筛查，则不会被诊断出来。筛查出的癌症病理分级越低，患者在诊断癌症时的预期寿命越短，就越有可能是过度诊断的癌症。过度诊断带来的危害包括将个体贴上癌症患者的标签以及因癌症治疗所引发的任何不良反应。

1. 过度诊断的量化

筛查导致癌症的早期诊断，常使癌症的发病率明显增加，其中一部分是由于提前了那些无论如何都会被诊断出来的癌症的诊断时点，还有一部分是由于过度诊断造成的。为了准确量化过度诊断，有必要对来自同一人群的接受筛查和未接受筛查队列进行随访，直到接受筛查队列的癌症发病率上升趋于稳定，再停止筛查并继续随访队列，直到接受筛查和未接受筛查队列中癌症发病率基本持平。筛查队列中的癌症总超额率就是癌症过度诊断率。实际上，尽管可以通过采用上述大多数特征的精心设计的随机对照试验来近似实现，但这种量化过程很少可能实现。估计过度诊断的方法还有很多，但很少甚至没有方法能得出高度准确的结果（Carter 等，2015；Ripping 等，2017；Davies 等，2018）。

当量化过度诊断时，可以将其视为：①与参加筛查相关的过度诊断的终生累积风险；②过度诊断累积率与未接受筛查者癌症累积率之比，以百分比表示；③接受筛查者中被过度诊断的癌症所占百分比；④筛查出的癌症中被过度诊断的百分比。在一项预防癌症（通过检测和治疗癌前病变）的筛查项目中，接受筛查者的癌症累计诊断率低于未接受筛查者，但实际上无法确定筛查出的癌症中是否存在一些过度诊断的癌症。虽然癌症发病率的降低表明筛查有明显的益处，但癌前病变的检测与治疗也可能导致某些危害，而这些癌前病变在患者的整个生命周期中并不会演变为有症状的浸润癌。

按照通常的定义，过度诊断有三类危害：①给个人贴上癌症患者的标签（这可能会引起焦虑，并可能影响到获得医疗保险和人寿保险的问题）；②治疗的直接副作用；③因癌症诊断所带来的长期后果，如强化监测等。对这些危害进行量化是准确评估筛查利弊的关键因素。

在结直肠癌筛查过程中，上述每种类型的危害都将在一定程度上适用于不同进展程度的单纯性息肉或腺瘤的检测和治疗。

2. 过度诊断癌前病变

有些息肉若不及时切除，就会引发症状，虽然这样的息肉占比很低，但从非腺瘤性息肉到非晚期腺瘤，再到晚期腺瘤（包括多个非晚期腺瘤），这种息肉的比例会逐渐增加。工作组未能就“过度诊断”这一术语是否应包括单纯性息肉、非晚期腺瘤甚至腺瘤的观点达成一致。一些人认为，应该可以估算出有多少腺瘤不会发展为癌症，而这一数字应该作为过度诊断进行报告。（该工作组并不想尝试量化在没有进行筛查的情况下，由于肠道症状而进行的结肠镜检查可能会诊断出多少腺瘤）。其他工作组成员认为，“过度诊断”一词并无益处，报告息肉、非晚期腺瘤和晚期腺瘤的数量以及每种诊断的结果更为恰当。工作组成员一致认为，应报告息肉、非晚期腺瘤和晚期腺瘤的检出频率，以及检出这些病变可能带来的后果，包括潜在的危害及其发生的频率。工作组成员在是否应将与治疗这些癌前病变相关的部分或全部危害归因于筛查这一问题上，尚未达成共识。

四、间期癌

间期癌是指在两次常规筛查之间被诊断出的癌症，即在筛查试验呈阳性之后诊断的癌症，但并不是由于该筛查试验而诊断出来的。因此，间期癌是筛查或筛查呈阳性后的调查中所遗漏的癌症，或者是在最近一次筛查后发展起来的癌症。

对于大多数筛查来说，间期癌的发生率取决于筛查间隔。间隔越短，发生间期癌的几率越小。因此，不妨考虑筛查结果为阴性 x 年后诊断出的癌症（x = 1，2，3，…），并在下一次筛查时对随访情况进行普查。首次筛查后的间期癌发生率也可能高于后续的筛查，这是因为首次筛查时癌症的患病率较高，因此在两次筛查之间的首次间隔期发生癌症的风险也较高。

尽管有些人认为间期癌是筛查的一种危害，但他们更倾向于认为间期癌是由于筛查技术灵敏度不够（可能不可避免）而导致获益的损失。没有证据表明，如果未进行筛查，间期癌也不会被诊断出来。然而，间期癌是筛检试验不够灵敏的一个指标，如果筛查人群中的间期癌发生率高于筛查试验的质量保证基准，则应寻找并解决这种性能缺陷的原因。

五、效益危害比和成本效益

只有在筛查效益大于其危害，且所需财政资源与筛查的净效益相比合理（即筛查具有成本效益）的情况下，才应实施筛查。

（一）效益危害比

所有形式的筛查既涉及效益，也涉及伤害。世界卫生组织（Andermann 等，2008）和美国预防服务工作组（Harris 等，2011）发布的最新筛查标准都明确提到，效益和危害之间的平衡是实施筛查干预的决定性标准。这一标准的难点在于如何客观地权衡筛查的效益和危害，因为它们的衡量标准各不相同。通过筛查可以预防的每一例结直肠癌死亡病例或每一例结直肠癌新发病例，究竟能接受多大的危害？越来越多的研究一致发现，筛查试验的特性（如效力、流程和成本）是选择实施筛查项目和筛查方法的重要决定因素（Mansfield 等，2016）。

通过向考虑接受筛查的人提供结果表，介绍筛查的所有潜在效益和危害的定量信息，可以帮助人们在知情的情况下做出是否参加筛查的决定。这种结果表是向患者提供信息的有效工具，但政府或指南发布机构仍需判定整个人群的效益危害比是否合理。主观上，这可以简单地通过委员会达成共识来实现；也可以采取更客观的方式，即将效益和危害转化为可以对其进行衡量的综合指标，如获得或损失的质量调整寿命年（quality-adjusted life years，QALYs）或伤残调整寿命年（disability-adjusted life years，DALYs）（见下文）。这种做法很少见。

（二）成本效益

QALYs 和 DALYs 是衡量健康或寿命得失的两个综合指标，可用于估计健康干预措施的净效果。它们各自将寿命年数和寿命质量整合成一个统一的衡量标准。QALYs 是对接受干预的群体所获得或损失的寿命进行总体衡量，并根据寿命质量的衡量标准进行加权。为此，寿命质量通常以一个人在没有疼痛和精神障碍的情况下进行日常生活活动的能力来衡量，完全有能力的权重为 1，完全没有能力的权重为 0。一个 DALYs 可被视为无伤残寿命的一个损失年，其中因死亡而损失的寿命年数权重为 1，无任何伤残的寿命年数权重为 0。将一个人群的 DALYs 合计来衡量，如上文所述的质量调整寿命年。

为了将随机对照试验的结果外推到终生 QALYs 和 DALYs，通常使用数学模型来跟踪干预措施的效益和危害，并在所使用的 QALYs 权重中考虑干预措施对干预组参与者造成的任何不良影响，还考虑了死亡人数，汇总每个组的 QALYs 或 DALYs，计算两组之间的差值，作为干预措施的净效益，并用获得的 QALYs 或避免的 DALYs 表示，数值可为正或负。

成本效益分析是将不同干预措施的健康效益与经济成本进行正式比较，从而帮助决策者在资源有限的情况下确定能产生最大健康效益的干预措施（Cantor，1994）。需要考虑的成本视角度而定，但通常不仅包括干预措施本身（在本文中为筛查）的成本，还包括诊断跟踪和检查以及不良影响的成本。此外，还包括通过治疗可预防的疾病（或晚期疾病）而可能节省的长期费用。成本效益分析的结果总结为增量成本效益比。分母中包括特定策略（本手册中为结直肠癌筛查预防计划）与替代策略（无结直肠癌筛查计划）相比所获得的 QALYs 或避免的 DALYs，分子中包括该策略（与相同替代策略相比）的额外（增量）成本，从而得出每避免 1 个 DALYs 或每获得 1 个 QALYs 的增量成本（Cantor，1994）。干预措施的未来成本和效益通常折算为现值（Sanders 等，2016）。

为确保有效利用资源，不仅应将筛查等干预措施的成本效益与未进行筛查的情况进行比较，还应酌情与其他筛查干预措施进行比较。例如，应将内镜筛查的成本和效果与基于粪便的筛查策略进行比较，以及将每 10 年进行一次内镜检查与单轮次内镜检查的成本和效益进行比较。增量成本效益比也可用于这种比较。

世界卫生组织的人群筛查原则中明确指出，只有在成本和收益之间达到良好平衡时，才应实施筛查。遗憾的是，“良好的平衡”并没有一个通用的定义（Wilson 和 Jungner，1968）。例如在美国，一项干预措施如果能使人们多活一年，而每多活一年的增量成本为 10 万美元，则被认为是在成本与效果之间取得了合理的平衡。英国国家健康与护理卓越研究所表示，每获得 1 个 QALYs 的增量成本效益比低于 2 万英镑的干预措施可被认为具有成本效益（NICE，2013）。根据其他标准，每获得 1 个 QALYs 的成本效益比在 2 万英镑至 3 万英镑之间的干预措施仍可接受，而每获得 1 个 QALYs 所花费的成本超过 3 万英镑的干预措施通常不被视为具有成本效益。世界卫生组织建议将成本效益阈值设定为该国人均 GDP 的 1 ～ 3 倍（WHO，2014）。这种方法与结直肠癌筛查的成本效益研究尤其相关（见第 3.2.6、3.3.6 和 3.5.4 节），这些研究大多在高收入国家进行。因此，中低收入国家在筛查成本和效益方面的研究结果可能会大相径庭，因为这些国家的癌症风险普遍偏低，成本水平也不一，支付能力同样有很大差距。

（三）利用成本效益分析确定筛查的年龄限制和间隔

成本效益分析所能解决的不仅仅是某项干预措施是否具有成本效益的问题。随机对照试验是评估干预措施有效性的参考标准。然而，随机对照试验能评估的策略有限，而不同的潜在策略却数不胜数。筛查策略可以在使用的检测方式、起始和终止筛查年龄以及筛查间隔等方面有所不同。有效的成本效益模型提供了在随机对照试验观察结果之外进行推断的机会，并以有效的方式评估和比较其他干预策略。此外，此类模型还可以估计这些策略对预算和资源的影响，从而只考虑在特定环境下切实可行的策略。以在荷兰实施的结直肠癌筛查项目为例，其成本效益模型显示，最具成本效益的筛查策略是采用较低阳性临界值的粪便免疫法隐血试验（faecal immunochemical test，FIT）（Wilschut 等，2011a）。然而，在结肠镜检查容量受限的情况下，模型结果显示，最具成本效益的替代方法是提供具有更高阳性临界值的粪便免疫化学试验（Wilschut 等，2011b）。

参考文献

Andermann A, Blancquaert I, Beauchamp S, Déry V (2008). Revisiting Wilson and Jungner in the genomic age: a review of screening criteria over the past 40years. Bull World Health Organ, 86(4):317-9. doi:10.2471/BLT.07.050112 PMID:18438522

Baker SG, Kramer BS, Prorok PC (2002). Statistical issues in randomized trials of cancer screening. BMC Med Res Methodol, 2(1):11. doi:10.1186/1471-2288-2-11 PMID:12238954

Cantor SB (1994). Cost-effectiveness analysis, extended dominance, and ethics: a quantitative assessment. Med Decis Making, 14(3):259-65. doi:10.1177/0272 989X9401400308 PMID:7934713

Carter JL, Coletti RJ, Harris RP (2015). Quantifying and monitoring overdiagnosis in cancer screening: a systematic review of methods. BMJ, 350:g7773. doi:10.1136/bmj.g7773 PMID:25569206

Cuzick J, Edwards R, Segnan N (1997). Adjusting for non-compliance and contamination in randomized clinical trials. Stat Med, 16(9):1017-29. doi:10.1002/ (SICI)1097-0258(19970515)16:9 < 1017::AIDSIM508 > 3.0.CO;2-V PMID:9160496

Davies L, Petitti DB, Martin L, Woo M, Lin JS (2018). Defining, estimating, and communicating overdiagnosis in cancer screening. Ann Intern Med, 169(1):3643. doi:10.7326/M18-0694 PMID:29946705

Goodman M, Fletcher RH, Doria-Rose VP, Jensen CD, Zebrowski AM, Becerra TA, et al. (2015). Observational methods to assess the effectiveness of screening colonoscopy in reducing right colon cancer mortality risk:SCOLAR. J Comp Eff Res, 4(6):541-51. doi:10.2217/ cer.15.39 PMID:26201973

Harris R, Sawaya GF, Moyer VA, Calonge N (2011). Reconsidering the criteria for evaluating proposed screening programs: reflections from 4current and former members of the U.S. Preventive Services Task Force. Epidemiol Rev, 33(1):20-35. doi:10.1093/epirev/ mxr005 PMID:21666224

Harris RP, Sheridan SL, Lewis CL, Barclay C, Vu MB, Kistler CE, et al. (2014). The harms of screening: a proposed taxonomy and application to lung cancer screening. JAMA Intern Med, 174(2):281-5. doi:10.1001/jamainternmed.2013.12745 PMID:24322781

Mansfield C, Tangka FK, Ekwueme DU, Smith JL, Guy GP Jr, Li C, et al. (2016). Stated preference for cancer screening: a systematic review of the literature, 1990-2013. Prev Chronic Dis, 13:E27. doi:10.5888/ pcd13.150433 PMID:26916898

NICE (2013). Guide to the methods of technology appraisal 2013. Process and Methods Guides No. 9. London, UK: National Institute for Health and Care Excellence. Available from: https://www.nice.org.uk/ process/pmg9/.

Ripping TM, Ten Haaf K, Verbeek ALM, van Ravesteyn NT, Broeders MJM (2017). Quantifying overdiagnosis in cancer screening: a systematic review to evaluate the methodology. J Natl Cancer Inst, 109(10):dxj060. doi:10.1093/ jnci/djx060 PMID:29117353

Sanders GD, Neumann PJ, Basu A, Brock DW, Feeny D, Krahn M, et al. (2016). Recommendations for conduct, methodological practices, and reporting of cost-effectiveness analyses: Second Panel on Cost-Effectiveness in Health and Medicine. JAMA, 316(10):1093-103. doi:10.1001/jama.2016.12195 PMID:27623463

Weinstein MC (2008). How much are Americans willing to pay for a quality-adjusted life year? Med Care, 46(4):343-5. doi:10.1097/MLR.0b013e31816a7144 PMID:18362811

WHO (2014). Cost-effectiveness and strategic planning (WHO-CHOICE): threshold values for intervention cost-effectiveness by region. Geneva, Switzerland: World Health Organization. Available from: https:// www.who.int/ choice/costs/en/.

Wilschut JA, Habbema JD, van Leerdam ME, Hol L, Lansdorp-Vogelaar I, Kuipers EJ, et al. (2011b). Fecal occult blood testing when colonoscopy capacity is limited. J Natl Cancer Inst, 103(23):1741-51. doi:10.1093/ jnci/djr385 PMID:22076285

Wilschut JA, Hol L, Dekker E, Jansen JB, Van Leerdam ME, Lansdorp-Vogelaar I, et al. (2011a). Cost-effectiveness analysis of a quantitative immunochemical test for colorectal cancer screening. Gastroenterology, 141(5):1648-55. e1. doi:10.1053/j.gastro.2011.07.020 PMID:21784045

Wilson JMG, Jungner G (1968). Principles and practice of screening for disease. Public Health Papers No. 34. Geneva, Switzerland: World Health Organization. Available from: http://whqlibdoc.who.int/php/WHO_ PHP_34.pdf.

第二节 粪便隐血试验

一、技术

（一）简介

粪便隐血试验（faecal occult blood tests，FOBT）是用于结直肠癌筛查的主要检测方法，其原理是检测粪便中的胃肠道隐血（Young 等，2015；Schreuders 等，2016）。然而，结直肠癌和癌前病变并不是便中带血的唯一原因。除了炎症性肠病或结肠炎等其他疾病外，痔疮、增生性息肉和憩室病等其他病变也会导致便血（Digby 等，2013）。粪便隐血试验检测出胃肠道出血的概率取决于出血的解剖部位、患者特征［粪便的排出时间、粪便的黏稠度、肠道中血红蛋白（Hb）的降解］以及影响胃肠道病变出血的因素（间歇性出血）（Ahlquist 等，1989）。此外还包括试验的内在因素，如检测 Hb 分子或其他血液成分的存在或活性的能力，同样也会影响出血的检测（Young 等，2015）。根据出血的来源，粪便中会含有处于不同降解阶段的 Hb、血红素或球蛋白分子（Rose 等，1989；Young 等，1990；Rockey 等，1999）。

近期，研发出了一种 DNA 与粪便免疫化学成分相结合的检测方法以筛查结直肠癌（见第 3.7.1 节）。

（二）方法与设备

1. 愈创木脂粪便隐血试验（gFOBT）

愈创木脂粪便隐血试验（guaiac FOBT，gFOBT）是由德国胃肠病学家 Boas 在 20 世纪初开发的（Boas，1914）。gFOBT 是首个被广泛用于结直肠癌筛查并在随机对照试验中进行评估的检测技术（见第 3.2.2 节）。gFOBT 通过使用浸渍有愈创木脂（从愈创木的木质树脂中提取）的纸张来检测血液，并加入过氧化氢。当它与血红素（但不完全是）接触时，过氧化物酶就会氧化愈创木脂，从而变为蓝色，这种蓝色可被作为定性结果，即被评估为阳性结果，表示存在血液。标准的 gFOBT 由三张纸卡组成，每张纸卡有两个面板，需要分别采集三次粪便样本（Schreuders 等，2016）。gFOBT 可在有或没有再水化的情况下进行分析。粪便样本中的 Hb 浓度低于约 600μg Hb/g；当应用再水化 gFOBT 时，分析灵敏度更高，但同时也会得到更多的假阳性结果（Tinmouth 等，2015）。一家制造商开发了一种高灵敏度 gFOBT（high-sensitivity gFOBT，HSgFOBT），其性能与再水化 gFOBT 相似（Allison 等，1996）。gFOBT 是依靠肉眼读取结果，这会导致评价的主观性。由于结果不能通过自动化仪器进行量化，故不适用于高通量筛查项目。

2. 粪便免疫化学试验（FIT)

用于检测 Hb 的 FIT 是由临床病理学家 Barrows 于 20 世纪 70 年代末开发的。该方法使用山羊抗 Hb 抗体，与 gFOBT 相比，在检测粪便中少量 Hb 方面具有更高的灵敏度和特异度（Barrows 等，1978）。FIT 通过不同的免疫测定方法检测人类 Hb 的球蛋白分子。其中使用最广泛的两种方法是横向流动免疫层析法（定性）和免疫比浊法（定量）（Phalguni 等，2015）。FIT 检测人体血液具有高灵敏度（Rockey，1999），检测范围为 1 ～ 300μg Hb/g 粪便，具体取决于 FIT 的特性和制造商。不过，FIT 通常无法检测到来自上消化道（即胃部以上）的微量血液，因为后者会被消化蛋白水解酶降解（Rockey 等，1999）。

在定性 FIT 中，每个制造商都可以根据特定的 Hb 浓度调整分析条件。定量 FIT 的检测限制范围为 6 ～ 50μg Hb/g 粪便。FIT 通常使用样本采样器收集粪便样本，该样本采样器专为在分析仪上直接处理粪便样本而设计；这样可实现高通量、标准化，从而降低性能的变异（Tinmouth 等，2015）。

与结肠病变相关的粪便 Hb 浓度会随着腺癌的发展逐渐增加，从正常黏膜到增生性息肉，再到非晚期息肉，最后到晚期息肉到癌（Carroll 等，2014）。多项研究表明，Hb 浓度与结直肠肿瘤的检测之间存在联系（Liao 等，2013；Auge 等，2014；van Doorn 等，2015；Chen 等，2016）。因此，定量 FIT 的性能取决于用于定义阳性检测结果的临界值。如果提高 FIT 临界值，则可检测到更少但更晚期的病变，所需的结肠镜检查次数也会减少（Allison 等，2014）。通过使用定量 FIT，筛查项目可根据自身资源选择合适的粪便 Hb 临界值（Halloran 等，2012；Allison 等，2014）。

（三）影响 FOBT 结果和质量控制的技术因素

1. 愈创木脂粪便隐血试验（gFOBT）

在 gFOBT 中，任何膳食中的 Hb 或肌红蛋白（如来自肉类的血红蛋白或肌红蛋白，尤其是生肉或半熟肉）以及具有过氧化物酶特性的药物或食物（如一些未熟的水果和蔬菜，如卷心菜和青豆）都有可能导致检测结果呈阳性，但没有一致的证据表明限制或不限制这些食物对 gFOBT 的阳性率有显著影响（Rozen 等，1999；Pignone 等，2001）。相反，药物或食物中的抗氧化剂（例如维生素 C 或维生素 E）有可能通过干扰愈创木脂的氧化作用而导致检测结果呈阴性（Jaffe 等，1975；Müftügil，1985；Allison 等，2014）。没有一致的证据表明阿司匹林、非甾体抗炎药或华法林等抗凝药会导致未患疾病的人出现 gFOBT 阳性结果（Norfleet，1983；Greenberg 等，1996，1999；Kahi 和 Imperiale，2004；Clarke 等，2006）或改变 gFOBT 的阳性预测值（Sawhney 等，2010；Lee 等，2012；Gandhi 等，2013）。最后，使用铁补充剂、抗酸剂或含铋止泻剂治疗的患者，其粪便呈深绿色或黑色，可能与 gFOBT 阳性的蓝色相混淆（Laine 等，1988；Rockey，1999）。

影响 gFOBT 读数的因素包括观察者之间的差异、实验室人员读数的可重复性（Niv，1990；Fleisher 等，1991；Selinger 等，2003）、温度、gFOBT 纸卡的设计、实验室墙壁的颜色以及人工照明的亮度。

专业的外部质量评估并不常见，内部质量控制通常仅限于 gFOBT 纸卡中的性能监测功能。开展员工培训（包括阳性结果的双读）能显著提升对结果解释的可靠性和有效性（Rabeneck 等，2008）。

2. 粪便免疫化学试验（FIT）

FIT 对所有类型的低浓度正常人类 Hb（不包括胎儿 Hb）都很敏感，因此分析的特异性得到显著提高，避免了与膳食 Hb 以及其他膳食成分的交叉反应（Allison 等，2014）。

定量 FIT 正逐渐成为最常用的基于粪便的结直肠癌筛查方法（Schreuders 等，2015）。市面上存在众多不同的定量 FIT 设备，它们在收集方法、Hb 稳定性、分析技术、多克隆或单克隆抗体特性或校准材料方面各不相同。不同制造商生产的 FIT 之间的主要区别之一是它们使用了不同的粪便样本收集装置，收集的粪便量和使用的保存缓冲液的体积都有所不同（Fraser 等，2012）。通过调整临界值以提供特定的阳性率或确定的特异性水平，可在很大程度上减少定量 FIT 诊断性能中观察到的或明显的差异（Gies 等，2018）。

生产自动定量 FIT 的制造商提供内部质量控制，而参与外部质量评估计划对于有不同实验室参与的国家筛查项目尤为重要（Halloran 等，2012）。另一个必须考虑的重要问题是样本质量。球蛋白分子（用 FIT 检测）不如血红素分子（用 gFOBT 检测）稳定；因此，在从采集样本到进行分析的过程中，应当避免球蛋白发生蛋白水解。样本在冷藏环境下保持良好的稳定性，但随着温度的升高，稳定性会明显下降。在 4℃的冷藏条件下，样本在 21 天内无明显的降解（日降解率为 0.3% ± 0.4%），而在 28 ℃下保存的样本，日降解率达到了 3.7% ± 1.8%（Vilkin 等，2005；Rozen 等，2006；Halloran 等，2012）。多项研究报告显示，在高温季节，阳性率、检出率和临床灵敏度均有降低（van Roon 等，2012；Doubeni 等，2016）。尽管制造商致力于开发新的保存缓冲液以提高稳定性，但样本保存仍是基于 FIT 的筛查项目所面临的一项挑战。表 3-2-1 总结了 gFOBT 和 FIT 的主要特征。

（四）筛查性能

筛查性能指的是检测出癌症和区分癌症与非癌症的能力。结直肠癌筛查试验的最终效果取决于其在筛查中的性能，即多轮试验以及成功完成阳性检测结果诊断随访的受试者的整个筛查过程。

表 3-2-1 gFOBT 和 FIT 用于结直肠癌筛查的主要特征

gFOBT	FIT
化学反应	免疫化学反应
对人类 Hb 无特异性	对人类 Hb 有特异性
较大的粪便样本	较小的粪便样本
标本采集繁琐	标本采集简便
定性	定性或定量
主观解读测试结果	客观解读测试结果
人工分析	自动化分析（高通量）
基本质量控制程序	高级质量控制程序
对下肠道无特异性	对下肠道的分析特异性更高
晚期肿瘤的灵敏度和检出率较低	晚期肿瘤的灵敏度和检出率较高

注：FIT，粪便免疫化学试验；gFOBT，愈创木脂粪便隐血试验。

gFOBT（任何类型）检测结直肠癌和晚期腺瘤的灵敏度范围很广（表 3-2-2）。对于 FIT（任何类型），检测出结直肠癌的合并灵敏度和特异度（基于 meta 分析）分别为 79%（95% CI，69% ～ 86%）和 94%（95% CI，92% ～ 95%）（Lee 等，2014）。然而，不同的 FIT 策略具有不同的灵敏度和特异度（表 3-2-3）。几项在具有一般风险人群中进行的筛查研究表明，在检测结直肠癌和晚期肿瘤方面，FIT 的灵敏度高于 gFOBT。

表 3-2-2 gFOBT 检测结直肠癌、晚期腺瘤或晚期肿瘤的性能

参考文献	所用检测	灵敏度（%）	特异度（%）
结直肠癌			
Bang 等（1986）	Hemoccult II（非再水化）	25.0	97.6
Ahlquist 等（1993）	Hemoccult II（非再水化）	25.0	–
Castiglione 等（1994）	Hemoccult II（再水化）	85.7	–
Castiglione 等（1994）	Hemoccult II SENSA（HSgFOBT）	71.7	–
Allison 等（1996）	Hemoccult II（非再水化）	37.1	97.7
Allison 等（1996）	Hemoccult II SENSA（HSgFOBT）	79.4	86.7
Lieberman 等（2001）	Hemoccult II（再水化）	50.0	94.0
Sung 等（2003）	Hemoccult II（非再水化）	25.0	79.0
Imperiale 等（2004）	Hemoccult II（非再水化）	12.9	95.2
Allison 等（2007）	Hemoccult II SENSA（HSgFOBT）	64.0	91.0
Park 等（2010）	Hemoccult II（非再水化）	30.8	92.4
Parra-Blanco 等（2010）	Hemofec（非再水化）	54.2	96.9

续表

参考文献	所用检测	灵敏度（%）	特异度（%）
晚期腺瘤			
Allison 等（1996）	Hemoccult II（非再水化）	30.8	98.1
Allison 等（1996）	Hemoccult II SENSA（HSgFOBT）	68.6	87.5
Imperiale 等（2004）	Hemoccult II（非再水化）	11.0	-
Allison 等（2007）	Hemoccult II SENSA（HSgFOBT）	41.0	-
Ahlquist 等（2008）	Hemoccult II（非再水化）	11.0	98.0
Ahlquist 等（2008）	Hemoccult II SENSA（HSgFOBT）	21.0	97.0
Park 等（2010）	Hemoccult II（非再水化）	13.6	92.4
Parra-Blanco 等（2010）	Hemofec（非再水化）	19.8	97.4
晚期肿瘤（结直肠癌 + 晚期腺瘤）			
Allison 等（1996）	Hemoccult II（非再水化）	32.4	98.1
Allison 等（1996）	Hemoccult II SENSA（HSgFOBT）	71.2	87.5
Lieberman 等（2001）	Hemoccult II（再水化）	24.0	-
Sung 等（2003）	Hemoccult II（非再水化）	14.0	-
Park 等（2010）	Hemoccult II（非再水化）	16.7	92.9
Parra-Blanco 等（2010）	Hemofec（非再水化）	23.8	97.7

注：gFOBT，愈创木脂粪便隐血试验；HSgFOBT，高灵敏度 gFOBT；Hemoccult II，标准的基于愈创木脂的粪便隐血试验；Hemoccult II SENSA，高灵敏度的基于愈创木脂的粪便隐血试验；Hemofec，基于四甲基联苯胺的粪便隐血试验。

表 3-2-3　FIT 检测结直肠癌的性能

受试者人数	病变数量	研究数量	FIT 检测	灵敏度（%）（95% CI）	特异度（%）（95% CI）
111 125	422	19	所有（定性和定量）	79（69 ～ 86）	94（92 ～ 95）
54 275	196	11	临界值 < 20 μg Hb/g 粪便	86（75 ～ 92）	91（69 ～ 93）
13 796	63	6	临界值 20 ～ 50 μg Hb/g 粪便	63（43 ～ 79）	96（94 ～ 97）
42 075	156	4	临界值 > 50 μg Hb/g 粪便	67（59 ～ 74）	96（94 ～ 98）
86 481	317	13	合并；1 个样本	78（65 ～ 87）	95（93 ～ 96）
15 892	78	4	合并；2 个样本	77（59 ～ 89）	93（90 ～ 95）
19 514	89	6	合并；3 个样本	80（66 ～ 89）	93（89 ～ 95）

注：CI，置信区间；FIT，粪便免疫化学试验；
基于 Lee 等人的 meta 分析

粪便隐血试验的另一个重要问题是多轮筛查的累积效果。在意大利 50 ～ 69 岁人群中开展的一项基于 FIT 的筛查研究显示，经过五轮两年一次的筛查后，结直肠癌（0.85%）和晚期腺瘤（5.9%）的累积检出率与在意大利的另一项筛查（受试者年龄为 50 ～ 69 岁；结直肠癌为 0.85%，晚期腺瘤为 5.9%）和美国的一项试验（受试者年龄为 50 ～ 84 岁；结直肠癌为 0.7%，晚期腺瘤或≥ 1cm 的无蒂锯齿状病变为 7.6%）中使用结肠镜进行的一轮初级筛查所报告的结果相似（Zorzi 等，2018）。这些数据表明，FIT 筛查的效果与重复检测的累积灵敏度密切相关。因此，FIT 与其他筛查策略之间的比较不应基于单轮 FIT。就定量 FIT 而言，一项研究表明，经过 5 年的随访，FIT 结果在 8 ～ 10μg Hb/g 粪便（低于既定的阳性临界值）的参与者的晚期肿瘤累积发病率比那些基线检测时检测不到粪便 Hb 的参与者高出 8 倍之多（Grobbee 等，2017a）。中国台湾地区的一项研究报告称，随着粪便中 Hb 浓度的上升，间期癌的风险也随之增加，相对危险度从 Hb 浓度为 50 ～ 99μg Hb/g 粪便的 1.6 到 Hb 浓度高于 149μg Hb/g 粪便的 2.9 不等（Chiu 等，2017）。第 3.4.2 节总结了 gFOBT 与 FIT 在晚期肿瘤检出率方面的性能比较。

（五）影响性能的其他因素

通过粪便化验检测便血的能力与结直肠病变的特征及其定位密切相关。由于无蒂锯齿状病变通常表现为扁平、无溃疡和无出血特征，因此 FOBT 无法检测到这些病变（Heigh 等，2014），且因其发病率不高，不太可能成为基于 FOBT 的筛查计划的合适目标（Zorzi 等，2017）。关于定位方面，Brenner 等（2017）报告，FIT 检测结肠远端晚期腺瘤的灵敏度（44%；95% CI，38% ～ 51%）高于结肠近端（20%；95% CI，14% ～ 28%）。

粪便中的 Hb 浓度随性别和年龄而变化，尤其是老年人和男性的 Hb 浓度更高（McDonald 等，2011）。不同国家甚至同一城市不同社区之间也存在差异，这些差异与社会经济贫困程度有关（Fraser 等，2014，2015；Buron 等，2017）。FOBT 的性能在男性和女性之间也有所不同（Brenner 等，2010a）。对男性和女性使用相同临界值的 FIT 结果显示，发现男性晚期结直肠癌的灵敏度比女性高，特异度比女性低（Grobbee 等，2017b）。尽管存在这些差异，筛查计划目前在临界值和筛查间隔方面对男性和女性采用相同的策略。根据年龄和性别调整临界值有助于提高以 FIT 为基础的结直肠癌筛查计划的有效性，并优化现有内镜检查资源的使用。

二、随机对照试验

（一）随机对照试验的说明

目前已发表了五项关于使用 gFOBT 进行筛查的随机对照试验。这些试验的特点见表 3-2-4。

在 1975 年开始的明尼苏达州试验中，46 551 名 50 ～ 80 岁的参与者被随机分配到每年一次结直肠癌筛查、每两年一次筛查的试验组或对照组（Mandel 等，1993）。参与者是从美国癌症协会和美国明尼苏达州其他团体的志愿者中招募的。参加者提交了六张愈创木脂浸渍的纸片（Hemoccult 试验），其中包含三次连续粪便样本中的两次涂片。这些纸片被寄往中心实验室进行检测，由于邮寄延误可能会使纸片变得干燥（检测灵敏度也会随之降低），因此从 1977 年开始，在处理纸片时会滴一滴水进行再水化。这一程序于 1982 年全面实施，并一直沿用到试验筛选结束（82.5% 的纸片再水化）。有一张或多张纸片检测结果呈阳性的参与者被建议接受进一步的诊断评估。最初是进行硬式乙状结肠镜检查或单对比钡灌肠检查，1978 年改为结肠镜检查。

与明尼苏达州的试验不同，其他四项随机对照试验都没有设立一年一度的筛查组，并且其中只有一项试验对纸片进行了再水化。

在诺丁汉试验中，从英国诺丁汉的全科医生登记册中选取了 152 850 人，将他们随机分配到每两年进行一次 Hemoccult（从连续三次粪便中各取两次样本）的筛查组或对照组（Hardcastle 等，1996）。对照组未被告知这项研究。对最多有四张纸片检测结果呈阳性的人进行重复检测。为了限制假阳性率，建议这些人在从连续三次粪便中各取两次样本之前，限制饮食两天。只有在第一次检测时有五张及以上纸片呈阳性的参与者，以及在重复检测时有一张及以上纸片呈阳性的参与者，才会被建议进一步接受结肠镜检查。

在富能试验中，从富能县人口登记册中随机选取了 137 485 名丹麦富能的居民，并随机分配到每两年进行一次 Hemoccult Ⅱ的筛查组、对照组或不参加研究（Kronborg 等，1996）。对照组并不知晓该研究的情况，并继续像往常一样使用医疗设施。研究人员要求参与者提供连续三次粪便，每次两份样本。检测结果有一张及以上纸片呈阳性的参与者将被邀请进行结肠镜检查。

在哥德堡试验中，瑞典哥德堡的 68 308 名 60 ~ 64 岁的居民分为三个队列（1918–1922 年出生者、1923–1927 年出生者和 1928–1931 年出生者），并随机分配至 Hemoccult Ⅱ筛查组或对照组（Kewenter 等，1994）。第二轮筛查在第一轮筛查后 16 ~ 24 个月进行。要求参与者在三天内提供样本。除 1918–1920 年出生的参与者的样本外，其他样本的纸片均已再水化。将 3 个队列的结果进行合并。1928–1931 年队列中的参与者如果在第一轮或第二轮筛查中检测结果呈阳性，则使用 Hemoccult II 进行复检，只有复检结果为阳性者才需要进一步检查。这包括与医生面谈，以判断参与者在过去六个月中是否出现过腹部症状或直肠出血。并对其进行了直肠检查、直肠镜检查、乙状结肠镜检查和双对比钡灌肠检查。对检查结果呈阴性的患者再次用三张 Hemoccult II 纸片进行检测。有一张及以上纸片检测结果呈阳性的患者则接受结肠镜检查（Kewenter 等，1988）。

2004–2012 年，在芬兰实施全国性的结直肠癌筛查计划期间，60 ~ 69 岁的男性和女性被随机分配接受或不接受每两年一次的结直肠癌筛查，筛查方法采用 gFOBT，没有进行再水化。共有 181 210 名受试者被分配到筛查组，181 282 名受试者被分配到对照组，覆盖了 2012 年底芬兰 60 ~ 69 岁目标人群的 43.5%（Malila 等，2008；Pitkäniemi 等，2015）。

（二）随机对照试验结果

表 3-2-5 列出了已公布的五项随机对照试验最新随访的结直肠癌死亡率和发病率。

在明尼苏达州试验中（Shaukat 等，2013），经过平均 30 年的随访，一年一次筛查组的结直肠癌累积死亡率为 42/10 万人年（200 例死亡；1.8%），两年一次筛查组为 50/10 万人年（237 例死亡；2.2%），而对照组为 63/10 万人年（295 例死亡；2.7%）。筛查降低了结直肠癌死亡率（每年一次筛查的相对危险度［RR］，0.68；95% CI，0.56 ~ 0.82；每两年一次筛查的相对危险度［RR］，0.78；95% CI，0.65 ~ 0.93）。在分层分析中，两年一次筛查组男性结直肠癌死亡率的降低幅度显著大于女性（男性：RR，0.63；95% CI，0.48 ~ 0.82；女性：RR，0.92；95% CI，0.72 ~ 1.18）。此外，与 60 岁以下或 70 岁以上的男性相比，60 ~ 69 岁男性的结直肠癌死亡率降低幅度最大（$P_{交互} < 0.04$）。明尼苏达州试验早先发表的一份关于 18 年随访后结直肠癌发病率的报告显示，一年一次筛查组的结直肠癌累积发病率的相对危险度为 0.80（95% CI，0.70 ~ 0.90），两年一次筛查组的结直肠癌累积发病率的相对危险度为 0.83（95% CI，0.73 ~ 0.94）（Mandel 等，2000）。［工作组指出，该随机对照试验中结直肠癌发病率的降低可能是由于再水化 gFOBT 的阳性率较高，使参与者中转诊结肠镜检查的人数增加。］

表 3-2-4　采用 gFOBT 进行结直肠癌筛查的随机对照试验

试验国家 参考文献[a]	随机化 设计	受试者 人数	筛查累积期		入组年龄 （岁）	干预措施	筛查间隔 （年）	筛查轮次	第一轮参与率 （%）
			筛查组	对照组					
明尼苏达州试验 美国 Mandel 等（1993）	个体	46 551	1975–1977	1975–1977	50 ～ 80	R-gFOBT[b]	1 2	11（每年一次） 6（两年一次）	NR
诺丁汉试验 英国 Hardcastle 等（1996）	个体	152 850	1981–1991	1981–1991	45 ～ 74	gFOBT	2	3 ～ 6	53.4
富能试验 丹麦 Kronborg 等（1996）	个体	137 485	1985	1985	45 ～ 75	gFOBT	2	9	66.8
哥德堡试验 瑞典 Kewenter 等（1994）	个体	68 308	1982–1990	1982–1990	60 ～ 64	R-gFOBT[c]	2	2 ～ 3	63.0
芬兰筛查计划 芬兰 Malila 等（2008）	整群	360 492 [sic][d]	2004–2012	2004–2012	60 ～ 69	gFOBT	2	NA	68.8

注：gFOBT，愈创木脂粪便隐血试验；NA，不适用；NR，未报告；R-gFOBT，再水化 gFOBT。

[a] 介绍试验设计的第一份出版物的参考文献。

[b] 82.5% 的纸片再水化。

[c] 91.7% 的纸片再水化。

[d] 该值可能为 362 492，即 181 210 和 181 282 之和（见正文）。

表 3-2-5 gFOBT 筛查结直肠癌的随机对照试验

试验 国家 参考文献	入组/筛查年龄（岁）	随访时间（年）	受试者人数	结直肠癌死亡率		结直肠癌发病率	
				RR	95% CI	RR	95% CI
明尼苏达州试验 美国 Shaukat 等（2013）	50～80	平均，30[a]	46 551	0.68 0.78	（0.56～0.82）（每年） （0.65～0.93）（每两年）	0.80 0.83	（0.70～0.90）（每年） （0.73～0.94）（每两年）
诺丁汉试验 英国 Scholefield 等（2012）	45～74	中位，19.5	152 850	0.91	（0.84～0.98）	0.97	（0.91～1.03）
富能试验 丹麦 Kronborg 等（2004）	45～75	平均，17	137 485	0.84	（0.73～0.96）	1.02	（0.93～1.12）
哥德堡试验 瑞典 Sweden Lindholm 等（2008）	60～64	平均，9	68 308	0.84	（0.71～0.99）	0.96	（0.86～1.06）
芬兰筛查计划 芬兰 Pitkäniemi 等（2015）	60～69	中位，4.5	360 492 [sic][b]	1.04	（0.84～1.28）	1.11	（1.01～1.23）

注：CI，置信区间；CRC，结直肠癌；gFOBT，愈创木脂粪便隐血试验；RR，相对危险度。

[a] 基于 18 年随访的发病率（Mandel 等，2000）。

[b] 该值可能为 362 492（见表 3-2-4）。

在诺丁汉试验中（Scholefield 等，2012），中位随访时间长达 19.5 年，两年一次筛查组的结直肠癌累积死亡率为 91/10 万人年（1176 例死亡），而对照组为 100/10 万人年（1300 例死亡）。通过筛查，结直肠癌的死亡率有所降低（RR，0.91；95% CI，0.84～0.98）。在降低结直肠癌死亡率方面，男性与女性之间的差异不大，同样，60 岁以下和 60 岁及以上人群的差异也相对较小。筛查组和对照组之间的结直肠癌发病率并没有显著差异（RR，0.97；95% CI，0.91～1.03）。

在哥德堡试验中（Lindholm 等，2008），经过长达 9 年的随访，两年一次筛查组的结直肠癌累积死亡率为 53/10 万人年（252 例死亡），而对照组为 64/10 万人年（300 例死亡）。筛查降低了结直肠癌死亡率（RR，0.84；95% CI，0.71～0.99）。筛查组和对照组之间的结直肠癌发病率并没有显著差异（RR，0.96；95% CI，0.86～1.06）。

在芬兰筛查计划中（Pitkäniemi 等，2015），中位随访时间为 4.5 年，两年一次筛查组的结直肠癌累积死亡率为 21.1/10 万人年（170 例死亡），而对照组为 20.4/10 万人年（164 例死亡）。

该项筛查计划并没有降低结直肠癌的死亡率（RR，1.04；95% CI，0.84 ～ 1.28）或结直肠癌的发病率（RR，1.11；95% CI，1.01 ～ 1.23）。

（三）随机对照试验的 meta 分析结果

表 3-2-6 列出了已发表的四项关于使用 gFOBT 进行结直肠癌筛查效果的随机对照试验的 meta 分析结果。第一项 meta 分析发表于 1998 年（Towler 等，1998），最近一项发表于 2016 年（Fitzpatrick-Lewis 等，2016）。其中三项 meta 分析（Towler 等，1998；Hewitson 等，2008；Fitzpatrick-Lewis 等，2016）纳入了表 3-2-4 所述的明尼苏达州、诺丁汉、富能和哥德堡试验的结果，但 Fitzpatrick-Lewis 等只纳入了明尼苏达州试验的一年一次筛查组。另一项 meta 分析（Moayyedi & Achkar，2006）不包括哥德堡试验，也排除了明尼苏达州试验中一年一次筛查组的结果。不同 meta 分析的结果非常一致，都显示出结直肠癌死亡率略有显著性降低。结直肠癌死亡率的相对危险度范围为 0.82 ～ 0.87。根据对明尼苏达州试验和诺丁汉试验结果的合并估计，使用 gFOBT 筛查可将晚期结直肠癌发病率降低 8%（RR，0.92；95% CI，0.85 ～ 0.99），这两项试验的合并样本为 220 284 人，中位随访时间为 14.25 年（Fitzpatrick-Lewis 等，2016）。

表 3-2-6　采用 gFOBT 进行结直肠癌筛查效果随机对照试验的 meta 分析结果

参考文献	纳入的所有 RCT 的最长随访时间（年）	总人数		结直肠癌死亡人数		结直肠癌死亡率	
		筛查组	对照组	筛查组	对照组	RR	95% CI
Towler 等（1998）[ab]	10	172 734	156 908	885	928	0.84	0.77 ～ 0.93
Moayyedi & Achkar（2006）[c]	18	122 778	122 439	1002	1146	0.87	0.80 ～ 0.95
Hewitson 等（2008）[ab]	17	172 734	156 908	1477	1592	0.84	0.78 ～ 0.90
Fitzpatrick Lewis 等（2016）[ad]	30	156 737	156 443	1990	2326	0.82	0.73 ～ 0.92

注：CI，置信区间；CRC，结直肠癌；gFOBT，愈创木脂粪便隐血试验；RCT，随机对照试验；RR，相对危险度。

[a] Towler 等（1998），Hewitson 等（2008）和 Fitzpatrick-Lewis 等（2016）纳入了表 3-2-4 中的所有 RCT，但芬兰筛查计划除外。

[b] Towler 等（1998）和 Hewitson 等（2008）包括明尼苏达州试验的一年一次筛查组和两年一次的筛查组。

[c] Moayyedi & Achkar（2006）不含哥德堡试验，仅包括明尼苏达州试验的两年一次的筛查组。

[d] Fitzpatrick-Lewis 等（2016）仅纳入明尼苏达州试验的一年一次筛查组，并排除了 875 名在分析时国家统计局数据库中记录无法追踪的受试者。

（四）FIT

目前只有一项整群随机对照试验对中国农村地区的 FIT 检测和结直肠癌死亡率进行了评估（Zheng 等，2003；Fitzpatrick-Lewis 等，2016）。1989 年，嘉善县 21 个乡镇 30 岁及以上的居民被纳入此次试验。这些居民被随机分配到筛查组（10 个乡镇）或对照组（11 个乡镇），对照组不进行筛查。筛查组和对照组的乡镇按年龄和人口数量分为 10 对。筛查组的参与者根据反向被动血凝法完成一次 FIT。FIT 结果呈阳性的参与者接受了乙状结肠镜检查或结肠镜检查。筛查组有 94 423 人，对照组有 97 838 人。随访时间为 5 ～ 6 年，1989–1996 年的死亡原因由合格的医生进行证明。研究结束时，筛查组有 361 例结直肠癌死亡病例，对照组有

357 例结直肠癌死亡病例。筛查组和对照组的结直肠癌死亡率并无显著差异（RR，0.88；95% CI，0.72 ～ 1.07）。［工作组指出，该试验的局限性包括纳入的人群较年轻且随访时间较短。］

三、筛查预防效果的观察性研究

本节汇总了以结直肠癌死亡率和 / 或结直肠癌发病率为结局，评估使用 gFOBT 或 FIT 筛查与不进行筛查的预防效果的观察性研究。第 3.4.2 节对比较 gFOBT 与 FIT 在腺瘤、肿瘤或结直肠癌检出率方面的研究进行了概述。

（一）队列研究

在中国、丹麦、芬兰、法国、意大利、日本、苏格兰和中国台湾地区共开展了 9 项队列研究（包括 1 项巢式病例对照研究），研究报告了使用 gFOBT 或 FIT 筛查后的结直肠癌死亡率和 / 或发病率，这些研究大多针对 50 ～ 69 岁年龄组（表 3-2-7）。

1.gFOBT

1978–1995 年，意大利开展了一项巢式病例对照研究，每年对 40 岁以上的人群进行一次 gFOBT 筛查，并根据年龄、性别以及结直肠癌和腺瘤家族史进行匹配。报告显示，与未参与者（从未接受过筛查）相比，参与者（接受过筛查）的结直肠癌死亡率大幅度降低，但并不显著（比值比［OR］，0.64；95% CI，0.36 ～ 1.15）。此外，结直肠癌死亡率的降低程度随筛查次数的增加而增加：进行两到三次筛查可降低 29% 的风险，而进行四次及以上筛查可降低高达 66% 的风险（Bertario 等，1999）。

在芬兰进行的一项试点研究中，邀请了芬兰南部三个城市 50 ～ 63 岁的人群参加筛查。共有 1785 人只接受了一次芬兰开发的 gFOBT 筛查（Malila 等，2007）。经过长达 25 年的随访，从标准化死亡率和发病率来看，与芬兰普通人群相比，未观察到筛查对结直肠癌死亡率或结直肠癌发病率有任何影响。由于成本和低特异度，该试点研究在一轮筛查后就停止了［工作组指出，该研究的局限性在于：筛查人数较少，仅进行了一轮筛查，参与率较高（为 69%），所使用的 gFOBT 阳性率高于其他研究，为 19%］。

Libby 等（2012）的大型匹配队列研究包括了英国 gFOBT 筛查试点的苏格兰分区，该试点涵盖了苏格兰三个国家卫生服务委员会的居民（Steele 等，2009）。该试点对超过 379 655 名年龄在 50 ～ 69 岁的人群进行了三轮两年一次的 gFOBT 筛查。随访时间长达 10 年，总筛查参与率为 60.6%。根据意向筛查分析，与未接受筛查者相比，接受筛查者的结直肠癌的死亡率相对降低了 10%（RR，0.90；95% CI，0.83 ～ 0.99）；对参与度进行调整后，结直肠癌的死亡率相对降低了 17%（RR，0.83；95% CI，0.79 ～ 0.87）［工作组指出，报告中对参与度调整后的死亡率的相对危险度的 95% CI 似乎过于狭窄，因此重新计算为 0.74 ～ 0.92。虽然这种影响在男性和年龄更小的群体中似乎更明显，但工作组认为这可能是由于统计功效不足所致］。在初次筛查约 4 年后，结直肠癌死亡率开始降低。

在法国勃艮第的 12 个地区开展的一项研究中，45 ～ 74 岁的居民受邀参加两年一次的 gFOBT 筛查。第一轮筛查的平均参与率为 52.8%。与 17 个未筛查地区人群的结直肠癌的死亡率相比，11 轮筛查后观察到结直肠癌的死亡率大幅降低了 13%（标准化死亡率［SMR］，0.87；95% CI，0.80 ～ 0.94）［工作组计算了参与度调整后的 SMR（0.74；95% CI，0.63 ～ 0.86）］，但未观察到结直肠癌的发病率的差异（标准化发病率［SIR］，1.01，95% CI，0.96 ～ 1.06）（Hamza 等，2014）。

表 3-2-7　通过粪便隐血试验评估结直肠癌筛查效果的队列研究

参考文献 地点	招募时间 入组年龄 随访时间	研究人群 参照人群	筛查轮次 筛查间隔	筛查组和对照组的时间和地理相似性	调整因素	CRC 死亡率和 / 或发病率，风险估计值（95% CI）	注释
gFOBT							
Bertario 等（1999） 意大利，米兰	1978–1995 年 ≥ 40 岁 中位，7 年（从 1996 年开始随访）	1. 来自 21 879 名参加有组织的 CRC 筛查计划的大规模人群队列的巢式病例对照 2. 研究（病例）组：95 例死亡，根据市政档案中的死亡证明确定 3. 参照（对照）组：475 名对照（每个病例 5 名，随机抽样），与病例来源相同 4. 按年龄、性别、出生地进行匹配；病例确诊时健在	1 次及以上（1～3，80%） 1 年	同时期 同人群	年龄、性别、CRC 家族史、腺瘤性息肉个人史	死亡率 曾经筛查与从未筛查： OR: 0.64（0.36 ～ 1.15） 从索引日期算起的时间（年）： ≤ 1: 2.32（0.85 ～ 6.35） ≤ 2: 1.09（0.48 ～ 2.44） ≤ 3: 0.88（0.42 ～ 1.85） ≤ 4: 0.80（0.39 ～ 1.61） ≤ 5: 0.78（0.40 ～ 1.52） ≤ 6: 0.81（0.43 ～ 1.52） gFOBT 测试次数： 1: 1.00 2 或 3:0.71（0.44 ～ 1.14） ≥ 4: 0.34（0.16 ～ 0.75）	1.“参与者”是指在进入研究 2 年内接受了第二次 gFOBT 的患者 2.1978–1983 年使用非再水化 gFOBT，1984–1995 年使用再水化 gFOBT
Malila 等（2007） 芬兰南部，3 个城市	1979–1980 年 50 ～ 63 岁 25 年	1. 研究（受邀和筛查）组：1785 人 2. 参照组：芬兰总人口	仅筛查 1 次	同时期 相同县	年龄和性别	死亡率 SMR：1.17（0.75 ～ 1.73） 发病率 SIR：1.09（0.80 ～ 1.44）	1. 第二项测试用于将人群分为筛查阴性和筛查阳性。如果仍然是阳性，在中心医院提供结肠造影或内镜检查 2. 使用芬兰开发的非再水化的 gFOBT

续表

参考文献 地点	招募时间 入组年龄 随访时间	研究人群 参照人群	筛查轮次 筛查间隔	筛查组和对照组的时间和地理相似性	调整因素	CRC 死亡率和 / 或发病率，风险估计值（95% CI）	注释
Libby 等（2012） 苏格兰， 3 个县	2000–2007 年 50 ～ 69 岁 最长 10 年（从 2000 年开始随访）	1. 研究组（受邀和筛查）：379 655 人 2. 参照组：379 655 人（来自非试点卫生局的匹配对照）	3 次 2 年	同时期 不同县	年龄、性别和社会经济贫困程度	相对危险度 死亡率 0.90（0.83 ～ 0.99） 0.83（0.79 ～ 0.87），对参与度进行调整 男性：0.89（0.79 ～ 0.99） 女性：0.94（0.82 ～ 1.09） 50–59 岁：0.86（0.74 ～ 0.99） 60–69 岁：0.94（0.84 ～ 1.05）	1. 与对照组相比，非参与者的 CRC 死亡率增加，RR，1.21（1.06 ～ 1.38） 2. 使用非再水化的 gFOBT
Hamza 等（2014） 法国， 勃艮第	1988–2009 年 45 ～ 74 岁 最长 21 年（随访至 2009 年 12 月）	1. 研究组：邀请 12 个区的 45 642 名居民参加筛查，2409 人接受了首次筛查 2. 参照组：17 个未接受筛查地区的人群，其 CRC 发病率与开始时筛查人群相同	11 次 2 年	同时期 勃艮第其他地区	年龄、性别和社会经济地位	死亡率 SMR：0.87（0.80 ～ 0.94） 发病率 SIR：1.01（0.96 ～ 1.06） 男性：0.85（0.77 ～ 0.94） 女性：0.90（0.80 ～ 1.02）	1. 随访时间或年龄组（＞65*vs*＜65）无差异 2. 受邀筛查者中 I 期 CRC 的比例高于未筛查者（44.1% *vs* 17.4%）
Bjerrum 等（2016） 丹麦， 2 个县	2005–2006 年 50 ～ 74 岁 10 年（从 2005 年开始随访） 中位随访时间，8.9 年	1. 基于发病率的死亡率队列研究 2. 研究组（受邀和筛查）：166 277 人 3. 参照组：剩余的 1 240 348 名丹麦同龄人	仅筛查 1 次	同时期 不同县	年龄和性别	死亡率（基于发病率） HR：0.92（0.86 ～ 0.99） 发病率 HR：0.94（0.90 ～ 0.97） 全因死亡率 HR：0.95（0.94 ～ 0.96）	1. 无应答者的 CRC 死亡率和全因死亡率高于对照组［可能使用了非再水化 gFOBT（因为阳性率相对较低），但文献中没有说明］

续表

参考文献 地点	招募时间 入组年龄 随访时间	研究人群 参照人群	筛查轮次 筛查间隔	筛查组和对照组的时间和地理相似性	调整因素	CRC 死亡率和 / 或发病率，风险估计值（95% CI）	注释
FIT							
Ventura 等（2014） 意大利， 佛罗伦萨	1993–1999 年 50 ~ 70 岁 15 年（随访至 2008 年）	研究（受邀和筛查）组：6961 人 参照（受邀但未筛查）组：26285 人	5 次（平均，3.5） 2 年	同时期 同人群	年龄和性别	死亡率 SMR：0.59（0.37 ~ 0.93） 发病率 HR（总体）：0.78（0.65 ~ 0.93） HR（前 6 年）：1.06（0.82 ~ 1.37） HR（第 6 年后）： 0.60（0.46 ~ 0.79）	1. 女性发病率较低，HR 为 0.55（0.48 ~ 0.63），男性为参考值 2. 不同癌症部位（远端与近端）的发病率无差异 3. 使用欧洲标准人群计算 SMR，使用受邀但未接受筛查的人群计算 SIR
Giorgi Rossi 等（2015） 意大利， 雷焦艾米利亚省	2005 年（筛查队列） 1999 年（非筛查队列） 50 ~ 69 岁 8 年	基于发病率的死亡率队列研究 研究（受邀和筛查）组：171785 人（占受邀者的 70%） 参照组：年龄和性别结构相似的非筛查队列人群	4 次 2 年	不同时期 相同县	年龄和性别	死亡率（基于发病率） IRR：0.64（0.52 ~ 0.78） 累积发病率 IRR：0.90（0.83 ~ 0.97） 全因死亡率 IRR：0.73（0.63 ~ 0.85）	1. 在不同时间段对筛查和未筛查队列进行随访 2.1997—2005 年间，CRC 死亡率 / 发病率没有出现长期趋势

续表

参考文献 地点	招募时间 入组年龄 随访时间	研究人群 参照人群	筛查轮次 筛查间隔	筛查组和对照组的时间和地理相似性	调整因素	CRC 死亡率和 / 或发病率，风险估计值（95% CI）	注释
Chiu 等（2015） 中国台湾地区	2004–2009 年 50～69 岁 平均随访时间，3 年；最长 6 年（随访至 2009 年）	研究（受邀和筛查）组：1160895 人 参照（受邀但未筛查）组：4256804 人 未受邀组：不清楚	1～3 次 2 年	同时期 同人群	中国台湾地区 CRC 年发病率的上升（1.97%）和自我选择偏倚（受邀者与未受邀者的比较）	累积死亡率 筛查与未筛查： RR: 0.38（0.35～0.42） 受邀与未受邀： RR: 0.90（0.84～0.95）	
gFOBT/FIT							
Jin 等（2013） 中国， 北京军区总医院	1987–2005 年 ＞50 岁 最长 22 年（随访至 2008 年）	由军官组成的动态队列（75% 为男性） 研究（受邀并同意筛查）组：3863 人 参照（受邀但未同意筛查，同一队列）组：1241 人	18 次 1 年	同时期 同人群	年龄、性别、教育程度、恶性肿瘤家族史、体重指数、吸烟、饮酒、体育锻炼、肉类摄入量和阿司匹林使用情况	死亡率 RR: 0.36（0.18～0.71） 发病率 RR: 0.51（0.30～0.87）	1. 用 FIT 进行 gFOBT 分诊的研究 2. 未观察到两组之间 CRC 死亡率或全因死亡率的年龄、性别或其他主要危险因素存在差异 3. 使用再水化的 gFOBT

注：CI，置信区间；CRC，结直肠癌；FIT，免疫法粪便隐血试验；gFOBT，愈创木脂粪便隐血试验；HR，风险比；IRR，发病率比；OR，比值比；RR，相对危险度；SIR，标准化发病率；SMR，标准化死亡率；*vs*，与…相比。

丹麦于 2005–2006 年开展了一项基于发病率的死亡率队列研究（Bjerrum 等，2016）（研究设计发表于 Lindebjerg 等，2014），以评估仅参与一次 gFOBT 筛查是否会对结直肠癌发病率和死亡率产生影响。该研究纳入了 182 152 名 50 ～ 74 岁的公民（166 277 人接受了筛查），参与率为 48.5%。中位随访 8.9 年后，与同龄丹麦人参照组相比，筛查组的结直肠癌的死亡率较低（风险比［HR］，0.92；95% CI，0.86 ～ 0.99）。［工作小组计算了参与度调整后的结直肠癌的死亡率风险比（0.82；95% CI，0.70 ～ 0.95）。］另外，据报告，参与度与全因死亡率呈负相关性（HR，0.95；95% CI，0.94 ～ 0.96）。由于结直肠癌的死亡率和全因死亡率几乎相同，作者无法得出仅一轮 gFOBT 筛查对降低结直肠癌死亡率有影响的结论。与丹麦其他地区的人群相比，筛查组的结直肠癌发病率也较低（校正 HR，0.94；95% CI，0.90 ～ 0.97）。［工作组计算了参与度调整后的结直肠癌发病率的 HR（0.74；95% CI，0.63 ～ 0.86）。工作小组强调以下研究的局限性，即该研究仅评估了一轮筛查，且未根据比较组之间筛查前的健康状况差异进行调整。］

2.FIT

Ventura 等（2014）比较了意大利两个队列的结直肠癌的死亡率和发病率。其中一个队列在第一轮筛查后长达 11 年的时间里每两年进行一次 FIT 筛查（平均 3.6 次 FIT），而另一个队列则未进行筛查（定义为那些被邀请参加筛查但未完成第一轮筛查的人）。研究报告显示，与未筛查者相比，筛查者的结直肠癌死亡率（SMR，0.59；95% CI，0.37 ～ 0.93）和总发病率（HR，0.78；95% CI，0.65 ～ 0.93）较低。［在本研究中，参照组可能存在一些污染，即一些人本不会参加第一轮研究，但却参加了随后的几轮研究。然而，这种潜在偏倚的方向是无效效应。］

意大利北部于 2005 年启动了一项筛查计划，邀请 50 ～ 69 岁的居民参加两年一次的 FIT 筛查（Giorgi-Rossi 等，2015）。经过四轮筛查后，研究报告显示，与同一地区既往未接受筛查组相比，基于发病率的结直肠癌的死亡率降低了 36%（RR，0.64；95% CI，0.52 ～ 0.78）。与对照组相比，筛查组的结直肠癌的发病率在 8 年后下降了 10%（发病率比为 0.90；95% CI 为 0.83 ～ 0.97）。［计算参与度调整后的 RR 所需的数据无法从已发表的文献中获得。］

在 Chiu 等（2015）的一项研究中，中国台湾地区 100 万名 50 ～ 69 岁人群（占目标人群的 20%）首批接受了两年一次的 FIT 筛查，平均随访 3 年。该研究报告显示，与受邀但未接受筛查组相比，筛查组的结直肠癌死亡率下降 62%（RR，0.38；95% CI，0.35 ～ 0.42），如果调整自我选择偏倚和中国台湾地区结直肠癌发病率上升的趋势，则死亡率下降 10%（95% CI，0.84 ～ 0.95）。［工作组指出，随访时间较短，可能会导致病程长短偏倚，而且未筛查组的结直肠癌的累积死亡率可能表明既往诊断出结直肠癌的人也被包括在内，从而导致了筛查效果的增高。］

3.gFOBT/FIT

Jin 等（2013）于 1987 ～ 2005 年在中国北京军区总医院进行了一项研究。共有 3863 名 50 岁以上的军官接受了一年一次 gFOBT 筛查。gFOBT 结果呈阳性者进一步完成 FIT，FIT 结果呈阳性者则转诊进行结肠镜检查。经过 21 年的随访，该研究报告的结直肠癌死亡率的相对危险度为 0.36（95% CI，0.18 ～ 0.71），结直肠癌发病率的相对危险度为 0.51（95% CI，0.30 ～ 0.87）。［工作组认为这是一个非常小的人群，无法对结直肠癌死亡率进行评估。］

（二）病例对照研究

病例对照研究可以补充随机对照试验的结果，并有助于解决与筛查效果和频次有关的问题（Weiss，2013）。

法国、意大利、日本和美国共发表了六项病例对照研究，评估了筛查者与未筛查者的结直肠癌死亡率的相关比值比。此外，一些研究报告了与筛查轮次和距上一次筛查时长有关的死亡率趋势（表 3-2-8）。

1.gFOBT

1993 年至 1999 年间，美国发表了三项研究（Selby 等，1993；Lazovich 等，1995；Scheitel 等，1999）。三项研究报告显示，通过 gFOBT 筛查（一年或两年一次），结直肠癌的死亡率下降 28% ～ 31%。此外，在一项研究中，与一轮、两轮或三轮筛查相比，经过四轮两年一次的筛查后，结直肠癌的死亡率的降低幅度明显更大（Scheitel 等，1999）。此外，Lazovich 等（1995）观察到，只有在确诊为结直肠癌时年龄在 74 岁及以下的人群中，结直肠癌的死亡率才会明显降低。

在意大利进行的一项研究中，Zappa 等（1997）报告称，曾经接受筛查者与从未接受筛查者（205 例病例和 1030 例对照）的结直肠癌的死亡率的比值比为 0.60（95% CI，0.4 ～ 0.9）。自最近一次筛查试验以来，随着筛查年数的增加，结直肠癌死亡率的降低幅度也在减小。

一项在法国进行的研究于 1999 年发表（Faivre 等，1999），并于 2014 年更新［Hamza 等，2014; 见第 3.2.3（一）节］。这项基于人群的病例对照研究（178 例病例和 712 例基于人群的对照）显示，两年一次 gFOBT 筛查者与未筛查者相比，其结直肠癌的死亡率的比值比为 0.64（95% CI，0.46 ～ 0.91），而且随着筛查次数的增加，结直肠癌的死亡率也有所降低（Ptrend = 0.03）。在最近一轮筛查超过 24 个月后，未观察到结直肠癌的死亡率有显著降低。

2.FIT

在日本同一地区进行了两项病例对照研究。一项研究评估了 FIT 筛查和结直肠癌的死亡率（Saito 等，1995），另一项研究则报告了 FIT 筛查和结直肠癌的分期分布（Nakajima 等，2003）。

Saito 等（1995）报告，与未筛查者相比，在病例诊断后 1 或 2 年内筛查者的结直肠癌的死亡率显著降低 60%；结直肠癌死亡率降低的幅度在 3 年后有所减少，在 4 年或更长时间后，降低幅度变得不明显。作者还报告了自上次筛查以来，随着时间的推移，结直肠癌的死亡率呈上升趋势［Ptrend 未报告］。

Nakajima 等（2003）随后对同一样本人群的子集进行了分析，结果表明，与未接受筛查者相比，在过去 4 年中至少接受过一次 FIT 筛查的受试者罹患晚期结直肠癌（T2 期至 T4 期）的风险降低 28% ～ 46%。在接受 FIT 筛查后 2 ～ 5 年内罹患晚期癌症的比值比，直肠（OR，0.32 ～ 0.73）低于结肠（OR，0.84 ～ 1.18）。

3.gFOBT and FIT

日本的另一项病例对照研究显示，仅基于 28 例结直肠癌病例，结直肠癌的死亡率已显示出明显的下降趋势（Hiwatashi 等，1993）。［工作组将该研究排除在评估范围之外，主要原因是样本量的局限性以及混合使用了 gFOBT 和 FIT 筛查。］

（三）生态学研究

在意大利进行的两项生态学研究比较了同一地理区域内筛查较晚地区与筛查较早地区的结直肠癌的死亡率和发病率。这两项研究均报告了结直肠癌的死亡率有所下降（表 3-2-9）。［工作组认为，由于研究设计存在一定的局限性，应谨慎解释这些结果。］

表 3-2-8 通过粪便隐血试验评估结直肠癌筛查效果的病例对照研究

参考文献 地点	计划开始年份 研究时间 受试者年龄（岁）	病例和对照	筛查轮次 筛查间隔	调整因素	CRC 死亡率， OR（95% CI）	注释
gFOBT						
Selby 等（1993） 美国加利福尼亚州北部凯撒医疗护理计划（KPMCP）	1979 1981–1987 ≥ 50	病例：来自 KPMCP 的 486 例死亡病例，由 SEER 癌症登记处确认。通过登记册或与加利福尼亚州死亡证明书的自动链接确定死亡 对照：727 名，与病例来源相同。根据年龄、性别和加入健康计划的日期进行匹配。病例死亡时仍存活	1 次或更多 1 年或 2 年	索引日期前 10 年内的健康体检、乙状结肠镜筛查和直肠检查次数，以及结直肠息肉或 CRC 个人史	筛检试验后 5 年内：0.69（0.52 ～ 0.91） 筛检试验后 2 年内：0.76（0.55 ～ 1.03）	可能使用了非再水化 gFOBT
Lazovich 等（1995） 美国华盛顿普吉特海湾团体健康合作社（GHC）	1983 1986–1991 ≥ 50	病例：248 例死于 GHC，确诊时年龄为 40 ～ 84 岁。从西雅图 – 普吉特海湾 SEER 癌症登记处获得。死因来自病历或死亡证明。从病历中获取筛查史（病例和对照组均有） 对照：496 名（每个病例 2 名，随机抽取），与病例来源相同。根据出生年份、性别和在 GHC 登记年份进行匹配	至少 1 次 2 年	–	曾经筛查：0.72（0.51 ～ 1.02）	在分层分析中，只有在 ≤ 74 岁的人群中观察到风险降低，OR，0.65（0.44 ～ 0.97）。[可能将诊断测试误列为筛查]
Zappa 等（1997） 意大利佛罗伦萨区（农村地区）	1982 1984–1995 40 ～ 70	病例：206 例来自佛罗伦萨癌症和死亡率登记处确认的 41 岁以后死于 CRC 的病例 通过与佛罗伦萨癌症研究和预防中心的档案自动链接，确定病例和对照的筛查史 对照组：1030 名（每个病例 5 名，随机抽取），与病例来源相同，病例确诊时仍存活。根据性别、年龄、居住地和居住时间进行匹配	至少 1 次 平均，2 年	出生地（作为社会经济地位和生活方式的指标）、婚姻状况、受教育程度、从事的工作、吸烟和 CRC 家族史	曾经筛查者与从未筛查者：0.60（0.4 ～ 0.9） 最近一次 gFOBT 检测后的时间（年） 从未：1.00 1 ～ 3: 0.54（0.03 ～ 0.9） 3 ～ 6: 0.77（0.4 ～ 1.7） > 6: 0.78（0.3 ～ 2.2）	非再水化的 gFOBT 一直使用到 1992 年，之后使用再水化的 gFOBT，最后使用 FIT

续表

参考文献 地点	计划开始年份 研究时间 受试者年龄（岁）	病例和对照	筛查轮次 筛查间隔	调整因素	CRC 死亡率， OR（95% CI）	注释
Faivre 等（1999） 法国勃艮第	1988 直到 1994 年 45 ～ 74 所有病例对照组都有 8 ～ 9 年的随访时间	病例：178 例死亡病例（1988-1999 年期间确诊并在 1996 年 12 月之前死亡），这些病例是通过以人群为基础的癌症登记册或通过筛查计划或全科医生的数据收集系统确定的。从病历中收集的筛查史 对照：712 名（每个病例 4 名，随机抽样），与病例来源相同。根据性别、出生年份和居住地进行匹配。匹配病例死亡时仍存活	1 ～ 4 次 2 年	–	曾经筛查者与从未筛查者：0.67（0.48 ～ 0.94） 筛查次数： 从未 : 1.00 1: 1.04（0.67 ～ 1.58） 2: 0.50（0.29 ～ 0.88） 3: 0.52（0.28 ～ 0.94） 4: 0.30（0.12 ～ 0.76） 最近一次筛查的时间（月）： 从未 : 1.00 1 ～ 3: 2.02（1.12 ～ 3.65） 4 ～ 12: 0.58(0.34 ～ 0.99) 13 ～ 24: 0.40（0.23 ～ 0.68） 25 ～ 36: 0.32（0.10 ～ 1.10） 37 ～ 48: 0.84（0.22 ～ 3.22） 49 ～ 60: 0.41（0.05 ～ 3.72） ＞ 60: 2.09（0.61 ～ 7.14）	基于人群的病例对照研究。为 12 个地区的所有居民提供 gFOBT 筛查 按性别或癌症部位（近端结肠、远端结肠或直肠）划分的 CRC 死亡率无差异 从筛查开始到病例确诊之日的筛查史 使用非再水化的 gFOBT
Scheitel 等（1999） 美国，明尼阿波利斯，罗切斯特	病例诊断前 10 年进行筛查 1970-1993 ≥ 45	病例：218 例死亡病例，罗切斯特社区居民，由死亡证明确定 对照：来自同一地区的 435 名（每个病例 2 名）。根据年龄、病例诊断的机构和性别进行匹配，通过梅奥诊所或奥姆斯特德医疗中心的登记册确定。病例死亡时仍存活	至少 1 次 NR	定期健康体检次数、住院次数、CRC 家族史和结肠息肉个人史	病例确诊为 CRC 的时间（年）： 0 ～ 1: 0.38（0.13 ～ 1.08） 0 ～ 2: 0.61（0.30 ～ 1.26） 0 ～ 3: 0.83（0.45 ～ 1.52）	基于人群的病例对照研究 使用非再水化的 gFOBT 和血红素衍生卟啉测定试验

续表

参考文献 地点	计划开始年份 研究时间 受试者年龄（岁）	病例和对照	筛查轮次 筛查间隔	调整因素	CRC 死亡率， OR（95% CI）	注释
FIT						
Saito 等（1995） 日本青森县	1986 或 1987 40～79	病例：1986 年至 1992 年期间的 193 例死亡病例，均从死亡证明书或青森癌症登记处中确认。 死因从医院病历中获取 对照组：577 名（每个病例 3 名，随机抽取），与病例来源相同，病例确诊时仍存活，且一直生活在同一地区。根据性别和出生年份进行匹配。既往无癌症病史	至少 1 次 1 年	–	病例诊断日期内的筛查（年） 未筛查：1.00 0～1: 0.40（0.17～0.92） 0～2: 0.41（0.20～0.82） 0～3: 0.48（0.25～0.92） 0～4: 0.69（0.34～1.39） 0～5: 0.77（0.34～1.74） 距离上次筛查的时间（年）： 0～1: 0.40（0.11～0.92） 1～2: 0.39（0.12～1.33） 2～3: 0.58（0.16～2.07） 3～4: 0.90（0.09～8.68） 4～5: 1.20（0.16～9.20）	从青森筛查中心的工作人员处检索了病例和对照的筛查史

注：CI，置信区间；CRC，结直肠癌；FIT，粪便免疫化学试验；gFOBT，愈创木脂粪便隐血试验；NR，未报告；OR，比值比；SEER，监测、流行病学和最终结果计划。

表 3-2-9 通过粪便隐血试验评估结直肠癌筛查效果的生态学研究

参考文献 地点	招募时间 入组年龄 随访时间	研究人群 参照人群	筛查次数 筛查间隔	筛查组和对照组的时间和地理相似性	调整因素	CRC 死亡率和 / 或发病率， 风险估计值（95% CI）	注释
Costantini 等（2008） 意大利托斯卡纳，2 个地区	研究人群：Empolese-Mugello 地区，1980 年（早期筛查） 参照人群： 佛罗伦萨和普拉托省，2000 年（晚期筛查） 40 ～ 69 岁 直到 1996 年 50 ～ 69 岁 自 1996 年以来 随访：1985—2006 年	研究（早期筛查）：每年有 17 500 人接受检测 参照（晚期筛查）：每年有 38 000 人接受检测	早期筛查：13 次 晚期筛查：8 次 2 年	不同时期 不同人群	死亡年龄、性别、日历年和地理区域（早期筛查或晚期筛查）	死亡率 年下降率（%） 早期筛查：2.7（1.7 ～ 3.7） 晚期筛查：1.3（0.8 ～ 1.7）	1. 再水化和非再水化 gFOBT 一直使用到 1996 年，此后使用 FIT 2. 在早期筛查和晚期筛查地区之间未观察到癌症总死亡率存在差异，两个地区的 CRC 发病率增长模式相似 3. 在早期筛查地区，2000—2004 年观察到发病率略有下降（经过较长时间的随访） 4. 发现地理区域和日历年在死亡率方面有明显的交互作用
Zorzi 等（2015） 意大利威尼托大区，2 个地区	研究人群：2002—2004 年（早期筛查） 参照人群：2008—2009 年（晚期筛查） 50 ～ 69 岁 随访至 2011 年 早期筛查：9 ～ 11 年	研究组（早期筛查）：294 319 人 参照组（晚期筛查）：360 468 人	早期筛查：3/4 次 晚期筛查：1 次 2 年	不同时期 同一县	年龄、性别	死亡率 早期筛查 *vs* 晚期筛查（2006—2011 *vs* 1995—2000）： RR: 0.78（0.68 ～ 0.89） 女性 RR：0.64（0.51 ～ 0.80） 男性 RR：0.87（0.73 ～ 1.04）	1. 该研究使用的是 FIT 发病率，但并非所有地方的卫生单位都能提供 2. 在早期筛查地区，发病率在筛查开始时达到高峰，然后在 2007 年恢复到基线水平

注：CI，置信区间；CRC，结肠直肠癌；FIT，粪便免疫化学试验；gFOBT，愈创木脂粪便隐血试验；RR，相对危险

第一项生态学研究覆盖了意大利托斯卡纳两个地区 40～69 岁的人群：Empolese-Mugello 地区于 1980 年开始进行两年一次的 gFOBT 或 FIT 筛查（早期筛查地区），佛罗伦萨省和普拉托省在 1985–2006 年期间实施了筛查（晚期筛查地区）（Costantini 等，2008）。早期筛查地区的结直肠癌死亡率下降幅度高于晚期筛查地区：在早期筛查地区，调整年龄后的结直肠癌死亡率估计每年下降 2.7%（95%CI，1.7～3.7%），晚期筛查地区下降 1.3%（95% CI，0.8～1.7%）。［工作组指出，在 1996 年之前一直使用 gFOBT，而 FIT 则在之后才开始使用。］

第二项生态学研究评估了 2002–2009 年在意大利威尼托实施的基于 FIT 的两年一次筛查对 50～69 岁居民的影响，比较了 2002–2004 年开始筛查的早期筛查地区和 2008–2009 年实施筛查的晚期筛查地区（Zorzi 等，2015）。在实施筛查之前，两个地区的结直肠癌死亡率和发病率相似。与 1995–2000 年相比，2006–2011 年早期筛查地区的结直肠癌死亡率比晚期筛查地区低 22%（RR，0.78；95% CI，0.68～0.89），女性死亡率的降低幅度大于男性。与 2000–2001 年未实施筛查计划（12%）相比，2006 年通过筛查发现的 I 期结直肠癌的比例大幅增加（＞50%），这可能是早期筛查地区人群死亡率下降的原因。［这项研究可能存在一个局限性，即在开展有组织的筛查计划之前，筛查较晚的地区可能会受到机会性筛查的污染。］

（四）Meta 分析

一项包含随机对照试验和观察性研究的 Meta 分析评估了 gFOBT 筛查对结直肠癌死亡率的影响（Elmunzer 等，2015）。总体而言，该研究报告发现结直肠癌死亡率降低 18%（n = 17；RR，0.82；95% CI，0.76～0.88），如果仅纳入观察性研究，则显著降低 20%（n = 12；RR，0.80；95% CI，0.71～0.91）。

最近的一项 Meta 分析纳入了 1992–2016 年间发表的 44 项研究（包括随机对照试验和观察性研究），并评估了五种不同的结直肠癌筛查方法（gFOBT、FIT、乙状结肠镜检查、结肠镜检查以及乙状结肠镜检查联合 gFOBT）的效果（Zhang 等，2017）。共有 19 项研究（包括 2 264 603 名参与者）将 gFOBT 与未进行筛查进行比较，Meta 分析报告显示，结直肠癌死亡率降低 14%（RR，0.86；95% CI，0.82～0.90），而根据 9 项研究，结直肠癌发病率的降低无统计学意义（RR，0.99；95% CI，0.96～1.03）。当在三项观察性研究（两项队列研究和一项病例对照研究）中将 FIT 与未进行筛查作比较时，同一 Meta 分析报告称，结直肠癌死亡率降低 59%（RR，0.41；95% CI，0.29～0.59），另外两项研究结果提示，结直肠癌发病率降低 21%（RR，0.79；95% CI，0.69～0.92）。［工作组指出，这项 Meta 分析包括了试验性和观察性研究，这限制了对有效性的解释。此外，在对 FIT 的合并估计中，还纳入了一项针对未接受筛查的日本人群的观察性研究。］

四、不良影响

本节介绍了观察性研究和随机对照试验，旨在深入探讨粪便隐血试验筛查的危害。可以从三个方面来考虑危害：筛查过程本身造成的危害、试验直接造成的危害以及对筛查阳性者进行处理带来的危害。这些危害可以是心理危害，也可以是身体危害。

（一）心理危害

Parker 等（2002）在 gFOBT 筛查前 1 个月和筛查后 3 个月分别向 2184 人和 1693 人发送了包含 30 个问题的一般健康问卷（一种用于识别普通人群中轻微精神障碍的自填式问

卷）。在完成这两份问卷的 843 人中，筛查前后显示可能患有精神病的比例没有明显差异。同一项研究还比较了基于 gFOBT 的结直肠癌筛查的诺丁汉试验中所有随机受试者的自杀情况（Hardcastle 等，1996）。在 74 998 名对照人群中有 48 人（0.06%）自杀，而在 75 253 名受邀参加筛查的人群中有 53 人（0.07%）自杀。[工作组指出，文章中报告的百分比略有不同，因此文章中的绝对数字或百分比肯定有误，但这不会影响两组之间的相似性。]

Laing 等（2014）在 gFOBT 筛查后 7 ～ 14 天和 4 个月时评估了受试者的短期情景焦虑（使用状态 – 特质焦虑量表）（Spielberger 等，1983）、对结直肠癌特异性担忧的频率以及情绪障碍。在筛查后 7 ～ 14 天，55 名筛查阳性者与 110 名年龄和性别相符的筛查阴性者（平均得分 30.9；$P_{\text{difference}} = 0.007$）相比，情景焦虑程度更高（平均得分 38.8）。筛查阳性者出现结直肠癌相关情绪障碍的可能性是筛查阴性者的近 4 倍（RR，3.82；95% CI，1.09 ～ 13.43）。[工作组指出该研究的样本量较小。] 筛查阳性者出现结肠癌特异性担忧的频率（根据对“您多长时间会出现一次担心自己患上结肠癌的情况”这一问题的回答）没有显著增加。在收到筛查结果 4 个月后，两组的情景焦虑和情绪障碍均恢复到了基线（筛查前）水平。

Lindholm 等（1997）向受邀参加哥德堡 gFOBT 筛查试验（Kewenter 等，1994）的参与者发送了一份调查问卷。共有 2932 名参与者填写了问卷，其中 16% 的参与者透露，在收到邀请时感到非常担心或极度不安。此外，还通过电话对部分参与者实施了深度访谈。在收到 gFOBT 阳性结果后接受采访的 156 名参与者中，60% 在收到该结果后感到非常担心或极度不安。在 96 名第二次 gFOBT 结果为阴性的参与者中，只有 4% 在收到第二次检测结果后仍然感到非常担心或极度不安。

在另一项研究中，Mant 等（1990）对 56 名曾收到过 gFOBT 阳性结果，随后又收到过 gFOBT 或结肠镜检查为阴性结果的受试者展开研究。研究人员使用结构化问卷对其中 54 名受试者进行了访谈，了解他们的经历（如“您对最初的结果有多痛苦？”）。三分之二的受试者表示在最初的阳性结果出来后有一定程度的痛苦，但其中只有 14% 的受试者感到非常痛苦。

Parker 等（2002）的研究结果显示，受试者在收到 gFOBT 阳性结果通知后的焦虑评分（使用状态 – 特质焦虑量表）最高（平均得分 44），但收到结肠镜检查阴性结果通知后的焦虑评分立即下降（平均得分 31）。[工作组指出，这些结果强调了对阳性结果进行及时追踪的重要性，以最大限度地缩短焦虑的持续时间。]

筛查本身的另一个潜在危害是对阴性筛查结果的不当反应，如忽视后续出现的癌症症状或采取不健康的生活方式。Miles 等（2015）要求 296 名结直肠癌患者填写一份关于生活质量、抑郁和感知诊断延迟的问卷。在对年龄、性别、贫困程度（使用苏格兰多维贫困指数）、确诊时间、接受放疗或化疗以及是否存在合并症等因素进行调整后，gFOBT 结果为阴性的间期癌患者比筛查出疾病的患者有更明显的感知诊断延迟（OR，0.37；95% CI，0.17 ～ 0.83；$P = 0.02$）。不过，结直肠癌（间期癌）患者与未接受筛查的患者在感知诊断延迟上没有差异。[因此，工作组指出，没有证据支持筛查结果呈阴性会导致诊断延迟。] 同样，Bouvier 等（2001）发现，间期癌（gFOBT 筛查后）的诊断时间晚于筛查者发现的结直肠癌，但早于未接受筛查者发现的结直肠癌。他们还发现，与未受邀筛查者相比，未接受筛查者的癌症诊断延迟时间并没有增加。[工作组一致认为，高假阴性率并不会产生不良影响，但它确实会降低筛查的效果。]

（二）FOBT 检测对身体的危害

目前还没有与 FOBT 筛查直接相关的身体危害的报告。从理论上讲，人们可能会认为与 FOBT 相关的不良卫生条件可能会导致胃肠道感染的传播，但目前还没有关于此类危害的公开研究。

（三）后续治疗对身体的危害

本节考虑了在调查筛查阳性结果时造成的伤害和治疗过度诊断的结直肠癌过程中所造成的伤害。

要评估筛查结果呈阳性所造成的危害，可以简单地考虑筛查结果呈阳性的受检者的比例，以及对这种阳性结果进行调查所造成的危害。大多数 FOBT 阳性者都会被转诊进行结肠镜检查。关于结肠镜检查的相关危害，目前已有大量数据（见第 3.3.4 节），但关于分诊结肠镜检查（即因 FOBT 筛查结果呈阳性而进行的结肠镜检查）的危害的数据较少。除了肠道准备和内镜检查本身引起的不适外，主要的危害是严重出血、肠穿孔和其他导致住院的严重并发症的风险。危害的性质与结肠镜检查相同，但危害发生的频率不同，因为 FOBT 阳性者更有可能需要进行息肉切除术（Rao 等，2009）。

表 3-2-10 列出了基于 FOBT 筛查的研究中结肠镜检查造成的严重危害，以每 10 000 次筛查中发生的重大事件表示。表 3-2-10 包括了随机对照试验和常规筛查计划。［工作组计算了每 10 000 次筛查的危害。工作组发现很难确定某些研究中进行了多少次筛查，因此根据结肠镜检查次数和某些情况下的筛查阳性率估算出近似值］。这些研究的筛查轮数各不相同（1～11 轮）。根据 11 项结直肠癌筛查研究（4 项随机对照试验、5 项计划或试点计划以及 2 项队列研究），粪便隐血试验的结肠镜检查率（检测阳性率，以每 100 次筛查中的结肠镜检查次数表示）从 1.0% 到 8.5%，如果仅考虑 Mandel 等（1993）研究中使用的再水化纸片，则高达 9.8%。在接受结肠镜检查比例较大的研究中，严重危害通常会增加。在两个最大的研究中，每项研究的筛查量都超过了 50 万次（Steele 等，2009；Logan 等，2012），严重不良事件的总发生率不到 1/10000。法国的一项地区性研究（Denis 等，2013）和西班牙的一项小型研究（Quintero 等，2012）报告了较高的出血率，瑞典的一项早期试验（Kewenter 和 Brevinge，1996）报告了较高的穿孔率。在调查结肠镜检查导致死亡的四项研究中（共进行了近 200 万次 FOBT 筛查和 3 万次结肠镜检查），未报道一例因结肠镜检查而死亡的病例。

（四）假阳性结果

阳性筛查结果的危害频率通常用假阳性筛查结果的危害来表示（理由是真阳性筛查结果不会造成实际危害）。那么，什么是假阳性筛查结果呢？鉴于大多数研究者都认为 FOBT 的目的是尽早诊断出癌症，因此假阳性结果是指未患上结直肠癌而检测结果阳性。不过，许多学者认为，如果存在晚期腺瘤，检测结果呈阳性就是真阳性；有些学者则认为只要存在任何腺瘤就是真阳性。

（五）过度诊断

四项采用随机对照研究设计的 gFOBT 研究均报告了结直肠癌发病率，但均未显示出任何净过度诊断的证据。在富能试验（Kronborg 等，2004）中，17 年的相对发病率为 1.02（95% CI，0.93～1.12）。哥德堡试验（Lindholm 等，2008）在长达 19 年的时间里，相对发生率为 0.96（95% CI，0.86～1.06）。诺丁汉试验（Scholefield 等，2012）在平均 17 年后的相对发病率为

表 3-2-10　粪便隐血试验呈阳性后进行结肠镜检查的严重危害

参考文献 国家	所使用的 FOBT 类型 研究类型	FOBT 筛查试验次数	检测阳性率（%） 结肠镜检查次数	穿孔，n（占结肠镜检查百分比） ［每 10 000 次筛查］	出血，n（占结肠镜检查百分比） ［每 10 000 次筛查］	其他严重事件，n（占结肠镜检查百分比）［每 10 000 次筛查］
Mandel 等（1993，2000）； Towler 等（1998） 美国	gFOBT，有或无再水化 RCT	［＞124959］ ［＜510250］ （6～11 轮）	2.4（非再水化） 9.8（再水化） 8.5（合并） 12 246	4（0.03） ［0.08～0.32］	11(0.09)［0.21～0.88］	NR
Kewenter 和 Brevinge（1996） 瑞典	gFOBT RCT	23916	4.1 FS：2018 结肠镜检查：190	FS：3（0.1） 结肠镜检查：2（1.1） 合并：［2.1］	FS：0（0） 结肠镜检查：1（0.5） 合并：［0.4］	NR
Robinson 等（1999） 英国，英格兰	gFOBT RCT	136548 （3～6 轮）	11 1474	5（0.34） ［0.36］	1（0.07） ［0.36］	死亡：0
Faivre 等（2004） 法国	gFOBT 队列研究	133878 （6 轮）	1.5 1298	0（0） ［0］	0（0） ［0］	死亡：0
Denis 等（2007） 法国	gFOBT 试点筛查	90706	3 2724	2（0.07） ［0.22］	4（0.15） ［0.44］	住院（轻微出血）：9（0.33） ［0.99］
Dancourt 等（2008） 法国	gFOBT 或 FIT 队列研究	17215	6.99 1205	0（0） ［0］	0（0） ［0］	NR
Steele 等（2009） 英国，苏格兰	gFOBT 筛查	507345	1.7 8631	0（0） ［0］	0（0） ［0］	住院：25（0.28）［0.49］ 死亡：0
Logan 等（2012） 英国，英格兰	gFOBT 筛查	1079293	1.6 17 518	17（0.1） ［0.15］	12（0.07） ［0.11］	住院：5（0.03）［0.04］ 半结肠切除术:1（0.01） ［0.01］ 死亡：0

续表

参考文献 国家	所使用的 FOBT 类型 研究类型	FOBT 筛查试验次数	检测阳性率（%） 结肠镜检查次数	穿孔，n（占结肠镜检查百分比）［每 10 000 次筛查］	出血，n（占结肠镜检查百分比）［每 10 000 次筛查］	其他严重事件，n（占结肠镜检查百分比）［每 10 000 次筛查］
Quintero 等（2012） 西班牙	FIT RCT	9089（106 次进行了结肠镜筛查）	6.5 587	0（0） ［0］	8（1.4） ［8.8］	低血压或心动过缓：2（0.3） ［2.2］
Denis 等（2013） 法国	gFOBT 试点筛查	342 212	3 10 277	10（0.09） ［0.29］	31（0.3） ［0.9］	NR
Parente 等（2013） 意大利	FIT 筛查	81 218	6.2（第一轮）； 5.8（第二轮） 4373	2（0.05） ［0.25］	5（0.1） ［0.62］	住院：5（0.1）［0.62］

注：FIT，粪便免疫化学试验；FOBT，粪便隐血试验；FS，柔性乙状结肠镜检查；gFOBT，愈创木脂粪便隐血试验；NR，未报告；RCT，随机对照试验。

0.97（95% CI，0.91 ～ 1.03）。研究还包括累积发病率的曲线图，筛查组的累积发病率最初较大，但 5 年后曲线出现交叉。相比之下，明尼苏达试验（Mandel 等，2000）显示，一年一次筛查组的结直肠癌发病率比降低 0.80（95% CI，0.70 ～ 0.90），两年一次筛查组的结直肠癌发病率比降低 0.83（95% CI，0.73 ～ 0.94）（见第 3.2.2 节）。筛查组和非筛查组的结直肠癌累积发病率曲线在第 7 年时交叉［工作组得出的结论是，根据粪便检测的灵敏度，如果为剩余预期寿命少于 5 ～ 7 年的个体提供筛查，则会出现结直肠癌过度诊断的情况］。

（六）与检测出腺瘤相关的危害

检测出腺瘤（无论是否过度诊断）的潜在危害包括将个体标记为病人的影响、腺瘤切除的影响以及对晚期腺瘤患者进行更强化监测的影响。第 3.3.4 节介绍并量化了息肉切除术的严重危害（如导致大出血或穿孔）。

五、FOBT 筛查的效益危害比

（一）背景

本节根据同时包含内镜检查和粪便隐血试验的建模研究数据，以及仅提供 gFOBT 或 FIT 结果的其他研究数据，介绍了通过粪便隐血试验进行结直肠癌筛查效益与危害之间的平衡（即效益危害比）。前文已讨论了通过粪便隐血试验进行结直肠癌筛查的效益和危害（见第 3.2.2 节、第 3.2.3 节和第 3.2.4 节）。FOBT 筛查的价值可以用获得的寿命年数（life years gained，LYG）或获得的 QALYs 来衡量。这两种方法都是卫生经济学中常用的衡量方法，它们都能反映出筛查给患者带来的效益（寿命年数）、危害和负担（生活质量）。需要注意的是，不同的研究在如何纳入这些质量调整方面并不一定有统一的标准。因此，作者必须仔细定义这些术语，读者也必须理解这些术语。

（二）LYG 的系统综述

美国预防服务工作组（United States Preventive Services Task Force，USPSTF）于 2016 年更新了对结直肠癌筛查的综述（Bibbins-Domingo 等，2016）。系统性文献综述（Lin 等，2016）和建模决策分析（Knudsen 等，2016）为 USPSTF 综述提供了信息。建模利用了癌症干预和监测建模网络（Knudsen 等，2016）的三个结直肠癌微观模拟模型（见第 3.3.5 节表 3-3-14）。USPSTF 评价了结肠镜检查、乙状结肠镜检查、HSgFOBT 和 FIT 等现有检测方法，以及计算机断层扫描（CT）结肠成像和多靶点粪便 DNA 检测（mt-sDNA）等新兴检测方法。有证据高度支持，结直肠癌筛查带来的效益远远大于其危害（即高度支持净效益是可观的）。此处讨论了 gFOBT、HSgFOBT 和 FIT 的 LYG，并与未筛查进行了比较（第 3.4 节讨论了不同结直肠癌筛查试验之间的比较；见正文和表格）。在 USPSTF 的决策分析中，50 ～ 75 岁的一般风险人群每年进行 FIT 筛查的 LYG 为 40 岁人群 231 ～ 260 LYG/1000，每 1000 名一生中接受筛查的人需要接受 1739 ～ 1899 次结肠镜检查（诊断和监测）。这些数字相当于每 LYG 需接受 6.7 ～ 8.5 次结肠镜检查。效能比（与强度较低的策略相比，每增加一个 LYG 所增加的结肠镜检查次数之比）为每 LYG 接受 17 ～ 24 次结直肠镜检查。对于 50 ～ 75 岁的一般风险人群，每年进行 HSgFOBT 筛查的 LYG 为 40 岁人群 232 ～ 261 LYG/1000，每 1000 名一生中接受筛查的个体需要接受 2230 ～ 2287 次结肠镜检查（诊断和监测）。这些数字相当于每 LYG 接受

8.5 ～ 9.8 次结肠镜检查。这些结果表明，100% 参与率的 FIT 和 HSgFOBT 筛查的个体可达到相近的 LYG，但在超过 25 年中重复进行 FIT 所需的结肠镜检查次数要少得多。

（三）建模研究得出的 QALYs 和 DALYs

本节回顾了使用 gFOBT（包括 HSgFOBT）和 FIT 进行结直肠癌筛查的建模研究。有 18 项研究评估了 FIT 和 gFOBT 筛查对 QALYs 的影响（表 3-2-11）。所有研究一致认为，结直肠癌筛查对 QALYs 有积极影响，并可带来 QALY 的净收益。通过 gFOBT 筛查获得的 QALYs 为 2 QALYs/1000（Sharp 等，2012）～ 131 QALYs/1000（Lam 等，2015），对于有息肉的人群，QALYs 最高可达 486 QALYs/1000（Wong 等，2015）。在使用 FIT 进行筛查时，净效益略高于 gFOBT，对于有息肉的人群，净效益为 4 QALYs/1000（Dan 等，2012）～ 801 QALYs/1000（Wong 等，2015）。在同时包含 gFOBT 和 FIT 的研究中，FIT 获得的 QALYs 高于 gFOBT 获得的 QALYs。[不同研究之间的显著差异可能源自于模型输入或 QALYs 定义的不同假设，工作组强调，内部比较相较于不同研究之间的比较更为有用。此外，估计值差异的部分原因可能是对估计值进行标准化的人口年龄以及筛查间隔的不同策略。]

只有三项建模研究报告了其结果，即由于 gFOBT 的影响可避免的 DALYs（表 3-2-12）。Ginsberg 等（2010）调查了三个地区（东非、东欧和美洲），结果从东非的 1.8 DALYs/1000 到美洲的 17.8 DALYs/1000 不等。对于 55 ～ 69 岁的澳大利亚一般风险人群，Stone 等（2004）的报告显示，每两年进行一次 gFOBT 可避免 1.5 DALYs/1000。对于中国香港特别行政区的女性，Woo 等（2007）报告称，每年进行一次 FOBT 可避免 7 DALYs/1000，每两年进行一次 FOBT 可避免 3 DALYs/1000。

六、成本效益研究

（一）背景

如果一项筛查试验的健康效益能够证明其成本是合理的，那么它就具有很高的价值。确定合理性的界限因病人、付款人、医院甚至政策措施而异。从付款人的角度来看，美国的典型成本效益水平是每 LYG 需要花费 10 万美元，而其他国家的水平更低。此外，结直肠癌筛查的成本取决于所使用的筛检试验和策略。

FOBT 策略的成本可以包括试验本身、每项试验的评估、后续为 FOBT 检测阳性者进行的诊断性结肠镜检查以及用于评估息肉的潜在病理成本、针对腺瘤患者的监测性结肠镜检查以及潜在的癌症治疗。FOBT 筛查的管理成本，包括重复检测（每年或每两年一次）、对检测结果的处理并将报告反馈给主治医师和患者，以及安排检测结果呈阳性的患者接受结肠镜检查，以上这些通常不包括在成本结构中，尽管进行粪便隐血试验的管理成本非常昂贵（Heitman 等，2010；Pignone 等，2011）。即使“不进行筛查”也会产生相关成本，即在某个人群中出现症状时治疗癌症所需的费用。FOBT 本身存在局限性；并非所有阳性检测结果都是真阳性，而且并不是所有的阴性检测结果都是真阴性。就 FIT 而言，阳性临界值可根据特定地区的结肠镜筛查能力而变化。

（二）成本效益研究和系统综述

2000 年，在几项随机对照试验研究表明 gFOBT 筛查可降低结直肠癌死亡率的结果公布后仅几年，Helm 等（2000）对明尼苏达州试验（Mandel 等，1993）、诺丁汉试验（Hardcastle 等，1996）和富能试验（Kronborg 等，1996）的成本效益进行了估算。根据欧洲的试验，与不进

表 3-2-11 与未进行筛查相比，通过 FOBT 筛查可获得的质量调整寿命年数的研究[a]

参考文献 国家	模拟人群[b]	参与率（%）	策略评估	发病率 / 死亡率降低程度（%）	每 1000 名筛查者获得的 QALYs	是否考虑过筛查的负效用?
Heitman 等（2010） 加拿大	具有 CRC 平均风险的 50 ～ 75 岁的队列	68	一年一次，高性能 FIT	73/76	47	
			一年一次，中等性能 FIT	71/74	45	
			一年一次，低性能 FIT	46/48	27	
			一年一次，gFOBT-high[c]	29/30	16	
			一年一次，gFOBT-lowc	20/23	12	
Telford 等（2010） 加拿大	具有 CRC 平均风险的 50 ～ 75 岁的队列	73	一年一次，FOBT-low	44/55	69	不确定报告的发病率 / 死亡率降低是否与 100% 依从性有关
			一年一次，FIT	65/74	105	
Barouni 等（2012） 伊朗伊斯兰共和国	具有 CRC 平均风险的 50 ～ 75 岁的队列	68	一年一次，FOBT	39/50	68	
			一年一次，FIT	60/69	104	
Dan 等（2012） 新加坡	具有 CRC 平均风险的 50 ～ 75 岁的队列	NR	一年一次，FIT	27/26	4	
Sharp 等（2012） 爱尔兰	具有 CRC 平均风险的 30 ～ 100 岁的队列	53	两年一次，FIT，55 ～ 74 岁	15/36	23	
			两年一次，FIT，55 ～ 64 岁	NR/NR	17	
			两年一次，FIT，65 ～ 74 岁	NR/NR	8	
			两年一次，gFOBT，55 ～ 74 岁	1/12	7	
			两年一次，gFOBT，55 ～ 64 岁	NR/NR	5	
			两年一次，gFOBT，65 ～ 74 岁	NR/NR	2	
Whyte 等（2012） 英国，英格兰	具有 CRC 平均风险的 60 ～ 74 岁的队列	54	两年一次，FIT	19/28	31.6	
			两年一次，gFOBT	9/15	15.4	
Dinh 等（2013） 美国	具有 CRC 平均风险的 50 ～ 75 岁的队列	100	一年一次，FIT	69/68	96	
Sharaf & Ladabaum（2013） 美国	具有 CRC 平均风险为 50 ～ 100 岁的队列	100	一年一次，FIT	62/76	77	
			一年一次，gFOBT	47/65	67	

续表

参考文献 国家	模拟人群[b]	参与率（%）	策略评估	发病率/死亡率降低程度（%）	每1000名筛查者获得的QALYs	是否考虑过筛查的负效用?
Ladabaum等（2014） 德国	具有CRC平均风险的50～75岁的队列	100	FIT 一年一次，50～54岁 两年一次，55～75岁	51/63	102	
			gFOBT 一年一次，50～54岁 两年一次，55～75岁	34/45	76	
Lam等（2015）. 中国香港特别行政区	年龄在50～75岁，患有腺瘤或CRC的队列	NR	一年一次，FIT	NR/NR	225	
			两年一次，FIT	NR/NR	179	
			一年一次，gFOBT	NR/NR	131	
			两年一次，gFOBT	NR/NR	81	
Wong等（2015） 中国香港特别行政区	年龄在50～75岁，患有腺瘤的队列	60	一年一次，FIT	NR/NR	801	
			两年一次，FIT	NR/NR	672	
			一年一次，gFOBT	NR/NR	486	
			两年一次，gFOBT	NR/NR	321	
Kingsley等（2016） 美国	具有CRC平均风险的50～100岁的队列	67	一年一次，FIT	NR/NR	89	否
Ladabaum和Mannalithara（2016） 美国	具有CRC平均风险的50～80岁的队列	100	一年一次，FIT	60/77	78	
			两年一次，FIT	48/70	72	
Lee & Park（2016） 韩国	具有CRC平均风险的50～80岁的队列	25	一年一次，gFOBT	NR/NR	246	
Pil等（2016） 比利时	具有CRC平均风险的56～74岁的队列					
	男性	43～51	两年一次，FIT	26.6/23	12	
	女性	53～50	两年一次，FIT	21.5/19	5	

续表

参考文献 国家	模拟人群[b]	参与率 （%）	策略评估	发病率 / 死亡率 降低程度（%）	每 1000 名筛查者 获得的 QALYs	是否考虑过筛查的 负效用?
Sekiguchi 等（2016） 日本	具有 CRC 平均风险的 40 岁的队列	61.5	一年一次，FIT	58/NR	202	
Aronsson 等（2017） 瑞典	具有 CRC 平均风险的 60～80 岁的队列	40	FIT，两次（基线和 3 年）	12/NR	26	否
			两年一次，FIT	NR/NR	51	
Goede 等（2017） 加拿大	具有 CRC 平均风险的 50～75 岁的队列	100	一年一次，FIT	NR/NR	40	
	具有 CRC 平均风险的 50～74 岁的队列		两年一次，gFOBT	NR/NR	20	
			两年一次，FIT200[d]	NR/NR	31	

注：CRC，结直肠癌；FIT，粪便免疫化学试验；FOBT，愈创木脂粪便隐血试验；gFOBT，粪便隐血试验；NR，未报告；QALYs，质量调整寿命年。

[a] 包括 Patel 和 Kilgore（2015）之后发表的研究（针对美国境外的研究和美国的研究）或 Lansdorp-Vogelaar 等（2011）之后发表的研究（针对美国的研究）。

[b] 表示模拟开始时的人群，即 50 岁队列表示随访至死亡或达到一定年龄的 50 岁人群，50～75 岁队列表示随访至死亡或达到一定年龄的 50～75 岁人群。在估算 QALY 时，没有一项研究考虑了与筛查和诊断随访相关的焦虑，也没有考虑阴性筛查结果对不健康生活方式的潜在负面影响。

[c] 在 Heitman 等（2010）的研究中，“FOBT-high”被错误地标注为“FOBT-low”。为纠正这一问题，已公布的“FOBT-low”值被归入本表所列的“FOBT-high”类别，已公布的“FOBT-high”值被归入本表所列的“FOBT-low”类别。

[d] FIT 的临界值为 200ng Hb/mL。

表 3-2-12　与未进行筛查相比，通过 gFOBT 筛查可避免的伤残调整寿命年数的研究

参考文献	国家	模拟人群[a]	参与率（%）	策略评估	死亡率降低程度（%）	每 1000 名个体避免的 DALYs	是否考虑过筛查的伤残?
Stone 等（2004）	澳大利亚	1996 年 55 ～ 69 岁的队列人群	NR	两年一次，gFOBT	NR	1.5	
Woo 等（2007）	中国香港特别行政区	2001 年 50 ～ 74 岁的队列，女性人群	100	一年一次，gFOBT	17	7	
			100	两年一次，gFOBT	8	3	
Ginsberg 等（2010）	加拿大、古巴、美国	CRC 平均风险为 50 ～ 80 岁的队列	57	一年一次，gFOBT	NR	17.8	否
			62	两年一次，gFOBT		12.0	
	东非		NR	一年一次，gFOBT	NR	2.6	
	东欧		NR	两年一次，gFOBT		1.8	
			NR	一年一次，gFOBT	NR	8.1	
			NR	两年一次，gFOBT		5.5	

注：CRC，结直肠癌；DALYs，伤残调整寿命年；gFOBT，愈创木脂粪便隐血试验。

[a] 表示模拟开始时的人群，即 50 岁队列表示随访至死亡或达到一定年龄的 50 岁人群，50 ～ 75 岁队列表示随访至死亡或达到一定年龄的 50 ～ 75 岁人群。

行筛查相比，gFOBT 筛查每 LYG 的成本为 2500 美元。2004 年，Whynes 等（2004）对 1996 年诺丁汉 gFOBT 试验进行了成本效益分析。在保守假设下，诺丁汉试验的筛查成本为每 LYG 1584 英镑（2582 美元）。这些研究表明，gFOBT 筛查的成本与获益相比是可以接受的。

关于 gFOBT 或 FIT 与不进行筛查相比的成本效益研究，已发表了三篇系统综述（Pignone 等，2002；Lansdorp-Vogelaar 等，2011；Patel 和 Kilgore，2015）（表 3-2-13）。Pignone 等（2002）纳入了七项成本效益研究，其中五项包括 gFOBT。考虑到综述的时间段，仅纳入了灵敏度较低的 gFOBT。所有研究均发现 gFOBT 具有成本效益，每 LYG 的成本从 5691 美元到 17 805 美元不等。Lansdorp-Vogelaar 等（2011）综述了 22 项建模研究，其中包括一年或两年一次 gFOBT 的策略。每 LYG 的成本从节省成本到 56 300 美元不等。[如上所述，gFOBT 的内部比较比不同建模组之间的比较更具参考价值。] Patel 和 Kilgore（2015）的研究与 Lansdorp-Vogelaar 等（2011）的研究有重叠，但包括另外五项关于 gFOBT 或 FIT 的研究（Vijan 等，2001；Parekh 等，2008；Knudsen 等，2012；Dinh 等，2013；Ladabaum 等，2014；见表 3-2-14）。所评估的所有 gFOBT 结直肠癌筛查与不进行筛查相比都更具成本效益。

表 3-2-13 与未进行筛查相比，FOBT 筛查成本效益研究的系统综述

参考文献	国家	纳入的研究	每获得一寿命年的成本效益比
Pignone 等（2002）	美国	5 项评估一年一次 gFOBT 的研究	一年一次 gFOBT: 5691 ～ 17 805 美元
Lansdorp-Vogelaar 等（2011）	所有	16 项评估一年一次 gFOBT 的研究 8 项评估两年一次 gFOBT 的研究 （2 项研究包括一年和两年一次 gFOBT）	一年一次 gFOBT: 节省成本 -56 300 美元 两年一次 gFOBT:3400 ～ 15 500 美元
Patel 和 Kilgore（2015）	美国	5 项评估 FIT 和 gFOBT（包括 HSgFOBT）的研究 1 项仅评估 FIT 的研究 1 项仅评估 gFOBT 的研究	一年一次 gFOBT: 节省成本 -5360 美元 一年一次 HSgFOBT: 节省成本 -10 美元 一年一次 FIT: 节省成本 -800 美元

注：FIT，粪便免疫化学试验；FOBT，粪便隐血试验；gFOBT，愈创木脂粪便隐血试验；HSgFOBT，高灵敏度 gFOBT。

自 Patel 和 Kilgore（2015）的综述发表以来，有两个新模型对美国（Kingsley 等，2016；Barzi 等，2017）和韩国（Lee & Park，2016）的结直肠癌筛查成本效益进行了评估。一个模型已经公布了最新结果（Ladabaum 和 Mannalithara，2016）（表 3-2-14）。这些研究结果与 Patel 和 Kilgore（2015）的结果一致。这些较新的研究通常包括对 gFOBT 和 FIT 的评估。Kingsley 等（2016）和 Barzi 等（2017）的研究表明，每年进行 FIT 和 gFOBT 可以节省成本。自 Lansdorp-Vogelaar 等（2011）发表综述以来，美国以外的地区又发表了 14 项评估 gFOBT 或 FIT 筛查成本效益的新研究：加拿大 3 项（Heitman 等，2010；Telford 等，2010；Goede 等，2017），欧洲 4 项（Sharp 等，2012；Whyte 等，2012；Pil 等，2016；Aronsson 等，2017），以及亚洲（包括中东）7 项（Barouni 等，2012；Dan 等，2012；Wang 等，2012；Lam 等，2015；Wong 等，2015；Lee & Park，2016；Sekiguchi 等，2016），以上这些研究表明 FOBT 筛查绝大多数情况下能节省成本（表 3-2-13）。

表 3-2-14 FOBT 筛查与不进行筛查相比的成本效益研究[a]

参考文献 国家	模拟人群	参与率（%）	策略评估	发病率 / 死亡率降低程度（%）	货币	每 1000 名筛查者获得的 QALYs 或 LYs	成本差异	成本差异（美元）[c]	每 QA LY 的成本（美元）[c]
Aronsson 等（2017） 瑞典	具有 CRC 平均风险的 60 ～ 80 岁的队列	40	两次 FIT（间隔三年）	11.7/NR	欧元	26 QALYs	−17 600	−18 507	节省成本
			两年一次，FIT	NR/NR		51 QALYs	136 700	143 747	2839
Barzi 等（2017） 美国	具有 CRC 平均风险的 50 ～ 75 岁的队列	NR	一年一次，FIT	6/12	美元	6 LYs	−112	−112	节省成本
			两年一次，FIT	5/14		10 LYs	−229	−229	节省成本
			一年一次，gFOBT	12/17		10 LYs	−251	−251	节省成本
			两年一次，gFOBT	5/14		13 LYs	−361	−361	节省成本
Kingsley 等（2016） 美国	具有 CRC 平均风险的 50 ～ 100 岁的队列	67	一年一次，FIT	NR/NR	美元	89 QALYs	−524	−524	节省成本
Ladabaum 和 Mannalithara（2016） 美国	具有 CRC 平均风险的 50 ～ 80 岁的队列	100	一年一次，FIT	60/77	美元	78 QALYs	−613	−613	节省成本
			两年一次，FIT	48/70		72 QALYs	−809	−809	
Sekiguchi 等（2016） 日本	具有 CRC 平均风险的 40 岁的队列	61.5	一年一次，FIT（从 40 岁开始）	58/NR	日元	202 QALYs	−61 392	−510	节省成本
Lam 等（2015） 中国香港特别行政区	50 岁且患有腺瘤或 CRC 的队列	NR	一年一次，FIT	NR/NR	港元	225 QALYs	11 600	1496	6644
			两年一次，FIT	NR/NR		179 QALYs	7790	1006	5617
			一年一次，gFOBT	NR/NR		131 QALYs	19 774	2549	19 461
			两年一次，gFOBT	NR/NR		81 QALYs	10 471	1350	16 666
Wong 等（2015） 中国香港特别行政区	年龄在 50 ～ 75 岁，患有腺瘤的队列	60	一年一次，FIT	NR/NR	美元	801 QALYs	2527	2527	3155
			两年一次，FIT	NR/NR		672 QALYs	2978	2978	4431
			一年一次，gFOBT	NR/NR		486 QALYs	2001	2001	5870
			两年一次，gFOBT	NR/NR		21 QALYs	1680	1680	5234

续表

参考文献 国家	模拟人群	参与率（%）	策略评估	发病率/死亡率降低程度（%）	货币	每1000名筛查者获得的QALYs或LYs	成本差异	成本差异（美元）[c]	每QALY的成本（美元）[c]
Ladabaum等（2014） 德国	具有CRC平均风险的50～75岁的队列	100	gFOBT： 一年一次，50～54岁 两年一次，55～75岁	51/63	欧元	102 QALYs	−1014	−1756	节省成本
			FIT： 一年一次，50～54岁 两年一次，55～75岁	34/45		76 QALYs	−1239	−1708	节省成本
Dinh等（2013） 美国	具有CRC平均风险的50～75岁的队列	100	一年一次，FIT	69/68	美元	96 QALYs	−1426	−1426	节省成本
Sharaf和Ladabaum（2013） 美国	具有CRC平均风险的50～100岁的队列	100	一年一次，FIT	62/76	美元	77 QALYs	−498	−498	节省成本
			一年一次，gFOBT	47/65		67 QALYs	−411	−411	节省成本
Sharp等（2012） 爱尔兰	具有CRC平均风险的30～100岁的队列	53	两年一次，FIT：		欧元				
			55～74岁	15/36		23 QALYs	40	52	2253
			55～64岁	NR/NR		17 QALYs	20	26	1524
			65～74岁	NR/NR		8 QALYs	14	14	2267
			两年一次，gFOBT：						
			55～74岁	1/12		7 QALYs	33	43	6108
			55～64岁	NR/NR		5 QALYs	18	23	4664
			65～74岁	NR/NR		2 QALYs	15	19	9718
Dan等（2012） 新加坡	具有CRC平均风险的50～75岁的队列	NR	一年一次，FIT	27/26	美元	4 QALYs	126	126	31 500

续表

参考文献 国家	模拟人群	参与率（%）	策略评估	发病率 / 死亡率降低程度（%）	货币	每 1000 名筛查者获得的 QALYs 或 LYs	成本差异	成本差异（美元）[c]	每 QA LY 的成本（美元）[c]
Heitman 等（2010） 加拿大	具有 CRC 平均风险的 50 ~ 75 岁的队列	68	一年一次，FIT-high	73/76	加拿大元	47 QALYs	103	98	2085
			一年一次，FIT-mid	71/74		45 QALYs	−68	−65	节省成本
			一年一次，FIT-low	46/48		27 QALYs	104	99	3664
			一年一次，HSgFOBTb	29/30		16 QALYs	294	280	17 484
			一年一次，gFOBTb	20/23		12 QALYs	183	174	14 510
Telford 等（2010） 加拿大	具有 CRC 平均风险的 50 ~ 75 岁的队列	73	一年一次，gFOBT	44/55	加拿大元	69 QALYs	632	601	10 022
			一年一次，FIT	65/74		105 QALYs	654	710	6223
Goede 等（2017） 加拿大	具有 CRC 平均风险的 50 ~ 74 岁的队列		一年一次，FIT	NR/NR	加拿大元	40 QALYs	−228 300	−169 784	节省成本
			两年一次，gFOBT	NR/NR		20 QALYs	220 915	164 292	
			两年一次，FIT200d	NR/NR		31 QALYs	−130 000	−96 679	节省成本
Pil 等（2016） 比利时	具有 CRC 平均风险的 56 ~ 74 岁的队列								
	男性	43 ~ 51	两年一次，FIT	26.6/23	欧元	12 QALYs	19	21	1582
									1725
	女性	53 ~ 50	两年一次，FIT	21.5/19		5 QALYs	18	20	3628
Lee 和 Park（2016） 韩国	具有 CRC 平均风险的 50 ~ 80 岁的队列	25	一年一次，gFOBT	NR/NR	美元	246 QALYs	−440	−440	节省成本
Knudsen 等（2010）；LansdorpVogelaar 等（2010） 美国 MISCAN	具有 CRC 平均风险的 65 岁的队列	100	一年一次，FIT	42.1/59.3	美元	80.1 LYs	62	62	800
			一年一次，gFOBT	31.6/51.9		65.7 LYs	−83	−83	节省成本
			一年一次，HSgFOBT	43.9/63.0		81.1 LYs	1	1	10

续表

参考文献 国家	模拟人群	参与率（%）	策略评估	发病率/死亡率降低程度（%）	货币	每1000名筛查者获得的QALYs或LYs	成本差异	成本差异（美元）[c]	每QALY的成本（美元）[c]
美国 SimCRC	具有CRC平均风险的65岁的队列	100	一年一次，FIT	54.4/70.4	美元	79.8 LYs	-251	-251	节省成本
			一年一次，gFOBT	40.4/55.6		59.9 LYs	-285	-285	节省成本
			一年一次，HSgFOBT	56.1/70.4		81.1 LYs	-325	-325	节省成本
美国 CRC-SPIN	具有CRC平均风险的65岁的队列	100	一年一次，FIT	63/NR	美元	84.7 LYs	-402	-402	节省成本
			一年一次，gFOBT	46/NR		64.0 LYs	-441	-441	节省成本
			一年一次，HSgFOBT	67/NR		87.3 LYs	-495	-495	节省成本
Barouni等（2012） 伊朗伊斯兰共和国	具有CRC平均风险的50～75岁的队列	68	一年一次，gFOBT	39/50	美元	68 QALYs	-632	-632	节省成本
			一年一次，FIT	60/69		104 QALYs	-654	-654	节省成本
Whyte等（2012） 英格兰	具有CRC平均风险的60～74岁的队列	54	两年一次，FIT	19/28	英镑	31.6 QALYs	-63	-99	节省成本
			两年一次，gFOBT	9/15		15.4 QALYs	-35	-55	节省成本

注：CRC，结直肠癌；CRC-SPIN，结直肠癌发病率和自然史模拟人群模型；FIT，粪便免疫化学试验；gFOBT，愈创木脂粪便隐血试验；LYs，寿命年；MISCAN，微观模拟筛查分析；NR，未报告；QALYs，质量调整寿命年；SimCRC，结直肠癌模拟模型。

[a] 包括Patel和Kilgore（2015）之后发表的研究（针对美国境内的研究）或Lansdorp-Vogelaar等（2011）之后发表的研究（针对美国境外的研究）。

[b] 在Heitman等（2010）的研究中，“HSgFOBT”被错误地标注为“gFOBT（低灵敏度）”。为纠正这一问题，已发表的“gFOBT”值被归入本表所列的“HSgFOBT”类别，已发表的“HSgFOBT”值被归入本表所列的“gFOBT”类别。

[c] 货币换算法：根据出版年1月1日的换算率，将指定货币换算成美元。

[d] FIT的临界值为200ng Hb/mL。

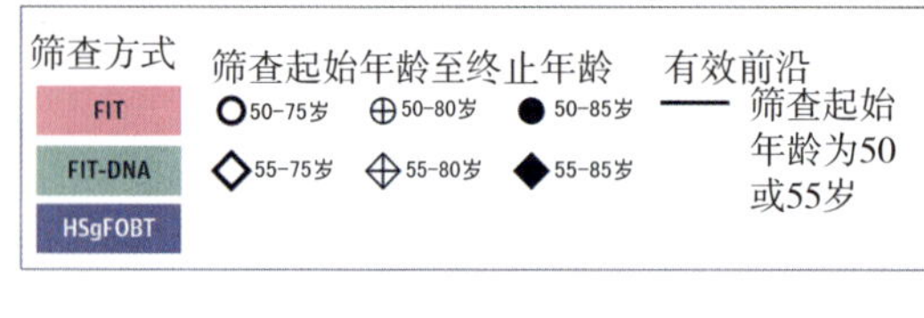

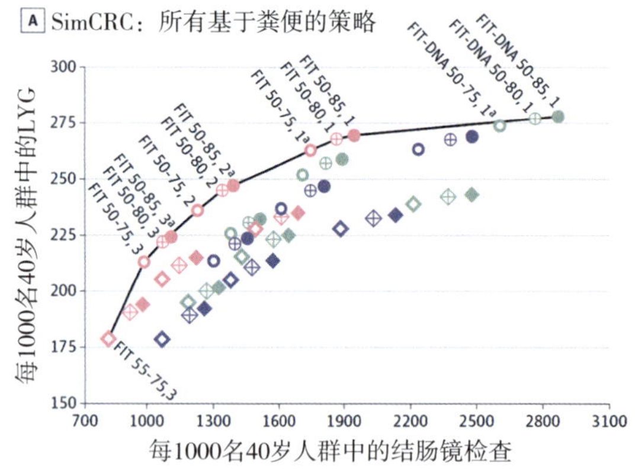

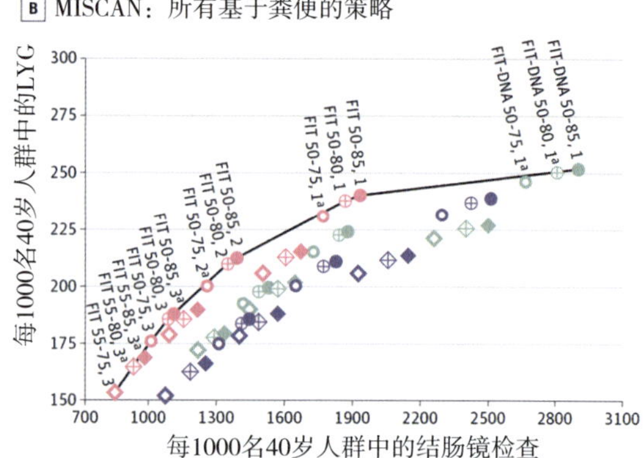

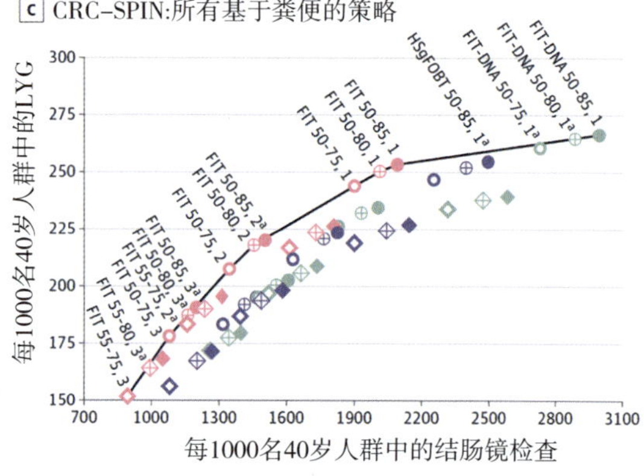

在筛查起始年龄为50岁或55岁时，标记的策略是有效或接近有效的。策略接近有效(它是弱主导策略，其获得的寿命年数[LYG]在有效前沿的98%以内)。

图 3.2.1 不同微观模拟模型得出的 40 岁人群一生中接受 FIT 或 HSgFOBT 检查的结肠镜检查次数和获得的寿命年数

FIT：粪便免疫化学试验。以上绘制了粪便免疫化学试验（FIT）和高灵敏度愈创木脂粪便隐血试验（HSgFOBT）的每种筛查策略下（从 50 岁或 55 岁开始筛查，到 75 岁、80 岁或 85 岁结束筛查，筛查间隔为 1 年、2 年或 3 年）所获得的寿命年数（LYG）和结肠镜检查负担。上述介绍了三种不同的微观模拟模型：结直肠癌模拟模型（SimCRC）、微观模拟筛查分析（MISCAN）和结直肠癌发病率和自然史模拟人群模型（CRC-SPIN）。每增加一次结肠镜检查，LYG 增量最大的策略用一条连续的线连接起来，从而构成有效前沿。有效前沿上的所有策略都被认为是有效的 CRC 筛查方案。

表 3-2-14 概述了上述研究的成本效益。所有研究都发现，FOBT 筛查可节省成本或每 LYG 低于 31500 美元（成本按已公布的成本列示，也按研究公布年份的美元标准化列示）。这些成本估算结果也显示出很大差异。与两年一次 FIT 筛查相比，一年一次 FIT 筛查可获得更高的 QALYs，但需要投入更多的筛查资源。筛查年龄范围更广的策略所获得的 QALYs 也更高，然而也伴随着更高的筛查资源消耗。FOBT 筛查的成本效益在世界范围内都进行了评估，如亚洲、欧洲和北美洲的报告显示，在成本可接受的情况下，FOBT 筛查是有益的。由于各国和各项研究的成本差异很大，因此只能对不同研究每 LYG 的成本进行定性比较。

（三）FIT 与 gFOBT 的成本效益比较

建模研究还估计了 FIT 和 gFOBT 的成本效益（或效益比较）（见第 3.4.3 节）。

下一步评估是否有平衡 LYG 和所需资源的最佳策略。需要考虑的策略包括筛查试验、再次筛查的间隔以及筛查年龄段。

癌症干预和监测建模网络基于三种不同的微观模拟模型为 USPSTF 提供了决策分析（Knudsen 等，2016），也为 USPSTF 审查一般风险人群中不同的结直肠癌筛查试验提供了参考，对于自开始筛查以来筛查结果持续阴性的人群，再次筛查从 50 岁或 55 岁开始，到 75 岁、80 岁或 85 岁结束。FOBT 筛查的重复间隔为 1、2 或 3 年。USPSTF 不允许使用成本本身。取而代之的是用某一策略的结肠镜检查次数（每 1000 人）来表示成本。图 3.2.1 比较了纵轴上的 LYG 与横轴上筛查年龄段的筛查过程（对腺瘤患者进行监测）所需结肠镜检查次数（每 1000 名 40 岁者）。连接数据点外层上各策略的直线代表该策略每增加一次结肠镜检查所需的 LYG 增量最大的策略。这条线被称为有效前沿。有效筛查策略位于有效前沿，接近有效策略的 LYG 在有效前沿的 98% 以内。只要有所需的资源，有效前沿上的策略都是可以接受的选择。图 3.2.1 展示了 FIT 和 HSgFOBT 筛查的有效前沿。在进行综合评估时，FIT 策略几乎包含了有效前沿或接近有效前沿上的所有点。此外，假设 FIT 相对 HSgFOBT 具有更高的灵敏度和特异度，那么基于 FIT 的筛查策略可为所有年龄段和重复间隔的每个级别结肠镜检查资源提供更多的 LYG。从 50 岁开始筛查，到 75 岁结束筛查并每年进行 FIT 检测的策略是最佳策略，在这 25 年的筛查中，每 1000 人需要进行约 1700 次结肠镜检查。需要注意的是，从较大年龄开始筛查或再次筛查前间隔时间较长的策略，其 LYG 较少，但需要接受结肠镜检查的次数也较少。而至于投入多少资源才能达到特定的 LYG 水平，则是一个社会选择。

（四）其他成本效益考虑因素

1. 预算有限的策略

虽然随机对照试验被认为是效力估计的参考标准，但在随机对照试验环境中（尤其是在社区环境中）比较多种策略并不可行。微观模拟建模小组可以提供虚拟试验，根据随机对照试验或观察性研究中 FOBT 的性能（晚期肿瘤的灵敏度和特异度），探索更多可能的策略。还通过建模探讨了其他方案，以便在人群筛查中实现 LYG 与资源之间的最佳平衡。例如，在预算有限且只能覆盖部分人群的情况下，与仅一次结肠镜检查相比，每年或每两年对 50 ～ 64 岁人群进行一次 FIT 检查可获得更多的 LYG（van der Steen 等，2015）。如果结肠镜检查容量有限，无法为筛查提供支持，则可以使用较高 Hb 临界值的 FIT，为较低水平的内镜检查服务提供具有成本效益的策略。然而，与 gFOBT 相比，采用 10μg Hb/g 粪便这一较低临界值的 FIT 在健康效益和成本方面最为有效（Wilschut 等，2011）。

2. 新疗法背景下的 FOBT 筛查

Lansdorp-Vogelaar 等（2009）的研究表明，随着更新、更昂贵的生物药物使用频率的增加，癌症治疗的成本也呈现出上升趋势，与不进行筛查相比，FOBT 检测则可以节省成本，因为它不仅能够预防因晚期癌症和结直肠癌死亡，也可避免昂贵的生物药物成本。Parekh 等（2008）也得出了类似的结论。

3. 混合策略

早在开展结直肠癌筛查之初，Eddy（1990）就提出了一种混合策略，即每五年一次乙状结肠镜检查和每年一次 FOBT 检查，不过这种混合方法在实践中并不常用。最近，Whyte 等（2012）建议在英国从 55 岁开始乙状结肠镜检查，60 岁开始每两年一次 FIT 检查，这是一种有效且具有成本效益的策略。

Dinh 等（2013）提出了一种筛查策略，即从 50 岁开始每年或每两年进行一次 FIT 检查，接着在 66 岁时进行一次结肠镜检查，这是一项对人群具有积极效用的筛查策略。Knudsen 等（2012）认为，针对 50 岁时结肠镜检查呈阴性结果的个体，可以每年进行 HSgFOBT 或 FIT 检查，其效益与 10 年后再次进行结肠镜检查大致相同。

参考文献

Ahlquist DA, McGill DB, Fleming JL, Schwartz S, Wieand HS, Rubin J, et al. (1989). Patterns of occult bleeding in asymptomatic colorectal cancer. Cancer, 63(9):182630. doi:10.1002/1097-0142(19900501)63:9 < 1826::AIDCNCR2820630928 > 3.0.CO;2-PPMID:2702590

Ahlquist DA, Sargent DJ, Loprinzi CL, Levin TR, Rex DK, Ahnen DJ, et al. (2008). Stool DNA and occult blood testing for screen detection of colorectal neoplasia. Ann Intern Med, 149(7):441-50, W81. doi:10.7326/00034819-149-7-200810070-00004 PMID:18838724

Ahlquist DA, Wieand HS, Moertel CG, McGill DB, Loprinzi CL, O'Connell MJ, et al. (1993). Accuracy of fecal occult blood screening for colorectal neoplasia. A prospective study using Hemoccult and HemoQuant tests.JAMA, 269(10):1262-7.doi:10.1001/ jama.1993.03500100060028 PMID:8437303

Allison JE, Fraser CG, Halloran SP, Young GP (2014). Population screening for colorectal cancer means getting FIT: the past, present, and future of colorectal cancer screening using the fecal immunochemical test for hemoglobin(FIT).Gut Liver,8(2):117-30. doi:10.5009/gnl.2014.8.2.117 PMID:24672652

Allison JE, Sakoda LC, Levin TR, Tucker JP, Tekawa IS, Cuff T, et al. (2007). Screening for colorectal neoplasms with new fecal occult blood tests: update on performance characteristics.J Natl Cancer Inst,99(19):146270.doi:10.1093/jnci/djm150 PMID:17895475

Allison JE, Tekawa IS, Ransom LJ, Adrain AL (1996). A comparison of fecal occult-blood tests for colorectal-cancer screening. N Engl J Med, 334(3):155-9. doi:10.1056/NEJM199601183340304 PMID:8531970

Aronsson M, Carlsson P, Levin L-Å, Hager J, Hultcrantz R (2017). Cost-effectiveness of high-sensitivity faecal immunochemical test and colonoscopy screening for colorectal cancer. Br J Surg, 104(8):1078-86. doi:10.1002/bjs.10536 PMID:28561259

Auge JM, Pellise M, Escudero JM, Hernandez C, Andreu M, Grau J, et al.; PROCOLON Group (2014). Risk stratification for advanced colorectal neoplasia according to fecal hemoglobin concentration in a colorectal cancer screening program. Gastroenterology, 147(3):628-636.e1. doi:10.1053/j.gastro.2014.06.008 PMID:24937264

Bang KM, Tillett S, Hoar SK, Blair A, McDougall V (1986). Sensitivity of fecal Hemoccult testing and flexible sigmoidoscopy for colorectal cancer screening. J Occup Med, 28(8):709-13. doi:10.1097/00043764-198608000000033 PMID:3746495

Barouni M, Larizadeh MH, Sabermahani A, Ghaderi H (2012). Markov's modeling for screening strategies for colorectal cancer. Asian Pac J Cancer Prev, 13(10):5125-9. doi:10.7314/APJCP.2012.13.10.5125 PMID:23244122

Barrows GH, Burton RM, Jarrett DD, Russell GG, Alford MD, Songster CL (1978). Immunochemical detection of human blood in feces. Am J Clin Pathol, 69(3):342-6. doi:10.1093/ajcp/69.1.342 PMID:416710

Barzi A, Lenz H-J, Quinn DI, Sadeghi S (2017). Comparative effectiveness of screening strategies for colorectal cancer. Cancer, 123(9):1516-27. doi:10.1002/cncr.30518 PMID:28117881

Bertario L, Russo A, Crosignani P, Sala P, Spinelli P, Pizzetti P, et al. (1999). Reducing colorectal cancer mortality by repeated faecal occult blood test: a nested case-control study. Eur J Cancer, 35(6):973-7. doi:10.1016/S09598049(99)00062-3 PMID:10533481

Bibbins-Domingo K, Grossman DC, Curry SJ, Davidson KW, Epling JW Jr, García FAR, et al.; US Preventive Services Task Force (2016). Screening for colorectal cancer: US Preventive Services Task Force recommendation statement. JAMA, 315(23):2564-75. doi:10.1001/ jama.2016.5989 PMID:27304597

Bjerrum A, Andersen O, Fischer A, Lindebjerg J, Lynge E (2016). Colorectal cancer mortality 10years after a single round of guaiac faecal occult blood test (gFOBT) screening: experiences from a Danish screening cohort. BMJ Open Gastroenterol, 3(1):e000120. doi:10.1136/ bmjgast-2016-000120 PMID:28074150

Boas I (1914). Die Lehre von den okkulten Blutungen. Leipzig, Germany: Thieme.

Bouvier V, Herbert C, Lefevre H, Launoy G (2001). Stage of extension and treatment for colorectal cancer after a negative test and among non-responders in mass screening with guaiac faecal occult blood test: a French experience. Eur J Cancer Prev, 10(4):323-6. doi:10.1097/00008469-200108000-00005 PMID:11535874

Brenner H, Haug U, Hundt S (2010a). Sex differences in performance of fecal occult blood testing. Am J Gastroenterol, 105(11):2457-64. doi:10.1038/ ajg.2010.301 PMID:20700114

Brenner H, Niedermaier T, Chen H (2017). Strong subsite-specific variation in detecting advanced adenomas by fecal immunochemical testing for hemoglobin. Int J Cancer, 140(9):2015-22. doi:10.1002/ijc.30629 PMID:28152558

Buron A, Auge JM, Sala M, Román M, Castells A, Macià F, et al.; PROCOLON Research Group (2017). Association between socioeconomic deprivation and colorectal cancer screening outcomes: low uptake rates among the most and least deprived people. PLoS One, 12(6):e0179864. doi:10.1371/journal.pone.0179864 PMID:28622365

Carroll MR, Seaman HE, Halloran SP (2014). Tests and investigations for colorectal cancer screening. Clin Biochem, 47(10-11):921-39. doi:10.1016/j.clin biochem.2014.04.019 PMID:24769265

Castiglione G, Sala P, Ciatto S, Grazzini G, Mazzotta A, Rossetti C, et al. (1994). Comparative analysis of results of guaiac and immunochemical tests for faecal occult blood in colorectal cancer screening in two oncological institutions. Eur J Cancer Prev, 3(5):399-405. doi:10.1097/00008469-19940900000003 PMID:8000308

Chen CH, Wen CP, Tsai MK (2016). Fecal immunochemical test for colorectal cancer from a prospective cohort with 513,283individuals: providing detailed number needed to scope (NNS) before colonoscopy. Medicine (Baltimore), 95(36):e4414. doi:10.1097/ MD.0000000000004414 PMID:27603337

Chiu HM, Chen SL-S, Yen AM-F, Chiu SY-H, Fann JC-Y, Lee Y-C, et al. (2015). Effectiveness of fecal immunochemical testing in reducing colorectal cancer mortality from the One Million Taiwanese Screening Program. Cancer, 121(18):3221-9. doi:10.1002/ cncr.29462 PMID:25995082

Chiu SY, Chuang SL, Chen SL, Yen AM, Fann JC, Chang DC, et al. (2017). Faecal haemoglobin concentration influences risk prediction of interval cancers resulting from inadequate colonoscopy quality: analysis of the Taiwanese Nationwide Colorectal Cancer Screening Program. Gut, 66(2):293-300. doi:10.1136/gutjnl-2015310256 PMID:26515543

Clarke P, Jack F, Carey FA, Steele RJ (2006). Medications with anticoagulant properties increase the likelihood of a negative colonoscopy in faecal occult blood test population screening. Colorectal Dis, 8(5):389-92. doi:10.1111/ j.1463-1318.2005.00919.x PMID:16684082

Costantini AS, Martini A, Puliti D, Ciatto S, Castiglione G, Grazzini G, et al. (2008). Colorectal cancer mortality in two areas of Tuscany with different screening exposures. J Natl Cancer Inst, 100(24):1818-21. doi:10.1093/ jnci/ djn404 PMID:19066268

Dan YY, Chuah BYS, Koh DCS, Yeoh KG (2012). Screening based on risk for colorectal cancer is the most cost-effective approach. Clin Gastroenterol Hepatol, 10:3: 266-71. e1, 6. doi:10.1016/j.cgh.2011.11.011 PMID:22100624

Dancourt V, Lejeune C, Lepage C, Gailliard MC, Meny B, Faivre J (2008). Immunochemical faecal occult blood tests are superior to guaiac-based tests for the detection of colorectal neoplasms. Eur J Cancer, 44(15):2254-8. doi:10.1016/j.ejca.2008.06.041 PMID:18760592

Denis B, Gendre I, Sauleau EA, Lacroute J, Perrin P (2013). Harms of colonoscopy in a colorectal cancer screening programme with faecal occult blood test: a population-based cohort study. Dig Liver Dis, 45(6):474-80. doi:10.1016/

j.dld.2013.01.006 PMID:23414583

Denis B, Ruetsch M, Strentz P, Vogel JY, Guth F, Boyaval JM, et al. (2007). Short term outcomes of the first round of a pilot colorectal cancer screening programme with guaiac based faecal occult blood test. Gut, 56(11):157984. doi:10.1136/gut.2007.126037 PMID:17616542

Digby J, Fraser CG, Carey FA, McDonald PJ, Strachan JA, Diament RH, et al. (2013). Faecal haemoglobin concentration is related to severity of colorectal neoplasia. J Clin Pathol, 66(5):415-9. doi:10.1136/jclinpath-2013-201445 PMID:23418340

Dinh T, Ladabaum U, Alperin P, Caldwell C, Smith R, Levin TR (2013). Health benefits and cost-effectiveness of a hybrid screening strategy for colorectal cancer. Clin Gastroenterol Hepatol, 11(9):1158-66. doi:10.1016/j.cgh.2013.03.013 PMID:23542330

Doubeni CA, Jensen CD, Fedewa SA, Quinn VP, Zauber AG, Schottinger JE, et al. (2016). Fecal immunochemical test (FIT) for colon cancer screening: variable performance with ambient temperature. J Am Board Fam Med, 29(6):672-81. doi:10.3122/jabfm.2016.06.160060 PMID:28076249

Eddy DM (1990). Screening for colorectal cancer. Ann Intern Med, 113(5):373-84. doi:10.7326/0003-4819113-5-373 PMID:2200321

Elmunzer BJ, Singal AG, Sussman JB, Deshpande AR, Sussman DA, Conte ML, et al. (2015). Comparing the effectiveness of competing tests for reducing colorectal cancer mortality: a network meta-analysis. Gastrointest Endosc, 81(3):700-709.e3. doi:10.1016/j.gie.2014.10.033 PMID:25708757

Faivre J, Dancourt V, Lejeune C, Tazi MA, Lamour J, Gerard D, et al. (2004). Reduction in colorectal cancer mortality by fecal occult blood screening in a French controlled study. Gastroenterology, 126(7):1674-80. doi:10.1053/j.gastro.2004.02.018 PMID:15188160

Faivre J, Tazi MA, El Mrini T, Lejeune C, Benhamiche AM, Dassonville F (1999). Faecal occult blood screening and reduction of colorectal cancer mortality: a case-control study. Br J Cancer, 79(3-4):680-3. doi:10.1038/sj.bjc.6690107 PMID:10027349

Fitzpatrick-Lewis D, Ali MU, Warren R, Kenny M, Sherifali D, Raina P (2016). Screening for colorectal cancer: a systematic review and meta-analysis. Clin Colorectal Cancer, 15(4):298-313. doi:10.1016/j.clcc.2016.03.003 PMID:27133893

Fleisher M, Winawer SJ, Zauber AG, Smith C, Schwartz MK; National Polyp Study Work Group (1991). Accuracy of fecal occult blood test interpretation. Ann Intern Med, 114(10):875-6. doi:10.7326/0003-4819-114-10-875 PMID:2014949

Fraser CG, Allison JE, Halloran SP, Young GP; Expert Working Group on Fecal Immunochemical Tests for Hemoglobin, Colorectal Cancer Screening Committee, World Endoscopy Organization (2012). A proposal to standardize reporting units for fecal immunochemical tests for hemoglobin. J Natl Cancer Inst, 104(11):810-4. doi:10.1093/jnci/djs190 PMID:22472305

Fraser CG, Auge JM; PROCOLON Group (2015). Faecal haemoglobin concentrations do vary across geography as well as with age and sex: ramifications for colorectal cancer screening. Clin Chem Lab Med, 53(9):e235-7. doi:10.1515/cclm-2014-1172 PMID:25544746

Fraser CG, Rubeca T, Rapi S, Chen LS, Chen HH (2014). Faecal haemoglobin concentrations vary with sex and age, but data are not transferable across geography for colorectal cancer screening. Clin Chem Lab Med, 52(8):1211-6. doi:10.1515/cclm-2014-0115 PMID:24637000

Gandhi S, Narula N, Gandhi S, Marshall JK, Farkouh ME (2013). Does acetylsalicylic acid or warfarin affect the accuracy of fecal occult blood tests? J Gastroenterol Hepatol, 28(6):931-6. doi:10.1111/jgh.12201 PMID:23517228

Gies A, Cuk K, Schrotz-King P, Brenner H (2018). Direct comparison of diagnostic performance of 9quantitative fecal immunochemical tests for colorectal cancer screening. Gastroenterology, 154(1):93-104. doi:10.1053/j.gastro.2017.09.018 PMID:28958859

Ginsberg GM, Lim SS, Lauer JA, Johns BP, Sepulveda CR (2010). Prevention, screening and treatment of colorectal cancer: a global and regional generalized cost effectiveness analysis. Cost Eff Resour Alloc, 8(1):2. doi:10.1186/1478-7547-8-2 PMID:20236531

Giorgi Rossi P, Vicentini M, Sacchettini C, Di Felice E, Caroli S, Ferrari F, et al. (2015). Impact of screening program on incidence of colorectal cancer: a cohort study in Italy. Am J Gastroenterol, 110(9):1359-66. doi:10.1038/ajg.2015.240 PMID:26303133

Goede SL, Rabeneck L, van Ballegooijen M, Zauber AG, Paszat LF, Hoch JS, et al. (2017). Harms, benefits and costs of fecal immunochemical testing versus guaiac fecal occult blood testing for colorectal cancer screening. PLoS One, 12(3):e0172864. doi:10.1371/ journal.pone.0172864 PMID:28296927

Greenberg PD, Cello JP, Rockey DC (1996). Asymptomatic chronic gastrointestinal blood loss in patients taking aspirin or warfarin for cardiovascular disease. Am J Med, 100(6):598-604. doi:10.1016/S0002-9343(96)00009-5 PMID:8678078

Greenberg PD, Cello JP, Rockey DC (1999). Relationship of low-dose aspirin to GI injury and occult bleeding: a pilot study. Gastrointest Endosc, 50(5):618-22. doi:10.1016/S0016-5107(99)80008-X PMID:10536315

Grobbee EJ, Schreuders EH, Hansen BE, Bruno MJ, Lansdorp-Vogelaar I, Spaander MCW, et al. (2017a). Association between concentrations of hemoglobin determined by fecal immunochemical tests and longterm development of advanced colorectal neoplasia. Gastroenterology, 153(5):1251-1259.e2. doi:10.1053/j. gast ro.2017.07.034 PMID:28760383

Grobbee EJ, Wieten E, Hansen BE, Stoop EM, de Wijkerslooth TR, Lansdorp-Vogelaar I, et al. (2017b). Fecal immunochemical test-based colorectal cancer screening: the gender dilemma. United European Gastroenterol J, 5(3):448-54. doi:10.1177/ 2050640616659998 PMID:28507758

Halloran SP, Launoy G, Zappa M; International Agency for Research on Cancer (2012). European guidelines for quality assurance in colorectal cancer screening and diagnosis. First Edition-Faecal occult blood testing. Endoscopy, 44(Suppl 3):SE65-87. doi:10.1055/s-0032-1309791 PMID:23012123

Hamza S, Cottet V, Touillon N, Dancourt V, BonithonKopp C, Lepage C, et al. (2014). Long-term effect of faecal occult blood screening on incidence and mortality from colorectal cancer. Dig Liver Dis, 46(12):1121-5. doi:10.1016/j.dld.2014.08.041 PMID:25241134

Hardcastle JD, Chamberlain JO, Robinson MHE, Moss SM, Amar SS, Balfour TW, et al. (1996). Randomised controlled trial of faecal-occult-blood screening for colorectal cancer. Lancet, 348(9040):1472-7. doi:10.1016/S0140-6736(96)03386-7 PMID:8942775

Heigh RI, Yab TC, Taylor WR, Hussain FT, Smyrk TC, Mahoney DW, et al. (2014). Detection of colorectal serrated polyps by stool DNA testing: comparison with fecal immunochemical testing for occult blood (FIT). PLoS One, 9(1):e85659. doi:10.1371/journal. pone.0085659 PMID:24465639

Heitman SJ, Hilsden RJ, Au F, Dowden S, Manns BJ (2010). Colorectal cancer screening for average-risk North Americans: an economic evaluation. PLoS Med, 7(11):e1000370. doi:10.1371/journal.pmed.1000370 PMID:21124887

Helm JF, Russo MW, Biddle AK, Simpson KN, Ransohoff DF, Sandler RS (2000). Effectiveness and economic impact of screening for colorectal cancer by mass fecal occult blood testing. Am J Gastroenterol, 95(11):3250-8. doi:10.1111/j.1572-0241.2000.03261.x PMID:11095350

Hewitson P, Glasziou P, Watson E, Towler B, Irwig L (2008). Cochrane systematic review of colorectal cancer screening using the fecal occult blood test (Hemoccult): an update. Am J Gastroenterol, 103(6):1541-9. doi:10.1111/

j.1572-0241.2008.01875.x PMID:18479499

Hiwatashi N, Morimoto T, Fukao A, Sato H, Sugahara N, Hisamichi S, et al. (1993). An evaluation of mass screening using fecal occult blood test for colorectal cancer in Japan: a case-control study. Jpn J Cancer Res, 84(11):1110-2. doi:10.1111/j.1349-7006.1993.tb02809.x PMID:8276715

Imperiale TF, Ransohoff DF, Itzkowitz SH, Turnbull BA, Ross ME; Colorectal Cancer Study Group (2004). Fecal DNA versus fecal occult blood for colorectal-cancer screening in an average-risk population. N Engl J Med, 351(26):2704-14. doi:10.1056/NEJMoa033403 PMID:15616205

Jaffe RM, Kasten B, Young DS, MacLowry JD (1975). Falsenegative stool occult blood tests caused by ingestion of ascorbic acid (vitamin C). Ann Intern Med, 83(6):824-6. doi:10.7326/0003-4819-83-6-824 PMID:1200528

Jin P, Wu Z-T, Li S-R, Li S-J, Wang J-H, Wang Z-H, et al. (2013). Colorectal cancer screening with fecal occult blood test: a 22-year cohort study. Oncol Lett, 6(2):57682. doi:10.3892/ol.2013.1402 PMID:24137374

Kahi CJ, Imperiale TF (2004). Do aspirin and nonsteroidal anti-inflammatory drugs cause false-positive fecal occult blood test results? A prospective study in a cohort of veterans. Am J Med, 117(11):837-41. doi:10.1016/j.amjmed.2004.05.028 PMID:15589487

Kewenter J, Björk S, Haglind E, Smith L, Svanvik J, Ahrén C (1988). Screening and rescreening for colorectal cancer. A controlled trial of fecal occult blood testing in 27,700subjects.Cancer,62(3):645-51.doi:10.1002/1097-0142(19880801)62:3 < 645::AID-CNCR2820620333 > 3.0.CO;2-# PMID:3292038

Kewenter J, Brevinge H (1996). Endoscopic and surgical complications of work-up in screening for colorectal cancer. Dis Colon Rectum, 39(6):676-80. doi:10.1007/ BF02056949 PMID:8646956

Kewenter J, Brevinge H, Engarås B, Haglind E, Ahrén C (1994). Results of screening, rescreening, and follow-up in a prospective randomized study for detection of colorectal cancer by fecal occult blood testing. Results for 68,308subjects. Scand J Gastroenterol, 29(5):46873. doi:10.3109/00365529409096840 PMID:8036464

Kingsley J, Karanth S, Revere FL, Agrawal D (2016). Cost effectiveness of screening colonoscopy depends on adequate bowel preparation rates - a modeling study. PLoS One, 11(12):e0167452. doi:10.1371/journal.pone.0167452 PMID:27936028

Knudsen AB, Hur C, Gazelle GS, Schrag D, McFarland EG, Kuntz KM (2012). Rescreening of persons with a negative colonoscopy result: results from a microsimulation model. Ann Intern Med, 157(9):611-20. doi:10.7326/0003-4819-157-9-201211060-00005 PMID:23128861

Knudsen AB, Lansdorp-Vogelaar I, Rutter CM, Savarino JE, van Ballegooijen M, Kuntz KM, et al. (2010). Costeffectiveness of computed tomographic colonography screening for colorectal cancer in the Medicare population. J Natl Cancer Inst, 102(16):1238-52. doi:10.1093/ jnci/djq242 PMID:20664028

Knudsen AB, Zauber AG, Rutter CM, Naber SK, DoriaRose VP, Pabiniak C, et al. (2016). Estimation of benefits, burden, and harms of colorectal cancer screening strategies: modeling study for the US Preventive Services Task Force. JAMA, 315(23):2595-609. doi:10.1001/ jama.2016.6828 PMID:27305518

Kronborg O, Fenger C, Olsen J, Jørgensen OD, Søndergaard O (1996). Randomised study of screening for colorectal cancer with faecal-occult-blood test. Lancet, 348(9040):1467-71. doi:10.1016/S01406736(96)03430-7 PMID:8942774

Kronborg O, Jørgensen OD, Fenger C, Rasmussen M (2004). Randomized study of biennial screening with a faecal occult blood test: results after nine screening rounds. Scand J Gastroenterol, 39(9):846-51. doi:10.1080/00365520410003182 PMID:15513382

Ladabaum U, Alvarez-Osorio L, Rösch T, Brueggenjuergen B (2014). Cost-effectiveness of colorectal cancer screening in Germany: current endoscopic and fecal testing strategies versus plasma methylated Septin 9 DNA. Endosc Int Open,2(2):E96-104. doi:10.1055/s-0034-1377182 PMID:26135268

Ladabaum U, Mannalithara A (2016). Comparative effectiveness and cost effectiveness of a multitarget stool DNA test to screen for colorectal neoplasia. Gastroenterology, 151(3):427-439.e6. doi:10.1053/j. gastro.2016.06.003 PMID:27311556

Laine LA, Bentley E, Chandrasoma P (1988). Effect of oral iron therapy on the upper gastrointestinal tract.A prospective evaluation. Dig Dis Sci, 33(2):172-7. doi:10.1007/BF01535729 PMID:3257437

Laing SS, Bogart A, Chubak J, Fuller S, Green BB (2014). Psychological distress after a positive fecal occult blood test result among members of an integrated healthcare delivery system.Cancer Epidemiol Biomarkers Prev,23(1):154-9. doi:10.1158/1055-9965.EPI-13-0722 PMID:24220914

Lam CL, Law WL, Poon JT, Chan P, Wong CK, McGhee SM, et al. (2015). Health-related quality of life in patients with colorectal neoplasm and cost-effectiveness of colorectal cancer screening in Hong Kong. Hong Kong Med J, 21(Suppl 6):4-8. PMID:26645874

Lansdorp-Vogelaar I, Knudsen AB, Brenner H (2011). Cost-effectiveness of colorectal cancer screening. Epidemiol Rev, 33(1):88-100. doi:10.1093/epirev/ mxr004 PMID:21633092

Lansdorp-Vogelaar I, Kuntz KM, Knudsen AB, Wilschut JA, Zauber AG, van Ballegooijen M (2010). Stool DNA testing to screen for colorectal cancer in the Medicare population: a cost-effectiveness analysis.Ann Intern Med,153(6):368-77. doi:10.7326/0003-4819-153-6201009210-00004 PMID:20855801

Lansdorp-Vogelaar I, van Ballegooijen M, Zauber AG, Boer R, Wilschut J, Habbema JDF (2009). At what costs will screening with CT colonography be competitive? A cost-effectiveness approach. Int J Cancer, 124(5):1161-8. doi:10.1002/ijc.24025 PMID:19048626

Lazovich D, Weiss NS, Stevens NG, White E, McKnight B, Wagner EH (1995). A case-control study to evaluate efficacy of screening for faecal occult blood. J Med Screen, 2(2):84-9. doi:10.1177/096914139500200206 PMID:7497161

Lee JK, Liles EG, Bent S, Levin TR, Corley DA (2014). Accuracy of fecal immunochemical tests for colorectal cancer: systematic review and meta-analysis. Ann Intern Med, 160(3):171-81. doi:10.7326/M13-1484 PMID:24658694

Lee KS, Park EC (2016). Cost effectiveness of colorectal cancer screening interventions with their effects on health disparity being considered. Cancer Res Treat, 48(3):1010-9. doi:10.4143/crt.2015.279 PMID:26727714

Lee TJ, Hull MA, Rajasekhar PT, Clifford GM, Ritchie M, James P, et al. (2012). Aspirin users attending for NHS bowel cancer screening have less colorectal neoplasia: chemoprevention or false-positive faecal occult blood testing? Digestion, 85(4):278-81. doi:10.1159/000334372 PMID:22538301

Liao CS, Lin YM, Chang HC, Chen YH, Chong LW, Chen CH, et al. (2013). Application of quantitative estimates of fecal hemoglobin concentration for risk prediction of colorectal neoplasia. World J Gastroenterol, 19(45):8366-72. doi:10.3748/wjg.v19.i45.8366 PMID:24363529

Libby G, Brewster DH, McClements PL, Carey FA, Black RJ, Birrell J, et al. (2012). The impact of population-based faecal occult blood test screening on colorectal cancer mortality: a matched cohort study. Br J Cancer, 107(2):255-9. doi:10.1038/bjc.2012.277 PMID:22735907

Lieberman DA, Weiss DG, Ahnen DJ, et al.; Veterans Affairs Cooperative Study Group 380 (2001). One-time screening for colorectal cancer with combined fecal occult-blood testing and examination of the distal colon. N Engl J Med, 345(8):555-60. doi:10.1056/ NEJMoa010328 PMID:11529208

Lin JS, Piper MA, Perdue LA, Rutter C, Webber EM, O'Connor E, et al. (2016). Screening for colorectal cancer: a systematic review for the U.S. Preventive Services Task Force. Evidence Synthesis No. 135. AHRQ Publication No. 14-05203-EF-1. Rockville (MD), USA: Agency for Healthcare Research and Quality. Available from: https://www. ncbi.nlm.nih. gov/books/NBK373584/.

Lindebjerg J, Osler M, Bisgaard C (2014). Colorectal cancers detected through screening are associated with lower stages and improved survival. Dan Med J, 61(1):A4758. PMID:24393588

Lindholm E, Berglund B, Kewenter J, Haglind E (1997). Worry associated with screening for colorectal carcinomas. Scand J Gastroenterol, 32(3):238-45. doi:10.3109/00365529709000201 PMID:9085461

Lindholm E, Brevinge H, Haglind E (2008). Survival benefit in a randomized clinical trial of faecal occult blood screening for colorectal cancer. Br J Surg, 95(8):1029-36. doi:10.1002/bjs.6136 PMID:18563785

Logan RF, Patnick J, Nickerson C, Coleman L, Rutter MD, von Wagner C; English Bowel Cancer Screening Evaluation Committee (2012). Outcomes of the Bowel Cancer Screening Programme (BCSP) in England after the first 1million tests. Gut, 61(10):1439-46. doi:10.1136/gutjnl-2011-300843 PMID:22156981

Malila N, Hakama M, Pukkala E (2007). A 25-year follow-up of a population screened with faecal occult blood test in Finland. Acta Oncol, 46(8):1103-6. doi:10.1080/02841860701442531 PMID:17851857

Malila N, Oivanen T, Hakama M (2008). Implementation of colorectal cancer screening in Finland: experiences from the first three years of a public health programme. Z Gastroenterol, 46(Suppl 1):S25-8. doi:10.1055/s-2007-963490 PMID:18368636

Mandel JS, Bond JH, Church TR, Snover DC, Bradley GM, Schuman LM, et al. (1993). Reducing mortality from colorectal cancer by screening for fecal occult blood. Minnesota Colon Cancer Control Study. N Engl J Med,,328(19):1365-71. doi:10.1056/NEJM199305133281901 PMID:8474513

Mandel JS, Church TR, Bond JH, Ederer F, Geisser MS, Mongin SJ, et al. (2000). The effect of fecal occultblood screening on the incidence of colorectal cancer. N Engl J Med, 343(22):1603-7. doi:10.1056/NEJM200011303432203 PMID:11096167

Mant D, Fitzpatrick R, Hogg A, Fuller A, Farmer A, Verne J, et al. (1990). Experiences of patients with false positive results from colorectal cancer screening. Br J Gen Pract, 40(339):423-5. PMID:2271264

McDonald PJ, Strachan JA, Digby J, Steele RJ, Fraser CG (2011). Faecal haemoglobin concentrations by gender and age: implications for population-based screening for colorectal cancer. Clin Chem Lab Med, 50(5):93540. PMID:22149740

Miles A, McClements PL, Steele RJC, Redeker C, Sevdalis N, Wardle J (2015). The psychological impact of a colorectal cancer diagnosis following a negative fecal occult blood test result. Cancer Epidemiol Biomarkers Prev, 24(7):1032-8. doi:10.1158/1055-9965.EPI-15-0004 PMID:25924826

Moayyedi P, Achkar E (2006). Does fecal occult blood testing really reduce mortality? A reanalysis of systematic review data. Am J Gastroenterol, 101(2):380-4. doi:10.1111/j.1572-0241.2006.00537.x PMID:16454847

Müftügil N (1985). The peroxidase enzyme activity of some vegetables and its resistance to heat. J Sci Food Agric, 36(9):877-80. doi:10.1002/jsfa.2740360918

Nakajima M, Saito H, Soma Y, Sobue T, Tanaka M, Munakata A (2003). Prevention of advanced colorectal cancer by screening using the immunochemical faecal occult blood test: a case-control study. Br J Cancer, 89(1):23-8. doi:10.1038/sj.bjc.6601002 PMID:12838295

Niv Y (1990). Fecal occult blood test - the importance of proper evaluation. J Clin Gastroenterol, 12(4):393-5. doi:10.1097/00004836-199008000-00007 PMID:2398247

Norfleet RG (1983). 1,300mg of aspirin daily does not cause positive fecal Hemoccult tests. J Clin Gastroenterol, 5(2):123-5. doi:10.1097/00004836-198304000-00006 PMID:6304182

Parekh M, Fendrick AM, Ladabaum U (2008). As tests evolve and costs of cancer care rise: reappraising stool-based screening for colorectal neoplasia. Aliment Pharmacol Ther, 27(8):697-712. doi:10.1111/j.13652036.2008.03632.x PMID:18248653

Parente F, Boemo C, Ardizzoia A, Costa M, Carzaniga P, Ilardo A, et al. (2013). Outcomes and cost evaluation of the first two rounds of a colorectal cancer screening program based on immunochemical fecal occult blood test in northern Italy. Endoscopy, 45(1):27-34. PMID:23254404

Park DI, Ryu S, Kim YH, Lee SH, Lee CK, Eun CS, et al. (2010). Comparison of guaiac-based and quantitative immunochemical fecal occult blood testing in a population at average risk undergoing colorectal cancer screening. Am J Gastroenterol, 105(9):2017-25. doi:10.1038/ajg.2010.179 PMID:20502450

Parker MA, Robinson MHE, Scholefield JH, Hardcastle JD (2002). Psychiatric morbidity and screening for colorectal cancer. J Med Screen, 9(1):7-10. doi:10.1136/ jms.9.1.7 PMID:11943790

Parra-Blanco A, Gimeno-García AZ, Quintero E, Nicolás D, Moreno SG, Jiménez A, et al. (2010). Diagnostic accuracy of immunochemical versus guaiac faecal occult blood tests for colorectal cancer screening. J Gastroenterol, 45(7):703-12. doi:10.1007/s00535-0100214-8 PMID:20157748

Patel SS, Kilgore ML (2015). Cost effectiveness of colorectal cancer screening strategies. Cancer Contr, 22(2):24858. doi:10.1177/107327481502200219 PMID:26068773

Phalguni A, Seaman H, Routh K, Halloran S, Simpson S (2015). Tests detecting biomarkers for screening of colorectal cancer: what is on the horizon? GMS Health Technol Assess, 11:Doc01. PMID:26131022

Pignone M, Campbell MK, Carr C, Phillips C (2001). Metaanalysis of dietary restriction during fecal occult blood testing. Eff Clin Pract, 4(4):150-6. PMID:11525101

Pignone M, Saha S, Hoerger T, Mandelblatt J (2002). Cost-effectiveness analyses of colorectal cancer screening: a systematic review for the U.S. Preventive Services Task Force. Ann Intern Med, 137(2):96-104. doi:10.7326/0003-4819-137-2-200207160-00007 PMID:1 2118964

Pignone MP, Flitcroft KL, Howard K, Trevena LJ, Salkeld GP, St John DJ (2011). Costs and cost-effectiveness of full implementation of a biennial faecal occult blood test screening program for bowel cancer in Australia. Med J Aust, 194(4):180-5. PMID:21401458

Pil L, Fobelets M, Putman K, Trybou J, Annemans L (2016). Cost-effectiveness and budget impact analysis of a population-based screening program for colorectal cancer. Eur J Intern Med, 32:72-8. doi:10.1016/j.ejim.2016.03.031 PMID:27157827

Pitkäniemi J, Seppä K, Hakama M, Malminiemi O, Palva T, Vuoristo M-S, et al. (2015). Effectiveness of screening for colorectal cancer with a faecal occult-blood test, in Finland. BMJ Open Gastroenterol, 2(1):e000034. doi:10.1136/bmjgast-2015-000034 PMID:26462283

Quintero E, Castells A, Bujanda L, Cubiella J, Salas D, Lanas Á, et al.; COLONPREV Study Investigators (2012). Colonoscopy versus fecal immunochemical testing in colorectal-cancer screening. N Engl J Med, 366(8):697-706. doi:10.1056/NEJMoa1108895 PMID:22356323

Rabeneck L, Zwaal C, Goodman JH, Mai V, Zamkanei M (2008). Cancer Care Ontario guaiac fecal occult blood test (FOBT) laboratory standards: evidentiary base and recommendations. Clin Biochem, 41(1617):1289-305. doi:10.1016/j.clinbiochem.2008.08.069 PMID:18796300

Rao SK, Schilling TF, Sequist TD (2009). Challenges in the management of positive fecal occult blood tests. J Gen Intern Med, 24(3):356-60. doi:10.1007/s11606008-0893-5 PMID:19130147

Robinson MH, Hardcastle JD, Moss SM, Amar SS, Chamberlain JO, Armitage NC, et al. (1999). The risks of screening: data from the Nottingham randomised controlled trial of faecal occult blood screening for colorectal cancer. Gut, 45(4):588-92. doi:10.1136/ gut.45.4.588 PMID:10486370

Rockey DC (1999). Occult gastrointestinal bleeding. N Engl J Med, 341(1):38-46. doi:10.1056/NEJM199907013410107 PMID:10387941

Rockey DC, Auslander A, Greenberg PD (1999). Detection of upper gastrointestinal blood with fecal occult blood tests. Am J Gastroenterol, 94(2):344-50. doi:10.1111/ j.1572-0241.1999.855_r.x PMID:10022627

Rose IS, Young GP, St John DJB, Deacon MC, Blake D, Henderson RW (1989). Effect of ingestion of hemoproteins on fecal excretion of hemes and porphyrins. Clin Chem, 35(12):2290-6. PMID:2556222

Rozen P, Knaani J, Samuel Z (1999). Eliminating the need for dietary restrictions when using a sensitive guaiac fecal occult blood test. Dig Dis Sci, 44(4):756-60. doi:10.1023/A:1026618010312 PMID:10219834

Rozen P, Waked A, Vilkin A, Levi Z, Niv Y (2006). Evaluation of a desk top instrument for the automated development and immunochemical quantification of fecal occult blood. Med Sci Monit, 12(6):MT27-32. PMID:16733493

Saito H, Soma Y, Koeda J, Wada T, Kawaguchi H, Sobue T, et al. (1995). Reduction in risk of mortality from colorectal cancer by fecal occult blood screening with immunochemical hemagglutination test. A case-control study. Int J Cancer, 61(4):465-9. doi:10.1002/ ijc.2910610406 PMID:7759151

Sawhney MS, McDougall H, Nelson DB, Bond JH (2010). Fecal occult blood test in patients on low-dose aspirin, warfarin, clopidogrel, or non-steroidal anti-inflammatory drugs. Dig Dis Sci, 55(6):1637-42. doi:10.1007/ s10620-010-1150-4 PMID:20195757

Scheitel SM, Ahlquist DA, Wollan PC, Hagen PT, Silverstein MD (1999). Colorectal cancer screening: a community case-control study of proctosigmoidoscopy, barium enema radiography, and fecal occult blood test efficacy. Mayo Clin Proc, 74(12):1207-13. doi:10.4065/74.12.1207 PMID:10593348

Scholefield JH, Moss SM, Mangham CM, Whynes DK, Hardcastle JD (2012). Nottingham trial of faecal occult blood testing for colorectal cancer: a 20-year follow-up. Gut, 61(7):1036-40. doi:10.1136/gutjnl-2011-300774 PMID:22052062

Schreuders EH, Grobbee EJ, Spaander MCW, Kuipers EJ (2016). Advances in fecal tests for colorectal cancer screening. Curr Treat Options Gastroenterol, 14(1):15262. doi:10.1007/s11938-016-0076-0 PMID:26825703

Schreuders EH, Ruco A, Rabeneck L, Schoen RE, Sung JJ, Young GP, et al. (2015). Colorectal cancer screening: a global overview of existing programmes. Gut, 64(10):1637-49. doi:10.1136/gutjnl-2014-309086 PMID:26041752

Sekiguchi M, Igarashi A, Matsuda T, Matsumoto M, Sakamoto T, Nakajima T, et al. (2016). Optimal use of colonoscopy and fecal immunochemical test for population-based colorectal cancer screening: a cost-effectiveness analysis using Japanese data. Jpn J Clin Oncol, 46(2):116-25. doi:10.1093/jjco/hyv186 PMID:26685321

Selby JV, Friedman GD, Quesenberry CP Jr, Weiss NS (1993). Effect of fecal occult blood testing on mortality from colorectal cancer. A case-control study. Ann Intern Med, 118(1):1-6. doi:10.7326/0003-4819-118-1199301010-00001 PMID:8416152

Selinger RR, Norman S, Dominitz JA (2003). Failure of health care professionals to interpret fecal occult blood tests accurately. Am J Med, 114(1):64-7. doi:10.1016/ S0002-9343(02)01350-5 PMID:12543293

Sharaf RN, Ladabaum U (2013). Comparative effectiveness and cost-effectiveness of screening colonoscopy vs. sigmoidoscopy and alternative strategies. Am J Gastroenterol, 108(1):120-32. doi:10.1038/ajg.2012.380 PMID:23247579

Sharp L, Tilson L, Whyte S, O'Ceilleachair A, Walsh C, Usher C, et al. (2012). Cost-effectiveness of population-based screening for colorectal cancer: a comparison of guaiac-based faecal occult blood testing, faecal immunochemical testing and flexible sigmoidoscopy. Br J Cancer, 106(5):805-16. doi:10.1038/bjc.2011.580 PMID:22343624

Shaukat A, Mongin SJ, Geisser MS, Lederle FA, Bond JH, Mandel JS, et al. (2013). Long-term mortality after screening for colorectal cancer. N Engl J Med, 369(12):1106-14. doi:10.1056/NEJMoa1300720 PMID:24047060

Spielberger CD, Gorsuch RL, Lushene R, Vagg PR, Jacobs GA (1983). Manual for the State-Trait Anxiety Inventory. Palo Alto (CA), USA: Consulting Psychologists Press.

Steele RJ, McClements PL, Libby G, Black R, Morton C, Birrell J, et al. (2009). Results from the first three rounds of the Scottish demonstration pilot of FOBT screening for colorectal cancer. Gut, 58(4):530-5. doi:10.1136/ gut.2008.162883 PMID:19036949

Stone CA, Carter RC, Vos T, John JS (2004). Colorectal cancer screening in Australia: an economic evaluation of a potential biennial screening program using faecal occult blood tests. Aust N Z J Public Health, 28(3):273-82. doi:10.1111/j.1467-842X.2004.tb00707.x PMID:15707175

Sung JJY, Chan FKL, Leung WK, Wu JC, Lau JY, Ching J, et al. (2003). Screening for colorectal cancer in Chinese: comparison of fecal occult blood test, flexible sigmoidoscopy, and colonoscopy. Gastroenterology,124(3):60814.

doi:10.1053/gast.2003.50090 PMID:12612899

Telford JJ, Levy AR, Sambrook JC, Zou D, Enns RA (2010). The cost-effectiveness of screening for colorectal cancer. CMAJ, 182(12):1307-13. doi:10.1503/cmaj.090845 PMID:20624866

Tinmouth J, Lansdorp-Vogelaar I, Allison JE (2015). Faecal immunochemical tests versus guaiac faecal occult blood tests: what clinicians and colorectal cancer screening programme organisers need to know. Gut, 64(8):1327-37. doi:10.1136/gutjnl-2014-308074 PMID:26041750

Towler B, Irwig L, Glasziou P, Kewenter J, Weller D, Silagy C (1998). A systematic review of the effects of screening for colorectal cancer using the faecal occult blood test, Hemoccult. BMJ, 317(7158):559-65. doi:10.1136/ bmj. 317.7158.559 PMID:9721111

van der Steen A, Knudsen AB, van Hees F, Walter GP, Berger FG, Daguise VG, et al. (2015). Optimal colorectal cancer screening in states' low-income, uninsured populations - the case of South Carolina. Health Serv Res, 50(3):768-89. doi:10.1111/1475-6773.12246 PMID:25324198

van Doorn SC, Stegeman I, Stroobants AK, Mundt MW, de Wijkerslooth TR, Fockens P, et al. (2015). Fecal immunochemical testing results and characteristics of colonic lesions. Endoscopy, 47(11):1011-7. doi:10.1055/ s-0034-1392412 PMID:26126163

van Roon AH, Hol L, van Vuuren AJ, Francke J, Ouwendijk M, Heijens A, et al. (2012). Are fecal immunochemical test characteristics influenced by sample return time? A population-based colorectal cancer screening trial. Am J Gastroenterol, 107(1):99-107. doi:10.1038/ajg.2011.396 PMID:22108450

Ventura L, Mantellini P, Grazzini G, Castiglione G, Buzzoni C, Rubeca T, et al. (2014). The impact of immunochemical faecal occult blood testing on colorectal cancer incidence. Dig Liver Dis, 46(1):82-6. doi:10.1016/ j.dld.2013.07.017 PMID:24011791

Vijan S, Hwang EW, Hofer TP, Hayward RA (2001). Which colon cancer screening test? A comparison of costs, effectiveness, and compliance. Am J Med, 111(8):593-601. doi:10.1016/S0002-9343(01)00977-9 PMID:11755501

Vilkin A, Rozen P, Levi Z, Waked A, Maoz E, Birkenfeld S, et al. (2005). Performance characteristics and evaluation of an automated-developed and quantitative, immunochemical, fecal occult blood screening test. Am J Gastroenterol, 100(11):2519-25. doi:10.1111/ j.1572-0241.2005.00231.x PMID:16279909

Wang ZH, Gao Q-Y, Fang J-Y (2012). Repeat colonoscopy every 10years or single colonoscopy for colorectal neoplasm screening in average-risk Chinese: a cost-effectiveness analysis. Asian Pac J Cancer Prev, 13(5):1761-6. doi:10.7314/APJCP.2012.13.5.1761 PMID:22901118

Weiss NS (2013). Commentary: case-control studies of screening for colorectal cancer: tailoring the design and analysis to the specific research question. Epidemiology, 24(6):894-7. doi:10.1097/EDE.0b013e3182a777b2 PMID:24076994

Whynes DK; Nottingham FOB Screening Trial (2004). Cost-effectiveness of screening for colorectal cancer: evidence from the Nottingham faecal occult blood trial. JMedS c re e n , 11(1):11-5. doi :10.1177/0 9691413030110 010 4 PMID:15006108

Whyte S, Chilcott J, Halloran S (2012). Reappraisal of the options for colorectal cancer screening in England. Colorectal Dis, 14(9):e547-61. doi:10.1111/j.14631318.2012.03014.x PMID:22390210

Wilschut JA, Hol L, Dekker E, Jansen JB, Van Leerdam ME, Lansdorp-Vogelaar I, et al. (2011). Cost-effectiveness analysis of a quantitative immunochemical test for colorectal cancer screening. Gastroenterology, 141(5):1648-55. e1. doi:10.1053/j.gastro.2011.07.020 PMID:21784045

Wong MC, Ching JYL, Chan VCW, Sung JJY (2015). The comparative cost-effectiveness of colorectal cancer screening using faecal immunochemical test vs. colonoscopy. Sci Rep, 5(1):13568. doi:10.1038/srep13568 PMID:26338314

Woo PP, Kim JJ, Leung GM (2007). What is the most cost-effective population-based cancer screening program for

Chinese women? J Clin Oncol, 25(6):61724. doi:10.1200/JCO.2006.06.0210 PMID:17308266

Young GP, St John DJ, Rose IS, Blake D (1990). Haem in the gut. Part II. Faecal excretion of haem and haem-derived porphyrins and their detection. J Gastroenterol Hepatol, 5(2):194-203. doi:10.1111/j.1440-1746.1990. tb01824.x PMID:2103398

Young GP, Symonds EL, Allison JE, Cole SR, Fraser CG, Halloran SP, et al. (2015). Advances in fecal occult blood tests: the FIT revolution. Dig Dis Sci, 60(3):60922. doi:10.1007/s10620-014-3445-3 PMID:25492500

Zappa M, Castiglione G, Grazzini G, Falini P, Giorgi D, Paci E, et al. (1997). Effect of faecal occult blood testing on colorectal mortality: results of a population-based case-control study in the district of Florence, Italy. Int J Cancer, 73(2):208-10. doi:10.1002/(SICI)10970215(19971009)73:2 < 208::AID-IJC8 > 3.0.CO;2-# PMID:9335444

Zhang J, Cheng Z, Ma Y, He C, Lu Y, Zhao Y, et al. (2017). Effectiveness of screening modalities in colorectal cancer: a network meta-analysis. Clin Colorectal Cancer, 16(4):252-63. doi:10.1016/j.clcc.2017.03.018 PMID:28687458

Zheng S, Chen K, Liu X, Ma X, Yu H, Chen K, et al. (2003). Cluster randomization trial of sequence mass screening for colorectal cancer. Dis Colon Rectum, 46(1):51-8. doi:10.1007/s10350-004-6496-2 PMID:12544522

Zorzi M, Fedeli U, Schievano E, Bovo E, Guzzinati S, Baracco S, et al. (2015). Impact on colorectal cancer mortality of screening programmes based on the faecal immunochemical test. Gut, 64(5):784-90. doi:10.1136/gutjnl-2014-307508 PMID:25179811

Zorzi M, Hassan C, Capodaglio G, Fedato C, Montaguti A, Turrin A, et al. (2018). Long-term performance of colorectal cancer screening programmes based on the faecal immunochemical test. Gut, 67(12):2124-30. doi:10.1136/gutjnl-2017-314753 PMID:29101260

Zorzi M, Senore C, Da Re F, Barca A, Bonelli LA, Cannizzaro R, et al. ; EQuIPE Working Group (2017). Detection rate and predictive factors of sessile serrated polyps in an organised colorectal cancer screening programme with immunochemical faecal occult blood test: the EQuIPE study (Evaluating Quality Indicators of the Performance of Endoscopy). Gut, 66(7):1233-40. doi:10.1136/gutjnl-2015-310587 PMID:26896459

第三节　内镜检查方法

一、技术

（一）简介

结直肠癌筛查的内镜检查是使用柔性摄像头直接观察直肠和结肠。这些技术在结直肠癌筛查过程中具有五个主要作用：①初步筛查；② 跟踪其他异常筛查试验（诊断）；③切除癌前病变（预防）；④切除早期癌症（治疗）；⑤长期跟踪因既往肿瘤或个体风险增加而处于高风险的患者（监测）（Tiro 等，2014）。虽然这些作用在概念上有很大不同，但它们在设备、人员专业知识、质量控制、筛查性能以及影响检查的患者因素等方面是相似的。本节将总结用于结直肠癌筛查的两种主要内镜技术：乙状结肠镜检查和结肠镜检查。

（二）用于结直肠癌筛查的内镜技术

乙状结肠镜检查和结肠镜检查是结直肠癌筛查中的两种主要内镜技术。

乙状结肠镜检查是将内镜（通常是柔性的）伸入直肠和乙状结肠以进行检查；亦可以对降结肠、脾曲和远端横结肠进行评估。检查过程包括将内镜插入肛门，通过内镜注入空气以扩大肠腔并使视野更清晰（也称为充气），并将内镜推进到目标检查范围。随后逐渐拔出内镜。插入和拔出时都需检查肠壁是否有息肉和其他异常，同时还要清洗和抽吸残留的液体。由于乙状结肠镜检查通常无需使用镇静剂，因此检查范围取决于患者的耐受度、肠道准备情况和器械长度［见第 3.3.1（四）和 3.3.1（六）节］。乙状结肠镜检查可以切除较小的息肉，并对较大的息肉进行活检；发现有癌前息肉的患者可转诊进行结肠镜检查。

结肠镜检查旨在全面评估由直肠延伸至盲肠的整段结肠区域。在许多国家和机构中，结肠镜检查通常是在镇静的情况下进行的，这使得操作器械时，患者可以更舒适。结肠镜检查可切除小息肉和大多数大息肉；先进的技术甚至能切除几厘米大小的息肉。

（三）设备和人员专业知识

1. 设备

胃肠道内镜手术使用的柔性管有四个主要组成部分：成像系统、照明设备、用于传递器械和进行抽吸的通道，以及用于调整管道方向和性能特征的机械装置（Konda 等，2015）。内镜由几家不同的制造商提供，主要区别在于成像方法和控制装置。

成像是通过小型电荷耦合器型摄像芯片或光纤束提供的（Classen 和 Phillip，1984）。基于摄像头芯片的装置可以直接检测或推算颜色；这些装置需要一个将电子信号转换为图像的基本单元（Cho，2015）。相比之下，基于光纤的装置可直接传输图像，但由于其光学分辨率较低，且与基于芯片的装置相比，高级成像的选项较少，因此越来越不常用（Classen 和 Phillip，1984；Cho，2015）。迄今已测试了多种可视化方法，以提高息肉检出率，如窄带成像和染料的使用（色素内镜检查），但无论在何时进行检查，没有一个方法能够确凿地增加一般风险人群中检测到的息肉数量（Nagorni 等，2012；Pasha 等，2012；Omata 等，2014；Bisschops 等，2017）。为提高可视化和息肉检出率，还开发了其他一些机械装置、内镜设计方案（例如广角观察和多屏幕图像）和内镜附件。其中一些可能会提高息肉检出率，但由于它们的多样性，对这一主题的深入讨论超出了本文的范畴。

照明由内镜顶端的小光孔提供，可使用单个或多个光源；还可以操纵光源以增强图像（Longcroft-Wheaton 等，2012；Nagorni 等，2012；Wallace 等，2014）。一些指南建议将高清白光内镜作为筛查的标准，但设备型号和成像方法可能因地而异。成像分辨率的持续改进有望进一步提高筛查性能。窥镜内的单个或多个器械通道可容纳活检用镊子、息肉摘除用钳子、热电流装置和其他工具通过。

2. 肠道准备

在执行乙状结肠镜或结肠镜检查之前，需要进行肠道准备，此步骤旨在清除粪便，确保充分观察结肠。为了清洁肠道，建议患者在结肠镜检查前一天进食低渣或全流质饮食（Johnson 等，2014）；清流质饮食并非必要，而且其依从性较低。

乙状结肠镜检查前推荐的肠道准备工作包括磷酸钠盐灌肠，通常还需要额外的口服泻药，如柠檬酸镁。结合使用口服药物和灌肠剂准备效果更好（Levin 等，2005）。

在进行结肠镜检查前，有多种肠道准备策略可供选择，最为有效的方法是让患者在结肠镜检查前 4 ～ 6 小时服用药物（Johnson 等，2014；Martel 等，2015）。目前结肠镜检查最常用的方法是分次服药，例如服用 4L 聚乙二醇，患者在检查前一天晚上服用 2L，在检查当天服用 2L。接受分剂量服药的患者进行充分肠道准备的概率明显高于接受日前服药的患者（OR，2.51；95% CI，1.86–3.39）（Martel 等，2015）。患者反映，与检查前一天单次服药相比，他们更倾向于重复分次服药。当日服药可能具有同等效果，可考虑用于下午接受检查的患者（Johnson 等，2014）。

3. 人员专业知识

内镜培训应实施监督教育和监考（Adler 等，2012；Sedlack 等，2014）。已存在大量关于内科和非内科内镜医师表现和培训的数据（Stephens 等，2015）。能力评判标准已从完成手术的最低数量转向为可靠完成特定任务的记录（Sedlack 等，2014；Rutter 等，2016）。不同的手术要求具备不同的技能水平，且内镜医师之间的技能水平差异很大。乙状结肠镜检查和结肠镜检查可以在医院内、专门的门诊手术室和诊室内完成；特别是乙状结肠镜检查，可以作为高容量活动来进行。在发达医疗系统的结直肠癌筛查计划中，建议根据不同手术需求设定不同水平的能力；建议至少具备 1 级能力，以避免为切除小息肉而进行不必要的后续手术（表 3–3–1）（Valori 等，2012）。内科和非内科内镜医师均可以安全有效地进行内镜检查（Day 等，2014）。然而，非内科内镜医师较低的直接费用可能会被更多的重复检查、专科随访和额外咨询需求所抵消（Stephens 等，2015）。

表 3–3–1　操作员执行结直肠癌筛查内镜检查所需的能力水平

能力水平	技能要求	注释
0 级	操作员不会切除任何病变，但会转诊所有发现病变的患者；可进行病变活检，病理结果将作为决定转诊的依据。	诊断性乙状结肠镜检查的基本能力水平；不建议用于筛查。
1 级	操作员可在乙状结肠镜检查中切除直径＜ 10 mm 的病变。较大的病变则需要在结肠镜检查时切除。需要进行组织活检以决定是否需要进行结肠镜检查。	进行乙状结肠镜筛查的人员应具备此能力水平。
2 级	如果病变可通过内镜触及，则操作者可以切除＜ 25mm 的息肉样和无蒂病变。	所有结肠镜医师都应具备此能力水平
3 级	操作员可以切除大多数较小的扁平病灶（＜ 20mm）、较大的无蒂和息肉样病变，以及内镜难以进入的小病灶。	任何完成阳性筛查结果跟踪的结肠镜医师都需要具备此能力水平。
4 级	操作员可以切除大型扁平病变或具有挑战性的息肉状病变，否则可能需要进行手术。由于时间限制或需要讨论手术方案，这些病变不会在第一次结肠镜检查时切除。	只有少数转诊的地区性结肠镜医师才能达到此能力水平。

经许可改编自 © Georg Thieme Verlag KG（Valori et al., 2012）。

对内镜室人员的要求因所执行的手术、政府法规和当地惯例而异（Dumonceau 等，2013，2015）。内镜医师至少应由另一名医疗专业人员协助，通常是一名护士或类似的认证人员，负责患者监护和协助活检等可中断的任务。在某些情况下，通常会使用第二名助手，但指南建议只有在需要持续的额外技术协助时才需要这样做（Calderwood 等，2014）。最低能力要求表明，无证人员只要经过充分的初步培训和当前培训，就可以协助进行活检和类似操作（Calderwood 等，2014）。

4. 感染控制

目前已有关于内镜处理、感染控制和手术过程中预防性应用抗生素的指南（Petersen 等，

2011；Jover 等，2012；Hookey 等，2013；Calderwood 等，2014；SGNA Practice Committee 2013-14，2015；Herrin 等，2016；Son 等，2017）。这些建议包括：在接触患者前进行常规手部卫生；使用个人防护设备，如手套、面部防护和不透水防护服；用药管理；以及处理可能被污染设备的方法（Petersen 等，2011；Jover 等，2012；Hookey 等，2013；Calderwood 等，2014；SGNA Practice Committee 2013-14，2015；Herrin 等，2016；Son 等，2017）。

5. 镇静

许多结肠镜检查和若干乙状结肠镜检查根据患者的偏好、耐受性和当地惯例使用清醒镇静的方式（Bretthauer 等，2016；Rees 等，2016）。有关镇静的数据主要来自结肠镜检查。目前已存在镇静和监测方面的指南和培训计划，但遵守这些程序是否能改善与患者相关的结果的证据基础还很薄弱（Vargo 等，2012；Dietrich 等，2013；Calderwood 等，2014）。常用镇静药物包括咪达唑仑、芬太尼、哌替啶和丙泊酚（Dumonceau 等，2015；Obara 等，2015）。指南建议对每位患者的身体状况进行术前评估，例如根据美国麻醉师协会制定的标准；Mallampati 气道分类和镇静的风险因素；由合格人员对血压、呼吸频率、心率和脉搏血氧饱和度进行术中监测；提供药物逆转剂；以及术后监测，直至患者病情稳定（Calderwood 等，2014）。

（四）技术质量控制

一些研究针对下消化道内镜检查推荐了多项性能标准和质量衡量方法（Minoli 等，1999；Ball 等，2004；Rex 等，2006，2015；Rembacken 等，2012；Va lori 等，2012；Rutter 等，2016；Kaminski 等，2017a）。最近的一项欧洲指南提到了 44 种不同的性能指标，其中大多侧重于评估过程（如某些结果的记录），而非影响结果的循证因素（Rees 等，2016）。针对特定技术，如内镜息肉切除术和内镜黏膜切除术，还有其他指导性意见（Ferlitsch 等，2017）。

内镜检查质量的三个主要指标与患者结局明显相关，即检查是否达到最小期望范围、内镜检查是否彻底以及肠道准备是否充分［另见第 3.3.1（六）节］（Minoli 等，1999；Ball 等，2004；Rex 等，2006，2015；Rembacken 等，2012；Valori 等，2012；Rutter 等，2016；Kaminski 等，2017a）。乙状结肠镜检查的最小期望范围是乙状结肠和降结肠的交界处（Atkin 等，2002），结肠镜检查的最小期望范围是盲肠。由于肠道内标志不明确，大多数乙状结肠镜检查实际达到的近端范围并没有精确定义，通常被认为是最大允许的内镜插入距离，或大约 60cm 的内镜长度（Painter 等，1999；Weissfeld 等，2000）。可利用阑尾口、回盲瓣和盲肠吊带皱襞（阑尾周围肌肉皱襞的组合）识别盲肠（Rex 等，2015）。

衡量内镜检查是否彻底的最有效方法是医生的腺瘤检出率（adenoma detection rate，ADR）。医生的腺瘤检出率是指在医生的检查中发现一个或多个腺瘤的百分比（Rex 等，2006）。在学术界和社区结肠镜检查提供者的报告中，腺瘤检出率从不到 10% 到超过 60% 不等（Hixson 等，1990；Rex 等，1997，2006；Bretthauer 等，2003；Hosokawa 等，2003；Schoen 等，2003；Atkin 等，2004；Bressler 等，2004；Leaper 等，2004；Pickhardt 等，2004；Sanchez 等，2004；Barclay 等，2006；Chen & Rex，2007；Corley 等，2011，2014；Jensen 等，2015），而在英国柔性乙状结肠镜筛查试验（UKFSST）中，乙状结肠镜检查的腺瘤检出率从 8.6% 到 15.9% 不等（Atkin 等，2004）。腺瘤的患病率随着患者年龄的增长而升高，男性高于女性，但在不同种族或民族群体之间的患病率并无太大差异（Corley 等，2013）。在一个大型社区中，对患者人口统计学差异进行调整后仅对医生腺瘤检出率的总体变异性产生轻微影响（Jensen 等，2015）。因此，在内镜检查过程中，医生的腺瘤检出率似乎受医生相关因素影响，而非患者相关因素影响。

在结肠镜和乙状结肠镜检查中，医生腺瘤检出率的差异与患者后续罹患结直肠癌的风险密切相关。在欧洲和美国大规模人群中进行的研究表明，腺瘤检出率较高的医生其患者结肠镜检查后未来患结直肠癌和死于结直肠癌的风险大大低于腺瘤检出率较低的医生的患者（Kaminski 等，2010；Rogal 等，2013；Corley 等，2014）。一项针对乙状结肠镜的类似分析表明，腺瘤检出率较低的医生，其患者在乙状结肠镜检查后患远端结直肠癌的风险较高。一项基于社区的研究表明，医生的腺瘤检出率每绝对增加 1%，其患者未来患结直肠癌（HR，0.97；95% CI，0.96 ～ 0.98）和死于结直肠癌（HR，0.95；95% CI，0.94 ～ 0.97）的风险就会分别降低 3% 和 5%（Corley 等，2014）。一项补充建模研究估计，腺瘤检出率每增加 5%，结直肠癌发病率和死亡率的终生风险就会降低 11% ～ 13%，即腺瘤检出率最低和最高的五分位数之间的终生差异为 53% ～ 60%（Meester 等，2015）。与不进行筛查相比，腺瘤检出率（ARD）的变化可能与筛查后获得的估计死亡率降低总益处的大约三分之一有关（Meester 等，2015）。随着时间的推移，腺瘤检出率的提高也与结直肠癌死亡人数的减少有关（Kaminski 等，2017b）。医生的腺瘤检出率可能会对基于 FIT 的筛查计划产生相当大的影响，因为在 FIT 结果呈阳性后需要接受结肠镜检查以进行追踪。根据这些共同研究的结果，结肠镜筛查质量指南中建议的最低目标腺瘤检出率最近提高到了 25%（或女性从 15% 提高到 20%，男性从 25% 提高到 30%）（Rex 等，2015），美国医疗保险和医疗补助服务中心将腺瘤检出率作为一项质量指标（Centers for Medicare & Medicaid Services，2017）。如果没有现成的病理数据，息肉检出率可以替代腺瘤检出率（Williams 等，2012；Patel 等，2013）。有关乙状结肠镜检查腺瘤检出率指南的数据较少；英国联合咨询小组建议乙状结肠镜检查的腺瘤检出率至少为 10%（Valori & Barton，2007）。另外，有关乙状结肠镜检查的建议也相对较少，部分原因是乙状结肠镜检查的标准化程度较低，影响了息肉检出率（Segnan 等，2007；Fracchia 等，2010）。综合这些研究结果和建议来看，无论是在患者层面（如充分的肠道准备）还是在医生层面，增加腺瘤检出率的措施都是乙状结肠镜检查和结肠镜检查提供者进行腺瘤检出率干预的适当目标。

癌前息肉的不完全切除也可能影响患者结肠镜检查后罹患结直肠癌的风险，但很难计算与未发现的或新发的息肉引起的癌症相比的效应大小（Erichsen 等，2013；Pohl 等，2013；Samadder 等，2014；Pullens 等，2015）。在最近的一项研究中，约三分之一的结肠镜检查后癌症与之前切除的腺瘤位于同一结直肠段（如升结肠或横结肠）（Belderbos 等，2017）。为了降低不完全切除的风险，一项指南建议对大于 3mm 的息肉进行圈套器切除（而不是活检钳），尽管该建议的证据基础并不充分，尤其是对于相对较小的息肉，如 4 ～ 6mm 大小的息肉（Lee 等，2013；Kim 等，2015）。

虽然指南中没有明确说明这一点，但许多列出的度量方法都可用于衡量乙状结肠镜检查的质量，然而支持乙状结肠镜检查度量方法的数据却很少（图 3.3.1）。乙状结肠镜检查的性能指南主要侧重于技术技能，例如并发症的阈值限制（Rees 等，2016）和完成至少 50cm 深度的最低检查次数（JAG，2004；Enns 等，2008），尽管基于临床重要结果的完整乙状结肠镜检查的定义尚未由国际工作组完全明确（Levin 等，2005）。

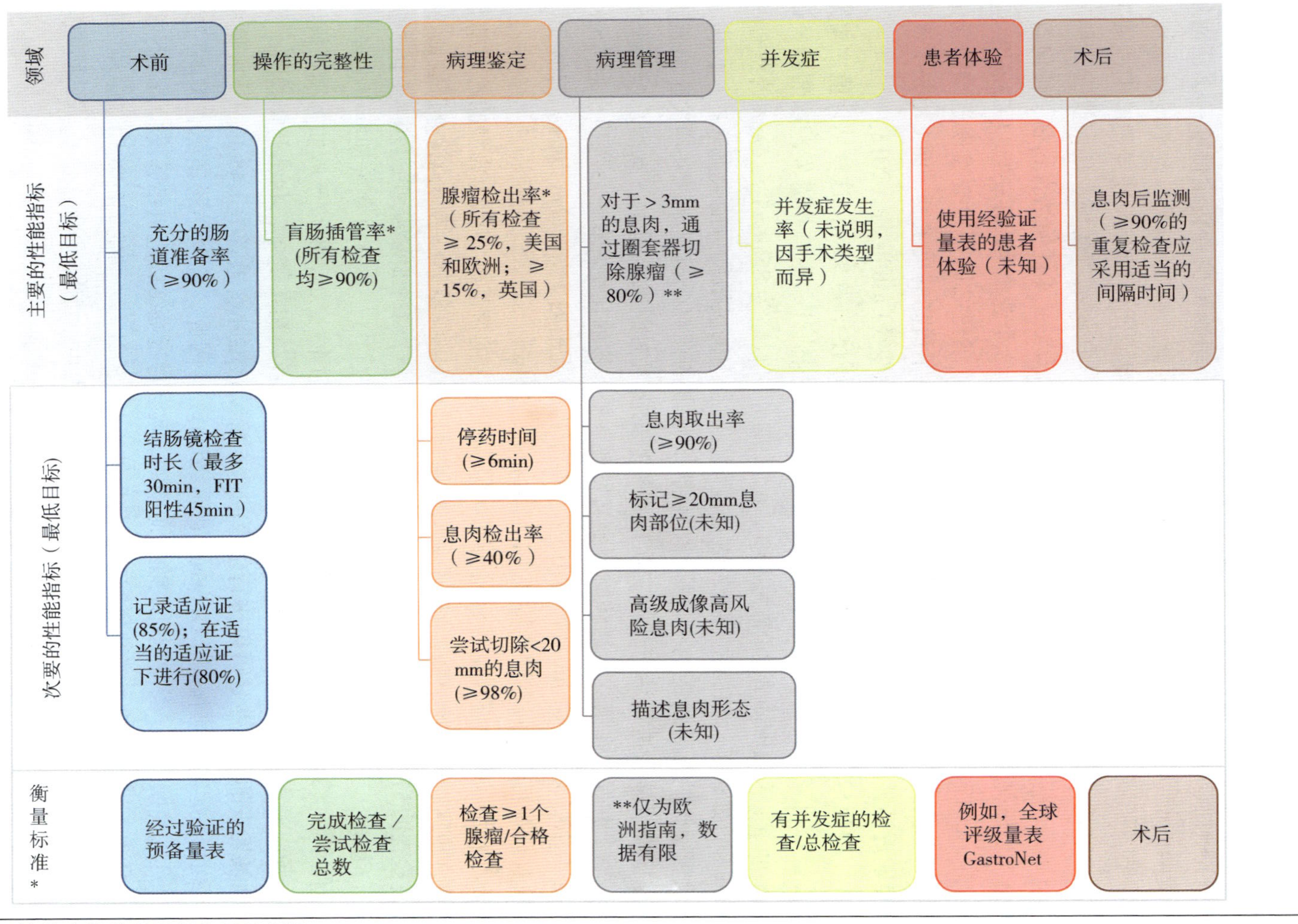

图 3-3-1　结肠镜检查的推荐质量和性能指标

注：FIT，粪便免疫化学试验；min，分钟。数据来自欧洲工作组（Valori 等，2012；Kaminski 等，2017a）、美国（Levin 等，2005）和英国指南（Rees 等，2016），并参考了肠道准备量表/指标（Aronchick 等，1999；Rostom & Jolicoeur，2004）、手术指征（American Society for Gastrointestinal Endoscopy，2000；Juillerat 等，2009）和患者体验（Breivik 等，2000；Skovlund 等，2005）。

（五）内镜筛查的性能

筛查的目的在于发现结直肠癌（早期发现）和切除癌前息肉（预防癌症）。因此，内镜筛查性能指发现结直肠癌和切除癌前息肉的能力。

乙状结肠镜检查的性能，特别是对于近端结肠癌，在一定程度上取决于息肉特征而转诊至结肠镜检查的阈值。最近一些随机对照试验采用了以下结肠镜检查转诊标准：①任何息肉或肿块（美国的前列腺癌、肺癌、结直肠癌和卵巢癌筛查试验［PLCO］；不进行常规活检）；②任何结直肠癌、直径＞ 5 mm 的息肉、≥ 3 个腺瘤或任何伴有高度异型增生或绒毛状的腺瘤（意大利的结肠和直肠筛查试验［SCORE］）；③任何结直肠癌、任何腺瘤或任何直径＞ 10 mm 的息肉（挪威结直肠癌预防［NORCCAP］试验）；④任何结直肠癌、任何直径＞ 10 mm 的息肉、任何具有管状绒毛状或绒毛状的息肉或≥ 3 个腺瘤（UKFSST）（Castells 等，2013；Holme 等，2017）。对后三种策略的比较表明，对于通过结肠镜检查发现近端结肠的晚期腺瘤或浸润性癌症这一目标，NORCCAP 试验标准提供了最高的灵敏度，而 UKFSST 标准每发现一个晚期近端肿瘤而需要转诊到结肠镜检查的人数最少（Castells 等，2013）。

综合估计，内镜检查在检查区段内发现结直肠癌的灵敏度约为 95%；这些估计值主要来自串联结肠镜检查研究，其中一名患者接受了两次检查。据估计，内镜检查发现腺瘤的灵敏度因息肉大小而异：≥ 10mm 的腺瘤为 95%，6 ～ 9mm 的腺瘤为 85%，1 ～ 5mm 的腺瘤为 75%（van Rijn 等，2006）。结肠镜检查发现近端结直肠息肉的灵敏度可能会低一些，但由于缺乏识别难以观察到的无蒂病变的参考标准，使得灵敏度的计算变得复杂。一项关于对近端结肠进行标准检查后接着进行后弯或第二次前视检查的随机对照试验显示，腺瘤总检出率分别为 47% 和 47%，并发现在第二次撤镜时至少又发现一个腺瘤的比例相似（后弯检查为 7.5%，重复前视检查为 10.5%）（Kushnir 等，2015）。对于检查范围内（如 50cm 以内）的病变，乙状结肠镜检查具有相似的假定性能特征（Knudsen 等，2016）。

直接比较乙状结肠镜检查和结肠镜检查的结果存在一定的挑战性，因为典型的乙状结肠镜检查可包括直肠到乙状结肠中部，或较少见的横结肠远端。一项多中心结肠镜检查试验估计，在接受结肠镜检查的 3121 人中，37.5% 的人在结肠任何部位有≥ 1 个肿瘤病变，329 人（10.5%）患有晚期肿瘤 / 腺瘤（≥ 10mm、绒毛状、高度异型增生或癌症）。在 329 例晚期肿瘤患者中，128 例的肿瘤位于脾曲近端（乙状结肠镜检查的典型最大范围），228 例位于脾曲远端。假设对所有远端结肠腺瘤都要进行全结肠镜检查，那么如果患者最初接受了乙状结肠镜检查，则晚期近端肿瘤被发现的可能性是可以进行估算的。在晚期近端肿瘤患者中，48.4%（128 例中的 62 例）有≥ 1 个远端结肠腺瘤（Lieberman 等，2000）。因此，乙状结肠镜筛查策略可能会发现大部分远端晚期腺瘤，当发现远端晚期腺瘤时，就会对近端结肠进行结肠镜检查。不过，这些结果可能是由于试验中的大多数研究对象是男性（n = 3021），而他们的晚期腺瘤和结肠及直肠浸润性癌症的患病率高于处于平均风险的成年人（Heitman 等，2009）。乙状结肠镜检查与结肠镜检查对小腺瘤和无蒂腺瘤的相对影响不显著。

乙状结肠镜检查和结肠镜检查区分癌性和非癌性病变的能力很大程度上取决于病理学检查，而病理学检查在判定绒毛、增生不良（Costantini 等，2003；Mahajan 等，2013；Osmond 等，2014）和恶性特征，以及在鉴别锯齿状息肉和腺瘤与非腺瘤方面（Turner 等，2013；Schachschal 等，2016），不同观察者之间存在一定的差异性，其差异性包括同一国家的病理学家之间的差异，以及不同国家之间病理学家在解释上的差异（Schlemper 等，1998）。有人提出了仅根据息肉的内镜外观进行分类的方法，以实现更有选择性的病理确诊，但这些方法目前尚未得到广泛应用。

（六）影响筛查性能的患者因素

影响筛查性能的主要患者因素指患者完成检查的能力和肠道准备的质量。与肠道清洁不充分有关的患者因素包括便秘、无法完成肠道准备（主要因为恶心）以及使用神经安定剂或抗抑郁药（Hautefeuille 等，2014）。与乙状结肠镜检查和结肠镜检查不完全有关的其他因素包括患者年龄较大、女性、曾接受过腹部或盆腔手术等（Ramakrishnan 和 Scheid，2003；Shah 等，2007；Laiyemo 等，2012）。

肠道准备对乙状结肠镜和结肠镜的筛查性能至关重要。在结肠镜检查中，肠道准备不充分的患者对非晚期腺瘤（OR，0.53；95% CI，0.46 ～ 0.62）和晚期腺瘤（OR，0.74；95% CI，0.62 ～ 0.87）的检出率都大大降低（Sulz 等，2016）。然而，肠道准备是一个连续的过程，不同程度的肠道准备如何影响腺瘤的检测还不太确定。最近一项关于不同程度肠道准备的综合数据发现，在比较低、中、高质量肠道准备时，中、高质量肠道准备与低质量肠道准备相比，结肠镜检查的腺瘤检出率绝对值增加了 5%（中等质量：OR，1.39；95% CI，1.08 ～ 1.79；高质量：OR，1.41；95% CI，1.21 ～ 1.64），但中等和高质量肠道准备之间未发现明显差异（Clark 等，2014）。因此，对于接受常规筛查或监测检查但肠道准备“不充分”的患者，建议在 1 年内重新进行检查（Johnson 等，2014）。

患者教育可提高肠道准备工作的质量。一项对患者教育措施的随机对照试验进行的 meta 分析表明，简短的信息或咨询会可显著提高肠道准备的充分性（RR，1.22；95% CI，1.10 ～ 1.36），并有降低需要重复结肠镜检查可能性的微弱趋势（RR，0.52，CI，0.25 ～ 1.04）（Chang 等，2015）。类似的研究结果表明，接受由口头和书面信息组成的“强化”指导的患者与仅接受书面信息的患者相比，做好充分的肠道准备的可能性更高（OR，2.35；95% CI，1.65 ～ 3.35）（Guo 等，2017）。

二、随机对照试验

（一）乙状结肠镜检查的随机对照试验

目前已发表了四项以结直肠癌死亡率和 / 或结直肠癌发病率为终点的乙状结肠镜检查的随机对照试验。需要注意的是，这里排除了一项仅包含 799 名受试者的小型试验（Thiis–Evensen 等，1999a）。表 3–3–2、表 3–3–3、表 3–3–4 和表 3–3–5 介绍了四项随机对照试验的设计和结果。

（二）随机对照试验介绍

1.PLCO 试验

美国的 PLCO 试验对四种不同癌症的筛查进行了研究（Schoen 等，2012）。1993 ～ 2001 年，来自 10 个筛查中心的 55 ～ 74 岁的受试者被单独随机分配到干预组或常规保健组。所有受试者都提供了知情同意书，同意书一般在随机化分组之前提供。干预组受试者接受结直肠癌、肺癌和前列腺癌（男性）或卵巢癌（女性）筛查。对于结肠癌筛查部分，受试者在基线和第 3 年（1995 年 4 月前随机分组的受试者）或第 5 年时接受乙状结肠镜检查。乙状结肠镜筛查阳性结果是指发现息肉或肿块。筛查结果呈阳性的受试者将被转诊至其医疗保健提供者进行后续随访；PLCO 试验并未规定或进行随访。根据试验方案，乙状结肠镜筛查期间不会切除息肉。对于那些初次筛查结果呈阳性，通过后续内镜检查发现腺瘤（或结直肠癌）的受试者，建议不再实施进一步的筛查；相反，他们将按照社区标准接受结肠镜检查监测。

表 3-3-2 乙状结肠镜筛查结直肠癌的随机对照试验特点

试验 国家	随机化 设计	干预组 / 对照组 受试者人数	累积期	入组年龄 （岁）	转诊方案
PLCO 美国	个体	154 900 77 445/77 455	1993-2001	55 ～ 74	取决于私人医生和医疗护理
UKFSST 英国	个体	170 038 57 099/112 939	1994-1999	55 ～ 64	≥ 10mm 息肉、≥ 3 个腺瘤、管状绒毛或绒毛样改变、重度异型增生、恶性肿瘤
NORCCAP 挪威	个体	98 792 20 572/78 220	1999-2001	50 ～ 64	≥ 10mm 息肉、任何腺瘤或恶性肿瘤
SCORE 意大利	个体 / 整群[a]	34 292 17 136/17 136	1995-1999	55 ～ 64	≥ 5mm 息肉、≥ 3 个腺瘤、管状绒毛或绒毛样改变、重度异型增生、恶性肿瘤

注：NORCCAP，挪威结直肠癌预防试验；PLCO，前列腺癌、肺癌、结直肠癌和卵巢癌筛查试验；SCORE，结肠和直肠筛查试验；UKFSST，英国柔性乙状结肠镜筛查试验。

[a] 6 个中心中有 3 个采用了整群随机化，随机单位为医生。

表 3-3-3 乙状结肠镜筛查结直肠癌的随机对照试验设计

试验	干预措施	筛查 轮数	筛查 间隔	第一轮依 从性（%）	终点确定 （死亡率）	中位随访时间（年）
PLCO	在基线和 3 年或 5 年后进行乙状结肠镜检查	2	3 或 5 年[a]	84	独立死亡审查	11.9（发病率） 12.1（死亡率）
UKFSST	仅一次乙状结肠镜检查	1	N/A	71	独立死亡审查	17.1（死亡率）
NORCCAP	仅一次乙状结肠镜检查，伴或不伴单次 FIT	1	N/A	63	官方统计数据	11.2 筛查组（发病率） 10.9 对照组（发病率）
SCORE	仅一次乙状结肠镜检查	1	N/A	58	独立死亡审查	10.5（发病率） 11.4（死亡率）

注：FIT，粪便免疫化学试验；N/A，不适用。NORCCAP，挪威结直肠癌预防试验；PLCO，前列腺癌、肺癌、结直肠癌和卵巢癌筛查试验；SCORE，结肠和直肠筛查试验；UKFSST，英国柔性乙状结肠镜筛查试验。

[a] 1995 年 4 月之前随机分配的受试者筛查间隔为 3 年，其他受试者筛查间隔为 5 年。

表 3-3-4 乙状结肠镜筛查结直肠癌的随机对照试验结果（意向治疗分析）

试验	发病率			死亡率		
	每 10 万人年的比率		RR 或 HR（95%CI）	每 10 万人年的比率		RR 或 HR（95%CI）
	干预组	对照组		干预组	对照组	
PLCO	119	152	0.79（0.72 ~ 0.85）	29	39	0.74（0.63 ~ 0.87）
UKFSST[a]	114	149	0.77（0.70 ~ 0.84）	30	44	0.69（0.59 ~ 0.82）
UKFSST[b]	137	184	0.74（0.70 ~ 0.80）	39	56	0.70（0.62 ~ 0.79）
NORCCAP	112.6	141.0	0.80（0.70 ~ 0.92）	31.4	43.1	0.73（0.56 ~ 0.94）
SCORE	144.1	176.4	0.82（0.69 ~ 0.96）	34.7	44.5	0.78（0.56 ~ 1.08）

CI，置信区间；HR，风险比；NORCCAP，挪威结直肠癌预防试验；PLCO，前列腺癌、肺癌、结直肠癌和卵巢癌筛查试验；RR，相对危险度；SCORE，结肠和直肠筛查试验；UKFSST，英国柔性乙状结肠镜筛查试验。

[a] 基于初次报告；中位随访时间为 11.2 年。

[b] 基于扩展随访分析；中位随访时间为 17.1 年。

表 3-3-5 乙状结肠镜筛查结直肠癌的随机对照试验结果（符合方案分析）

试验	RR 或 HR（95%CI）	
	发病率	死亡率
PLCO	–	–
UKFSST[a]	0.67（0.60 ~ 0.76）	0.57（0.45 ~ 0.72）
UKFSST[b]	0.65（0.59 ~ 0.71）	0.59（0.49 ~ 0.70）
NORCCAP	0.68（0.56 ~ 0.86）	0.63（0.40 ~ 1.40）
SCORE	0.69（0.56 ~ 0.86）	0.62（0.40 ~ 0.96）

CI，置信区间；HR，风险比；NORCCAP，挪威结直肠癌预防试验；PLCO，前列腺癌、肺癌、结直肠癌和卵巢癌筛查试验；RR，相对危险度；SCORE，结肠和直肠筛查试验；UKFSST，英国柔性乙状结肠镜筛查试验。

[a] 基于初次报告；中位随访时间为 11.2 年。

[b] 基于扩展随访分析；中位随访时间为 17.1 年。

PLCO 试验的排除标准包括前列腺癌、肺癌、卵巢癌或结直肠癌病史以及正在接受癌症治疗。从 1995 年 4 月开始，在过去 3 年中接受过结肠镜或乙状结肠镜检查的受试者也没有资格参加试验。

结肠癌筛查的主要结局是结直肠癌特异性死亡率，次要结局是结直肠癌发病率。计划随访 13 年或至 2009 年 12 月 31 日，以先到者为准。

共有 77445 人被随机分配到干预组，77455 人被随机分配到常规保健组；两组中均有 50.5% 的受试者为女性。在干预组中，83.5% 的受试者在基线时接受了乙状结肠镜筛查，54.0% 的受试者接受了第二轮筛查；86.6% 的受试者至少接受了一次乙状结肠镜筛查。基线筛查时阳性率为 23.4%，后续筛查为 23.5%。在筛查结果呈阳性的受试者中，80.5% 的个体在 1 年内接受了诊断性随访，其中 95.6% 的个体接受了结肠镜检查。在干预组的所有受试者中，21.9% 的个体在乙状结肠镜筛查结果呈阳性后接受了结肠镜检查。

在常规保健组中，对乙状结肠镜和结肠镜的使用情况进行了抽样监测。在试验筛查阶段（研究前 6 年），估计乙状结肠镜检查率为 25.8%，结肠镜检查率为 34.4%，乙状结肠镜或结肠镜检查率为 46.5%。对基线筛查结果呈阳性并在后续结肠镜检查中切除腺瘤的干预组受试者进行了一项辅助研究，以检查其监测结肠镜的使用情况。中位随访 8.9 年后，79.3% 的晚期腺瘤受试者、81.9% 的≥ 3 个非晚期腺瘤受试者和 74.2% 的 1 或 2 个非晚期腺瘤受试者接受了至少一次基线后结肠镜检查。

2. UKFSST

UKFSST 是一项仅进行一次乙状结肠镜筛查的随机对照试验（Atkin 等，2010）。在英国参与试验的全科诊所注册登记的 55 ～ 64 岁男性和女性有资格参加试验，前提条件是他们无结直肠癌、腺瘤或炎症性肠病病史，预期寿命至少为 5 年，并且在过去 3 年中没有接受过结肠镜或乙状结肠镜检查。首先向符合条件的 368 142 名受试者发送一份问卷，询问他们是否愿意参加一项有关结直肠癌筛查的随机对照试验研究。同意参加的受试者随后按 2 ∶ 1 的比例随机分配到试验的对照组或干预组。

干预组的受试者在基线时进行了乙状结肠镜检查和息肉切除术。息肉符合以下任一标准的受试者将被转诊至结肠镜检查：直径≥ 10mm、≥ 3 个腺瘤、管状或绒毛状、高度异型增生、恶性肿瘤或直肠远端以上≥ 20 个增生性息肉。

试验于 1994 年 11 月开始招募，1999 年 3 月结束。共有 170 432 人被随机分组，在排除了死亡和既往患结直肠癌者后，170 038 人被纳入分析（对照组 112 939 人，干预组 57 099 人）；其中 50.0% 为女性。基线筛查的参与率为 71%；在被筛查者中，5% 接受了后续结肠镜检查，其中 85% 后续加入了监测计划。

3. NORCCAP

NORCCAP 试验同样是一项仅进行一次乙状结肠镜筛查的随机对照试验（Holme 等，2014）。通过人口登记处确定了居住在奥斯陆市或挪威泰勒马克县的 55 ～ 64 岁男性和女性。1998 年，出生队列被随机抽样邀请参加筛查组或纳入对照组；对照组的受试者未被联系。2000 年，试验范围扩大到 50 ～ 54 岁的人群。筛查组和对照组中 55 ～ 64 岁受试者与 50 ～ 54 岁受试者的比例有所不同；对照组中的受试者比筛查组中的受试者更年轻。筛查组的受试者再按 1 ∶ 1 的比例随机分配到基线乙状结肠镜检查加 FIT 或仅接受基线乙状结肠镜检查。所有可见病变均在乙状结肠镜检查中切除，并进行组织病理学检查；息肉≥ 10mm、任何腺瘤或疑似结直肠癌或 FIT 结果呈阳性的受试者将被转诊至结肠镜检查，并在结肠镜检查中切除所有息肉。

共有 20 780 名受试者被随机分配到筛查组，79 430 名受试者被随机分配到对照组。在排除了死亡和既往患结直肠癌的受试者后，筛查组分析了 20 572 名受试者，对照组分析了 78 220 名受试者；50.1% 的受试者为女性。乙状结肠镜筛查的参与率为 63.0%；在接受筛查的受检者中，19.5% 接受了后续结肠镜检查，9.8% 被建议接受结肠镜监测。

4. SCORE

意大利的 SCORE 试验也是一项仅进行一次乙状结肠镜筛查的随机对照试验（Segnan 等，2002）。排除标准包括：有结直肠癌、腺瘤或炎症性肠病史；在过去两年中接受过下消化道内镜检查；有两名或两名以上一级亲属患有结直肠癌；或患有无法从筛查中获益的疾病。年龄在 55 ～ 64 岁之间、在邮寄的问卷中回答如果提供筛查，肯定或可能会参加筛查的个体被随机分配到干预组（17 148 名）或对照组（17 144 名）；其中 50.0% 为女性。在三个中心（比耶拉、热那亚和米兰）的 16 690 名受试者中，采用了个体随机化；在另外三个中心（阿雷佐、里米尼和都灵）的 17 602 名受试者中，采用了整群随机化，随机单位为全科医生。对照组中的受试者没有被进一步联系。用于最终分析的数据集排除了干预组中的 12 名受试者和对照组中的 8 名受试者，其理由是他们在随机化分组前死亡或被诊断出患有癌症；因此，每组均包含 17 136 名受试者。

小息肉（≤ 5mm）在乙状结肠镜检查时切除。息肉较大（＞ 5mm）、3 个或更多腺瘤、腺瘤中绒毛成分超过 20%、高度异型增生或结直肠癌的受试者，以及肠道准备不充分且至少有一个息肉的受试者，被转诊至结肠镜检查。

在筛查组的 17 148 人中，9999 人（58.3%）参加了筛查，9911 人（57.8%）实际接受了筛查（其余 88 人因肠道准备不充分而被转诊，但未返回接受筛查）。筛查后，20 人（0.2%）被立即转诊至手术室，775 人（8%）接受了结肠镜检查。395 名受试者需要进行后续结肠镜监测。

（三）对结直肠癌发病率和死亡率以及全因死亡率的影响

本小节总结了有关乙状结肠镜检查对结直肠癌死亡率、结直肠癌发病率和全因死亡率影响的随机对照试验研究结果。除非另有说明，所有相对危险度和风险比均来自意向治疗分析。对于符合方案分析，UKFSST 和 SCORE 试验报告了使用 Cuzick 方法（Cuzick 等，1997）得出调整后的相对危险度。NORCCAP 试验采用工具变量法报告了符合方案的 10 年风险差异；这些差异被转换为相对危险度，以获得与其他试验报告的可比指标。PLCO 试验未报告符合方案分析。

[对于 SCORE 试验，在报告最终结果的文献（Segnan 等，2011）的统计方法部分，没有迹象表明统计分析考虑了三个中心的整群随机化；95% 置信区间似乎只是基于人年和报告的事件数量计算得出的。]

1. 结直肠癌死亡率

在 PLCO 试验中，经过中位时间为 12.1 年的随访，结直肠癌特异性死亡率的相对危险度为 0.74（95% CI，0.63 ～ 0.87）（Schoen 等，2012）。远端结直肠癌的相对风险为 0.50（95% CI，0.38 ～ 0.64），近端结直肠癌的相对危险度为 0.97（95% CI，0.77 ～ 1.22）。分层分析显示，55 ～ 64 岁人群结直肠癌特异性死亡率的相对危险度为 0.84（95% CI，0.67 ～ 1.06），65 ～ 74 岁人群的相对危险度为 0.65（95% CI，0.52 ～ 0.82）（$P_{interaction}$ = 0.11）。按性别划分，男性的相对危险度为 0.66（95% CI，0.53 ～ 0.81），女性为 0.87（95% CI，0.68 ～ 1.12）（$P_{interaction}$ = 0.10）。

在 2010 年发表的 UKFSST 中，对主要终点的初步分析显示，中位随访时间为 11.2 年的结直肠癌死亡率风险比为 0.69（95% CI，0.59 ～ 0.82）（Atkin 等，2010）。按解剖位置划分，远端结直肠癌的死亡率比为 0.58（95% CI，0.46 ～ 0.74），近端结直肠癌的死亡率比为 0.87（95% CI，0.68 ～ 1.12）（Lin 等，2016b）。2017 年发表了一项中位随访时间为 17.1 年的延长随访分析（Atkin 等，2017），结直肠癌死亡率的风险比为 0.70（95% CI，0.62 ～ 0.79）。另外也按解剖位置报告了结直肠癌死亡率的风险比：远端结直肠癌为 0.54（95% CI，0.45 ～ 0.65），近端结直肠癌为 0.91（95% CI，0.76 ～ 1.08）。按年龄划分的结直肠癌死亡率风险比（延长随访分析）为：55 ～ 59 岁为 0.67（95% CI，0.55 ～ 0.81），60 ～ 64 岁为 0.72（95% CI，0.62 ～ 0.84）（$P_{interaction}$ = 0.519）。按性别划分，男性的风险比为 0.67（95% CI，0.57 ～ 0.79），女性为 0.74（95% CI，0.61 ～ 0.90）（$P_{interaction}$ = 0.417）。在符合方案分析（延长随访）中，结直肠癌总死亡率的相对危险度为 0.59（95% CI，0.49 ～ 0.70），远端结直肠癌死亡率的相对危险度为 0.34

（95% CI，0.26 ～ 0.46）。

在 NORCCAP 试验中，经年龄调整后的结直肠癌死亡率风险比为 0.73（95% CI，0.56 ～ 0.94）（Holme 等，2014）。远端结直肠癌死亡率风险比为 0.79（95% CI，0.55 ～ 1.11），近端结直肠癌死亡率风险比为 0.73（95% CI，0.49 ～ 1.09）。死亡率风险比在筛查组的亚组中没有显著性差异；乙状结肠镜检查加 FOBT 的风险比为 0.62，仅乙状结肠镜检查为 0.84（$P_{异质性}$ = 0.20）。按年龄组划分，50 ～ 54 岁人群（HR，0.74；95% CI，0.40 ～ 1.35）和 55 ～ 64 岁人群（HR，0.73；95% CI，0.55 ～ 0.97）的风险比相似。按性别划分，男性的风险比为 0.58（95% CI，0.40 ～ 0.85），女性为 0.91（95% CI，0.64 ～ 1.30）（$P_{interaction}$ = 0.10）。在符合方案分析中，相对危险度为 0.63（95% CI，0.40 ～ 1.40）。[工作组会议结束后，报告了最新结果（中位随访时间为 14.8 年）（Holme 等，2018）。]

在 SCORE 试验中，结直肠癌死亡率的中位随访时间为 11.4 年（Segnan 等，2011）。结直肠癌死亡率的相对危险度为 0.78（95% CI，0.56 ～ 1.08）。远端结直肠癌的相对危险度为 0.73（95% CI，0.47 ～ 1.12），近端结直肠癌的相对危险度为 0.85（95% CI，0.52 ～ 1.39）。在符合方案分析中，结直肠癌总死亡率的相对危险度为 0.62（95% CI，0.40 ～ 0.96），远端结直肠癌死亡率的相对危险度为 0.48（95% CI，0.24 ～ 0.94）。

2. 结直肠癌发病率

在 PLCO 试验中，结直肠癌发病率的相对危险度为 0.79（95% CI，0.72 ～ 0.85）（Schoen 等，2012）。远端结直肠癌发病率的相对危险度为 0.71（95% CI，0.64 ～ 0.80），近端结直肠癌发病率的相对危险度为 0.86（95% CI，0.76 ～ 0.97）。不同年龄段结直肠癌发病率的相对危险度相似：55 ～ 64 岁为 0.78（05% CI，0.69 ～ 0.87），65 ～ 74 岁为 0.79（95% CI，0.71 ～ 0.89）。按性别划分，男性的相对危险度为 0.73（95% CI，0.66 ～ 0.82），女性为 0.86（95% CI，0.76 ～ 0.98），这表明两者之间存在近似显著差异的交互作用（$P_{interaction}$ = 0.052）。

在 UKFSST 试验的早期分析中，结直肠癌发病率的风险比为 0.77（95% CI，0.70 ～ 0.84）（Atkin 等，2010）。远端结直肠癌发病率的风险比为 0.64（95% CI，0.57 ～ 0.72），近端结直肠癌发病率的风险比为 0.98（95% CI，0.85 ～ 1.12）（Lin 等，2016b）。在延长随访分析中，结直肠癌发病率的风险比为 0.74（95% CI，0.70 ～ 0.80）；远端结直肠癌发病率的风险比为 0.59（95% CI，0.54 ～ 0.64），近端结直肠癌发病率的风险比为 0.96（95% CI，0.87 ～ 1.06）（Atkin 等，2017）；55 ～ 59 岁人群（HR，0.74；95% CI，0.67 ～ 0.82）和 60 ～ 64 岁人群（HR，0.75；95% CI，0.69 ～ 0.82）的结直肠癌发病率风险比相似。按性别划分，男性的风险比为 0.70（95% CI，0.65 ～ 0.77），女性为 0.81（95% CI，0.73 ～ 0.89）（$P_{interaction}$ = 0.047）。在符合方案分析（延长随访）中，结直肠癌总发病率的相对危险度为 0.65（95% CI，0.59 ～ 0.71），远端结直肠癌发病率的相对危险度为 0.44（95% CI，0.38 ～ 0.50）。

在 NORCCAP 试验中，筛查组的中位随访时间为 11.2 年，对照组为 10.9 年（Holme 等，2014）。经年龄调整后结直肠癌发病率的风险比为 0.80（95% CI，0.70 ～ 0.92）。远端结直肠癌发病率的风险比为 0.76（95% CI，0.63 ～ 0.92），近端结直肠癌发病率的风险比为 0.90（95% CI，0.73 ～ 1.10）。结直肠癌发病率的风险比在筛查组的亚组间没有显著差异；乙状结肠镜加 FIT 的风险比为 0.88，仅乙状结肠镜的风险比为 0.72（$P_{异质性}$ = 0.11）。按年龄组划分，50 ～ 54 岁人群的结直肠癌发病率风险比为 0.68（95% CI，0.49 ～ 0.94），55 ～ 64 岁人群的结直肠癌发病率风险比为 0.83（95% CI，0.71 ～ 0.96）（$P_{interaction}$ = 0.27）。按性别划分，男性的风险比为 0.73（95% CI，0.60 ～ 0.89），女性为 0.87（95% CI，0.72 ～ 1.06）（$P_{interaction}$ = 0.26）。在符合方案分析中，结直肠癌发病率的相对危险度为 0.68（95% CI，0.56 ～ 0.86）。［工作组会议结束后，报告了最新结果（中位随访时间为 14.8 年）（Holme 等，2018）］。

在 SCORE 试验中，结直肠癌发病率的中位随访时间为 10.5 年（Segnan 等，2011）。结直肠癌发病率的相对危险度为 0.82（95% CI，0.69 ～ 0.96）。远端结直肠癌发病率的相对危险度为 0.76（95% CI，0.62 ～ 0.94），近端结直肠癌发病率的相对危险度为 0.91（95% CI，0.69 ～ 1.20）。按年龄组划分，55 ～ 59 岁人群的相对危险度为 0.84（95% CI，0.67 ～ 1.06），60 ～ 64 岁人群的相对危险度为 0.79（95% CI，0.62 ～ 1.00）。按性别划分，男性的相对危险度为 0.88（95% CI，0.71 ～ 1.09），女性为 0.72（95% CI，0.55 ～ 0.96）。在符合方案分析中，结直肠癌总发病率的相对危险度为 0.69（95% CI，0.56 ～ 0.86），远端结直肠癌发病率的相对危险度为 0.60（95% CI，0.46 ～ 0.80）。

3. 全因死亡率

在 UKFSST 中，早期分析的全因死亡率风险比为 0.97（95% CI，0.94 ～ 1.00），延长随访分析的全因死亡率风险比为 0.99（95% CI，0.97 ～ 1.01）（Atkin 等，2010，2017）。

在 NORCCAP 试验中，全因死亡率的相对危险度为 0.97（95%CI，0.93 ～ 1.02）（Holme 等，2014）。

在 SCORE 试验中，基于对照组 1233 例死亡和干预组 1202 例死亡，报告了对照组的全因死亡率为 660.26/10 万人年，干预组为 640.96/10 万人年（Segnan 等，2011）。［根据这些死亡率和死亡人数，计算得出相对危险度为 0.75（95% CI，0.55 ～ 1.02）。］

据报告显示，在 PLCO 试验中，除结直肠癌、前列腺癌、卵巢癌和肺癌外，死于各种原因的人数分别为：干预组 9138 例，对照组 9286 例（Schoen 等，2012）。［根据结直肠癌死亡人数（干预组 252 例，对照组 341 例）和总人年死亡率，除肺癌、卵巢癌和前列腺癌外，所有原因死亡的相对危险度为 0.98（95% CI，0.95 ～ 1.01）］。

4. 对乙状结肠镜检查的随机对照试验进行 meta 分析和 pooled 分析

根据上述四项随机对照试验（PLCO、UKFSST、NORCCAP 和 SCORE）的结果，对乙状结肠镜检查的随机对照试验进行了多项 meta 分析（Fitzpatrick，Lewis 等，2016; Lin 等，2016a，b; Tinmouth 等，2016）。这些分析均未纳入 UKFSST 的最新结果。作为 Cochrane 系统综述进行的另一项 meta 分析（Holme 等，2013）仅包括 NORCCAP 试验的初步结果，其随访时间为 7 年，而后来发表的 NORCCAP 试验随访时间为 11 年；因此，此处不包括该 meta 分析的定量估计。不过，Holme 等（2013）以及 Lin 等（2016a）对试验的评级总结如下。

Cochrane 综述（Holme 等，2013）评估了与试验中偏倚风险相关的六个潜在因素：随机序列生成（选择偏倚）、分配隐藏（选择偏倚）、盲法（执行偏倚和测量偏倚）、结果数据不完整（失访偏倚）、选择报道（报告偏倚）和其他偏倚。四项随机对照试验中的三项（UKFSST、NORCCAP 和 SCORE）所有因素的偏倚风险均被评为低；PLCO 试验的所有因素的偏倚风险均被评为低，但除选择报道外，其风险被评为不清楚。Lin 等（2016a）采用 USPSTF 制定的标准对每项试验的整体质量进行了评估。所有四项试验均被评为质量尚可。

Meta 分析在几个次要因素上存在定量差异（表 3-3-6）。此外，三项分析中有两项

表 3-3-6 乙状结肠镜筛查结直肠癌随机对照试验的 meta 分析，按结局分类

结局指标	参考文献	纳入试验数量[a]	对照组		筛查组		RR（95% CI）
			人口数（PYs）	事件数量	人口数（PYs）	事件数量	
CRC 发病率	Tinmouth 等（2016）	4	285 758（3 067 081）	4579	172 264（1 860 990）	2218	0.78（0.74 ～ 0.83）
CRC 发病率	Lin 等（2016b）[b]	4	（3 067 081）	4497	（1 860 990）	2222	0.79（0.75 ～ 0.85）
远端 CRC 发病率	Lin 等（2016b）[b]	4	（3 068 922）	2680	（1 862 062）	1154	0.71（0.64 ～ 0.82）
近端 CRC 发病率	Lin 等（2016b）[b]	4	（3 071 386）	1755	（1 862 971）	1034	0.92（0.84 ～ 1.02）
CRC 死亡率	Tinmouth 等（2016）	4	285 758（3 114 546）	1321	172 264（1 902 184）	576	0.72（0.65 ～ 0.80）
CRC 死亡率	Lin 等（2016a）[b]	4	（3 114 546）	1391	（1 902 184）	609	0.73（0.66 ～ 0.82）
CRC 死亡率	Fitzpatrick-Lewis 等（2016）[bc]	4	285 752	1292	161 963	547	0.74（0.67 ～ 0.83）
远端 CRC 死亡率	Lin 等（2016b）[b]	4	（3 114 546）	702	（1 902 184）	253	0.63（0.49 ～ 0.84）
近端 CRC 死亡率	Lin 等（2016b）[b]	4	（3 114 546）	529	（1 902 184）	295	0.90（0.77 ～ 1.04）
全因死亡率[d]	Tinmouth 等（2016）	4	285 758（3 114 546）	32 903	172 264（1 902 184）	19 525	0.97（0.96 ～ 0.99）
全因死亡率[d]	Lin 等（2016a）[b]	3	（2 243 271）	22 774	（1 030 254）	10 166	1.00（0.94 ～ 1.06）
全因死亡率[d]	Fitzpatrick-Lewis[bc]	4	285 752	33 865	161 963	19 971	1.00（0.96 ～ 1.04）

注：CI，置信区间；CRC，结直肠癌；NORCCAP，挪威结直肠癌预防试验；PLCO，前列腺癌、肺癌、结直肠癌和卵巢癌筛查试验；PYs，人年；RR，相对危险度；SCORE，结肠和直肠筛查试验；UKFSST，英国柔性乙状结肠镜筛查试验。

[a] 试验包括 PLCO、UKFSST、NORCCAP 和 SCORE。

[b] 在 NORCCAP 试验中没有对年龄进行调整。

[c] 排除了 NORCCAP 试验中的乙状结肠镜加 FIT 亚组。

[d] 对于 PLCO，未报告肺癌、卵巢癌和前列腺癌的死亡；Lin 等因此排除了 PLCO 试验。

（Fitzpatrick-Lewis 等，2016；Lin 等，2016b）没有调整 NORCCAP 试验中的年龄（即使用未调整的相对危险度而非调整后的相对危险度）。这对结直肠癌发病率和死亡率的最终相对危险度估计值影响较小，但对全因死亡率的相对影响较大。[由于在 NORCCAP 试验中，筛查组的受试者年龄（设计规定）高于对照组，因此在 meta 分析中未对 NORCCAP 试验中的年龄进行调整，会严重偏离总体相对危险度估计值，不利于揭示筛查组与对照组相比总死亡率降低的情况。因此，未对 NORCCAP 试验中年龄进行调整的 meat 分析得出的全因死亡率结果是无效的]。

对于结直肠癌死亡率，三项 meta 分析的结果相似，合并相对危险度范围从 0.72（95% CI，0.65 ～ 0.80）到 0.74（95% CI，0.67 ～ 0.83）不等。其中两项 meta 分析（Lin 等，2016b；Tinmouth 等，2016）调查了结直肠癌发病率，合并相对危险度分别为 0.79（95% CI，0.75 ～ 0.85）和 0.78（95% CI，0.74 ～ 0.83）。在全因死亡率方面，对 NORCCAP 试验（Tinmouth 等，2016）中对年龄进行调整的一项 meta 分析发现，乙状结肠镜检查可显著降低全因死亡率，相对危险度为 0.97（95% CI，0.96 ～ 0.99）（表 3-3-6）。

对 PLCO、NORCCAP 和 SCORE 试验的 pooled 分析估计了男性和女性的结直肠癌发病率和死亡率的相对危险度（Holme 等，2017）。对于结直肠癌发病率，男性的相对危险度为 0.76（95% CI，0.70 ～ 0.83），女性为 0.83（95% CI，0.75 ～ 0.92）。筛查效果在 60 岁以下男性和 60 岁或以上男性之间没有差异。相比之下，筛查降低了 60 岁以下女性的结直肠癌发病率（RR，0.71；95% CI，0.59 ～ 0.84），但对 60 岁或以上女性的影响不大（RR，0.90；95% CI，0.80 ～ 1.02）。对于结直肠癌死亡率，男性的相对危险度为 0.67（95% CI，0.57 ～ 0.80），女性为 0.82（95% CI，0.67 ～ 1.00）。筛查可显著降低年轻男性和老年男性以及 60 岁以下女性的结直肠癌死亡率。

（四）结肠镜检查

目前有四项关于结肠镜筛查与 FIT 和 / 或不筛查的试验正在进行中：一项在西班牙；一项在瑞典；一项在荷兰、挪威和波兰；一项在美国（Robertson 等，2015）。迄今为止，这些试验还没有关于结直肠癌发病率或死亡率的报告结果。

三、内镜检查预防效果的观察性研究

符合两个工作组标准（见第 3.1 节）并被纳入所引用的系统综述（Brenner 等，2014a）和 / 或在文献检索中单独发现的观察性研究将在下文的队列和病例对照研究中详细介绍。

（一）乙状结肠镜检查

1. Meta 分析

最新内镜检查观察性研究的系统综述（Brenner 等，2014a）在对乙状结肠镜筛查效果进行 meta 分析时，共纳入了两项队列研究和七项病例对照研究（发表于 1992–2013 年）。[这 9 项研究均符合工作组标准，但除 Nishihara 等（2013）外，该研究排除了基线时的常见癌症（表格中报告了该研究，因为它纳入在死亡率的 meta 分析中，但在正文中并未强调）。纳入的研究之间存在异质性，例如在设计、研究人群（7 项在美国，1 项在加拿大，1 项在瑞典）以及分析中对混杂因素（从仅性别和年龄到 16 个变量）的调整方面，这可能会使在结直肠癌诊断或死亡前进行乙状结肠镜检查的效果和最长时限偏离 8 ～ 25 年]。纳入的研究见表 3-3-7 和表 3-3-8。

表 3-3-7　乙状结肠镜筛查结直肠癌发病率和死亡率的队列研究

参考文献国家	研究人口数	招募原则	年龄（岁）	随访时间（年）	CRC 总数	调整因素	RR 或 HR（95% CI）
发病率							
Blom 等（2008）[a] 瑞典	1986	从人口登记处中随机抽取	59 ～ 61	9	21	性别	RR，0.5（0.2 ～ 1.3）[b]
Nishihara 等（2013）[c] 美国	88 902	护士健康研究和卫生专业人员随访研究	女性，30 ～ 55 男性，40 ～ 75	25	1512	年龄、BMI、遗传、吸烟、体力活动、红肉摄入量、叶酸、钙、总能量摄入量、饮酒量、多种维生素使用情况、阿司匹林使用情况、降胆固醇药物使用情况、HRT 使用情况	乙状结肠镜检查阴性后 HR，0.60（0.53 ～ 0.68）D: HR，0.44（0.36 ～ 0.53）P: HR，0.92（0.77 ～ 1.11）
死亡率							
Nishihara 等（2013）[a] 美国	88 902	护士健康研究和卫生专业人员随访研究	女性，30 ～ 55 男性，40 ～ 75	25	1512	年龄、BMI、遗传、吸烟、体力活动、红肉摄入量、叶酸、钙、总能量摄入量、饮酒量、多种维生素使用情况、阿司匹林使用情况、降胆固醇药物使用情况、HRT 使用情况	HR，0.59（0.45 ～ 0.76）D: HR，0.31（0.20 ～ 0.49）P: HR，1.04（0.73 ～ 1.48）

注：BMI，体重指数；CI，置信区间；CRC，结直肠癌；D，远端；HR，风险比；HRT，激素替代疗法；P，近端；RR，相对危险度。

[a] 纳入 Brenner 等（2014a）对乙状结肠镜检查结直肠癌发病率和死亡率的 meta 分析。

[b] 由 Brenner 等（2014a）检索的数据。

[c] 不符合工作组标准，发病率数据未纳入 Brenner 等（2014a）的 meta 分析。[为了完整起见，在此纳入]

据估计，结直肠癌发病率的 meta 风险（五项研究）降低 49%（RR，0.51；95% CI，0.39 ～ 0.65），远端结直肠癌发病率降低 64%（RR，0.36；95% CI，0.26 ～ 0.50），而近端结直肠癌发病率降低 24%（RR，0.76；95% CI，0.65 ～ 0.90）。通过合并包括 Nishihara 等（2013）在内的四项研究结果来评估死亡率降低程度。据估计，结直肠癌死亡率的总风险降低 47%（RR，0.53；95% CI，0.30 ～ 0.97），远端结直肠癌死亡率降低 66%（RR，0.34；95% CI，0.19 ～ 0.62），但近端结直肠癌死亡率并未出现下降（RR，0.96；95% CI，0.74 ～ 1.23）。远端结直肠癌死亡率和结直肠癌总死亡率在 meta 分析中的异质性主要是由 Newcomb 等（1992）的小型病例对照研究显示的风险大幅度降低（79%）造成的；如果排除该研究，则远端结直肠癌死亡率降低 63%（之前报道为 66%），结直肠癌总死亡率降低 35%（之前报道为 47%）。

表 3-3-8　乙状结肠镜筛查结直肠癌发病率和死亡率的病例对照研究

国家 参考文献	研究人口数	招募原则	病例年龄（< 50 岁人数）	回顾性随访时间(年)	CRC 总数	分析中除匹配外的调整因素	风险 OR（95%CI）
发病率							
Slattery 等（2000）[a] 美国	2257	犹他州凯撒医疗保健计划	30～79(80)	10	1048	年龄、BMI、总能量摄入、体力活动、使用阿司匹林、使用 NSAID、遗传、膳食纤维、钙和胆固醇	M，总体：0.6（0.4～0.8） M，D: 0.5(0.3～0.7) M，P: 0.7(0.5～1.1) W，总体：0.5（0.3～0.8） W，D: 0.5(0.3～0.9) W，P: 0.5(0.3～0.9)
Newcom 等（2003）[a] 美国	2962	SEER 登记处的病例和社区对照	20～75	16	1668	年龄、性别、遗传、使用 HRT(女性)、教育水平、吸烟、BMI、既往检查次数	D: 0.24(0.17～0.33) P: 0.89(0.68～1.16)
Cotterchio 等 (2005)[a] 加拿大	2915	安大略省家族性结直肠癌登记处和基于人群的对照	20～74（120）[b]	≥ 5	971	年龄、性别、使用 NSAID、教育水平、BMI、遗传	0.52（0.34～0.80） D: 0.41(0.30～0.56) P: 0.72(0.51～1.01)
Doubeni 等（2013）[a] 美国	980	拥有患者电子数据的管理式医疗机构	55～85	≥ 5	471	CRC 检测、预防性保健就诊次数、Charlson 生病指数评分、社会经济地位、遗传	0.51（0.36～0.71） D: 0.26(0.14～0.49) P: 0.80(0.52～1.25)
Kahi 等（2014） 美国	2492	VA 综合医疗保健系统中心	均数，81 标准差，± 3.9	10	623	种族、使用 NSAID、Charlson 生病指数评分	0.91（0.68～1.23）（10 年） 0.75（0.46～1.24）（5 年） D 和 P: 不显著
死亡率							
Newcomb 等（1992）[a] 美国	262	大马什菲尔德社区卫生计划的医疗记录	< 50～≥ 80	10	66	遗传、其他筛查试验、健康计划注册持续时间	0.21（0.08～0.52） D: 0.05(0.08～0.52) P: 0.36(0.11～1.20)

续表

国家 参考文献	研究人口数	招募原则	病例年龄（< 50 岁人数）	回顾性随访时间(年)	CRC 总数	分析中除匹配外的调整因素	风险 OR（95%CI）
Selby 等（1992）[a] 美国	1129	北加州凯撒医疗保健计划	45 ～ 91	10	261	CRC/ 息肉病史、遗传、定期健康检查次数	D: 0.41(0.25 ～ 0.69) P: 0.96(0.61 ～ 1.50)
Scheitel 等（1999）[a] 美国	653	梅奥诊所和奥姆斯特德医疗中心的医疗记录系统	45 ～ 95	10	218	住院次数、定期健康检查、息肉病史、遗传	1.04（0.21 ～ 5.13）
Doubeni 等（2018） 美国	5207	北加州和南加州凯撒医疗保健系统	50 ～ 89	10	1747	年龄、性别、种族、家族史、教育程度、健康计划入组持续时间、地理区域、Charlson 生病指数评分、初级保健就诊次数、粪便隐血试验	0.64（0.56 ～ 0.75） D: 0.52(0.41 ～ 0.66) P: 0.75(0.62 ～ 0.92)

注：BMI，体重指数；CI，置信区间；CRC，结直肠癌；D，远端；HR，风险比；HRT，激素替代疗法；M，男性；NSAID，非甾体抗炎药；OR，比值比；P，近端；RR，相对危险度；SD，标准差；SEER，监测、流行病学和终末结果项目；W，女性。

[a] 纳入 Brenner 等（2014a）对乙状结肠镜检查结直肠癌发病率和死亡率的 meta 分析。

[b] 在所有评估的筛查方式中，没有专门的乙状结肠镜检查。

2. 队列研究

只有两项队列研究是以筛查方式进行的：一项是 Nishihara 等（2013）研究，该研究不符合纳入标准，其理由是排除了基线时的常见癌症，并且只报告了内镜检查阴性后的结果指标；另一项是 Blom 等（2008）研究，其规模较小（表 3-3-7）。Blom 等（2008）的研究是一项在一般风险人群中进行乙状结肠镜筛查的前瞻性试点研究。该研究随机选取了约 2000 名 59 ～ 61 岁的个体，邀请他们参与乙状结肠镜检查。在随访过程中，参与者中仅诊断出 5 例结直肠癌，非参与者中有 16 例结直肠癌；发病率减少 50%，但结果并不显著。

3. 病例对照研究

关于乙状结肠镜筛查对结直肠癌发病率的影响，已进行了四项病例对照研究，均在北美进行（表 3-3-8）。其中三项研究（Slattery 等，2000；Newcomb 等，2003；Cotterchio 等，2005）要求参与者通过问卷或访谈报告背景因素和任何筛查（检查）情况。［问卷使用在自我选择筛查偏倚上又增加了回忆偏倚。三项研究在推广性方面的另一个局限性是，结直肠癌病例和对照组的年龄跨度很大，其中包括相对年轻的个体，他们并不属于具有平均风险的合格筛查人群。]

Slattery 等（2000）按性别进行了分层，结果表明男性结直肠癌的总发病率降低 40%（OR，0.6；95% CI，0.4 ～ 0.8），女性降低 50%（OR，0.5；95% CI，0.3 ～ 0.8）。男性远端结直肠癌发病率明显降低（OR，0.5；95% CI，0.3 ～ 0.7），但近端结直肠癌发病率未见明显降低（OR，0.7；95% CI，0.5 ～ 1.1）。在女性中，远端结直肠癌和近端结直肠癌发病率均降低 50%（OR，0.5；95% CI，0.3 ～ 0.9）（表 3-3-8）。

在 Newcomb 等（2003）开展的基于人群的病例对照研究显示，经过长达 16 年的随访，乙状结肠镜筛查可显著降低远端结直肠癌发病率（OR，0.24；95% CI，0.17 ～ 0.33），但其对近端结直肠癌发病率的降低并不显著（OR，0.89；95% CI，0.68 ～ 1.16）。

根据 Cotterchio 等（2005）的研究报告显示，乙状结肠镜检查使总发病率降低了近 50%（OR，0.52；95% CI，0.34 ～ 0.80），远端结直肠癌发病率降低幅度较大（OR，0.41；95% CI，0.30 ～ 0.56），但近端结直肠癌发病率的降低无统计学意义（OR，0.72；95% CI 0.51 ～ 1.01）。

Doubeni 等（2013）对在不同医疗计划中注册至少 5 年的一般风险成人进行了一项病例对照研究。通过审核患者电子数据文件确定了结直肠癌筛查结果。在 1000 多人中，有 92 名病例和 173 名对照接受了乙状结肠镜筛查，结果发现结直肠癌总发病率降低 49%（OR，0.51；95% CI，0.36 ～ 0.71），远端结直肠癌发病率降低 74%（OR，0.26；95% CI，0.14 ～ 0.49），但未发现近端结直肠癌发病率的降低（OR，0.80；95 CI，0.52 ～ 1.25）。

Kahi 等（2014）的研究未能观察到保护作用。该研究的核心在于评估结肠镜检查的保护作用，但结果显示，在随访 5 年（OR，0.75；95% CI，0.46 ～ 1.24）和 10 年（OR，0.91；95% CI，0.68 ～ 1.23）后，乙状结肠镜检查与结直肠癌发病率降低之间不存在相关性。[例数较少：在 5 年随访期间，只有 7 例远端结直肠癌患者接受了乙状结肠镜检查。]

关于乙状结肠镜检查对结直肠癌死亡率的影响，Newcomb 等（1992）和 Selby 等（1992）的两项规模相对较小、年份较远的病例对照研究（共有 327 例病例和 1064 例对照）报告显示，接受乙状结肠镜筛查检查与结直肠癌死亡风险降低之间存在相关性，结直肠癌总死亡风险降低约 80%（OR，0.21；95% CI，0.08 ～ 0.52）（Newcomb 等，1992），远端结直肠癌死亡风险降低 59%（OR，0.41；95% CI，0.25 ～ 0.69）（Selby 等，1992）。[在 Selby 等（1992）的研究中，使用硬性乙状结肠镜进行筛查。]

在美国进行的一项规模较小的研究（Scheitel 等，1999）中，并没有观察到乙状结肠镜检查与结直肠癌死亡风险降低之间存在相关性（OR，1.04；95% CI，0.21 ～ 5.13）。Scheitel 等（1999）发现，218 例病例（10.6%）和 435 例对照（9.9%）在诊断后 10 年内接受乙状结肠镜检查的频率相同，并推测频率低可能是缺乏保护作用的原因。在 Newcomb 等（1992）的研究中，病例组接受乙状结肠镜筛查的频率为 10.6%，对照组为 29.1%；在 Selby 等（1992）的研究中，病例组接受乙状结肠镜筛查的频率为 8.8%，对照组为 24.2%。

近期发表的一项对美国符合筛查条件人群（1747 例病例和 3460 例对照）进行内镜检查效果的病例对照研究（Doubeni 等，2018）报告发现，在对潜在混杂因素进行广泛调整（如匹配和调整）后，乙状结肠镜检查可使结直肠癌总死亡率降低 36%（OR，0.64；95% CI，0.56 ～ 0.75），对结肠远端和近端结直肠癌均有很强的预防效果（远端结直肠癌的 OR，0.52；

95% CI，0.41 ～ 0.66；近端结直肠癌的 OR，0.75；95% CI，0.62 ～ 0.92）。

（二）结肠镜检查

很少有高质量的观察性研究评估结肠镜筛查在一般风险人群中的预防效果，而对当前结肠镜筛查计划的发病率和死亡率结果进行评估的研究则更为稀缺。大多数研究都是根据任何指征或质量指标（如腺瘤检出率，这是筛查计划有效的前提条件，但本节将不重点介绍）对结肠镜检查进行回顾性评估。

1. Meta 分析

内镜观察性研究的系统综述（Brenner 等，2014a）在结肠镜筛查效果的 meta 分析中纳入了三项队列研究和三项病例对照研究（发表于 2005–2014 年）。[除 Nishihara 等（2013）和 Manser 等（2012）外，所有研究均符合工作组标准，这两项研究均排除了基线时的常见癌症（见表 3–3–9）。纳入的研究之间存在异质性，例如在设计、研究人群（4 项在美国、1 项在瑞士、1 项在德国）以及分析中对混杂因素的调整（从只有 3 个变量到 14 个变量不等）方面，这可能会使在结直肠癌诊断或死亡前进行结肠镜检查的效果和最长时限偏离 6 ～ 22 年。] 纳入的研究见表 3–3–9 和表 3–3–10。

表 3–3–9　结肠镜筛查结直肠癌发病率和死亡率的队列研究

国家 参考文献	研究 人口数	招募原则	年龄 （岁）	随访 时间 （年）	CRC 总数	调整因素	风险 RR/ 绝对风险差 / HR/SIR/SMR/ OR（95% CI）
发病率							
Kahi 等（2009）[a] 美国	715	医护人员及其配偶和 SEER 数据	50 ～ 86	8，中位	12	年龄、性别、日历年	SIR，0.33 （0.10 ～ 0.62）
Manser 等（2012）[a] 瑞士	22 686	基于人群的结肠癌筛查计划	50 ～ 80	6	214（排除筛查时的 11 例）	“基线风险概况”（如合并症、BMI、家族肿瘤史、生活方式因素、吸烟、服药、职业、症状等）	OR，0.31 （0.16 ～ 0.59）
Nishihara 等（2013）[a] 美国	88 902	护士健康研究和卫生专业人员随访研究	30 ～ 75	25	1385	年龄、BMI、遗传、吸烟、体力活动、红肉摄入量、叶酸、钙、总能量摄入量、饮酒量、多种维生素使用情况、阿司匹林使用情况、降胆固醇药物使用情况、HRT 使用情况	结肠镜检查阴性后 HR，0.44（0.38 ～ 0.52） D：HR，0.24（0.18 ～ 0.32） P：HR，0.73（0.57 ～ 0.92）

续表

国家 参考文献	研究 人口数	招募原则	年龄（岁）	随访时间（年）	CRC 总数	调整因素	风险 RR/ 绝对风险差 / HR/SIR/SMR/OR（95% CI）
García-Albéniz 等（2017） 美国	1 355 692	医疗保险受益人	70～79	8	46 812	性别、种族、年龄、享有权利的最初原因、前 2 年的综合预防性评估、前 2 年使用 3 项预防性服务、美国人口普查局分区、综合合并症评分、慢性病、仓库条件、日历月	绝对风险差： 70～74 岁：-0.42%（-0.24% 至 -0.63%） 75～79 岁：-0.14%（-0.41% 至 0.16%）[b] RRc： 70～74 岁：0.84（0.76～0.91） 75～79 岁：0.95（0.87～1.05）
死亡率							
Kahi 等（2009）[a] 美国	715	医护人员及其配偶和 SEER 数据	50～86	8，中位	12	年龄、性别、日历年	SMR，0.35（0.00～1.06）
Manser 等（2012）[a] 瑞士	22 686	基于人群的结肠癌筛查计划	50～80	6	214（排除筛查时的 11 例）	“基线风险概况”（如合并症、BMI、家族肿瘤史、生活方式因素、吸烟、服药、职业、症状等）	OR，0.12（0.01～0.93）
Eldridge 等（2013） 美国	68 531	NIH-AARP 饮食与健康研究	50～71	11，平均	602	年龄、性别、HRT 使用情况、教育水平、种族、糖尿病、遗传	RR，0.40（0.30～0.55）
Nishihara 等（2013）[a] 美国	88 902	护士健康研究和卫生专业人员随访研究	30～75	25	1385	年龄、BMI、遗传、吸烟、体力活动、红肉摄入量、叶酸、钙、总能量摄入量、饮酒量、多种维生素使用情况、阿司匹林使用情况、降胆固醇药物使用情况、HRT 使用情况	HR，0.32（0.24～0.45） D：HR，0.18（0.10～0.31） P：HR，0.47（0.29～0.76）

注：BMI，体重指数；CI，置信区间；CRC，结直肠癌；D，远端；HR，风险比；HRT，激素替代疗法；NIH-AARP，国家卫生研究院美国退休人员协会；OR，比值比；P，近端；RR，相对危险度；SEER、监测、流行病学和最终结果计划；SIR，标准化发病率；SMR，标准化死亡率。

[a] 纳入 Brenner 等（2014a）对乙状结肠镜检查的结直肠癌发病率和死亡率的 meta 分析。

[b] 结肠镜筛查组与未筛查组的 8 年绝对风险差。

[c] 通过个人通信获取。

表 3-3-10 通过结肠镜筛查对结直肠癌发病率和死亡率进行的病例对照研究

国家 参考文献	研究人口数	招募原则	病例年龄（< 50 岁人数）	回顾性随访时间（年）	CRCs 总数	分析中除匹配外的调整因素	风险 OR（95%CI）
发病率							
Cotterchio 等（2005）[a] 加拿大	2915	安大略省家族性结直肠癌登记处和基于人群的对照	20 ～ 74（120）b	≥ 5	971	年龄、性别、NSAID 使用情况、教育程度、BMI、遗传	0.69（0.44 ～ 1.07） D: 0.68(0.49 ～ 0.94) P: 1.02(0.72 ～ 1.45)
Doubeni 等（2013）[a] 美国	980	拥有患者电子数据的管理式医疗机构	55 ～ 85	≥ 5	471	CRC 检查、预防性保健就诊次数、Charlson 生病指数评分、社会经济地位、遗传	0.30（0.15 ～ 0.59） D: 0.26(0.06 ～ 1.11) P: 0.37(0.16 ～ 0.82) 0.69（0.44 ～ 1.07） D: 0.68(0.49 ～ 0.94) P: 1.02(0.72 ～ 1.45)
Brenner 等（2014b）[a] 德国	318	来自医院的病例和来自人口登记处的对照	50- > 80	10	43	年龄、性别、居住地、教育程度、遗传、吸烟、BMI、NSAID 使用情况、HRT 使用、健康筛查	0.09（0.07 ～ 0.13） M： 0.07（0.05 ～ 0.12） W： 0.14（0.08 ～ 0.23） ≥ 70 岁： 0.08（0.05 ～ 0.13） < 70 岁： 0.11（0.07 ～ 0.18）
Kahi 等（2014） 美国	2492	VA 综合医疗保健系统中心	均数，81.2 标准差（SD），± 3.9	10	623	种族、NSAID 使用情况、Charlson 生病指数评分	0.57（0.47 ～ 0.70）（10 年） D: 0.45(0.32 ～ 0.62)（10 年） P: 0.65(0.46 ～ 0.92)（10 年） 0.49（0.39 ～ 0.61）（5 年） D: 0.36(0.25 ～ 0.53)（5 年） P: 0.51(0.35 ～ 0.76)（5 年）

续表

国家 参考文献	研究 人口数	招募原则	病例年龄 （＜50 岁 人数）	回顾性 随访时 间（年）	CRCs 总数	分析中除匹配 外的调整因素	风险 OR（95%CI）
死亡率							
Doubeni 等（2018）美国	5207	北加州和南加州凯撒医疗保健系统	50～89	10	1747	年龄、性别、种族、家族史、教育程度、健康计划入组时间、地理区域、Charlson 生病指数评分、初级保健就诊次数、粪便隐血检测	0.33（0.21～0.52） D：0.25（0.12～0.53） P：0.35（0.18～0.65）

注：CI，置信区间；CRC，结直肠癌；D，远端；HRT，激素替代疗法；M，男；OR，比值比；P，近端；NSAID，非甾体抗炎药；SD，标准差；W，女。

[a] 纳入 Brenner 等（2014a）对乙状结肠镜检查的结直肠癌发病率和死亡率的 meta 分析。

[b] 在所有评估的筛查方式中，没有专门的乙状结肠镜检。

Meta 分析估计显示，任何部位的结直肠癌发病率降低了 69%（RR，0.31；95% CI，0.12～0.77）（五项研究），结直肠癌死亡率降低 68%（RR，0.32；95% CI，0.23～0.43）（三项研究）。如果按解剖位置进行分层，远端结直肠癌或近端结直肠癌发病率降低均无统计学意义（远端结直肠癌 RR 为 0.21；95% CI 为 0.03～1.53；近端结直肠癌 RR 为 0.44；95% CI 为 0.15～1.31）。不过，远端结直肠癌死亡率降低了 82%（RR，0.18；95% CI，0.10～0.31），近端结直肠癌死亡率则降低了 53%（RR，0.47；95% CI，0.29～0.76）。

2. 队列研究

见表 3-3-9。

一项基于人群的队列研究评估了结肠镜检查对老年人的预防效果［该研究未纳入 Brenner 等（2014a）的系统综述］，该研究对美国约 1 355 000 名医疗保险受益人进行了为期 8 年的前瞻性随访（García-Albéniz 等，2017）。在 70～74 岁年龄组中，接受过结肠镜筛查的个体患结直肠癌的风险为 2.19%（95% CI，2.00～2.37），而未接受结肠镜筛查的个体患结直肠癌的风险为 2.62%（CI，2.56～2.67），即接受结肠镜筛查的个体患结直肠癌的绝对风险降低 0.42%（CI，0.24～0.63）。在 75～79 岁年龄组中，结肠镜检查组患结直肠癌的风险为 2.84%，非结肠镜检查组患结直肠癌的风险为 2.97%（危险差为 -0.14%；CI 为 -0.41%～0.16%）。［该研究的优势在于研究人群庞大，并使用医疗保险数据来确定结肠镜筛查。研究没有对潜在的混杂因素进行调整，但进行了敏感性分析。只有四分之一的人接受了超过 5.5 年的随访；这可能不足以充分评估结肠镜筛查的保护效果，但对于所研究的老年人群来说可能是有效的。］

在美国的另一项队列研究中，研究人群来自美国国家卫生研究院的一项饮食与健康研究，该研究向 50～71 岁的人群发放了调查问卷（Eldridge 等，2013）。研究的主要目的是利用医疗记录来估计观察性研究中不受控制的混杂因素的程度。在平均随访 11 年后，结肠镜筛查可将结直肠癌死亡风险降低 60%（RR，0.40；95% CI，0.30 ～ 0.55）（表 3-3-9）。

Kahi 等（2009）对之前一项评估 FOBT 阴性结果后结肠肿瘤情况的研究（Rex 等，1993）开展了一项较小规模的随访研究，对约 700 名一般风险人群（平均年龄 61 岁）进行了随访；在中位随访时间 8 年后，最终诊断出 12 例结直肠癌。接受过结肠镜筛查后，结直肠癌发病风险降低 67%（SIR，0.33；95% CI，0.10 ～ 0.62），结直肠癌的死亡风险降低了 65%（SMR，0.35；95% CI，0.00 ～ 1.06），但无统计学意义。[研究队列中没有同期对照组，观察到的结直肠癌发病率和死亡率与监测、流行病学和最终结果计划的预期率进行了比较。]

3. 病例对照研究

见表 3-3-10。

在 Kahi 等（2014）研究中 [该研究未纳入 Brenner 等（2014a）的 meta 分析]，观察到结肠镜检查在降低远端结肠和近端结肠结直肠癌发病率方面均具有保护效果。Kahi 等（2014）的研究表明，在过去 10 年中接受过结肠镜检查的美国老年退伍军人中，远端结直肠癌发病率降低 55%（OR，0.45；95% CI，0.32 ～ 0.62），近端结直肠癌发病率降低 35%（OR，0.65；95% CI，0.46 ～ 0.92）。结直肠癌总发病率降低 43%（OR，0.57；95% CI，0.47 ～ 0.70）。[在 99% 的男性人群中，大多数结肠镜检查都是为了诊断适应证，其诊断时的平均年龄超过 80 岁。] 如果按 5 年估计，点估计值更低（总体结直肠癌：OR，0.49；95% CI，0.39 ～ 0.61；远端结直肠癌：OR，0.36；95% CI，0.25 ～ 0.53；近端结直肠癌：OR，0.51；95% CI，0.35 ～ 0.76）。

前述乙状结肠镜检查病例对照研究中的 Cotterchio 等（2005）研究亦报告指出，接受过结肠镜筛查的个体其结直肠癌发病率有所降低。Cotterchio 等（2005）未观察到结直肠癌总发病率（OR，0.69；95% CI，0.44 ～ 1.07）或近端结直肠癌发病率（OR，1.02；95% CI，0.72 ～ 1.45）有任何显著降低，但观察到远端结直肠癌发病率显著降低（OR，0.68；95% CI，0.49 ～ 0.94）。[研究对象相对年轻（20 ～ 74 岁），很少参与结肠镜筛查（两组均为 4%）。]

在 Brenner 等（2014b）进行的一项病例对照研究中，病例是从德国的 22 家医院招募的，并与来自人口登记处的对照进行匹配。采用标准化的个人访谈来获取有关既往结肠镜检查和潜在混杂因素的信息。结果显示，接受结肠镜筛查与结直肠癌发病率降低（91%）相关（OR，0.09；95% CI，0.07 ～ 0.13）。Brenner 等（2014b）按性别和年龄进行了分层，在男性（OR，0.07；95% CI，0.05 ～ 0.12）和女性（OR，0.14；95% CI，0.08 ～ 0.23）以及老年人（≥ 70 岁）（OR，0.08；95% CI，0.05 ～ 0.13）和较年轻者（＜ 70 岁）（OR，0.11；95% CI，0.07 ～ 0.18）之间也观察到了这种关联。[自我报告的结肠镜检查及其适应证由病历审核进行验证，但病历审核的质量参差不齐，可能存在一些适应证的错误分类。]

在针对美国凯撒医疗健康计划内符合筛查条件的成员开展的病例对照研究中，观察到结肠镜检查对远端结直肠癌和近端结直肠癌死亡率均有预防效果（Doubeni 等，2018）。对于 10 年内接受结肠镜检查与结直肠癌死亡率降低方面的关联，远端结直肠癌的比值比为 0.25（95% CI，0.12 ～ 0.53），近端结直肠癌的比值比为 0.35（95% CI，0.18 ～ 0.65）。对于 10 年内接受结肠镜检查与结直肠癌总死亡率降低方面的关联，其比值比为 0.33（95% CI，0.21 ～ 0.52）（表 3-3-10）。

（三）其他性能指标

晚期结直肠癌发病率降低是衡量筛查有效性的中间指标。前述 Doubeni 等（2013）对一般风险人群（471 例病例，509 例对照）开展的一项病例对照研究评估了结肠镜筛查与晚期结直肠癌风险之间的关联。在基准日期前 10 年内接受结肠镜筛查者，患晚期结直肠癌（ⅡB～Ⅳ期）的比值比为 0.30（95% CI，0.15 ～ 0.59）。其中 19.5% 的病例和 34.0% 的对照接受了乙状结肠镜筛查，结果发现晚期远端结直肠癌的发病风险降低（OR，0.26；95% CI，0.14 ～ 0.49），然而晚期近端结直肠癌的发病风险未见降低（OR，0.80；95% CI，0.52 ～ 1.25）。［由于该研究采用了病例对照设计，因此其结果的推广性有限。在研究开始时，结肠镜筛查还相对不常见，因此可能存在未测量和未调整的残余混杂因素。］

四、不良影响

（一）假阳性结果

筛查技术旨在对大量处于平均风险的无症状个体进行筛查，其核心目的在于将个体按风险程度进一步分层，而不是做出最终诊断定论。因此，在大样本人群中识别出少量癌症和 / 或癌前病变病例，必然会引发大量的假阳性结果。

1. 乙状结肠镜检查

由于对远端病变的哪些特征可预测晚期近端肿瘤的风险缺乏共识，因此不同的乙状结肠镜筛查策略在转诊结肠镜检查的标准上存在很大差异（Castells 等，2013）。一部分接受乙状结肠镜筛查并进行后续结肠镜检查的个体最终不会被诊断出任何癌症或癌前病变。［此类假阳性结果在研究中并没有得到充分报告。因此，此处报告了这些研究中转诊的总人数和 / 或百分比］。在乙状结肠镜检查的随机对照试验中，转诊进行结肠镜检查的患者比例从 5.2% 到 23.4% 不等（表 3–3–11）。

表 3–3–11　乙状结肠镜筛查结直肠癌的随机对照试验假阳性结果 [a]

特性	试验			
	UKFSST	SCORE	NORCCAP	PLCO
筛选受试者例数	40 674	9911	12 960	64 658
筛查阳性的定义	筛查时进行活检，或转诊进行结肠镜检查或手术	筛查时进行活检，或转诊进行结肠镜检查或手术	转诊进行结肠镜检查	筛查时有息肉或肿块
筛查阳性率（%）	11 268（27.7）	1745（17.6）	2639（20.4）	15 150（23.4）
结肠镜检查标准	≥ 10mm 息肉、≥ 3 个腺瘤、管状或绒毛状改变、重度异型增生、恶性肿瘤	≥ 5mm 息肉、≥ 3 个腺瘤、管状绒毛或绒毛样改变、重度异型增生、恶性肿瘤	≥ 10mm 息肉、任何腺瘤或恶性肿瘤	取决于医生和医疗护理个人判断
结肠镜检查转诊率（%）	2131（5.2）	832（8.3）	2639（20.4）	15 150（23.4）
结肠镜检查随访	2051（5.0）	775（7.8）	2524（19.5）	11 241（17.4）
任何远端腺瘤，*n*（%）[b]	4931（12.1）	1070（10.8）	［2208］（17.0）[e]	4656（7.2）
晚期远端病变，*n*（%）[b, c, d]	1905（4.7）	341（3.4）	［545］（4.2）[e]	1746（2.7）

续表

特性	试验			
	UKFSST	SCORE	NORCCAP	PLCO
远端癌症，n（%）	131（0.3）	47（0.5）	[41]（0.3）[e]	139（0.2）
真阳性（任何远端腺瘤或癌症），n[f]	5062	1117	2249	4795
真阳性（晚期肿瘤），n[f]	1905	388	586	1885

注：NORCCAP，挪威结直肠癌预防试验；PLCO，前列腺癌、肺癌、结肠直肠癌和卵巢癌筛查试验；PPV，阳性预测值；SCORE，结肠和直肠筛查试验；UKFSST，英国柔性乙状结肠镜筛查试验。

[a] 假阳性率可按（1 – PPV）*100 计算。

[b] 无远端癌症受试者的 PLCO 试验。

[c] 对于 UKFSST，晚期远端病变的定义为直肠远端以上，由乙状结肠镜筛查和相关活检确定的≥ 10mm 息肉、≥ 3 个腺瘤、管状或绒毛状腺瘤、重度异型增生、恶性肿瘤，或≥ 20 个增生性息肉；对于 SCORE，晚期远端病变定义为由乙状结肠镜筛查和相关活检确定的≥ 10mm 的腺瘤、管状或绒毛状腺瘤，或重度异型增生；对于 PLCO，晚期远端病变定义为由筛查后 1 年内完成的诊断性随访确定的直肠、乙状结肠或降结肠或肛门边缘 50cm 内（如果未指定区段）≥ 10mm 的腺瘤、管状或绒毛状腺瘤或重度异型增生。

[d] 对于 UKFSST，乙状结肠近端；对于 SCORE，降结肠近端或降结肠内（如果乙状结肠镜筛查中未检测到）；对于 PLCO，降结肠近端或距肛缘超过 50cm 的区段（如果未指定区段）。

[e] 对于 NORCCAP，包括近端病变。

[f] 计算真阳性率的分母是筛查结果呈阳性的个体，无论他们是否接受了结肠镜检查。改编自 Weissfel 等，Flexible sigmoidoscopy in the PLCO cancer screening trial: results from the baseline screening examination of a randomized trial，JCNI: Journal of the National Cancer Institute，2005，volume 97，issue 13，pages 989-997，经牛津大学出版社许可改编（Weissfeld 等，2005）。

意大利（Osservatorio Nazionale Screening，2017）和英国（肠癌筛查南方计划中心；National Health Service，2015）基于人群的筛查结果可在线查阅。在意大利，2014 年约有 5 万名 55 岁的个体接受了乙状结肠镜检查以进行结直肠癌筛查，符合结肠镜检查转诊标准的人占 0.9%。英国于 2013 年开始推广乙状结肠镜检查计划。2014 年，肠癌筛查南方计划中心的 18 个筛查中心有 12 个中心邀请 55 岁以上的个体进行了一次乙状结肠镜检查（$n = 8433$）。平均 5.2% 的筛查者被转诊接受结肠镜检查，但各中心之间存在一定差异，转诊率为 2.8% ～ 11.5%。

2. 结肠镜检查

在初次结肠镜筛查中，假阳性结果并未构成困扰，若情况允许，可在筛查过程中直接切除息肉，无需后续额外的进一步评估。

（二）过度诊断

过度诊断是指发现了癌性或癌前病变，而这些病变在没有筛查的情况下不会在个体的一生中导致症状或死亡（Esserman 等，2014）。

1. 乙状结肠镜检查

目前还没有任何文献报道通过乙状结肠镜筛查过度诊断结直肠癌的问题。

2. 结肠镜检查

Brenner 等（2015）根据结肠镜筛查时的性别和年龄估计了预防结直肠癌、早期发现结直肠癌或过度诊断结直肠癌的概率。这是迄今为止第一次也是唯一一次尝试从全国性结直肠癌筛查计划中估计过度诊断率。在 Brenner 等（2015）的分析中，通过结肠镜筛查检测出的结直肠癌中，男性和女性的过度诊断率分别为 11% 和 8%，而在 70 岁以下人群中，男性和女性的过度诊断率分别为 7% 和 4%。［工作组指出，其计算结果的有效性取决于从腺瘤到结直肠癌的假定癌变率的有效性。即使这些率出现微小的变动，也会引起所估计的过度诊断率大幅度波动。因此，工作组认为过度诊断的程度无法确定］。

Yang 等（2014）计算了从 1979 年至 2009 年每年观察到的结直肠癌发病率与预期基线发病率之间的差值。然后，将每年的发病率差值乘以同年 50 岁及以上的人数。最后，将 1979 年至 2009 年每年的结果进行汇总。这与 Bleyer 和 Welch（2012）估算因乳房 X 线摄影筛查而被过度诊断的乳腺癌数量所使用的方法类似。Yang 等（2014）得出结论，结直肠癌被过度诊断的可能性很小。［工作组指出，这项研究的有效性不高，一是因为它只证明了结直肠癌筛查的预防效果比过度诊断率高，二是因为该研究采用的是生态学设计。］

（三）与内镜检查有关的并发症

与内镜检查有关的并发症可能在手术后立即发生，也可能在手术后数天发生。尽管内镜检查服务必须有相应的流程来识别和记录患者离开内镜检查室后发生的不良后果，但准确识别患者离开内镜检查室后发生的事件仍是一项挑战。由于存在漏报的情况，晚期并发症仍可能被低估。

若使用乙状结肠镜或结肠镜进行结直肠癌筛查时，出现以下并发症将被定义为严重并发症：30 天内死亡或 30 天内住院（因为严重出血而需要输血，或因为穿孔、迷走神经综合征或腹膜炎样综合征而使用内镜技术进行初筛）（Segnan 等，2010）。［由于除穿孔和出血外，内镜检查造成的严重危害并没有常规报告或定义，因此报告的严重危害率价值有限。］基于几项大规模研究，与内镜手术相关的 30 天内死亡率估计为 1/15 000（Bacchus 等，2016）。

1. 乙状结肠镜检查

与结肠镜检查相比，乙状结肠镜检查的不良影响更小，所需的肠道准备工作更为简化，且肠穿孔的风险明显降低（Lin 等，2016a）。所有使用乙状结肠镜进行结直肠癌筛查的随机对照试验均报告了筛查过程和结肠镜随访检查中对身体的不良影响（分别见表 3-3-12 和表 3-3-13），但只有美国的 PLCO 试验（Schoen 等，2012）报告了部分不良影响。与结肠镜随访检查和手术相关的死亡报告并不完整（Holme 等，2013）。

Linetal（2016a）在利用观察性研究和随机对照试验进行的合并分析中报告了不同结直肠癌筛查方法的危害。在一般风险人群中，乙状结肠镜检查引发的穿孔相对少见（每 1000 例手术中有 0.1 例；I^2 = 18.4%），大出血也很罕见（每 1000 例手术中有 0.2 例；I^2 = 52.2%）。在进行息肉切除术的检查中，并发症的风险明显增加。在一项以结肠镜息肉切除术为重点的大型前瞻性多中心研究中，大出血并发症的发生率为 1.6%，穿孔率为 1.1%。息肉体积过大和远端息肉是引发严重并发症的重要危险因素（大息肉：OR 为 31.01；95% CI 为 7.53 ～ 128.1；远端息肉：OR 为 2.40；95% CI 为 1.34 ～ 4.28）（Heldwein 等，2005）。

最近在乙状结肠镜筛查中进行的研究表明，大多数参与者对该过程的耐受性良好（Blom 等，

2004；Viiala 和 Olynyk，2007；Robb 等，2012；Bevan 等，2015）。Robb 等（2012）报告称，达到中度或严重程度的最常见副作用是腹胀（16%）；其次是腹痛和痉挛（7%）。与男性相比，女性认为手术更不舒服，平均插入深度更小，这主要取决于患者的耐受性（Eloubeidi 等，2003；Viiala 和 Olynyk，2008）。

表 3-3-12 使用乙状结肠镜进行结直肠癌筛查的随机对照试验中乙状结肠镜检查引起的严重不良事件

参考文献	试验	随访时间	乙状结肠镜检查，*n*	穿孔，*n*（%）	出血，*n*（%）	死亡，*n*（%）	其他严重事件，*n*（%）
Atkin 等（2002）	UKFSST	30 天	40 332	1（0.002）	12（0.03）	6（0.01）	住院：12 心肌梗死：2 晕厥：95 其他：1（肺栓塞）
Segnan 等（2002）	SCORE	30 天	9911	1（0.01）	0（0）	NR	其他：4（结肠炎、癫痫发作）
Gondal 等（2003）	NORCCAP	NR	12 960	0（0）	0（0）	NR	晕厥：26 其他：1（肺栓塞）
Segnan 等（2005）	SCORE	NR	4466	NR	0（0）	NR	晕厥：1
Senore 等（2011）	SCORE	30 天	1502	0（0）	12（0.8）	NR	住院：16 急诊：2 其他：18（心血管疾病、疝气、剧痛、低血压）
Schoen 等（2012）	PLCO	NR	67 071	3（0.004）	NR	NR	NR

注：NORCCAP，挪威结直肠癌预防试验；NR，未报告；PLCO，前列腺癌、肺癌、结肠直肠癌和卵巢癌筛查试验；SCORE，结肠和直肠筛查试验；UKFSST，英国柔性乙状结肠镜筛查试验。改编自 Lin 等（2016b）。

表 3-3-13 使用乙状结肠镜进行结直肠癌筛查的随机对照试验中结肠镜随访检查的严重不良事件

参考文献	试验	招募人群	随访时间	结肠镜检查，*n*	穿孔，*n*（%）	出血，*n*（%）	死亡，*n*（%）	其他严重事件，*n*（%）
Atkin 等（2002）	UKFSST	符合高风险标准的息肉患者	30 天	2051	4（0.2）	9（0.4）	1（0.05）	住院[a]：9
Segnan 等（2002）	SCORE	乙状结肠镜检查－阳性	30 天	775	1（0.1）	1（0.1）	NR	0（0）
Segnan 等（2005）	SCORE	乙状结肠镜检查－阳性	NR	332	NR	1（0.3）	NR	住院[a]：1

续表

参考文献	试验	招募人群	随访时间	结肠镜检查，n	穿孔，n（%）	出血，n（%）	死亡，n（%）	其他严重事件，n（%）
Gondal 等（2003）；Hoff 等（2009）	NORCCAP	乙状结肠镜检查－或乙状结肠镜检查/FIT－阳性	NR	2 524	6（0.2）	4（0.2）	NR	住院[a]：4（0.2）晕厥：24（1.0）
Schoen 等（2012）	PLCO	乙状结肠镜检查－阳性	NR	17 672	19（0.1）	NR	NR	NR
Rasmussen 等（1999）	–	乙状结肠镜检查－或gFOBT－阳性	NR	502	0（0）	0（0）	0（0）	0（0）

注：FIT，粪便免疫化学试验；gFOBT，愈创木脂粪便隐血试验；NORCCAP，挪威结直肠癌预防试验；NR，未报告；PLCO，前列腺癌、肺癌、结肠直肠癌和卵巢癌筛查试验；SCORE，结肠和直肠筛查试验；UKFSST，英国柔性乙状结肠镜筛查试验。

[a] 住院治疗与穿孔和严重出血患者并不相互排斥。

改编自 Lin 等（2016b）。

2. 结肠镜检查

目前正在进行的四项结肠镜筛查试验中，有两项报告了严重并发症。在北欧－欧洲结直肠癌倡议（NordICC）试验中（Bretthauer 等，2016），1 名被筛查者在基线筛查时发生结肠镜穿孔（每 1000 例手术中发生 0.08 例），18 名被筛查者因息肉切除术而出血（每 1000 例手术中发生 1.5 例）。筛查后 30 天内未出现与筛查干预相关的死亡或其他严重并发症。共有 51 名被筛查者在结肠镜检查过程中出现了轻微的血管迷走神经反应（每 1000 例手术中有 4.1 例）。不过，所有并发症都是短期的，患者无需在术后采取额外措施。

在 COLONPREV 试验（Quintero 等，2012）基线报告的严重要并发症中，12 例受试者发生出血（每 1000 例手术中有 2.4 例），1 例受试者发生结肠镜穿孔（每 1000 例手术中有 0.2 例）。此外还报告了其他严重不良事件：10 例受试者出现低血压或心动过缓（每 1000 例手术中有 2.0 例），1 例受试者出现失饱和（每 1000 例手术中有 0.2 例）。

最近发表了三项基于人群研究的 meta 分析，旨在评估结肠镜检查的并发症和危险因素（Lin 等，2016a；Reumkens 等，2016；Vermeer 等，2017）。在其中两项研究中，每 1000 例手术中有 0.8 例发生大出血（Lin 等，2016a；Vermeer 等，2017）。相比之下，Reumkens 等（2016）报告的结肠镜检查后出血率为 2.4/1000。筛查或结肠镜监测的穿孔率为 0.07/1000～0.4/1000（Lin 等，2016a；Reumkens 等，2016；Vermeer 等，2017）。Reumkens 等（2016）发现，筛查或结肠镜监测的穿孔率约为有症状患者诊断性检查的四分之一（0.3/1000 *vs* 1.3/1000；$P < 0.001$），这是因为一般风险人群对诊断或治疗干预的需求较少。

关于其他需要住院治疗的严重并发症的报告存在一定分歧。两项研究评估了接受结肠镜检查者与未接受结肠镜检查者的并发症，结果发现结肠镜检查并未增加心肌梗死、脑血管意外或其他心血管事件风险（Warren 等，2009；Stock 等，2013）。

与结肠镜检查后的严重并发症相比，不太严重的并发症（如自限性出血或腹痛）的风险较低。三分之一接受结肠镜检查的个体在术后可能会出现一些胃肠道症状（Zubarik 等，1999；Bini 等，2003；Ko 等，2007）。报告的症状包括腹痛（10.5%）、腹胀（25%）、自限性胃肠道出血（3.8%）、腹泻（6.3%）和恶心（4.0%）。这些症状一般比较轻微，并在结肠镜检查后两天内缓解（Ko 和 Dominitz，2010）。相较于未使用清醒镇静剂的乙状结肠镜筛查，使用清醒镇静剂进行结肠镜筛查时患者报告的腹部不适较少（Zubarik 等，2002）。

系统综述的结果表明，根据轻微不良事件的数量，不同的结肠清洗方案（如聚乙二醇溶液、口服磷酸钠溶液、匹可硫酸钠或柠檬酸镁以及灌肠剂）具有相似的耐受性，肠道准备的效果没有差异，临床严重不良事件的数量和类型亦没有差异（Tan 和 Tjandra，2006；Belsey 等，2007）。

结肠镜检查在清醒镇静下引起的并发症也不常见，但包括呼吸抑制、缺氧、胸痛、心律失常、低血压或高血压以及血管迷走神经反应（Ko 和 Dominitz，2010）。Sharma 等（2007）发现结肠镜检查后出现心肺并发症的总风险为 1.1%。

（四）社会心理危害

与癌症筛查有关的因素可能会在筛查计划中的任何阶段造成短期或长期的不良社会心理后果。大部分关于筛查心理效应的证据来自随机对照试验，并依据个人的筛查结果进行报告。

1. 乙状结肠镜检查

假阳性结果有可能引起焦虑、痛苦和抑郁等症状，以及对自身健康状况的整体认知发生变化（Kirkøen 等，2016），因此曾出现假阳性结果的个体可能更不愿意接受后续筛查。研究指出，在随机对照试验结果中，对于未患晚期肿瘤的个体，其心理影响较为短暂（Wardle 等，2003；Taylor 等，2004；Miles 等，2009；Kapidzic 等，2012）。此外，一项挪威全国性结直肠癌筛查计划的试点研究表明，筛查结果呈阳性不会增加参与者的焦虑或抑郁程度，亦不会降低其与健康相关的生活质量水平（Kirkøen 等，2016）。

不应忽视因真阳性筛查结果（即被贴上患病或有风险的标签）而产生的心理压力。然而，在乙状结肠镜检查结果呈阳性的参与者中，Kapidzic 等（2012）发现，在结肠镜检查结果呈阴性或阳性的参与者中，其生活质量得分相似。在结果为真阳性的参与者中，结直肠癌筛查主要产生了积极影响，可能的原因是虽然参与者担心自己可能患有结直肠癌，但当发现息肉时，他们也会因为息肉被及早发现并将定期筛查以预防结直肠癌而感到宽慰，或者当发现结直肠癌时，他们会因为很快接受治疗而感到安心。在筛查结果为假阳性的情况下，作者推测参与者会因为在进一步检查中没有发现异常而感到宽慰。

Robb 等（2012）调查了一项基于人群的乙状结肠镜筛查计划的参与者从筛查前到随访期间焦虑程度和自评健康状况的变化。结果发现，焦虑程度和自我健康报告均无显著变化。研究结果在性别、贫困指数、种族或筛查结果方面亦未观察到差异，同时，筛查过程中患者的满意度也很高。

相反，另一项研究报告称，焦虑程度与手术后的疼痛和不适程度呈正相关，而与满意度呈负相关。在不使用镇静剂的情况下，通过更有效地控制焦虑可提升手术过程中的患者舒适度（Carter 等，2013）。

2. 结肠镜检查

几乎没有证据表明结肠镜检查会对整个筛查人群造成不良心理影响（Thiis-Evensen 等，1999b；Taupin 等，2006）。

（五）虚假保证

一些观点指出，收到阴性筛查结果可能会造成虚假保证或产生“健康证明”效应。对于筛查结果阴性的参与者，其虚假保证可能会使他们错误地认定自己患病的风险较低，从而不太可能采取与健康相关的行为来降低患病风险，和/或对可能出现的症状或进一步评估的必要性缺乏警惕。

1. 乙状结肠镜检查

英国的两份试验报告讨论了对生活方式和健康态度的短期影响（Miles 等，2003；Wardle 等，2003），结果未发现存在负面影响。NORCCAP 试验中的一项随机对照试验对生活方式的不良影响进行了前瞻性评估（Larsen 等，2007）。3 年后，接受筛查的个体减少了水果、浆果和蔬菜的摄入量，未像对照组那样增加体育锻炼的频率，因此体重增加的程度超过了对照组，同时没有像未受邀接受筛查的对照组那样成功改善吸烟习惯。此外，与筛查结果呈阳性的受试者相比，筛查结果正常（即无肿瘤）的受试者随后的体重增加具有统计学意义。在对混杂因素进行调整后，这些结果依然存在。

2. 结肠镜检查

目前还没有关于结肠镜筛查中虚假保证的研究。

在使用内镜进行结直肠癌筛查的过程中，虚假保证的作用程度仍不清楚。目前没有已知的研究探讨了内镜筛查结直肠癌后症状延迟出现的现象。

（六）时间/精力和机会成本

根据医疗保健系统的不同，在参与筛查过程的所有方面，参与者需要投入时间/精力和机会成本（非经济损失），以及参与者或其家庭还可能遭受经济损失或因预期未来与筛查相关的经济损失而产生心理伤害（PDQ Screening and Prevention Editorial Board，2017）。

1. 乙状结肠镜检查

目前还没有相关研究旨在解决参与乙状结肠镜筛查计划所产生的时间/精力和机会成本。

2. 结肠镜检查

两项小型研究调查了接受结肠镜检查的无症状个体的请假时间。Ko 等（2007）报告称，在接受结肠镜检查以进行结直肠癌筛查、监测或随访其他异常筛查结果的人群中，69.3% 的个体由于结肠镜检查的准备、过程或恢复至少耽误了 1 天的正常工作。约有 25% 的个体表示，他们的家人或朋友因结肠镜检查而失去了至少 1 天的正常活动时间。Dong 等（2011）观察到，在周中接受结肠镜筛查的参与者中，有三分之一的个体在手术当天之外的其他时间并未上班。意料之外的误工时间可能会增加结肠镜筛查的间接成本。

五、效益危害比

本节将介绍内镜筛查的效益危害比。内镜筛查与所有其他形式的筛查一样，兼备利弊两面性（见第 3.3.2 节、第 3.3.3 节和第 3.3.4 节）。如何平衡这些效益和危害，决定了某种筛查形式是否值得采纳（见第 3.1 节）。

（一）USPSTF 的系统综述和决策建模

2016 年，USPSTF 在发布关于结直肠癌筛查建议的同时，还发布了关于筛查效益和危害的系统综述（Lin 等，2016a，b）和决策分析（Knudsen 等，2016）。这些研究为初步评估内镜筛查的效益危害比提供了一种方法。系统综述显示，与乙状结肠镜检查相比，结肠镜检查的危害更高，其可能还包括肠道准备和镇静剂所带来的危害（Lin 等，2016a，b）。报告的危害大多与结肠镜筛查的次数成正比。因此，在 USPSTF 的决策分析中，筛查的效益危害比表示为每获得 1 个寿命年需要进行的结肠镜检查次数。该决策分析表明，在 50 岁、60 岁和 70 岁时重复进行结肠镜检查，每 1000 名 40 岁的个体一生中平均只需进行四次以上的结肠镜检查（包括结肠镜监测），就可获得 250 ～ 275 个寿命年。这些数字相当于每获得一个寿命年需要进行 14.5 ～ 16.5 次结肠镜检查。效能比（即与强度较低的结肠镜检查策略相比，每获得一个寿命年所增加的结肠镜检查次数之比）介于每获得一个寿命年接受 39 ～ 65 次结肠镜检查。

（二）建模研究得出的 QALYs 和 DALYs

［工作组指出，本节所述的估计值基于马尔可夫模型，该模型主要假定结肠镜检查发现的额外腺瘤与乙状结肠镜检查发现的腺瘤具有相似的进展潜力，因此结肠镜筛查比乙状结肠镜筛查更有效。因此，在解释下文中的所有结果应谨慎。］

17 项研究评估了内镜筛查对 QALYs 或预期寿命的影响（表 3–3–14）。［这些研究大多是在癌症发病率较高的背景环境下进行的。如第 3.1.5 节所述，效益危害比在很大程度上取决于这种背景癌症发病率。因此，这些研究的结果可能不容易应用到癌症发病率低的环境中］。所有研究均认为，筛查对 QALYs 有积极影响，并带来 QALYs 的净收益（表 3–3–14）。结肠镜检查获得的 QALYs 差异很大，从新加坡一项研究（Dan 等，2012）的 17 QALYs/1000 到中国香港特别行政区一项研究（Wong 等，2015）的 611 QALYs/1000 不等。［工作组对这一数值的有效性提出了一些质疑。］对于乙状结肠镜检查，其筛查的净效益略低于结肠镜检查，从 5 QALYs/1000（Dan 等，2012）到 124 QALYs/1000（Lam 等，2015）不等。估计值差异较大主要有两个因素：一是估计值标准化的人口年龄，二是疾病风险差异。如果排除有效性可疑的研究或年轻人群和混龄人群，所报告的 QALYs 收益范围将大大缩小，结肠镜检查为 50 ～ 125 QALYs/1000，乙状结肠镜检查为 65 ～ 125 QALYs/1000。所有研究均一致显示出 QALYs 的净收益，表明结直肠癌筛查的效益和危害之间取得了良好的平衡。［工作组对这些估计值提出了一个重要的警告：有 11 项研究仅考虑了结直肠癌诊断对生活质量的影响。未考虑筛查的其他危害，如不良事件、假阳性结果和焦虑的影响。不过有三项研究确实考虑到了筛查的一些其他危害，如得知自己是腺瘤患者的负效用（Lam 等，2015；Wong 等，2015）或接受结肠镜检查和经历不良影响的负效用（van Hees 等，2014b）。这些研究在估计 QALYs 时均未考虑与筛查和诊断随访相关的焦虑，也未考虑阴性筛查结果对增加采取不健康生活方式风险的潜在负面影响。］

在对每 10 年一次的结肠镜检查和每 5 年一次的乙状结肠镜检查进行评估的研究中，有 4 项研究发现结肠镜检查的 QALYs 高于乙状结肠镜检查（Heitman 等，2010；Dan 等，2012；Sharaf 和 Ladabaum，2013；Kingsley 等，2016）。［如前所述，在解释这些结果时应谨慎，因为所有这些模型都假定结肠镜筛查比乙状结肠镜筛查更有效］。

表 3-3-14　衡量内镜筛查与未筛查相比所获得的质量调整寿命年的研究

参考文献	国家	模拟人群[a]	参与率（%）	策略评估	发病率/死亡率降低（%）	每 1000 人获得的 QALYs[b]	是否考虑了筛查的负效用？[c]	注释
Ness 等（2000）	美国	队列年龄 40 岁	100	单次结肠镜检查	61～64/65～68	65～66	否	–
Tappenden 等（2007）	英国	队列年龄 30 岁	60	单次乙状结肠镜检查	20/23	27	否	效果估计较低，因为模拟开始时的队列较年轻
Heitman 等（2010）	加拿大	队列年龄 50～75 岁	68	每 10 年一次结肠镜检查 每 5 年一次乙状结肠镜检查	62/65 58/61	41 36	否	效果估计较低，因为是混合年龄队列
Telford 等（2010）	加拿大	队列年龄 50 岁	73	每 10 年一次结肠镜检查	81/83	120	否	不确定报告的发病率/死亡率降低是否与 100% 参与率有关
Dan 等（2012）	新加坡	队列年龄 50～75 岁	NR	每 10 年一次结肠镜检查 每 5 年一次乙状结肠镜检查	35/38 28/30	17 5	否	效果估计较低，因为是混合年龄队列
Sharp 等（2012）	爱尔兰	队列年龄 30 岁	39	60 岁时单次乙状结肠镜检查	4.9/7.5	6	否	效果估计较低，因为模拟开始时的队列较年轻
Barouni 等（2012）	伊朗伊斯兰共和国	队列年龄 50 岁	68	每 10 年一次结肠镜检查	76/78	119	NR	–

续表

参考文献	国家	模拟人群[a]	参与率（%）	策略评估	发病率/死亡率降低（%）	每1000人获得的QALYs[b]	是否考虑了筛查的负效用？[c]	注释
Dinh等（2013）	美国	队列年龄50～75岁	100	每10年一次结肠镜检查	76/77	115	否	–
Sharaf和Ladabaum（2013）	美国	队列年龄50岁	100	每10年一次结肠镜检查 每5年一次乙状结肠镜检查	73/80 68/75	76 69	否	–
Ladabaum等（2014）	德国	队列年龄50岁	100	55岁和65岁时结肠镜检查	62/67	90	NR	–
van Hees等（2014）	美国	队列年龄65岁	100	每10年一次结肠镜检查	NR/NR	65	是	–
Lam等（2015）	中国香港特别行政区	队列年龄50岁	NR	每10年一次结肠镜检查 每5年一次乙状结肠镜检查	NR/NR	109 124	仅考虑被诊断患有息肉	–
Wong等（2015）	中国香港特别行政区	队列年龄50岁	60	每10年一次结肠镜检查	NR/NR	611	仅考虑被诊断患有息肉	QALYs高，因为假定腺瘤诊断对生活质量有积极影响
Kingsley等（2016）	美国	队列年龄50岁	38	每10年一次结肠镜检查 每5年一次乙状结肠镜检查	NR/60[d]	100 62	否	–
Ladabaum和Mannalithara（2016）	美国	队列年龄50岁	100	每10年一次结肠镜检查	73/81	77	否	–

续表

参考文献	国家	模拟人群[a]	参与率（%）	策略评估	发病率 / 死亡率降低（%）	每 1000 人获得的 QALYs[b]	是否考虑了筛查的负效用？[c]	注释
Sekiguchi 等（2016）	日本	队列年龄 40 岁	60	每 10 年一次结肠镜检查	69/NR	219	NR	模型的有效性值得怀疑，因为发病率降低高于参与率降低
Aronsson 等（2017）	瑞典	队列年龄 60 岁	38	单次结肠镜检查	NR/NR	49	否	–
				每 10 年一次结肠镜检查		56		

注：NR，未报告；QALYs，质量调整寿命年。

[a] 表示模拟开始时的人群，即 50 岁队列表示随访至死亡或达到一定年龄的 50 岁人群，50 ～ 75 岁队列表示随访至死亡或达到一定年龄的 50 ～ 75 岁人群。

[b] 获得的 QALYs 的估计值取决于背景癌症发病率。因此，估计值可能不容易应用到低发病率环境中。

[c] “否”表示这些研究只考虑了 CRC 诊断对生活质量的负效用，而未考虑筛查其他危害的负效用，如不良事件、假阳性结果和焦虑。“仅考虑被诊断患有息肉”表示除了 CRC 诊断的负效用外，研究还纳入了得知自己是腺瘤患者的负效用。“是”表示研究还包括接受结肠镜检查和经历不良影响的负效用。所有研究在估计 QALYs 时均未考虑与筛查和诊断随访相关的焦虑，也未考虑阴性筛查结果对增加采取不健康生活方式风险的潜在负面影响。

[d] 报告称 100% 参与率可降低死亡率。

只有两项研究评估了内镜筛查对 DALYs 的影响（Woo 等，2007；Ginsberg 等，2012）（表 3–3–15）。这两项研究均发现内镜筛查使 DALYs 净减少，其中乙状结肠镜检查可避免 0.3 ～ 10 个 DALYs，结肠镜检查可避免 0.6 ～ 9 个 DALYs。［然而，同样只有一项研究考虑了筛查对 DALYs 的负面影响，将筛查并发症造成的寿命损失年数计算在内。不良反应、焦虑、假阳性结果和腺瘤诊断造成的残疾无法考虑在内，因为此类事件的残疾系数尚未确定］。

表 3–3–15　测量内镜筛查与未筛查相比避免的残疾调整寿命年的研究

参考文献	国家 [a]	模拟人群 [b]	参与率（%）	策略评估	死亡率的降低（%）	每 1000 人避免的 DALYs	是否考虑了筛查中伤残?
Ginsberg 等（2012）	东南亚	2005 年人口	95	每 10 年一次结肠镜检查	NR	8	否
	撒哈拉以南非洲			每 10 年一次结肠镜检查		9	
	东南亚			乙状结肠镜检查 +FOBT		10	
	撒哈拉以南非洲			乙状结肠镜检查 +FOBT		9	
Woo 等（2007）	中国香港特别行政区	女性 2001 年人口	100	每 10 年一次结肠镜检查	41	0.6	仅考虑筛查中的死亡
				每 5 年一次乙状结肠镜检查	23	0.3	

注：DALYs，残疾调整寿命年；FOBT，粪便隐血试验；NR，未报告。

[a] 在 WHO 的分类中，撒哈拉以南非洲和东南亚，包括成人死亡率和儿童死亡率极高的国家，分别被称为 AfrE 和 SearD。

[b] 表示模拟开始时的人群，即 50 岁队列表示随访至死亡或达到一定年龄的 50 岁人群，50 ～ 75 岁队列表示随访至死亡或达到一定年龄的 50 ～ 75 岁人群。

［上述研究未考虑残疾和筛查本身危害的负效用，这可能反映出缺乏评估筛查过程对生活质量影响的研究。有一项研究将筛查和诊断随访的负担纳入了 QALYs 估值，但由于缺乏估计值，该研究使用的是通过假设获得的效用值］。只有一项研究在时间权衡分析中直接评估了结肠镜检查的负担。该研究表明，人们为了避免接受筛查而愿意放弃的寿命天数取决于筛查状况（Dominitz & Provenzale，1997）。那些没有接受过筛查的人愿意放弃 91 天的中位寿命天数以避免接受乙状结肠镜筛查和 183 天以避免接受结肠镜筛查。然而，已经接受过筛查的人不愿意放弃任何时间来避免筛查，这表明筛查对这些人生活质量的影响微乎其微。中国香港特别行政区的一项研究评估了确诊结直肠肿瘤后与健康相关的生活质量（Lam 等，2015）。有趣的是，该研究发现腺瘤患者的生活质量高于香港参考人群。［该患者群体较高的生活质量可能反映了一种“健康筛查者效应”：平均而言，参与筛查的人群比一般人群更健康，因此与健康相关的生活质量更高。］

这些研究结果表明，获得关于筛查对生活质量影响的可靠估计很困难，因此也很难权衡筛查的利弊。

六、成本效益研究

（一）背景

与 QALYs 和 DALYs 的估计一样，成本效益估计主要基于马尔可夫模型，假设结肠镜筛查的效益大于乙状结肠镜筛查的效益。因此，在解释比较结果时应谨慎。已有多项研究对结直肠癌筛查的成本效益进行了评估。这些研究大多在高收入国家进行，并且这些国家的癌症发病率通常较高。如第 3.1.5 节所述，成本效益估计在很大程度上取决于背景癌症发病率和当地成本。因此，这些研究的结果可能不容易应用到其他环境中，如中收入国家和低收入国家。

（二）成本效益研究和系统综述

2002 年、2011 年和 2015 年间有三篇采用类似方法的系统综述总结了有关该主题的文献（表 3–3–16）（Pignone 等，2002；Lansdorp–Vogelaar 等，2011；Patel 和 Kilgore，2015）。除了 Lansdorp–Vogelaar 等（2011）的综述还包括了美国以外的研究外，这些综述都采用了类似的方法。本报告对结直肠癌筛查成本效益的描述以这些综述为基础，并以此后发表的个别研究为补充。

表 3–3–16　内镜筛查与不进行筛查相比的成本效益评价

参考文献	国家	纳入的研究	成本效益比范围[a]（US$）	COL 与 SIG 的成本效益分析
Pignone 等（2002）	美国	5 项评价 COL 和 SIG 的研究 1 项仅评价 COL 的研究 1 项仅评估 SIG 的研究	COL: 9038–22 012 SIG：节省成本，39 359	COL 在 3 项研究中更具有成本效益 COL 和 SIG 在 1 项研究中均具有成本效益 乙状结肠镜检查联合 FOBT 在 1 项研究中优于结肠镜检查
Lansdorp–Vogelaar 等（2011）	所有	12 项评估 COL 和 SIG 的研究 3 项仅评价 COL 的研究	COL：节省成本，31 700 SIG：节省成本，56 600	COL 在 6 项研究中更具有成本效益 在所有研究中，与 SIG 相比，COL 每 LYG ＜ 100 000 美元
Patel 和 Kilgore（2015）	美国	6 项评价 COL 和 SIG 的研究 5 项仅评价 COL 的研究	COL：节省成本，27 328 SIG：节省成本，30 671	COL 在 4 项模拟中更具有成本效益 在 9 项模拟中，与 SIG 相比，COL 每 LYG ＜ 50 000 美元 在 2 项模拟中，与 SIG 相比，COL 每 LYG ＞ 50 000 美元

注：COL，结肠镜检查；FOBT，粪便隐血试验；LYG，获得的寿命年；SIG，乙状结肠镜检查。

[a] 成本效益的估计取决于背景癌症发病率。因此，估计值可能不容易应用到低发病率环境中。

Pignone 等（2002）收录了美国的七项研究，这些研究评估了通过内镜进行结直肠癌筛查的成本效益。其中六项研究将获得寿命年作为结局，而未对生活质量进行调整。只有 Ness 等（2000）的研究考虑了生活质量，但不包括筛查负担、不良事件和假阳性结果的负效用。所有研究均发现，内镜筛查每获得一个寿命年的成本低于 50 000 美元。其中一项研究表明，在专门的筛查环境中，乙状结肠镜筛查甚至有可能节省成本（Loeve 等，2000）。其余的研究发现，每获得一个寿命年的成本在低于 5000 美元至 40 000 美元之间。在对两种策略进行评估的五项研究中，有三项研究发现结肠镜检查优于乙状结肠镜检查（即结肠镜检查更有效，每获得一个寿命年的成本更低）。一项研究发现两种策略都具有成本效益，另一项研究发现乙状结肠镜检查联合 FOBT 优于结肠镜检查。

Lansdorp-Vogelaar 等（2011）的系统综述纳入了 16 项评估乙状结肠镜和 / 或结肠镜筛查成本效益的研究。该综述发现，不同研究对内镜筛查成本效益的估计存在很大差异。有 12 项研究评估了乙状结肠镜检查与未筛查相比的成本效益。其中有两项研究发现乙状结肠镜筛查可节省成本，而在另一项研究中，每获得一个 QALY 的成本高达 56 600 美元。有 16 项研究评估了结肠镜筛查与未筛查相比的成本效益；其中 5 项研究发现结肠镜筛查可节省成本。在每 QALY 10 万美元的支付意愿阈值下，所有研究均发现乙状结肠镜筛查和 / 或结肠镜筛查与未筛查相比具有成本效益。在每 QALY 5 万美元的阈值下，只有一项研究发现乙状结肠镜筛查不具成本效益。如同预期，所有评估这两种策略的研究均发现结肠镜筛查比乙状结肠镜筛查更为有效。近半数的研究还发现，结肠镜筛查每 QALY 的成本更低，因此优于乙状结肠镜筛查。在另一半的研究中，与乙状结肠镜筛查相比，结肠镜筛查每获得一个寿命年的增量成本在 1000 美元至 85 000 美元之间，如果每获得一个寿命年的支付意愿阈值为 10 万美元，结肠镜筛查将被视为具有成本效益。

除了 Lansdorp-Vogelaar 等（2011）综述中纳入的研究外，Patel 和 Kilgore（2015）的综述还确定了美国的 13 项研究。［必须指出，不同研究中使用的模型存在重叠。］六个独立模型对每 5 年一次的乙状结肠镜筛查进行了评估。其中四个模型得出结论认为，与未筛查相比，该策略成本更低，且效果更好。在另外两个模型中，每获得一个寿命年的成本低于 31 000 美元。11 个独立模型对每 10 年一次的结肠镜筛查进行了评估。三个模型发现该策略可节省成本，而其余策略的成本效益比则低于每获得一个寿命年 30 000 美元。在对这些乙状结肠镜检查和结肠镜检查策略进行比较时，7 个模型中只有 2 个模型得出结论，与乙状结肠镜检查相比，结肠镜检查每获得一个寿命年的增量成本超过 50 000 美元。

自 Patel 和 Kilgore（2015）的综述发表以来，美国又发表了两个关于结直肠癌筛查成本效益的新模型（Kingsley 等，2016；Barzi 等，2017），还有两个模型公布了更新的结果（Hassan 和 Gralnek，2015；Ladabaum 和 Mannalithara，2016）（表 3.3.17）。这些研究结果与 Patel 和 Kilgore（2015）的研究结果一致，均表明乙状结肠镜筛查和结肠镜筛查的成本效益比均不超过每 QALY 15 000 美元。Kingsley 等（2016）和 Barzi 等（2017）对乙状结肠镜筛查和结肠镜筛查进行了评估，结果显示结肠镜筛查比乙状结肠镜筛查更有效。Kingsley 等（2016）发现结肠镜检查的成本也更高，每获得一个 QALY 的增量成本效益比低于 50 000 美元，而 Barzi 等（2017）发现结肠镜检查比乙状结肠镜检查更节省成本。

自 Lansdorp-Vogelaar 等（2011）的综述发表以来，美国以外地区新发表了 12 项评估内镜筛查成本效益的研究：其中两项在加拿大（Heitman 等，2010；Telford 等，2010），四项在欧洲（Sharp 等，2012；Whyte 等，2012；Ladabaum 等，2014；Aronsson 等，2017），六项在亚洲（包括中东）（Barouni 等，2012；Dan 等，2012；Wang 等，2012；Lam 等，2015；Wong 等，2015；Sekiguchi 等，2016）。7 项研究对乙状结肠镜筛查进行了评估，10 项研究对结肠镜筛查进行了评估。所有研究均发现，每获得一个 QALY 的成本效益比低于 35 000 美元。五项研究同时评估了乙状结肠镜筛查和结肠镜筛查，这些研究均发现，每 10 年一次的结肠镜筛查比每 5 年一次的乙状结肠镜筛查更有效（Heitman 等，2010；Dan 等，2012；Lam 等，2015；Kingsley 等，2016；Barzi 等，2017）。在其他研究中，从乙状结肠镜筛查到结肠镜筛查每获得一个寿命年的增量成本不到 35 000 美元。

表 3-3-17　内镜筛查与未筛查相比的成本效益研究[a]

参考文献 国家	模拟 人群[b]	参与率 （%）	评估的策略	发病率 / 死亡率的降低（%）	每 1000 人获得的 QALYs 或 LYs[c]	成本（×1000）（美元）	每获得一个 QALY 或 LY 的成本[c]	注释
Heitman 等（2010） 加拿大	队列年龄 50 ～ 75 岁	68	每 10 年一次结肠镜检查 每 5 年一次乙状结肠镜检查	62/65 58/61	41 36	154 280	3800 7800	效果估计较低，因为是混合年龄队列
Telford 等（2010） 加拿大	队列年龄 50 岁	73	每 10 年一次结肠镜检查	81/83	120	578	4800	不确定报告的发病率 / 死亡率降低是否与 100% 参与率有关
Barouni 等（2012） 伊朗伊斯兰共和国	队列年龄 50 岁	68	每 10 年一次结肠镜检查	76/78	119	746	5000	–
Dan 等（2012） 新加坡	队列年龄 50 ～ 75 岁	NR	每 10 年一次结肠镜检查 每 5 年一次乙状结肠镜检查	35/38 28/30	17 5	573 163	33 700 38 300	效果估计较低，因为是混合年龄队列
Sharp 等（2012） 爱尔兰	队列年龄 30 岁	39	60 岁时单次乙状结肠镜检查	4.9/7.5	7	21 726	30000	效果估计较低，因为模拟开始时的队列较年轻
Wang 等（2012） 中国	队列年龄 50 ～ 80 岁	90	单次结肠镜检查 每 10 年一次结肠镜检查	67/73 66/71	1336 1394	10 000 93 245	7 70	模型的有效性值得怀疑，因为单次内镜检查比多次内镜检查更有效
Whyte 等（2012） 英国	队列年龄 50 岁	85	55 岁和 65 岁时结肠镜检查	18/22	33	51	1500	–

续表

参考文献 国家	模拟 人群[b]	参与率 （%）	评估的策略	发病率 / 死亡率 的降低（%）	每 1000 人获得的 QALYs 或 LYs[c]	成本（×1000） （美元）	每获得一个 QALY 或 LY 的成本[c]	注释
Ladabaum 等（2014） 德国	队列年龄 50 岁	100	55 岁和 65 岁时结肠镜检查	62/67	90	−1300	节省成本	–
Hassan 和 Gralnek（2015） 美国	队列年龄 50 岁	100	每 10 年一次结肠镜检查	75/73	150	663	4400	–
Lam 等（2015） 中国香港特别行政区	队列年龄 50 岁	NR	每 10 年一次结肠镜检查 每 5 年一次乙状结肠镜检查	NR/NR	124 109	1610 2286	14 800 18 500	–
Wong 等（2015） 中国香港特别行政区	队列年龄 50 岁	60	每 10 年一次结肠镜检查	NR/NR	QALY，611 LY，97	2212	3600	对生活质量进行调整似乎无效
Kingsley 等（2016） 美国	队列年龄 50 岁	38	每 10 年一次结肠镜检查 每 5 年一次乙状结肠镜检查	NR/60[d] NR/NR	100 62	327 −189	3300 节省成本	–
Ladabaum 和 Mannalithara（2016） 美国	队列年龄 50 岁	100	每 10 年一次结肠镜检查	73/81	77	1153	15 000	–

续表

参考文献 国家	模拟 人群[b]	参与率 （%）	评估的策略	发病率 / 死亡率 的降低（%）	每 1000 人获得的 QALYs 或 LYs[c]	成本（×1000） （美元）	每获得一个 QALY 或 LY 的成本[c]	注释
Sekiguchi 等（2016） 日本	队列年龄 40 岁	60	每 10 年一次结肠镜检查	69/NR	219	-495	节省成本	模型的有效性值得怀疑，因为发病率降低高于参与率降低
Aronsson 等（2017） 瑞典	队列年龄 60 岁	38	单次结肠镜检查 每 10 年一次结肠镜检查	NR/NR	49 56	-74 142	节省成本 2500	-
Barzi 等（2017） 美国	队列年龄 50 ～ 75 岁	63	每 10 年一次结肠镜检查 每 5 年一次乙状结肠镜检查	23/34 11/21	22 16	-554 -270	节省成本 节省成本	-

注：LYG，获得的寿命年；LYs，寿命年；NR，未报告；QALYs，质量调整寿命年。

[a] 包括 Patel & Kilgore（2015）之后发表的研究（针对美国境外的研究和美国的研究）或 Lansdorp-Vogelaar 等（2011）之后发表的研究（针对美国的研究）。

[b] 表示模拟开始时的人群，即 50 岁队列表示随访至死亡或达到一定年龄的 50 岁人群，50 ～ 75 岁队列表示随访至死亡或达到一定年龄的 50 ～ 75 岁人群。

[c] 对所获得的 QALYs 和成本效益的估计取决于背景癌症发病率。因此，估计值可能不容易应用到低发病率环境中。

[d] 报告称 100% 参与率可降低死亡率。

［总体而言，这些研究对成本效益的估计存在很大差异。这些综述试图通过只纳入美国的研究（Pignone 等，2002；Patel 和 Kilgore，2015）或将所有货币换算成美元（Lansdorp-Vogelaar 等，2011），以便尽可能地将各项研究标准化。然而，即使在美国的研究之间，差异依旧很大。所有成本效益综述的作者都提到，疾病史、筛查特征和筛查参与度的假设不同，是造成模型结果差异的潜在原因（Pignone 等，2002；LansdorpVogelaa r 等，2011；Patel 和 Kilgore，2015）。有限的经验证据阻碍了对哪套假设最合理的评估。此外，尽管健康与医学成本效益小组提出了建议（Weinstein 等 1996），但各项研究在视角、人群、时间跨度和贴现率方面仍存在很大差异，这也是研究之间存在差异的另一个原因（Lansdorp-Vogelaar 等 2011）。］

［尽管大多数研究表明，结肠镜筛查比乙状结肠镜筛查更有效且成本更低，但这些结果可能偏向于结肠镜筛查。如前所述，根据假设，模型估计结肠镜检查的效果更高，而成本较低可能是由于效果较高以及模型研究中乙状结肠镜筛查的间隔时间比结肠镜筛查短，从而避免了治疗，节省了更多费用。随机对照试验表明，乙状结肠镜检查的间隔时间可以安全地延长到至少 10 年，而其保护作用不会被减弱（Atkin 等，2010；Segnan 等，2011；Schoen 等，2012；Holme 等，2014）。］

（三）其他成本效益考虑因素

1. 筛查起始年龄

很少有研究对开始进行结直肠癌筛查的最佳年龄进行评估。有两项研究评估了单次内镜检查获得最多 QALY 的最佳时间。第一项研究（Ness 等，2000）发现，在 50 岁至 54 岁之间进行一次结肠镜检查与未筛查以及更大年龄段进行结肠镜检查相比更具有成本效益。对于男性而言，在 45 岁至 49 岁之间进行结肠镜检查，如果每获得一个 QALY 的支付意愿阈值超过 69 000 美元，也可能具有成本效益。第二项研究（Whyte 等，2012）评估了单次乙状结肠镜检查的最佳年龄，发现与较大年龄进行乙状结肠镜检查相比，55 岁时进行乙状结肠镜检查获得的 QALYs 最多。然而，在 52 岁至 58 岁之间的任何年龄段进行单次乙状结肠镜检查的结果显示，获得的 QALYs 非常相似。在 52 岁以下和 58 岁以上年龄段进行单次乙状结肠镜检查的结果显示，获得的 QALYs 有所减少，因此这些替代方案不具有成本效益。

癌症干预和监测建模网络（CISNET）为 USPSTF 进行了一项决策分析，以确定结直肠癌筛查的起始最佳年龄、停止最佳年龄以及最佳间隔（Knudsen 等，2016）。这些模型表明，从 45 岁而不是 50 岁开始进行结直肠癌筛查，可适度增加获得的寿命年，并在获得的寿命年与结肠镜检查的临床负担之间取得更有利的平衡。在结肠镜筛查方面，三个模型中有两个发现，与从 50 岁开始每 10 年进行一次结肠镜检查相比，从 45 岁开始每 15 年进行一次结肠镜检查所获得的寿命年略多，但不会增加终生结肠镜检查的次数。不过，有一个模型估计，如果筛查间隔时间更长，起始筛查的年龄更早，则获得的寿命年会略有损失。基于这些不一致的研究结果，USPSTF 认为没有足够的证据支持将一般人群的筛查起始年龄定为 45 岁，特别是考虑到缺乏在年轻人群中进行筛查的经验证据。

最后，一项研究评估了开始结肠镜筛查的最佳年龄是否因种族和性别而异（Lansdorp-Vogelaar 等，2009）。该研究表明，虽然女性的结直肠癌发病率和死亡率风险在 4 ～ 8 年后才达到与男性相同的水平，但开始筛查的最佳年龄并不因性别而异。这一结果可以用女性更长的预期寿命来解释：在女性人群中发现一例晚期腺瘤所需的筛查人数可能高于男性人群，但在女性人群中预防一例结直肠癌所需的晚期腺瘤数目低于男性人群。这使得男性和女性人群为预防一例结直肠癌病例所需的筛查人数相似。不过，研究确实表明，无论是男性还是女性，非裔美国人起始筛查的最佳年龄（47 岁）比白人（53 岁）要早约 5 年。

2. 筛查停止年龄

很少有研究对停止筛查的最佳年龄进行评估。Maheshwari 等（2008）进行了一项寿命表分析，以评估过早停止筛查与终身筛查的最大潜在效益相比所产生的影响。他们的结论是，在大约 82 岁时停止筛查将保留 80% 的筛查最大临床效益。然而，这项分析是基于老年人死于结直肠癌的风险，并没有考虑既往筛查对这一风险的影响。

在 USPSTF 的决策分析中，CISNET 模型还评估了停止筛查的最佳年龄。对停止筛查的年龄在 75 岁、80 岁和 85 岁之间的筛查策略进行了比较（Knudsen 等，2016）。模型显示，自 50 岁起持续进行筛查的个体中，将停止筛查的年龄延长到 75 岁以后所获得的寿命年与所需的额外结肠镜检查次数相比通常较少。因此，得出的结论为 75 岁是停止筛查的合理年龄。

有两项研究根据既往筛查史、背景风险和合并症评估了停止结肠镜筛查的年龄（van Hees 等，2014a，2015）。van Hees 等的研究比较了有合并症和无合并症的未接受筛查人群中老年人接受筛查的效益和危害之间的平衡（van Hees 等，2014a）。对于这些人来说，晚年筛查的效益远远高出之前筛查过的人，而危害则相对类似。因此，建模结果表明，既往无筛查史的个体可以筛查到更晚的年龄，并且可能仍然在效益和危害之间取得有利的平衡：对于无合并症、伴中度和重度合并症的个体来说，分别可以筛查到 83 岁、80 岁和 77 岁。理想情况下，停止筛查的年龄应考虑个人风险、既往筛查史和合并症（van Hees 等，2015）。目前关于持续筛查至 75 岁的建议可能会导致一些低风险人群（例如，74 岁白人女性且伴有中度合并症，患结直肠癌风险为平均背景风险的一半，且 10 年前的结肠镜筛查结果为阴性）的 QALYs 损失而不是增加。对于其他群体而言，发现持续筛查具有很高的成本效益（例如，81 岁无合并症的黑人男性，患结直肠癌风险为平均背景风险，且既往未筛查）。根据这项研究，停止筛查的最佳年龄在 66 ～ 88 岁，具体取决于个人风险、合并症和既往筛查史。

3. 筛查间隔时间

在 USPSTF 的决策分析中，CISNET 模型同时讨论了结直肠癌筛查的最佳间隔时间（Knudsen 等，2016）。三个模型中有两个认为，与自 50 岁开始每 10 年进行一次结肠镜检查相比，自 45 岁开始每 15 年进行一次结肠镜筛查可适度增加获得的寿命年，并在获得的寿命年和结肠镜检查的临床负担之间取得更有利的平衡，而不会增加终生结肠镜检查的次数。不过，另一个模型则认为，如果筛查间隔更长，所获得的寿命年会略有损失。与结肠镜筛查相比，乙状结肠镜筛查并不是一项足够有效的策略，因此未能确定这种筛查方式的最佳间隔时间。

六项成本效益分析还涉及不同间隔时间的内镜筛查，通常是比较单次内镜检查、每 10 年一次内镜检查和 / 或每 5 年一次内镜检查。一项研究甚至评估了结肠镜检查的 3 年间隔（表 3-3-18）。由于分析结果存在明显差异，故无法根据这些研究得出内镜筛查的最佳间隔时间。

表 3-3-18　评估不同内镜筛查间隔的成本效益研究

参考文献 国家	模拟 人群[a]	策略评估	发病率 / 死亡率降低（%）	每 1000 人获得的 QALYs[b]	成本（×1000）（美元）	最佳间隔	注释
Aronsson 等（2017） 瑞典	队列年龄 60 岁	单次结肠镜检查 每 10 年一次结肠镜检查	NR/NR	49 56	-74 142	WTP ＜ 30 000 美元 WTP ＞ 30 000 美元	–
Lam 等（2015） 中国香港特别行政区	队列年龄 50 岁	每 10 年一次结肠镜检查 每 5 年一次结肠镜检查 每 10 年一次乙状结肠镜检查 每 5 年一次乙状结肠镜检查	NR/NR	124 172 70 109	1610 2897 1244 2286	WTP ＜ 26 000 美元 WTP ＞ 26 000 美元 WTP ＜ 26 000 美元 WTP ＞ 26 000 美元	–
van Hees 等（2014b） 美国	队列年龄 65 岁	每 10 年一次结肠镜检查 每 5 年一次结肠镜检查 每 3 年一次结肠镜检查	NR/NR	65 68 66	922 1495 2151	WTP ＜ 179 000 美元 WTP ＞ 179 000 美元	–
Whyte 等（2012） 英国	队列年龄 50 岁	55 岁时单次乙状结肠镜检查 55 岁和 65 岁时乙状结肠镜检查	9/11 18/22	21 33	33 51	WTP ＜ 2250 美元 WTP ＞ 2250 美元	–
Wang 等（2012） 中国	队列年龄 50 ～ 80 岁	单次结肠镜检查 每 10 年一次结肠镜检查	67/73 66/71	1336 1394	10 000 93 245	在合理的 WTP 值范围内，与单次结肠镜检查相比，每 10 年重复一次结肠镜检查不具成本效益	模型的有效性值得怀疑，因为单次内镜检查比多次内镜检查更有效
Dan 等（2012） 新加坡	队列年龄 50 ～ 75 岁	单次乙状结肠镜检查 每 5 年一次乙状结肠镜检查	19/16 28/30	3 5	56 163	WTP ＜ 53 500 美元 WTP ＞ 53 500 美元	效果估计较低，因为是混合年龄队列

注：NR，未报告；QALYs，质量调整寿命年；WTP，支付意愿。

[a] 表示模拟开始时的人群，即 50 岁队列表示随访至死亡或达到一定年龄的 50 岁人群，50 ～ 75 岁队列表示随访至死亡或达到一定年龄的 50 ～ 75 岁人群。

[b] 对所获得的 QALYs 取决于背景癌症发病率。因此，估计值可能不容易应用到低发病率环境中。

参考文献

Adler DG, Bakis G, Coyle WJ, DeGregorio B, Dua KS, Lee LS, et al.; ASGE Training Committee (2012). Principles of training in GI endoscopy. Gastrointest Endosc, 75(2):231-5. doi:10.1016/j.gie.2011.09.008 PMID:22154419

American Society for Gastrointestinal Endoscopy (2000). Appropriate use of gastrointestinal endoscopy. Gastrointest Endosc, 52(6):831-7. doi:10.1016/S00165107(00)70219-7 PMID:11203479

Aronchick CALW, Wright SH, DuFrayne F, Bergman G (1999). Validation of an instrument to assess colon cleansing. [Abstract] Am J Gastroenterol, 94:2667.

Aronsson M, Carlsson P, Levin LA, Hager J, Hultcrantz R (2017). Cost-effectiveness of high-sensitivity faecal immunochemical test and colonoscopy screening for colorectal cancer. Br J Surg, 104(8):1078-86. doi:10.1002/bjs.10536 PMID:28561259

Atkin W, Rogers P, Cardwell C, Cook C, Cuzick J, Wardle J, et al. (2004). Wide variation in adenoma detection rates at screening flexible sigmoidoscopy. Gastroenterology, 126(5):1247-56. doi:10.1053/j.gastro.2004.01.023 PM I D:151317 8 4

Atkin W, Wooldrage K, Parkin DM, Kralj-Hans I, MacRae E, Shah U, et al. (2017). Long term effects of once-only flexible sigmoidoscopy screening after 17years of follow-up: the UK Flexible Sigmoidoscopy Screening randomised controlled trial. Lancet, 389(10076):1299-311. doi:10.1016/S0140-6736 (17)30396-3 PMID:28236467

Atkin WS, Cook CF, Cuzick J, Edwards R, Northover JM, Wardle J; UK Flexible Sigmoidoscopy Screening Trial Investigators (2002). Single flexible sigmoidoscopy screening to prevent colorectal cancer: baseline findings of a UK multicentre randomised trial. Lancet, 359(9314):1291-300. doi:10.1016/S01406736(02)08268-5 PMID:11965274

Atkin WS, Edwards R, Kralj-Hans I, Wooldrage K, Hart AR, Northover JM et al.; UK Flexible Sigmoidoscopy Trial Investigators (2010). Once-only flexible sigmoidoscopy screening in prevention of colorectal cancer: a multicentre randomised controlled trial. Lancet, 375(9726):1624-33. doi:10.1016/S0140-6736(10)60551-X PMID:20430429

Bacchus CM, Dunfield L, Gorber SC, Holmes NM, Birtwhistle R, Dickinson JA, et al.; Canadian Task Force on Preventive Health Care (2016). Recommendations on screening for colorectal cancer in primary care. CMAJ, 188(5):340-8. doi:10.1503/ cmaj.151125 PMID:26903355

Ball JE, Osbourne J, Jowett S, Pellen M, Welfare MR (2004). Quality improvement programme to achieve acceptable colonoscopy completion rates: prospective before and after study. BMJ, 329(7467):665-7. doi:10.1136/ bmj. 329.74 67.665 PMID:15374917

Barclay RL, Vicari JJ, Doughty AS, Johanson JF, Greenlaw RL (2006). Colonoscopic withdrawal times and adenoma detection during screening colonoscopy. N Engl J Med, 355(24):2533-41. doi:10.1056/ NEJMoa055498 PMID:17167136

Barouni M, Larizadeh MH, Sabermahani A, Ghaderi H (2012). Markov's modeling for screening strategies for colorectal cancer. Asian Pac J Cancer Prev, 13(10):5125-9. doi:10.7314/APJCP.2012.13.10.5125 PMID:23244122

Barzi A, Lenz H-J, Quinn DI, Sadeghi S (2017). Comparative effectiveness of screening strategies for colorectal cancer. Cancer, 123(9):1516-27. doi:10.1002/ cncr.30518 PMID:28117881

Belderbos TD, Pullens HJ, Leenders M, Schipper ME, Siersema PD, van Oijen MG (2017). Risk of post-colonoscopy colorectal cancer due to incomplete adenoma resection: a nationwide, population-based cohort study. United European Gastroenterol J, 5(3):4 4 0 -7. doi:10.1177/2050640616662428 PMID:28507757

Belsey J, Epstein O, Heresbach D (2007). Systematic review: oral bowel preparation for colonoscopy. Aliment Pharmacol Ther, 25(4):373-84. doi:10.1111/ j.1365-2036.2006.03212.x PMID:17269992

Bevan R, Rubin G, Sofianopoulou E, Patnick J, Rees CJ (2015). Implementing a national flexible sigmoidoscopy screening program: results of the English early pilot. Endoscopy, 47(3):225-31. doi:10.1055/s-0034-1378119 PMID:25268309

Bini EJ, Firoozi B, Choung RJ, Ali EM, Osman M, Weinshel EH (2003). Systematic evaluation of complications related to endoscopy in a training setting: a prospective 30-day outcomes study. Gastrointest Endosc, 57(1):816. doi:10.1067/mge.2003.15 PMID:12518123

Bisschops R, Tejpar S, Willekens H, De Hertogh G, Van Cutsem E (2017). Virtual chromoendoscopy (I-SCAN) detects more polyps in patients with Lynch syndrome: a randomized controlled crossover trial. Endoscopy, 49(4):342-50. doi:10.1055/s-0042-121005 PMID:28107763

Bleyer A, Welch HG (2012). Effect of three decades of screening mammography on breast-cancer incidence. N Engl J Med, 367(21):1998-2005. doi:10.1056/ NEJMoa1206809 PMID:23171096

Blom J, Lidén A, Nilsson J, På̊hlman L, Nyrén O, Holmberg L (2004). Colorectal cancer screening with flexible sigmoidoscopy - participants' experiences and technical feasibility. Eur J Surg Oncol, 30(4):362-9. doi:10.1016/ j.ejso.2004.01.005 PMID:15063888

Blom J, Yin L, Lidén A, Dolk A, Jeppsson B, På̊hlman L, et al. (2008). A 9-year follow-up study of participants and nonparticipants in sigmoidoscopy screening: importance of self-selection. Cancer Epidemiol Biomarkers Prev, 17(5):1163-8. doi:10.1158/1055-9965. EPI-07-2764 PMID:18483338

Breivik EK, Björnsson GA, Skovlund E (2000). A comparison of pain rating scales by sampling from clinical trial data. Clin J Pain, 16(1):22-8. doi:10.1097/00002508200003000-00005 PMID:10741815

Brenner H, Altenhofen L, Stock C, Hoffmeister M (2015). Prevention, early detection, and overdiagnosis of colorectal cancer within 10years of screening colonoscopy in Germany. Clin Gastroenterol Hepatol, 13(4):71723. doi:10.1016/ j.cgh.2014.08.036 PMID:25218160

Brenner H, Chang-Claude J, Jansen L, Knebel P, Stock C, Hoffmeister M (2014b). Reduced risk of colorectal cancer up to 10years after screening, surveillance, or diagnostic colonoscopy. Gastroenterology, 146(3):70917. doi:10.1053/ j.gastro.2013.09.001 PMID:24012982

Brenner H, Stock C, Hoffmeister M (2014a). Effect of screening sigmoidoscopy and screening colonoscopy on colorectal cancer incidence and mortality: systematic review and meta-analysis of randomised controlled trials and observational studies. BMJ, 348:g2467. doi:10.1136/bmj.g2467 PMID:24922745

Bressler B, Paszat LF, Vinden C, Li C, He J, Rabeneck L (2004). Colonoscopic miss rates for right-sided colon cancer: a population-based analysis. Gastroenterology, 127(2):452-6. doi:10.1053/j.gastro.2004.05.032 PMID:15300577

Bretthauer M, Kaminski MF, Løberg M, Zauber AG, Regula J, Kuipers EJ, et al. Nordic-European Initiative on Colorectal Cancer (NordICC) Study Group (2016). Population-based colonoscopy screening for colorectal cancer: a randomized clinical trial. JAMA Intern Med, 176(7):894-902. doi:10.1001/jamainternmed.2016.0960 PMID:27214731

Bretthauer M, Skovlund E, Grotmol T, Thiis-Evensen E, Gondal G, Huppertz-Hauss G, et al. (2003). Interendoscopist variation in polyp and neoplasia pick-up rates in flexible sigmoidoscopy screening for colorectal cancer. Scand J Gastroenterol, 38(12):1268-74. doi:10.1080/00365520310006513 PMID:14750648

Calderwood AH, Chapman FJ, Cohen J, Cohen LB, Collins J, Day LW, et al. ASGE Ensuring Safety in the Gastrointestinal Endoscopy Unit Task Force (2014). Guidelines for safety in the gastrointestinal endoscopy unit. Gastrointest Endosc, 79(3):363-72. doi:10.1016/j. gie.2013.12.015 PMID:24485393

Carter XW, Topolski R, Hatzigeorgiou C, Fincher RK (2013). Role of anxiety in the comfort of nonsedated average-risk screening sigmoidoscopy. South Med J, 106(4):280-4. doi:10.1097/SMJ.0b013e31828de613 PMID:23558418

Castells A, Bessa X, Quintero E, Bujanda L, Cubiella J, Salas D, et al. COLONPREV study investigators (2013). Risk of advanced proximal neoplasms according to distal colorectal findings: comparison of sigmoidoscopy-based strategies. J Natl Cancer Inst, 105(12):878-86. doi:10.1093/jnci/djt117 PMID:23708054

Centers for Medicare & Medicaid Services (2017). Core measures. Available from: https://www.cms.gov/medicare/

quality-initiatives-patient-assessmentinstruments/qualitymeasures/core-measures.html.

Chang CW, Shih SC, Wang HY, Chu CH, Wang TE, Hung CY, et al. (2015). Meta-analysis: the effect of patient education on bowel preparation for colonoscopy. Endosc Int Open, 3(6):E646-52. doi:10.1055/s-0034-1392365 PMID:26716129

Chen SC, Rex DK (2007). Endoscopist can be more powerful than age and male gender in predicting adenoma detection at colonoscopy. Am J Gastroenterol, 102(4):856-61. doi:10.1111/j.1572-0241.2006.01054.x PMID:17222317

Cho JH (2015). Advanced imaging technology other than narrow band imaging. Clin Endosc, 48(6):503-10. doi:10.5946/ce.2015.48.6.503 PMID:26668796

Clark BT, Rustagi T, Laine L (2014). What level of bowel prep quality requires early repeat colonoscopy: systematic review and meta-analysis of the impact of preparation quality on adenoma detection rate. Am J Gastroenterol, 109(11):1714-23, quiz 1724. doi:10.1038/ ajg.2014.232 PMID:25135006

Classen M, Phillip J (1984). Electronic endoscopy of the gastrointestinal tract. Initial experience with a new type of endoscope that has no fiberoptic bundle for imaging. Endoscopy, 16(1):16-9. doi:10.1055/s-2007-1018518 PMID:6697976

Corley DA, Jensen CD, Marks AR (2011). Can we improve adenoma detection rates? A systematic review of intervention studies. Gastrointest Endosc, 74(3):656-65. doi:10.1016/j.gie.2011.04.017 PMID:21741643

Corley DA, Jensen CD, Marks AR, Zhao WK, de Boer J, Levin TR, et al. (2013). Variation of adenoma prevalence by age, sex, race, and colon location in a large population: implications for screening and quality programs. Clin Gastroenterol Hepatol, 11(2):172-80. doi:10.1016/j.cgh.2012.09.010 PMID:22985608

Corley DA, Jensen CD, Marks AR, Zhao WK, Lee JK, Doubeni CA, et al. (2014). Adenoma detection rate and risk of colorectal cancer and death. N Engl J Med, 370(14):1298-306. doi:10.1056/NEJMoa1309086 PMID:24693890

Costantini M, Sciallero S, Giannini A, Gatteschi B, Rinaldi P, Lanzanova G, et al.; SMAC Workgroup (2003). Interobserver agreement in the histologic diagnosis of colorectal polyps. the experience of the Multicenter Adenoma Colorectal Study (SMAC). J Clin Epidemiol, 56(3):209-14. doi:10.1016/S0895-4356(02)00587-5 PMID:12725874

Cotterchio M, Manno M, Klar N, McLaughlin J, Gallinger S (2005). Colorectal screening is associated with reduced colorectal cancer risk: a case-control study within the population-based Ontario Familial Colorectal Cancer Registry. Cancer Causes Control, 16(7):865-75. doi:10.1007/s10552-005-2370-3 PMID:16132797

Cuzick J, Edwards R, Segnan N (1997). Adjusting for non-compliance and contamination in randomized clinical trials. Stat Med, 16(9):1017-29. doi:10.1002/ (SICI)1097-0258(19970515)16:9 < 1017::AIDSIM508 > 3.0.CO;2-V PMID:9160496

Dan YY, Chuah BY, Koh DC, Yeoh KG (2012). Screening based on risk for colorectal cancer is the most cost-effective approach. Clin Gastroenterol Hepatol, 10(3):26671. doi:10.1016/j.cgh.2011.11.011 PMID:22100624

Day LW, Siao D, Inadomi JM, Somsouk M (2014). Non-physician performance of lower and upper endoscopy: a systematic review and meta-analysis. Endoscopy, 46(5):401-10. doi:10.1055/s-0034-1365310 PMID:24627086

Dietrich CG, Kottmann T, Diedrich A, Drouven FM (2013). Sedation-associated complications in endoscopy are not reduced significantly by implementation of the German S-3-guideline and occur in a severe manner only in patients with ASA class III and higher. Scand J Gastroenterol, 48(9):1082-7. doi:10.3109/00365 521.2013.812237 PMID:23834761

Dinh T, Ladabaum U, Alperin P, Caldwell C, Smith R, Levin TR (2013). Health benefits and cost-effectiveness of a hybrid screening strategy for colorectal cancer. Clin Gastroenterol Hepatol, 11(9):1158-66. doi:10.1016/j.cgh.2013.03.013 PMID:23542330

Dominitz JA, Provenzale D (1997). Patient preferences and quality of life associated with colorectal cancer screening.

Am J Gastroenterol, 92(12):2171-8. PMID:9399747

Dong MH, Kalmaz D, Savides TJ (2011). Missed work related to mid-week screening colonoscopy. Dig Dis Sci, 56(7):2114-9. doi:10.1007/s10620-010-1545-2 PMID:21221788

Doubeni CA, Corley DA, Quinn VP, Jensen CD, Zauber AG, Goodman M, et al. (2018). Effectiveness of screening colonoscopy in reducing the risk of death from right and left colon cancer: a large community-based study. Gut. 67(2):291-8. https://doi.org/10.1136/gutjnl2016-312712 PMID:27733426

Doubeni CA, Weinmann S, Adams K, Kamineni A, Buist DS, Ash AS, et al. (2013). Screening colonoscopy and risk for incident late-stage colorectal cancer diagnosis in average-risk adults: a nested case-control study. Ann Intern Med, 158(5 Pt 1):312-20. doi:10.7326/0003-4819158-5-201303050-00003 PMID:23460054

Dumonceau JM, Riphaus A, Beilenhoff U, Vilmann P, Hornslet P, Aparicio JR, et al. (2013). European curriculum for sedation training in gastrointestinal endoscopy: position statement of the European Society of Gastrointestinal Endoscopy (ESGE) and European Society of Gastroenterology and Endoscopy Nurses and Associates (ESGENA). Endoscopy, 45(6):496-504. doi:10.1055/s-0033-1344142 PMID:23702777

Dumonceau JM, Riphaus A, Schreiber F, Vilmann P, Beilenhoff U, Aparicio JR, et al. (2015). Non-anesthesiologist administration of propofol for gastrointestinal endoscopy: European Society of Gastrointestinal Endoscopy, European Society of Gastroenterology and Endoscopy Nurses and Associates Guideline - updated June 2015. Endoscopy, 47(12):1175-89. doi:10.1055/s-0034-1393414 PMID:26561915

Eldridge RC, Doubeni CA, Fletcher RH, Zauber AG, Corley DA, Doria-Rose VP, et al. (2013). Uncontrolled confounding in studies of screening effectiveness: an example of colonoscopy. J Med Screen, 20(4):198-207. doi:10.1177/0969141313508282 PMID:24144847

Eloubeidi MA, Wallace MB, Desmond R, Farraye FA (2003). Female gender and other factors predictive of a limited screening flexible sigmoidoscopy examination for colorectal cancer. Am J Gastroenterol, 98(7):1634-9. doi:10.1111/j.1572-0241.2003.07480.x PMID:12873591

Enns R, Romagnuolo J, Ponich T, Springer J, Armstrong D, Barkun AN (2008). Canadian credentialing guidelines for flexible sigmoidoscopy. Can J Gastroenterol, 22(2):115-9. doi:10.1155/2008/874796 PMID:18299727

Erichsen R, Baron JA, Stoffel EM, Laurberg S, Sandler RS, Sørensen HT (2013). Characteristics and survival of interval and sporadic colorectal cancer patients: a nationwide population-based cohort study. Am J Gastroenterol, 108(8):1332-40. doi:10.1038/ajg.2013.175 PMID:23774154

Esserman LJ, Thompson IM, Reid B, Nelson P, Ransohoff DF, Welch HG, et al. (2014). Addressing overdiagnosis and overtreatment in cancer: a prescription for change. Lancet Oncol, 15(6):e234-42. doi:10.1016/S14702045(13)70598-9 PMID:24807866

Ferlitsch M, Moss A, Hassan C, Bhandari P, Dumonceau JM, Paspatis G, et al. (2017). Colorectal polypectomy and endoscopic mucosal resection (EMR): European Society of Gastrointestinal Endoscopy (ESGE) Clinical Guideline. Endoscopy, 49(3):270 -97. doi:10.1055/s-0043-102569 PMID:28212588

Fitzpatrick-Lewis D, Ali MU, Warren R, Kenny M, Sherifali D, Raina P (2016). Screening for colorectal cancer: a systematic review and meta-analysis. Clin Colorectal Cancer, 15(4):298-313. doi:10.1016/j.clcc.2016.03.003 PMID:27133893

Fracchia M, Senore C, Armaroli P, Ferraris R, Placido RD, Musso A, et al. (2010). Assessment of the multiple components of the variability in the adenoma detection rate in sigmoidoscopy screening, and lessons for training. Endoscopy, 42(6):448-55. doi:10.1055/s-0029-1244131 PMID:20414864

García-Albéniz X, Hsu J, Bretthauer M, Hernán MA (2017). Effectiveness of screening colonoscopy to prevent colorectal cancer among Medicare beneficiaries aged 70to 79years: a prospective observational study. Ann Intern Med, 166(1):18-26. doi:10.7326/M16-0758 PMID:27669524

Ginsberg GM, Lauer JA, Zelle S, Baeten S, Baltussen R (2012). Cost effectiveness of strategies to combat breast, cervical, and colorectal cancer in sub-Saharan Africa and South East Asia: mathematical modelling study. BMJ, 344:e614. doi:10.1136/bmj.e614 PMID:22389347

Gondal G, Grotmol T, Hofstad B, Bretthauer M, Eide TJ, Hoff G (2003). The Norwegian Colorectal Cancer Prevention (NORCCAP) screening study: baseline findings and implementations for clinical work-up in age groups 50-64years. Scand J Gastroenterol, 38(6):63542. doi:10.1080/00365520310003002 PMID:12825872

Guo X, Yang Z, Zhao L, Leung F, Luo H, Kang X, et al. (2017). Enhanced instructions improve the quality of bowel preparation for colonoscopy: a meta-analysis of randomized controlled trials. Gastrointest Endosc, 85(1):90-97.e6. doi:10.1016/j.gie.2016.05.012 PMID:27189659

Hassan C, Gralnek IM (2015). Cost-effectiveness of "full spectrum endoscopy" colonoscopy for colorectal cancer screening. Dig Liver Dis, 47(5):390-4. doi:10.1016/j. dld.2015.01.154 PMID:25704067 Hautefeuille G, Lapuelle J, Chaussade S, Ponchon T, Molard BR, Coulom P, et al. (2014). Factors related to bowel cleansing failure before colonoscopy: results of the PACOME study. United European Gastroenterol J, 2(1):22-9. doi:10.1177/2050640613518200 PM I D:24918005

Heitman SJ, Hilsden RJ, Au F, Dowden S, Manns BJ (2010). Colorectal cancer screening for average-risk North Americans: an economic evaluation. PLoS Med, 7(11):e1000370. doi:10.1371/journal.pmed.1000370 PMID:21124887

Heitman SJ, Ronksley PE, Hilsden RJ, Manns BJ, Rostom A, Hemmelgarn BR (2009). Prevalence of adenomas and colorectal cancer in average risk individuals: a systematic review and meta-analysis. Clin Gastroenterol Hepatol, 7(12):1272-8.

Heldwein W, Dollhopf M, Rösch T, Meining A, Schmidtsdorff G, Hasford J, et al.; Munich Gastroenterology Group (2005). The Munich Polypectomy Study (MUPS): prospective analysis of complications and risk factors in 4000colonic snare polypectomies. Endoscopy, 37(11):1116-22. doi:10.1055/s-2005-870512 PMID:16281142

Herrin A, Loyola M, Bocian S, Diskey A, Friis CM, HerronRice L, et al.; SGNA Practice Committee 2015-16 (2016). Standards of infection prevention in the gastroenterology setting. Gastroenterol Nurs, 39(6):487-96. doi:10.1097/ SGA.0000000000000265 PMID:27922521

Hixson LJ, Fennerty MB, Sampliner RE, McGee D, Garewal H (1990). Prospective study of the frequency and size distribution of polyps missed by colonoscopy. J Natl Cancer Inst, 82(22):1769-72. doi:10.1093/ jnci/82.22.1769 PMID:2231773

Hoff G, Grotmol T, Skovlund E, Bretthauer M; Norwegian Colorectal Cancer Prevention Study Group (2009). Risk of colorectal cancer seven years after flexible sigmoidoscopy screening: randomised controlled trial. BMJ, 338:b1846. doi:10.1136/bmj.b1846 PMID:19483252

Holme Ø, Bretthauer M, Fretheim A, Odgaard-Jensen J, Hoff G (2013). Flexible sigmoidoscopy versus faecal occult blood testing for colorectal cancer screening in asymptomatic individuals. Cochrane Database Syst Rev, 9(9):CD009259. doi:10.1002/14651858.CD009259. pub2 PMID:24085634

Holme Ø, Løberg M, Kalager M, Bretthauer M, Hernán MA, Aas E, et al. (2014). Effect of flexible sigmoidoscopy screening on colorectal cancer incidence and mortality: a randomized clinical trial. JAMA, 312(6):606-15. doi:10.1001/jama.2014.8266 PMID:25117129

Holme Ø, Løberg M, Kalager M, Bretthauer M, Hernán MA, Aas E, et al.; NORCCAP Study Group (2018). Long-term effectiveness of sigmoidoscopy screening on colorectal cancer incidence and mortality in women and men: a randomized trial. Ann Intern Med, 168(11):775-82. doi:10.7326/M17-1441 PMID:29710125

Holme Ø, Schoen RE, Senore C, Segnan N, Hoff G, Løberg M, et al. (2017). Effectiveness of flexible sigmoidoscopy screening in men and women and different age groups: pooled analysis of randomised trials. BMJ, 356:i6673.

doi:10.1136/bmj.i6673 PMID:28087510

Hookey L, Armstrong D, Enns R, Matlow A, Singh H, Love J (2013). Summary of guidelines for infection prevention and control for flexible gastrointestinal endoscopy. Can J Gastroenterol, 27(6):347-50. doi:10.1155/2013/639518 PMID:23781518

Hosokawa O, Shirasaki S, Kaizaki Y, Hayashi H, Douden K, Hattori M (2003). Invasive colorectal cancer detected up to 3years after a colonoscopy negative for cancer. Endoscopy, 35(6):506-10. doi:10.1055/s-2003-39665 PMID:12783349

JAG (2004). Guidelines for the training, appraisal and assessment of trainees in gastrointestinal endoscopy and for the assessment of units for registration and re-registration. London, UK: Joint Advisory Group on Gastrointestinal Endoscopy.

Jensen CD, Doubeni CA, Quinn VP, Levin TR, Zauber AG, Schottinger JE, et al. (2015). Adjusting for patient demographics has minimal effects on rates of adenoma detection in a large, community-based setting. Clin Gastroenterol Hepatol, 13(4):739-46. doi:10.1016/j. cgh.2014.10.020 PMID:25445767

Johnson DA, Barkun AN, Cohen LB, Dominitz JA, Kaltenbach T, Martel M, et al.; US Multi-Society Task Force on Colorectal Cancer (2014). Optimizing adequacy of bowel cleansing for colonoscopy: recommendations from the US Multi-Society Task Force on Colorectal Cancer. Gastroenterology, 147(4):903-24. doi:10.1053/j.gastro.2014.07.002 PMID:25239068

Jover R, Herráiz M, Alarcón O, Brullet E, Bujanda L, Bustamante M, et al.; Spanish Society of Gastroenterology; Spanish Society of Gastrointestinal Endoscopy Working Group (2012). Clinical practice guidelines: quality of colonoscopy in colorectal cancer screening. Endoscopy, 44(4):444-51. doi:10.1055/s-0032-1306690 PMID:22438159

Juillerat P, Peytremann-Bridevaux I, Vader JP, Arditi C, Schusselé Filliettaz S, Dubois RW, et al. (2009). Appropriateness of colonoscopy in Europe (EPAGE II). Presentation of methodology, general results, and analysis of complications. Endoscopy, 41(3):240-6. doi:10.1055/s-0028-1119643 PMID:19280536

Kahi CJ, Imperiale TF, Juliar BE, Rex DK (2009). Effect of screening colonoscopy on colorectal cancer incidence and mortality. Clin Gastroenterol Hepatol, 7(7):770-5, quiz 711. doi:10.1016/j.cgh.2008.12.030 PMID:19268269

Kahi CJ, Myers LJ, Slaven JE, Haggstrom D, Pohl H, Robertson DJ, et al. (2014). Lower endoscopy reduces colorectal cancer incidence in older individuals. Gastroenterology, 146(3):718-725.e3. doi:10.1053/j. gastro.2013.11.050 PMID:24316263

Kaminski MF, Regula J, Kraszewska E, Polkowski M, Wojciechowska U, Didkowska J, et al. (2010). Quality indicators for colonoscopy and the risk of interval cancer. N Engl J Med, 362(19):1795-803. doi:10.1056/NEJMoa0907667 PMID:20463339

Kaminski MF, Thomas-Gibson S, Bugajski M, Bretthauer M, Rees CJ, Dekker E, et al. (2017a). Performance measures for lower gastrointestinal endoscopy: a European Society of Gastrointestinal Endoscopy (ESGE) quality improvement initiative. United European Gastroenterol J, 5(3):309-34. doi:10.1177/2050640617700014 PMID:28507745

Kaminski MF, Wieszczy P, Rupinski M, Wojciechowska U, Didkowska J, Kraszewska E, et al. (2017b). Increased rate of adenoma detection associates with reduced risk of colorectal cancer and death. Gastroenterology, 153(1):98-105. doi:10.1053/j.gastro.2017.04.006 PMID:28428142

Kapidzic A, Korfage IJ, van Dam L, van Roon AH, Reijerink JC, Zauber AG, et al. (2012). Quality of life in participants of a CRC screening program. Br J Cancer, 107(8):1295-301. doi:10.1038/bjc.2012.386 PMID:22955850

Kim JS, Lee BI, Choi H, Jun SY, Park ES, Park JM, et al. (2015). Cold snare polypectomy versus cold forceps polypectomy for diminutive and small colorectal polyps: a randomized controlled trial. Gastrointest Endosc,

81(3):741-7. doi:10.1016/j.gie.2014.11.048 PMID:25708763

Kingsley J, Karanth S, Revere FL, Agrawal D (2016). Cost effectiveness of screening colonoscopy depends on adequate bowel preparation rates - a modeling study. PLoS One, 11(12):e0167452. doi:10.1371/journal.pone.0167452 PMID:27936028

Kirkøen B, Berstad P, Botteri E, Åvitsland TL, Ossum AM, de Lange T, et al. (2016). Do no harm: no psychological harm from colorectal cancer screening. Br J Cancer, 114(5):497-504. doi:10.1038/bjc.2016.14 PMID:26867161

Knudsen AB, Zauber AG, Rutter CM, Naber SK, DoriaRose VP, Pabiniak C, et al. (2016). Estimation of benefits, burden, and harms of colorectal cancer screening strategies: modeling study for the US Preventive Services Task Force. JAMA, 315(23):2595-609. doi:10.1001/ jama.2016.6828 PMID:27305518

Ko CW, Dominitz JA (2010). Complications of colonoscopy: magnitude and management. Gastrointest Endosc Clin N Am, 20(4):659-71. doi:10.1016/j.giec.2010.07.005 PMID:20889070

Ko CW, Riffle S, Shapiro JA, Saunders MD, Lee SD, Tung BY, et al. (2007). Incidence of minor complications and time lost from normal activities after screening or surveillance colonoscopy. Gastrointest Endosc, 65(4):648-56. doi:10.1016/j.gie.2006.06.020 PMID:17173914

Konda V, Chauhan SS, Abu Dayyeh BK, Hwang JH, Komanduri S, Manfredi MA, et al.; ASGE Technology Committee (2015). Endoscopes and devices to improve colon polyp detection. Gastrointest Endosc, 81(5):1122-9. doi:10.1016/j.gie.2014.10.006 PMID:25746978

Kushnir VM, Oh YS, Hollander T, Chen CH, Sayuk GS, Davidson N, et al. (2015). Impact of retroflexion vs. second forward view examination of the right colon on adenoma detection: a comparison study. Am J Gastroenterol, 110(3):415-22. doi:10.1038/ajg.2015.21 PMID:25732415

Ladabaum U, Alvarez-Osorio L, Rösch T, Brueggenjuergen B (2014). Cost-effectiveness of colorectal cancer screening in Germany: current endoscopic and fecal testing strategies versus plasma methylated Septin 9 DNA. Endosc Int Open, 2(2):E96-104. doi:10.1055/s-0034-1377182 PMID:26135268

Ladabaum U, Mannalithara A (2016). Comparative effectiveness and cost effectiveness of a multitarget stool DNA test to screen for colorectal neoplasia. Gastroenterology, 151(3):427-439.e6. doi:10.1053/j. gastro.2016.06.003 PMID:27311556

Laiyemo AO, Doubeni C, Pinsky PF, Doria-Rose VP, Sanderson AK 2nd, Bresalier R, et al. (2012). Factors associated with inadequate colorectal cancer screening with flexible sigmoidoscopy. Cancer Epidemiol, 36(4):395-9. doi:10.1016/j.canep.2011.10.013 PMID:22112544

Lam CL, Law WL, Poon JT, Chan P, Wong CK, McGhee SM, et al. (2015). Health-related quality of life in patients with colorectal neoplasm and cost-effectiveness of colorectal cancer screening in Hong Kong. Hong Kong Med J, 21(Suppl 6):4-8. PMID:26645874

Lansdorp-Vogelaar I, Knudsen AB, Brenner H (2011). Cost-effectiveness of colorectal cancer screening. Epidemiol Rev, 33(1):88-100. doi:10.1093/epirev/ mxr004 PMID:21633092

Lansdorp-Vogelaar I, van Ballegooijen M, Zauber AG, Boer R, Wilschut J, Winawer SJ, et al. (2009). Individualizing colonoscopy screening by sex and race. Gastrointest Endosc, 70(1):96-108. doi:10.1016/j.gie.2008.08.040 PMID:19467539

Larsen IK, Grotmol T, Almendingen K, Hoff G (2007). Impact of colorectal cancer screening on future lifestyle choices: a three-year randomized controlled trial. Clin Gastroenterol Hepatol, 5(4):477-83. doi:10.1016/j.cgh.2006.12.011 PMID:17363335

Leaper M, Johnston MJ, Barclay M, Dobbs BR, Frizelle FA (2004). Reasons for failure to diagnose colorectal carcinoma at colonoscopy. Endoscopy, 36(6):499-503. doi:10.1055/s-2004-814399 PMID:15202045

Lee CK, Shim JJ, Jang JY (2013). Cold snare polypectomy vs. cold forceps polypectomy using double-biopsy technique for removal of diminutive colorectal polyps: a prospective randomized study. Am J Gastroenterol, 108(10):1593-600. doi:10.1038/ajg.2013.302 PMID:24042189

Levin TR, Farraye FA, Schoen RE, Hoff G, Atkin W, Bond JH, et al. (2005). Quality in the technical performance of screening flexible sigmoidoscopy: recommendations of an international multi-society task group. Gut, 54(6):807-13. doi:10.1136/gut.2004.052282 PMID:15888789

Lieberman DA, Weiss DG, Bond JH, Ahnen DJ, Garewal H, Harford WV, et al.; Veterans Affairs Cooperative Study Group 380 (2000). Use of colonoscopy to screen asymptomatic adults for colorectal cancer. N Engl J Med, 343(3):162-8. doi:10.1056/NEJM200007203430301 PM ID:10900274

Lin JS, Piper MA, Perdue LA, Rutter C, Webber EM, O'Connor E, et al. (2016b). Screening for colorectal cancer: a systematic review for the U.S. Preventive Services Task Force. Evidence Synthesis No. 135. AHRQ Publication No. 14-05203-EF-1. Rockville (MD), USA: Agency for Healthcare Research and Quality. Available from: https://www.ncbi.nlm.nih. gov/books/NBK373584/.

Lin JS, Piper MA, Perdue LA, Rutter CM, Webber EM, O'Connor E, et al. (2016a). Screening for colorectal cancer: updated evidence report and systematic review for the US Preventive Services Task Force. JAMA, 315(23):2576-94. doi:10.1001/jama.2016.3332 PMID:27305422

Loeve F, Brown ML, Boer R, van Ballegooijen M, van Oortmarssen GJ, Habbema JD (2000). Endoscopic colorectal cancer screening: a cost-saving analysis. J Natl Cancer Inst, 92(7):557-63. doi:10.1093/jnci/92.7.557 PMID:10749911

Longcroft-Wheaton G, Brown J, Cowlishaw D, Higgins B, Bhandari P (2012). High-definition vs. standard-definition colonoscopy in the characterization of small colonic polyps: results from a randomized trial. Endoscopy, 44(10):905-10. doi:10.1055/s-0032-1310004 PMID:22893132

Mahajan D, Downs-Kelly E, Liu X, Pai RK, Patil DT, Rybicki L, et al. (2013). Reproducibility of the villous component and high-grade dysplasia in colorectal adenomas < 1cm: implications for endoscopic surveillance. Am J Surg Pathol, 37(3):427-33. doi:10.1097/ PAS.0b013e31826cf50f PMID:23348206

Maheshwari S, Patel T, Patel P (2008). Screening for colorectal cancer in elderly persons: who should we screen and when can we stop? J Aging Health, 20(1):12639. doi:10.1177/0898264307309939 PMID:18089764

Manser CN, Bachmann LM, Brunner J, Hunold F, Bauerfeind P, Marbet UA (2012). Colonoscopy screening markedly reduces the occurrence of colon carcinomas and carcinoma-related death: a closed cohort study. Gastrointest Endosc, 76(1):110-7. doi:10.1016/j. gie.2012.02.040 PMID:22498179

Martel M, Barkun AN, Menard C, Restellini S, Kherad O, Vanasse A (2015). Split-dose preparations are superior to day-before bowel cleansing regimens: a meta-analysis. Gastroenterology, 149(1):79-88. doi:10.1053/j. gastro.2015.04.004 PMID:25863216

Meester RG, Doubeni CA, Lansdorp-Vogelaar I, Jensen CD, van der Meulen MP, Levin TR, et al. (2015). Variation in adenoma detection rate and the lifetime benefits and cost of colorectal cancer screening: a microsimulation model. JAMA, 313(23):2349-58. doi:10.1001/jama.2015.6251 PMID:26080339

Miles A, Atkin WS, Kralj-Hans I, Wardle J (2009). The psychological impact of being offered surveillance colonoscopy following attendance at colorectal screening using flexible sigmoidoscopy. J Med Screen, 16(3):12430. doi:10.1258/jms.2009.009041 PMID:19805753

Miles A, Wardle J, Atkin W (2003). Receiving a screen-detected diagnosis of cancer: the experience of participants in the UK Flexible Sigmoidoscopy Trial. Psychooncology, 12(8):784-802. doi:10.1002/pon.705 PM I D:14681952

Minoli G, Meucci G, Prada A, Terruzzi V, Bortoli A, Gullotta R, et al. (1999). Quality assurance and colonoscopy. Endoscopy, 31(7):522-7. doi:10.1055/s-1999-54 PMID:10533735

Nagorni A, Bjelakovic G, Petrovic B (2012). Narrow band imaging versus conventional white light colonoscopy for the detection of colorectal polyps. Cochrane Database Syst Rev, 1:CD008361. doi:10.1002/14651858. CD008361. pub2 PMID:22258983

National Health Service (2015). Bowel Cancer Screening Southern Programme Hub. Annual Report 2014/2015. Available from: https://www.royalsurrey. nhs.uk/service-list/bowel-cancer-screening/bowel-cancer-screening-southern-programme-hub/.

Ness RM, Holmes AM, Klein R, Dittus R (2000). Cost-utility of one-time colonoscopic screening for colorectal cancer at various ages. Am J Gastroenterol, 95(7):1800-11. doi:10.1111/j.1572-0241.2000.02172.x PMID:10925988

NewcombPA,NorfleetRG,Storer BE,SurawiczTS,Marcus PM (1992). Screening sigmoidoscopy and colorectal cancer mortality. J Natl Cancer Inst, 84(20):1572-5. doi:10.1093/jnci/84.20.1572 PMID:1404450

Newcomb PA, Storer BE, Morimoto LM, Templeton A, Potter JD (2003). Long-term efficacy of sigmoidoscopy in the reduction of colorectal cancer incidence. J Natl Cancer Inst, 95(8):622-5. doi:10.1093/jnci/95.8.622 PMID:12697855

Nishihara R, Wu K, Lochhead P, Morikawa T, Liao X, Qian ZR, et al. (2013). Long-term colorectal-cancer incidence and mortality after lower endoscopy. N Engl J Med, 369(12):1095-105. doi:10.1056/NEJMoa1301969 PMID:24047059

Obara K, Haruma K, Irisawa A, Kaise M, Gotoda T, Sugiyama M, et al. (2015). Guidelines for sedation in gastroenterological endoscopy. Dig Endosc, 27(4):43549. doi:10.1111/den.12464 PMID:25677012

Omata F, Ohde S, Deshpande GA, Kobayashi D, Masuda K, Fukui T (2014). Image-enhanced, chromo, and capassisted colonoscopy for improving adenoma/neoplasia detection rate: a systematic review and meta-analysis. Scand J Gastroenterol, 49(2):222-37. doi:10.3109/00365 521.2013.863964 PMID:24328858

Osmond A, Li-Chang H, Kirsch R, Divaris D, Falck V, Liu DF, et al. (2014). Interobserver variability in assessing dysplasia and architecture in colorectal adenomas: a multicentre Canadian study. J Clin Pathol, 67(9):781-6. doi:10.1136/jclinpath-2014-202177 PMID:25004943

Osservatorio Nazionale Screening (2017). Lo screening colorettale. [Italian]. Available from: https:// www. osservatorionazionalescreening.it/content/ lo-screening-colorettale.

Painter J, Saunders DB, Bell GD, Williams CB, Pitt R, Bladen J (1999). Depth of insertion at flexible sigmoidoscopy: implications for colorectal cancer screening and instrument design. Endoscopy, 31(3):227-31. doi:10.1055/s-1999-13673 PMID:10344426

Pasha SF, Leighton JA, Das A, Harrison ME, Gurudu SR, Ramirez FC, et al. (2012). Comparison of the yield and miss rate of narrow band imaging and white light endoscopy in patients undergoing screening or surveillance colonoscopy: a meta-analysis. Am J Gastroenterol, 107(3):363-70, quiz 371. doi:10.1038/ ajg.2011.436 PMID:22186978

Patel NC, Islam RS, Wu Q, Gurudu SR, Ramirez FC, Crowell MD, et al. (2013). Measurement of polypectomy rate by using administrative claims data with validation against the adenoma detection rate. Gastrointest Endosc, 77(3):390-4. doi:10.1016/j.gie.2012.09.032 PMID:23199647

Patel SS, Kilgore ML (2015). Cost effectiveness of colorectal cancer screening strategies. Cancer Contr, 22(2):24858. doi:10.1177/107327481502200219 PMID:26068773

PDQ Screening and Prevention Editorial Board (2017). Colorectal cancer screening (PDQ®): health professional version (updated July 28, 2017). Bethesda (MD), USA: National Cancer Institute. Available from: https://www. cancer.gov/types/colorectal/hp/ colorectal-screening-pdq.

Petersen BT, Chennat J, Cohen J, Cotton PB, Greenwald DA, Kowalski TE, et al.; ASGE Quality Assurance In Endoscopy Committee; Society for Healthcare Epidemiology of America (2011). Multisociety guideline on reprocessing flexible gastrointestinal endoscopes: 2011. Gastrointest Endosc, 73(6):1075-84. doi:10.1016/ j.gie.2011.03.1183 PMID:21628008

Pickhardt PJ, Nugent PA, Mysliwiec PA, Choi JR, Schindler WR (2004). Location of adenomas missed by optical colonoscopy. Ann Intern Med, 141(5):352-9. doi:10.7326/0003-4819-141-5-200409070-00009 PMID:15353426

Pignone M, Saha S, Hoerger T, Mandelblatt J (2002). Cost-effectiveness analyses of colorectal cancer screening: a systematic review for the U.S. Preventive Services Task Force. Ann Intern Med, 137(2):96-104. doi:10.7326/0003-4819-137-2-200207160-00007 PMID:12118964

Pohl H, Srivastava A, Bensen SP, Anderson P, Rothstein RI, Gordon SR, et al. (2013). Incomplete polyp resection during colonoscopy - results of the Complete Adenoma Resection (CARE) study. Gastroenterology, 144(1):74-80.e1. doi:10.1053/j.gastro.2012.09.043 PMID:23022496

Pullens HJ, Leenders M, Schipper ME, van Oijen MG, Siersema PD (2015). No decrease in the rate of early or missed colorectal cancers after colonoscopy with polypectomy over a 10-year period: a population-based analysis. Clin Gastroenterol Hepatol, 13(1):14 0 -7. doi:10.1016/j.cgh.2014.04.032 PMID:24815328

Quintero E, Castells A, Bujanda L, Cubiella J, Salas D, Lanas Á, et al.; COLONPREV Study Investigators (2012). Colonoscopy versus fecal immunochemical testing in colorectal-cancer screening. N Engl J Med, 366(8):697-706. doi:10.1056/NEJMoa1108895 PMID:22356323

Ramakrishnan K, Scheid DC (2003). Predictors of incomplete flexible sigmoidoscopy. J Am Board Fam Pract, 16(6):478-84. doi:10.3122/jabfm.16.6.478 PMID:14963074

Rasmussen M, Kronborg O, Fenger C, Jørgensen OD (1999). Possible advantages and drawbacks of adding flexible sigmoidoscopy to Hemoccult-II in screening for colorectal cancer. A randomized study. Scand J Gastroenterol, 34(1):73-8. doi:10.1080/00365529950172862 PMID:10048736

Rees CJ, Thomas Gibson S, Rutter MD, Baragwanath P, Pullan R, Feeney M, et al.; the British Society of Gastroenterology, the Joint Advisory Group on GI Endoscopy, the Association of Coloproctology of Great Britain and Ireland (2016). UK key performance indicators and quality assurance standards for colonoscopy. Gut, 65(12):1923-9. doi:10.1136/gutjnl-2016312044 PMID:27531829

Rembacken B, Hassan C, Riemann JF, Chilton A, Rutter M, Dumonceau JM, et al. (2012). Quality in screening colonoscopy: position statement of the European Society of Gastrointestinal Endoscopy (ESGE). Endoscopy, 44(10):957-68. doi:10.1055/s-0032-1325686 PMID:22987217

Reumkens A, Rondagh EJ, Bakker CM, Winkens B, Masclee AA, Sanduleanu S (2016). Post-colonoscopy complications: a systematic review, time trends, and meta-analysis of population-based studies. Am J Gastroenterol, 111(8):1092-101. doi:10.1038/ ajg.2016.234 PMID:27296945

Rex DK, Cutler CS, Lemmel GT, Rahmani EY, Clark DW, Helper DJ, et al. (1997). Colonoscopic miss rates of adenomas determined by back-to-back colonoscopies. Gastroenterology, 112(1):24-8. doi:10.1016/S00165085(97)70214-2 PMID:8978338

Rex DK, Lehman GA, Ulbright TM, Smith JJ, Pound DC, Hawes RH, et al. (1993). Colonic neoplasia in asymptomatic persons with negative fecal occult blood tests: influence of age, gender, and family history. Am J Gastroenterol, 88(6):825-31. PMID:8503374

Rex DK, Petrini JL, Baron TH, Chak A, Cohen J, Deal SE, et al.; ASGE/ACG Taskforce on Quality in Endoscopy (2006). Quality indicators for colonoscopy. Am J Gastroenterol, 101(4):873-85. doi:10.1111/j.15720241.2006.00673.x PMID:16635231

Rex DK, Schoenfeld PS, Cohen J, Pike IM, Adler DG, Fennerty MB, et al. (2015). Quality indicators for colonoscopy. Gastrointest Endosc, 81(1):31-53. doi:10.1016/j. gie.2014.07.058 PMID:25480100

Robb KA, Lo SH, Power E, Kralj-Hans I, Edwards R, Vance M, et al. (2012). Patient-reported outcomes following flexible sigmoidoscopy screening for colorectal cancer in a demonstration screening programme in the UK. J Med Screen, 19(4):171-6. doi:10.1177/0969141313476629 PMID:23486697

Robertson DJ, Kaminski MF, Bretthauer M (2015). Effectiveness, training and quality assurance of colonoscopy screening for colorectal cancer. Gut, 64(6):98290. doi:10.1136/gutjnl-2014-308076 PMID:25804631

Rogal SS, Pinsky PF, Schoen RE (2013). Relationship between detection of adenomas by flexible sigmoidoscopy and interval distal colorectal cancer. Clin Gastroenterol Hepatol, 11(1):73-8. doi:10.1016/j. cgh.2012.08.002 PMID:22902761

Rostom A, Jolicoeur E (2004). Validation of a new scale for the assessment of bowel preparation quality. Gastrointest Endosc, 59(4):482-6. doi:10.1016/S00165107(03)02875-X PMID:15044882

Rutter MD, Senore C, Bisschops R, Domagk D, Valori R, Kaminski MF, et al. (2016). The European Society of Gastrointestinal Endoscopy Quality Improvement Initiative: developing performance measures. Endoscopy, 48(1):81-9. doi:10.1055/s-0035-1569580 PMID:26662057

Samadder NJ, Curtin K, Tuohy TM, Pappas L, Boucher K, Provenzale D, et al. (2014). Characteristics of missed or interval colorectal cancer and patient survival: a population-based study. Gastroenterology, 146(4):950-60. doi:10.1053/j.gastro.2014.01.013 PMID:24417818

Sanchez W, Harewood GC, Petersen BT (2004). Evaluation of polyp detection in relation to procedure time of screening or surveillance colonoscopy. Am J Gastroenterol, 99(10):1941-5. doi:10.1111/j.15720241.2004.40569.x PMID:15447753

Schachschal G, Sehner S, Choschzick M, Aust D, Brandl L, Vieth M, et al. (2016). Impact of reassessment of colonic hyperplastic polyps by expert GI pathologists. Int J Colorectal Dis, 31(3):675-83. doi:10.1007/s00384016-2523-8 PMID:26847619

Scheitel SM, Ahlquist DA, Wollan PC, Hagen PT, Silverstein MD (1999). Colorectal cancer screening: a community case-control study of proctosigmoidoscopy, barium enema radiography, and fecal occult blood test efficacy. Mayo Clin Proc, 74(12):1207-13. doi:10.4065/74.12.1207 PMID:10593348

Schlemper RJ, Itabashi M, Kato Y, Lewin KJ, Riddell RH, Shimoda T, et al. (1998). Differences in the diagnostic criteria used by Japanese and Western pathologists to diagnose colorectal carcinoma. Cancer, 82(1):60-9. doi:10.1002/(SICI)1097-0142(19980101)82:1 < 60::AIDCNCR7 > 3.0.CO;2-O PMID:9428480

Schoen RE, Pinsky PF, Weissfeld JL, Bresalier RS, Church T, Prorok P, et al.; Prostate, Lung, Colorectal, and Ovarian Cancer Screening Trial Group (2003). Results of repeat sigmoidoscopy 3years after a negative examination. JAMA, 290(1):41-8. PMID:12837710

Schoen RE, Pinsky PF, Weissfeld JL, Yokochi LA, Church T, Laiyemo AO, et al.; PLCO Project Team (2012). Colorectal-cancer incidence and mortality with screening flexible sigmoidoscopy. N Engl J Med, 366(25):2345-57. doi:10.1056/NEJMoa1114635 PMID:22612596

Sedlack RE, Coyle WJ, Obstein KL, Al-Haddad MA, Bakis G, Christie JA, et al.; ASGE Training Committee (2014). ASGE's assessment of competency in endoscopy evaluation tools for colonoscopy and EGD. Gastrointest Endosc, 79(1):1-7. doi:10.1016/j.gie.2013.10.003 PMID:24239255

Segnan N, Armaroli P, Bonelli L, Risio M, Sciallero S, Zappa M, et al.; SCORE Working Group (2011). Onceonly sigmoidoscopy in colorectal cancer screening: follow-up findings of the Italian Randomized Controlled Trial - SCORE. J Natl Cancer Inst, 103(17):1310-22. doi:10.1093/jnci/djr284 PMID:21852264

Segnan N, Patnick J, von Karska L, editors (2010). European guidelines for quality assurance in colorectal cancer screening and diagnosis. 1st ed. Luxembourg: European Commission, Publication Office of the European Union.

Segnan N, Senore C, Andreoni B, Arrigoni A, Bisanti L, Cardelli A, et al.; SCORE2 Working Group-Italy (2005). Randomized trial of different screening strategies for colorectal cancer: patient response and detection rates. J Natl Cancer Inst, 97(5):347-57. doi:10.1093/ jnci/dji050 PMID:15741571

Segnan N, Senore C, Andreoni B, Aste H, Bonelli L, Crosta C, et al.; SCORE Working Group-Italy (2002). Baseline findings of the Italian multicenter randomized controlled trial of "once-only sigmoidoscopy" - SCORE. J Natl

Cancer Inst, 94(23):1763-72. doi:10.1093/jnci/94.23.1763 PMID:12464648

Segnan N, Senore C, Andreoni B, Azzoni A, Bisanti L, Cardelli A, et al.; SCORE3 Working Group-Italy (2007). Comparing attendance and detection rate of colonoscopy with sigmoidoscopy and FIT for colorectal cancer screening. Gastroenterology, 132(7):2304-12. doi:10.1053/j.gastro.2007.03.030 PMID:17570205

Sekiguchi M, Igarashi A, Matsuda T, Matsumoto M, Sakamoto T, Nakajima T, et al. (2016). Optimal use of colonoscopy and fecal immunochemical test for population-based colorectal cancer screening: a cost-effectiveness analysis using Japanese data. Jpn J Clin Oncol, 46(2):116-25. PMID:26685321

Selby JV, Friedman GD, Quesenberry CP Jr, Weiss NS (1992). A case-control study of screening sigmoidoscopy and mortality from colorectal cancer. N Engl J Med, 326(10):653-7. doi:10.1056/NEJM199203053261001 PMID:1736103

Senore C, Ederle A, Fantin A, Andreoni B, Bisanti L, Grazzini G, et al. (2011). Acceptability and side-effects of colonoscopy and sigmoidoscopy in a screening setting. J Med Screen, 18(3):128-34. doi:10.1258/ jms.2011.010135 PMID:22045821

SGNA Practice Committee 2013-14 (2015). Guideline for use of high-level disinfectants and sterilants for reprocessing flexible gastrointestinal endoscopes. Gastroenterol Nurs, 38(1):70-80. PMID:25636016

Shah HA, Paszat LF, Saskin R, Stukel TA, Rabeneck L (2007). Factors associated with incomplete colonoscopy: a population-based study. Gastroenterology, 132(7):2297-303. doi:10.1053/j.gastro.2007.03.032 PMID:17570204

Sharaf RN, Ladabaum U (2013). Comparative effectiveness and cost-effectiveness of screening colonoscopy vs. sigmoidoscopy and alternative strategies. Am J Gastroenterol, 108(1):120-32. doi:10.1038/ajg.2012.380 PMID:23247579

Sharma VK, Nguyen CC, Crowell MD, Lieberman DA, de Garmo P, Fleischer DE (2007). A national study of cardiopulmonary unplanned events after GI endoscopy. Gastrointest Endosc, 66(1):27-34. doi:10.1016/j.gie.2006.12.040 PMID:17591470

Sharp L, Tilson L, Whyte S, O'Ceilleachair A, Walsh C, Usher C, et al. (2012). Cost-effectiveness of population-based screening for colorectal cancer: a comparison of guaiac-based faecal occult blood testing, faecal immunochemical testing and flexible sigmoidoscopy. Br J Cancer, 106(5):805-16. doi:10.1038/bjc.2011.580 PMID:22343624

Skovlund E, Bretthauer M, Grotmol T, Larsen IK, Hoff G (2005). Sensitivity of pain rating scales in an endoscopy trial. Clin J Pain, 21(4):292-6. doi:10.1097/01. ajp.0000110636.14355.3e PMID:15951645

Slattery ML, Edwards SL, Ma KN, Friedman GD (2000). Colon cancer screening, lifestyle, and risk of colon cancer. Cancer Causes Control, 11(6):555-63. doi:10.1023/A:1008924115604 PMID:10880038

Son BK, Kim BW, Kim WH, Myung DS, Cho YS, Jang BI; Disinfection Management and Conscious Sedation Committee of Korean Society of Gastrointestinal Endoscopy (2017). Korean Society of Gastrointestinal Endoscopy guidelines for endoscope reprocessing. Clin Endosc, 50(2):143-7. doi:10.5946/ce.2017.029 PMID:28301923

Stephens M, Hourigan LF, Appleyard M, Ostapowicz G, Schoeman M, Desmond PV, et al. (2015). Non-physician endoscopists: a systematic review. World J Gastroenterol, 21(16):5056-71. doi:10.3748/ wjg.v21.i16.5056 PMID:25945022

Stock C, Ihle P, Sieg A, Schubert I, Hoffmeister M, Brenner H (2013). Adverse events requiring hospitalization within 30days after outpatient screening and nonscreening colonoscopies. Gastrointest Endosc, 77(3):419-29. doi:10.1016/ j.gie.2012.10.028 PMID:23410698

Sulz MC, Kröger A, Prakash M, Manser CN, Heinrich H, Misselwitz B (2016). Meta-analysis of the effect of bowel preparation on adenoma detection: early adenomas affected stronger than advanced adenomas. PLoS One, 11(6):e0154149. doi:10.1371/journal.pone.0154149 PMID:27257916

Tan JJ, Tjandra JJ (2006). Which is the optimal bowel preparation for colonoscopy - a meta-analysis. Colorectal Dis, 8(4):247-58. doi:10.1111/j.1463-1318.2006.00970.x PMID:16630226

Tappenden P, Chilcott J, Eggington S, Patnick J, Sakai H, Karnon J (2007). Option appraisal of population-based colorectal cancer screening programmes in England. Gut, 56(5):677-84. doi:10.1136/gut.2006.095109 PMID:17142648

Taupin D, Chambers SL, Corbett M, Shadbolt B (2006). Colonoscopic screening for colorectal cancer improves quality of life measures: a population-based screening study. Health Qual Life Outcomes, 4(1):82. doi:10.1186/1477-7525-4-82 PMID:17044941

Taylor KL, Shelby R, Gelmann E, McGuire C (2004). Quality of life and trial adherence among participants in the Prostate, Lung, Colorectal, and Ovarian Cancer Screening Trial. J Natl Cancer Inst, 96(14):1083-94. doi:10.1093/jnci/djh194 PMID:15265970

Telford JJ, Levy AR, Sambrook JC, Zou D, Enns RA (2010). The cost-effectiveness of screening for colorectal cancer. CMAJ, 182(12):1307-13. doi:10.1503/cmaj.090845 PMID:20624866

Thiis-Evensen E, Hoff GS, Sauar J, Langmark F, Majak BM, Vatn MH (1999a). Population-based surveillance by colonoscopy: effect on the incidence of colorectal cancer. Telemark Polyp Study I. Scand J Gastroenterol, 34(4):414-20. doi:10.1080/003655299750026443 PMID:10365903

Thiis-Evensen E, Wilhelmsen I, Hoff GS, Blomhoff S, Sauar J (1999b). The psychologic effect of attending a screening program for colorectal polyps. Scand J Gastroenterol, 34(1):103-9. doi:10.1080/00365529950172916 PMID:10048741

TinmouthJ,VellaET,BaxterNN,DubéC,GouldM,HeyA, et al. (2016). Colorectal cancer screening in average risk populations: evidence summary. Can J Gastroenterol Hepatol, 2016:2878149. doi:10.1155/2016/2878149 PMID:27597935

Tiro JA, Kamineni A, Levin TR, Zheng Y, Schottinger JS, Rutter CM, et al. (2014). The colorectal cancer screening process in community settings: a conceptual model for the Population-Based Research Optimizing Screening through Personalized Regimens consortium. Cancer Epidemiol Biomarkers Prev, 23(7):1147-58. doi:10.1158/1055-9965.EPI-13-1217 PMID:24917182

Turner JK, Williams GT, Morgan M, Wright M, Dolwani S (2013). Interobserver agreement in the reporting of colorectal polyp pathology among bowel cancer screening pathologists in Wales. Histopathology, 62(6):916-24. doi:10.1111/his.12110 PMID:23611360

Valori R, Barton R (2007). BSG quality and safety indicators for endoscopy. London, UK: Joint Advisory Group on Gastrointestinal Endoscopy.

Valori R, Rey JF, Atkin WS, Bretthauer M, Senore C, Hoff G, et al. (2012). European guidelines for quality assurance in colorectal cancer screening and diagnosis. First edition - Quality assurance in endoscopy in colorectal cancer screening and diagnosis. Endoscopy, 44(Suppl 3):SE88-105. doi:10.1055/s-0032-1309795 PMID:23012124

van Hees F, Habbema JDF, Meester RG, LansdorpVogelaar I, van Ballegooijen M, Zauber AG (2014a). Should colorectal cancer screening be considered in elderly persons without previous screening? A cost-effectiveness analysis. Ann Intern Med, 160(11):750 -9. doi:10.7326/M13-2263 PMID:24887616

van Hees F, Saini SD, Lansdorp-Vogelaar I, Vijan S, Meester RG, de Koning HJ, et al. (2015). Personalizing colonoscopy screening for elderly individuals based on screening history, cancer risk, and comorbidity status could increase cost effectiveness. Gastroenterology, 149(6):1425-37. doi:10.1053/j.gastro.2015.07.042 PMID:26253304

van Hees F, Zauber AG, Klabunde CN, Goede SL, Lansdorp-Vogelaar I, van Ballegooijen M (2014b). The appropriateness of more intensive colonoscopy screening than recommended in Medicare beneficiaries: a modeling study. JAMA Intern Med, 174(10):1568-76. doi:10.1001/ jamainternmed.2014.3889 PMID:25133641

van Rijn JC, Reitsma JB, Stoker J, Bossuyt PM, van Deventer SJ, Dekker E (2006). Polyp miss rate determined by tandem colonoscopy: a systematic review. Am J Gastroenterol, 101(2):343-50. doi:10.1111/j.15720241.2006.00390.x PMID:16454841

Vargo JJ, DeLegge MH, Feld AD, Gerstenberger PD, Kwo PY, Lightdale JR, et al.; American Association for the Study of Liver Diseases; American College of Gastroenterology; American Gastroenterological Association Institute; American Society for Gastrointestinal Endoscopy; Society for Gastroenterology Nurses and Associates (2012). Multisociety sedation curriculum for gastrointestinal endoscopy. Gastroenterology, 143(1):e18-41. doi:10.1053/j.gastro.2012.05.001 PMID:22624720

Vermeer NC, Snijders HS, Holman FA, Liefers GJ, Bastiaannet E, van de Velde CJ, et al. (2017). Colorectal cancer screening: systematic review of screen-related morbidity and mortality. Cancer Treat Rev, 54:87-98. doi:10.1016/j.ctrv.2017.02.002 PMID:28236723

Viiala CH, Olynyk JK (2007). Outcomes after 10years of a community-based flexible sigmoidoscopy screening program for colorectal carcinoma. Med J Aust, 187(5):274-7. PMID:17767431

Viiala CH, Olynyk JK (2008). Outcomes for women in a flexible sigmoidoscopy-based colorectal cancer screening programme. Intern Med J, 38(2):90-4. doi:10.1111/j.1445-5994.2007.01468.x PMID:17916176

Wallace MB, Crook JE, Coe S, Ussui V, Staggs E, Almansa C, et al. (2014). Accuracy of in vivo colorectal polyp discrimination by using dual-focus high-definition narrow-band imaging colonoscopy. Gastrointest Endosc, 80(6):1072-87. doi:10.1016/j.gie.2014.05.305 PMID:24973171

Wang ZH, Gao QY, Fang JY (2012). Repeat colonoscopy every 10years or single colonoscopy for colorectal neoplasm screening in average-risk Chinese: a cost-effectiveness analysis. Asian Pac J Cancer Prev, 13(5):1761-6. doi:10.7314/APJCP.2012.13.5.1761 PMID:22901118

Wardle J, Williamson S, Sutton S, Biran A, McCaffery K, Cuzick J, et al. (2003). Psychological impact of colorectal cancer screening. Health Psychol, 22(1):54-9. doi:10.1037/0278-6133.22.1.54 PMID:12558202

Warren JL, Klabunde CN, Mariotto AB, Meekins A, Topor M, Brown ML, et al. (2009). Adverse events after outpatient colonoscopy in the Medicare population. Ann Intern Med, 150(12):849-57, W152. doi:10.7326/00034819-150-12-200906160-00008 PMID:19528563

Weinstein MC, Siegel JE, Gold MR, Kamlet MS, Russell LB (1996). Recommendations of the Panel on Cost-effectiveness in Health and Medicine. JAMA, 276(15):1253-8. doi:10.1001/ jama.1996.03540150055031 PMID:8849754

Weissfeld JL, Fagerstrom RM, O'Brien B; Prostate, Lung, Colorectal and Ovarian Cancer Screening Trial Project Team (2000). Quality control of cancer screening examination procedures in the Prostate, Lung, Colorectal and Ovarian (PLCO) Cancer Screening Trial. Control Clin Trial s, 21(6 Suppl):390S-9S. doi:10.1016/S01972456(00)00094-5 PMID:11189690

Weissfeld JL, Schoen RE, Pinsky PF, Bresalier RS, Church T, Yurgalevitch S, et al.; PLCO Project Team (2005). Flexible sigmoidoscopy in the PLCO cancer screening trial: results from the baseline screening examination of a randomized trial. J Natl Cancer Inst, 97(13):989-97. doi:10.1093/jnci/dji175 PMID:15998952

Whyte S, Chilcott J, Halloran S (2012). Reappraisal of the options for colorectal cancer screening in England. Colorectal Dis, 14(9):e547-61. doi:10.1111/j.14631318.2012.03014.x PMID:22390210

Williams JE, Holub JL, Faigel DO (2012). Polypectomy rate is a valid quality measure for colonoscopy: results from a national endoscopy database. Gastrointest Endosc, 75(3):576-82. doi:10.1016/j.gie.2011.12.012 PMID:22341104

Wong CK, Lam CL, Wan YF, Fong DY (2015). Costeffectiveness simulation and analysis of colorectal cancer screening in Hong Kong Chinese population: comparison amongst colonoscopy, guaiac and immunologic fecal occult blood testing. BMC Cancer, 15(1):705. doi:10.1186/s12885-015-1730-y PMID:26471036

Woo PP, Kim JJ, Leung GM (2007). What is the most cost-effective population-based cancer screening program for Chinese women? J Clin Oncol, 25(6):61724. doi:10.1200/JCO.2006.06.0210 PMID:17308266

Yang DX, Gross CP, Soulos PR, Yu JB (2014). Estimating the magnitude of colorectal cancers prevented during the era of screening: 1976to 2009. Cancer, 120(18):2893901. doi:10.1002/cncr.28794 PMID:24894740

Zubarik R, Fleischer DE, Mastropietro C, Lopez J, Carroll J, Benjamin S, et al. (1999). Prospective analysis of complications 30days after outpatient colonoscopy. Gastrointest Endosc, 50(3):322-8. doi:10.1053/ge.1999.v50.97111 PMID:10462650

Zubarik R, Ganguly E, Benway D, Ferrentino N, Moses P, Vecchio J (2002). Procedure-related abdominal discomfort in patients undergoing colorectal cancer screening: a comparison of colonoscopy and flexible sigmoidoscopy. Am J Gastroenterol, 97(12):3056-61. doi:10.1111/j.1572-0241.2002.07101.x PMID:1249219

第四节　比较内镜检查方法和粪便隐血试验的预防效果

迄今为止，只有两种方法通过随机对照试验进行了评估，以调查结直肠癌发病率或死亡率的降低情况：gFOBT 和乙状结肠镜检查。本节将从死亡率或发病率、腺瘤检出率和成本效益三个方面，对主要的内镜检查和基于粪便的结直肠癌筛查方法（即乙状结肠镜检查或结肠镜检查与 gFOBT 或 FIT）进行比较。第 3.6 节介绍了已确立的筛查方法（结肠镜检查、乙状结肠镜检查、gFOBT 和 FIT）在参与度方面的比较。

一、降低结直肠癌发病率或死亡率

目前还没有直接比较两种或两种以上结直肠癌筛查试验的随机对照试验。证据来自观察性研究的间接比较和间接 meta 分析，即使用贝叶斯统计法进行的所谓网络 meta 分析。在缺乏直接比较研究的情况下，本文考虑了网络 meta 分析的结果。［工作组强调，网络 meta 分析的不足之处在于对照组不具可比性的风险、各试验的筛查参与度不同以及不同筛查方法在研究设计上存在异质性。（例如，没有针对结肠镜检查或 FIT 的试验）。总之，这些研究结果被视为低质量证据］。

在已确定的五项网络 meta 分析中，有两项分析仅关注随机对照试验，因此只包括 gFOBT 和乙状结肠镜检查（Holme 等，2013；由 Emilsson 等，2017 更新），而其余三项也包括了观察性研究，但都承认所比较的估计值可能偏向于结肠镜检查的优越性（Brenner 等，2014；Elmunzer 等，2015；Zhang 等，2017）。

Emilsson 等（2017）的 meta 分析包括 9 项随机对照试验研究，其中 338 467 人随机分配至筛查组，405 919 人随机分配至对照组（表 3-4-1）。主要分析的间接比较显示，在降低结直肠癌发病率方面，乙状结肠镜检查优于 gFOBT（RR，0.84；95% 预测区间［PrI］，0.72 ～ 0.97）。在结直肠癌死亡率方面，乙状结肠镜检查与 gFOBT 相比的相对危险度为 0.89（95% PrI，0.68 ～ 1.17）。在乙状结肠镜检查试验中未观察到异质性，而在 gFOBT 试验中报告了中度异质性（$I^2 = 51.5\%$）。

其余的 meta 分析进行了间接比较，包括随机对照试验和观察性研究。［Brenner 等（2014）和 Zhang 等（2017）没有进行仅限于结直肠癌筛查而非临床研究的分析，因此这些网络 meta 分析未纳入本评估中］。Elmunzer 等（2015）的分析仅限于针对筛查的研究，报告称，与乙状结肠镜检查（RR，0.56；95% CI，0.32 ～ 0.94）和 gFOBT（RR，0.49；95% CI，0.30 ～ 0.76）相比，结肠镜检查在降低结直肠癌死亡率方面更有效。［纳入的研究之间存在显著的异质性。然而，在剔除离群研究后，结果变得更可靠］。

表 3-4-1 比较内镜筛查方法和粪便隐血试验降低发病率和 / 或死亡率的网络 meta 分析

参考文献	研究设计 人群	筛查暴露方式 纳入受试者年龄	筛查、癌症登记处、死亡数据库的链接或使用；可用数据项目	CRC 发病率和死亡率，绝对效应	间接比较 RR（95%CI/95%PrI）	调整 / 注释
Elmunzer 等（2015）	通过间接比较 4 项有关 FS 的 RCTs、4 项有关 gFOBT 的 RCTs 以及 8 项有关结肠镜检查、3 项有关 FS 和 13 项有关 gFOBT 的观察性研究，进行 Meta 分析 一般风险人群： 结肠镜观察性研究中 1 290 544 人，FS 观察性研究中 21 950 人，FS RCTs 中 414 966 人，gFOBT RCTs 中 900 843 人，gFOBT 观察性研究中 4 329 642 人	结肠镜检查： 所有研究都只进行一次结肠镜检查；纳入年龄为 50 ~ 90 岁 FS： 除一项 RCT（进行 2 轮筛查）外，其他所有研究中仅有一次进行 FS；纳入年龄，RCTs 为 55 ~ 74 岁，1 项观察性研究的平均年龄为 69 岁 gFOBT： 一年或两年一次；纳入年龄，RCTs 为 45 ~ 80 岁，观察性研究为 40 ~ 80 岁；未提供筛查间隔时间	终点确定登记处、调查和终点委员会。 未提供每项研究的详细信息	未报告绝对效应	结肠镜检查 *vs* gFOBT： 死亡率： 0.49（0.30 ~ 0.76）	未纳入关于 FIT 的研究 来自 RCTs 和观察性研究的 ITT 分析的混合，3 种试验的设计不平衡

续表

参考文献	研究设计 人群	筛查暴露方式 纳入受试者年龄	筛查、癌症登记处、死亡数据库的链接或使用；可用数据项目	CRC 发病率和死亡率，绝对效应	间接比较 RR（95%CI/95%PrI）	调整 / 注释
Emilsson 等（2017）	通过间接比较 5 项有关 FS 的 RCTs 和 4 项有关 gFOBT 的 RCTs，进行 Meta 分析 一般风险人群： 338 467 人随机分配至筛查组，405 919 人随机分配至对照组	FS：4 项 RCTs（1 轮），1 项 RCT（2 轮）；纳入年龄为 50 ～ 74 岁 gFOBT：2 项 RCTs 每两年进行一次筛查，1 项 RCT 每两年或一年进行一次筛查，1 项 RCT 采用不同间隔时间的混合筛查；纳入年龄为 45 ～ 80 岁	通过国家、地区或地方登记处或调查确定终点。 有些研究有终点委员会，有些则没有	FS： 死亡率： 未筛查，8/1000 筛查，6/1000 发病率： 未筛查，20/1000 筛查，16/1000 gFOBT： 死亡率： 未筛查，8/1000 筛查，7/1000 发病率： 未筛查，20/1000 筛查，19/1000	FS *vs* gFOBT： 死亡率： 0.89（0.68 ～ 1.17） 发病率： 0.84（0.72 ～ 0.97）	这项研究是对 Holme 等（2013）的更新

注：CI，置信区间；CRC，结直肠癌；FIT，粪便免疫化学试验；FS，柔性乙状结肠镜检查；gFOBT，愈创木脂粪便隐血试验；ITT，意向治疗；PrI，预测区间；RCTs，随机对照试验；RR，相对危险度；vs，与……相比。

二、腺瘤和结直肠癌的检出率

（一）Meta 分析

Hassan 等（2012）对筛查参与度进行了评估，并比较了内镜检查与粪便隐血试验之间以及不同粪便隐血试验（gFOBT *vs* FIT）之间的晚期肿瘤检出率。Littlejohn 等（2012）将乙状结肠镜检查与不做筛查（此处未报告）或其他筛查方法进行了比较。表 3-4-2 汇总了纳入这些 meta 分析的所有单项研究。

表 3-4-2 比较内镜方法与粪便隐血试验对肿瘤病变检出率的 meta 分析所包括的各项研究

参考文献 国家	受试者例数 纳入年龄	干预	第一轮参与率（%）	晚期腺瘤 /CRC 检出率（%）[a]	注释
Berry 等（1997）[b, c] 英国	6371 50～74 岁	1.gFOBT 2.gFOBT+FS 2a. 返回 gFOBTs 试验 2b. 转到 FS	1. 50 2a. 48.4 2b. 20.2	gFOBT: 0.1/0.1 gFOBT+FS: 0.8/0.1	–
Brevinge 等（1997）[c] 瑞典	6367 55～56 岁	1.FS 2.gFOBT	1. FS: 42.5 2.gFOBT:59.5	FS: 0.8/0.2 gFOBT: 0.3/0.03	–
Verne 等（1998）[b, c] 英国	3744 50～75 岁	1.FS 2.gFOBT+FS 2a. 返回 gFOBT 或接受 FS 2b.gFOBT 被退回，且 FS 被接受 3. 单用 gFOBT	1. 46.6 2a. 39.5 2b. 30.1 3. 31.6	FS: 2.2/0.2gFOBT+FS: 0.1/0.1 gFOBT: 0.1/0.1	–
Rasmussen 等（1999）[b, c] 丹麦	10 978 50～75 岁	1.gFOBT 2.FS+gFOBT	1.gFOBT: 56 2.FS+gFOBT: 41	gFOBT: 1.3/0.2 FS+gFOBT: 0.3/0.07	–
Gondal 等（2003）[c] 挪威	20 780 50～64 岁	1.FS 2.FIT+FS 2a.FIT 已退回，FS 已接受 2b. 未退回 FIT，但接受 FS	1. 66.9 2a. 54.4 2b. 8.3	FS: 2.9/0.2 FIT+FS: 2.6/0.2	–
Segnan 等（2005）[b, c] 意大利	28 319 55～64 岁	1. 两年一次 FIT（邮寄） 2. 两年一次 FIT（由 GP 或筛查机构提供） 3. 仅一次 FS 4.FS+ 两年一次 FIT 5. 患者对筛查试验的选择 5a. 仅一次 FS 5b.FS，然后两年一次 FIT	1. 30 2. 28 3. 28 4. 28 5a. 15 5b. 13	FIT（邮寄或 GP）: 1.5/0.3 FIT（患者选择）: 0.8/0.4 FS（仅一次或 FS+FIT）: 5.3/0.3 FS（患者选择）: 3.6/0.9	–

续表

参考文献 国家	受试者例数 纳入年龄	干预	第一轮参与率（%）	晚期腺瘤 /CRC 检出率（%）[a]	注释
Federici 等（2006）[b] 意大利	2987 50 ～ 74 岁	1. FS（如呈阳性，则进一步进行结肠镜检查） 2. FIT（如呈阳性，则进一步进行结肠镜检查）	1. 7.0 2. 17.2	FIT: 0.0/0.8 FS: 0.0/2.8	1. 社会经济地位对参与率有重大影响；参与率太低，无法评估 FS 的影响
Multicentre Australian Colorectal-neoplasia Screening（MACS）Group（2006）[b, c] 澳大利亚	1679 50 ～ 54 岁和 65 ～ 59 岁	1. FIT 2.FIT+FS 3. 结肠镜检查 4. 选择筛查试验 4a. "配有信件的 FIT 套件" 4b. "电话申请 FIT 套件"	1. 27 2. 14 3. 18 4a. 19 4b. 23	FIT: 0.4/0 FIT+FS: 0/0 OC: 2.3/0	1. 研究小组规模较小，因此结果在统计学上并不确定
Segnan 等（2007）[b, c] 意大利	18 116 55 ～ 64 岁	1. 两年一次 FIT 2.FS 一次 3. 结肠镜检查一次	1. FIT: 32.3 2. FS: 32.3 3. OC: 26.5	FIT: 0.3/0.03 FS: 1.5/0.2 OC: 1.7/0.2	-
Hol 等（2010）[b, c] 荷兰	15 011 50 ～ 74 岁	1. gFOBT 2. FIT 3. FS（如呈阳性，则进一步进行结肠镜检查）	1. 49 2. 62 3. 32	gFOBT: 0.5/0.1 FIT: 1.2/0.3 FS: 2.2/0.2	-
Lisi 等（2010）[b] 意大利	8378 55 ～ 64 岁	1. gFOBT 2. 结肠镜检查	1.gFOBT:27.1 2.OC: 10.0	gFOBT: 0.12/0.02 OC: 0.63/0.05	-
Quintero 等（2012）[b] 西班牙	40 453 50 ～ 69 岁	1.FIT 2. 结肠镜检查	1. FIT: 33.8 2. OC: 18.5	FIT: 0.8/0.1. OC: 1.8/0.1	-
Castells 等（2014） 西班牙	57 404 50 ～ 69 岁	1. 结肠镜检查 2. FIT	1. 21 2. 35	FSd : 5.9/0.4 FIT: 2.4/0.3	1.50 ～ 59 岁女性的 FS 表现不佳 2.FS 和 FIT 在检测晚期近端肿瘤方面都有局限性 3.FS 在检测远端肿瘤方面更好

续表

参考文献 国家	受试者例数 纳入年龄	干预	第一轮参 与率（%）	晚期腺瘤 /CRC 检出率（%）[a]	注释
Holme 等（2014）挪威	100 210 50 ～ 64 岁	1. FS 2. FS+FIT（如呈阳性，则进一步进行结肠镜检查）	1. 65.1 2. 60.9	FS: 4.6/0.3 FS+FIT: 4.5/0.3	–
Sali 等(2016) 意大利	16 087 54 ～ 65 岁	1. 两年一次 FIT 2. 结肠镜检查	1. 50.4 2. 14.8	FIT: 1.6/0.1 OC: 7.2/0.0	–

注：CRC，结直肠癌；FIT，粪便免疫化学试验；FS，柔性乙状结肠镜检查；gFOBT，愈创木脂粪便隐血试验；GP，全科医生；OC，光学结肠镜检查。

[a] 根据参与率进行调整（意向治疗分析）。

[b] 已纳入 Hassan 等（2012）的 meta 分析。

[c] 已纳入 Littlejohn 等（2012）的 meta 分析。

[d] 根据英国柔性乙状结肠镜筛查试验提出的标准，考虑到直肠和乙状结肠中发现的病变，从结肠镜检查结果中估算出 FS 产率。

这两项 meta 分析均包含了随机对照试验或对照研究，其中有七项研究重叠（Berry 等，1997；Verne 等，1998；Rasmussen 等，1999；Segnan 等，2005，2007；Multicentre Australian Colorectal-neoplasia Screening（MACS）Group，2006；Hol 等，2010）。

Hassan 等（2012）进行的 meta 分析包括几种筛查方法在检测晚期肿瘤、晚期腺瘤和结直肠癌方面的比较。研究发现，内镜技术（乙状结肠镜检查和结肠镜检查）比粪便隐血试验（gFOBT 或 FIT）更有可能检测出晚期肿瘤（RR，3.21；95% CI，2.38 ～ 4.32）和结直肠癌（RR，1.58；95% CI，0.97 ～ 2.56）。另外，结肠镜检查（RR，3.56；95% CI，1.79 ～ 7.09）和乙状结肠镜检查（RR，3.2；95% CI，1.87 ～ 5.19）对晚期肿瘤的检出率显著高于 gFOBT 或 FIT，而对结直肠癌的检出率未观察到显著差异。

Littlejohn 等（2012）纳入了 6 项研究，这些研究比较了乙状结肠镜检查和 FOBT 检测晚期腺瘤的效果。在检测晚期腺瘤方面，使用乙状结肠镜检查（单独或与 FOBT 联合使用）比单独使用 FOBT 更有效（乙状结肠镜检查 *vs* gFOBT：RR，7.23；95% CI，4.86 ～ 10.75，比较 4 项研究；乙状结肠镜检查 *vs* FIT：RR，3.74；95% CI，3.03 ～ 4.62，比较 3 项研究）。此外，在检测结直肠癌方面，使用乙状结肠镜检查（单独或与 gFOBT 联合使用）与单独使用 gFOBT 相比（RR，3.34；95% CI，1.70 ～ 6.54），以及使用乙状结肠镜检查（单独或与 FIT 联合使用）与单独使用 FIT 相比（RR，1.63；95% CI，0.67 ～ 3.97），也观察到了类似的结果［工作组指出，这些比较是基于少数病例进行的，而且与结直肠癌终点的相关性较弱或不显著］。

（二）其他随机对照试验

2012 年后发表的其他几项随机对照试验对晚期肿瘤、晚期腺瘤和 / 或结直肠癌的检出率进行了报告，并比较了不同的筛查方法（见表 3-4-2；Castells 等，2014；Holme 等，2014；Sali 等，2016）。

在西班牙基于人群的 COLONPREV 试验的亚组分析中，两个研究组分别采取 FIT 和结肠镜检查，作者利用了结肠镜检查至脾曲的信息并将其视作乙状结肠镜检查，旨在评估乙状结肠镜检查能识别出多少结肠病变［工作组指出，根据结肠镜检查结果推断模拟乙状结肠镜检查可能存在局限性］。模拟乙状结肠镜检查在检测远端肿瘤方面优于一次性 FIT（OR，2.61；95% CI，2.20 ～ 3.10）。此外，FIT 和乙状结肠镜在检测晚期近端肿瘤方面的性能没有显著差异（OR，1.17；95% CI，0.78 ～ 1.76）（Castells 等，2014）。

在挪威开展了一项针对约 10 万人的试验，对比了乙状结肠镜检查（n = 10 283）和 FIT 与乙状结肠镜联合检查（n = 10 289），发现这两种方式的晚期腺瘤和结直肠癌检出率相似：乙状结肠镜检查与未筛查相比，晚期腺瘤的检出率增加 4.6%，FIT 和乙状结肠镜联合检查与未筛查相比，晚期腺瘤的检出率增加 4.5%，两组的结直肠癌检出率均增加 0.3%（Holme 等，2014）。

在 Sali 等（2016）的研究中，9288 名和 1036 名 54 ～ 65 岁的意大利佛罗伦萨居民受邀参加一项结直肠癌筛查的随机对照试验，分别接受 FIT 或结肠镜检查，研究结果表明，第一轮 FIT 的晚期肿瘤检出率为 1.7%，结肠镜检查为 7.2%。同一研究报告称，在根据性别、年龄、随机分组和社会经济状况进行调整后的模型中，结肠镜检查检测出晚期肿瘤的可能性几乎是 FIT 的 5 倍（RR，4.72；95% CI，2.44 ～ 9.13）。

三、成本效益

近年来，许多建模研究（其中一些是作为国家或国际实践指南项目的一部分进行的）对不同结直肠癌筛查方法的效果进行了评估。其中许多建模研究调查了一种以上的筛查方法或策略。有关成本效益研究的详细概述，请参见第 3.2.6 节和第 3.3.6 节。在三篇关于结直肠癌筛查成本效益分析的系统综述中，Patel 和 Kilgore（2015）的最新综述是唯一一篇对所有筛查试验组合进行系统性比较的综述。该综述包括 9 项模拟，直接比较了每 10 年一次结肠镜检查和每年一次 gFOBT 筛查的成本（以美元计）和 LYG（表 3-4-3）。在所有模拟中，结肠镜检查都比每年一次的 gFOBT 更有效，而且在大多数模拟中（9 项模拟中的 6 个），每 LYG 的额外成本都低于 5 万美元。有 5 项模拟比较了 10 年一次的结肠镜检查和每年一次的 HSgFOBT。在所有 5 项模拟中，结肠镜检查都比 HSgFOBT 更有效，而且每 LYG 的额外成本低于 5 万美元。在每 10 年一次结肠镜检查与每年一次 FIT 的比较中，结果不太一致。在 9 项模拟的 6 项中，结肠镜检查比 FIT 更有效，成本效益也更高，每 LYG 的额外成本低于 5 万美元，而在另外三项模拟中，FIT 比结肠镜检查更有效且成本更低。

5 年一次的乙状结肠镜检查与每年一次的 HSgFOBT 和 FIT 的比较结果非常一致，分别有 10 项和 13 项模拟结果表明，乙状结肠镜检查比这些类型的粪便隐血试验的效果更差且成本更高。5 年一次的乙状结肠镜检查一直被认为比每年一次的 gFOBT 更有效，而且在大多数模拟中，每 LYG 的额外成本低于 5 万美元。

为了以高度透明的方式比较不同试验所应用的模型，这项最全面且最新的研究是为 USPSTF 于 2016 年发布结直肠癌筛查建议最新更新工作的一部分而开展的（Knudsen 等，2016）。这项建模研究涉及三个微观模拟模型：结直肠癌模拟模型（SimCRC）、微观模拟筛查分析（MISCAN）和结直肠癌发病率和自然史模拟人群模型（CRC-SPIN），并使用了一个假设的队列人群，即在筛查开始时年龄为 45、50 或 55 岁，在筛查结束时年龄为 75、80 或 85 岁的人群。所有方案均假设筛查参与率为 100%。

表 3-4-3　系统比较内镜方法与粪便隐血试验在结直肠癌筛查中的成本效益

策略（试验 1 *vs* 试验 2）	研究数量	模拟数量	试验 1 比试验 2 更有效且成本更低的模拟	试验 1 比试验 2 更有效且每 LYG 的额外成本 < 5 万美元的模拟	试验 1 比试验 2 更有效且每 LYG 的额外成本 > 5 万美元的模拟	试验 1 比试验 2 效果更差且成本更高的模拟
10 年一次结肠镜检查 *vs* 每年一次 gFOBT	6	9	0	6	3	0
10 年一次结肠镜检查 *vs* 每年一次 HSgFOBT	2	5	0	5	0	0
10 年一次结肠镜检查 *vs* 每年一次 FIT	6	9	0	6	0	3
5 年一次 FS *vs* 每年一次 gFOBT	5	13	0	9	4	0
5 年一次 FS *vs* 每年一次 HSgFOBT	2	10	0	0	0	10
5 年一次 FS *vs* 每年一次 FIT	5	13	0	0	0	13

注：FIT，粪便免疫化学试验；FS，柔性乙状结肠镜检查；gFOBT，愈创木脂粪便隐血试验；HSgFOBT，高灵敏度 gFOBT；LYG，获得的寿命年；*vs*，与……相比。

改编自 Patel SS，Kilgore ML，（Volume 22，Issue 2）pp. 248-258，copyright © 2015by SAGE Publications.

经 SAGE Publications，Inc.（Patel & Kilgore，2015）授权转载。

对以下七种筛查策略进行了比较：HSgFOBT、FIT、多靶点粪便 DNA（mt-sDNA）检测、乙状结肠镜检查（单独或联合粪便隐血试验）、计算机断层扫描（CT）结肠成像或结肠镜检查。研究还探讨了不同的筛查间隔和年龄范围。所有建模分析的主要终点均为 LYG，计算时假定所有从结直肠癌检测中获得的收益都将转化为 LYG。每 1000 人的平均 LYG 分别为：HSgFOBT 为 175 ～ 212、FIT 为 176 ～ 260、mt-sDNA 为 193 ～ 250、单纯乙状结肠镜检查为 200 ～ 227、乙状结肠镜检查和 FOBT 为 231 ～ 262、CT 结肠成像为 184 ～ 265、结肠镜检查为 264 ～ 285。虽然不同筛查策略的 LYG 范围有重叠，但模型一致发现，10 年一次的结肠镜检查的 LYG 最高，其次是粪便隐血试验，而乙状结肠镜检查的 LYG 最低，当乙状结肠镜检查与 FOBT 联合使用时，LYG 有所提高（表 3-4-4）。

表 3-4-4　比较不同筛查策略降低结直肠癌发病率或死亡率或提高质量调整寿命年的建模研究

参考文献 国家	模型类型 验证方法	筛查策略	人群（年龄、性别、危险因素）、筛查间隔和效果时限	假定对筛查干预和随访的依从性	疾病背景风险	结局
Telford 等（2010） 加拿大	概率马尔可夫模型 无验证	10 种策略；全部包括在 Knudsen 等（2016），并在不同间隔和组合中使用	50 岁 CRC 平均风险人群	未知	未知	与未筛查相比，CRC 发病率和死亡率的相对降低率： 一年一次 gFOBT：44%，55% 一年一次 FIT：65%，74% 10 年一次结肠镜检查：81%，83%
Knudsen 等（2016） 美国	3 个微观模拟模型：SimCRC、MISCAN 和 CRC-SPIN 根据 UKFSST 验证（2010 年数据）	HSgFOBT FIT 临界值为 100 ng（Hb）/mL（20μg Hb/g 粪便） mt-sDNA 单纯乙状结肠镜检查 乙状结肠镜检查联合 HSgFOBT 或 FIT CTC 结肠镜检查	既往未筛查且无已知 CRC 的 40 岁人群 对于每种筛查方式，评估了开始筛查（45、50、55 岁）和结束筛查（75、80、85 岁）的多个年龄段以及多个筛查间隔期的终生风险	假定在所有情况下 100% 遵守所有程序	CRC 发病率：40 岁人群的终生风险，67 ～ 72/1000 CRC 死亡率：40 岁人群的终生风险，27 ～ 28/1000	每 1000 人因确诊 CRC 而获得的寿命年[a]： HSgFOBT: 175 ～ 212 FIT: 176 ～ 260 mt-sDNA: 193 ～ 250 单纯乙状结肠镜检查：200 ～ 227 乙状结肠镜检查联合 HSgFOBT 或 FIT：231 ～ 262 CTC：184 ～ 265 结肠镜检查：264 ～ 285
Sekiguchi 等（2016） 日本	马尔可夫模型 无验证	策略 1：一年一次 FIT 策略 2：结肠镜检查 策略 3：结肠镜检查 + 一年一次 FIT	筛查开始时 40 岁的平均风险人群	所有策略 60%	未给出	获得的每个 QALY 的增量成本： 策略 3 优于策略 1 策略 2 与策略 1 和 3 相比，分别为 ¥293 616 和 ¥781 342
Aronsson 等（2017） 瑞典	马尔可夫决策分析模型 无验证	FIT，2 轮 结肠镜检查一次 两年一次 FIT 10 年一次结肠镜检查	瑞典人群，基于 CRC 筛查方案（筛查开始时年龄为 60 岁）	结肠镜检查：38% FIT:：50%	未给出	每 1000 人因确诊 CRC 而获得的寿命年数[a]： FIT，2 轮：28 结肠镜检查一次：52 两年一次的 FIT：54 10 年一次的结肠镜检查：59

注：CRC，结直肠癌；CRC-SPIN，结直肠癌发病率和自然史模拟人群模型；CTC，计算机断层扫描结肠成像；FIT，粪便免疫化学试验；gFOBT，愈创木脂粪便隐血试验；Hb，血红蛋白；HSgFOBT，高灵敏度 gFOBT；MISCAN，微观模拟筛查分析；mt-sDNA，多靶点粪便 DNA；QALY，质量调整寿命年；RCT，随机对照试验；SimCRC，结直肠癌模拟模型；UKFSST，英国柔性乙状结肠镜筛查试验。

[a] 未对每项研究的所有病因死亡率或寿命年进行评估。

参考文献

Aronsson M, Carlsson P, Levin LA, Hager J, Hultcrantz R (2017). Cost-effectiveness of high-sensitivity faecal immunochemical test and colonoscopy screening for colorectal cancer. Br J Surg, 104(8):1078-86. doi:10.1002/bjs.10536 PMID:28561259

Berry DP, Clarke P, Hardcastle JD, Vellacott KD (1997). Randomized trial of the addition of flexible sigmoidoscopy to faecal occult blood testing for colorectal neoplasia population screening. Br J Surg, 84(9):1274-6. doi:10.1002/bjs.1800840922 PMID:9313712

Brenner H, Stock C, Hoffmeister M (2014). Effect of screening sigmoidoscopy and screening colonoscopy on colorectal cancer incidence and mortality: systematic review and meta-analysis of randomised controlled trials and observational studies. BMJ, 348:g2467. doi:10.1136/bmj.g2467 PMID:24922745

Brevinge H, Lindholm E, Buntzen S, Kewenter J (1997). Screening for colorectal neoplasia with faecal occult blood testing compared with flexible sigmoidoscopy directly in a 55-56years' old population. Int J Colorectal Dis, 12(5):291-5. doi:10.1007/s003840050108

Castells A, Quintero E, Álvarez C, Bujanda L, Cubiella J, Salas D, et al.; COLONPREV study investigators (2014). Rate of detection of advanced neoplasms in proximal colon by simulated sigmoidoscopy vs fecal immunochemical tests. Clin Gastroenterol Hepatol, 12(10):1708-16.e4. doi :10.1016/j.cgh.2014.03.022 PMID:24681078

Elmunzer BJ, Singal AG, Sussman JB, Deshpande AR, Sussman DA, Conte ML, et al. (2015). Comparing the effectiveness of competing tests for reducing colorectal cancer mortality: a network meta-analysis. Gastrointest Endosc, 81(3):700-709.e3. doi:10.1016/j.gie.2014.10.033 PMID:25708757

Emilsson L, Løberg M, Bretthauer M, Holme O, Fall K, Jodal HC, et al. (2017). Colorectal cancer death after adenoma removal in Scandinavia. Scand J Gastroenterol, 52(12):1377-84. doi:10.1080/00365521.2 017.1377763 PMID:28906163

Federici A, Marinacci C, Mangia M, Borgia P, Giorgi Rossi P, Guasticchi G (2006). Is the type of test used for mass colorectal cancer screening a determinant of compliance? A cluster-randomized controlled trial comparing fecal occult blood testing with flexible sigmoidoscopy. Cancer Detect Prev, 30(4):347-53. doi:10.1016/j. cdp.2006.03.009 PMID:16965874

Gondal T, Grotmol T, Hofstad B, Bretthauer M, Eide TJ, Hoff G (2003). The Norwegian Colorectal Cancer Prevention (NORCCAP) screening study: baseline findings and implementations for clinical work-up in age groups 50-64years. Scand J Gastroenterol, 38(6):635-42. doi:10.1080/00365520310003002

Hassan C, Giorgi Rossi P, Camilloni L, Rex DK, JimenezCendales B, Ferroni E, et al.; HTA Group (2012). Metaanalysis: adherence to colorectal cancer screening and the detection rate for advanced neoplasia, according to the type of screening test. Aliment Pharmacol Ther, 36(10):929-40. doi:10.1111/apt.12071 PMID:23035890

Hol L, van Leerdam ME, van Ballegooijen M, van Vuuren AJ, van Dekken H, Reijerink JC, et al. (2010). Screening for colorectal cancer: randomised trial comparing guaiac-based and immunochemical faecal occult blood testing and flexible sigmoidoscopy. Gut, 59(1):62-8. doi:10.1136/gut.2009.177089 PMID:19671542

Holme Ø, Bretthauer M, Fretheim A, Odgaard-Jensen J, Hoff G (2013). Flexible sigmoidoscopy versus faecal occult blood testing for colorectal cancer screening in asymptomatic individuals. Cochrane Database Syst Rev, (9):CD009259. PMID:24085634

Holme Ø, Løberg M, Kalager M, Bretthauer M, Hernán MA, Aas E, et al. (2014). Effect of flexible sigmoidoscopy screening on colorectal cancer incidence and mortality: a randomized clinical trial. JAMA, 312(6):606-15. doi:10.1001/jama.2014.8266 PMID:25117129

Knudsen AB, Zauber AG, Rutter CM, Naber SK, DoriaRose VP, Pabiniak C, et al. (2016). Estimation of benefits, burden, and harms of colorectal cancer screening strategies: modeling study for the US Preventive Services Task

Force. JAMA, 315(23):2595-609. doi:10.1001/ jama.2016.6828 PMID:27305518

Lisi D, Hassan C, Crespi M; AMOD Study Group (2010). Participation in colorectal cancer screening with FOBT and colonoscopy: an Italian, multicentre, randomized population study. Dig Liver Dis, 42(5):371-6. doi:10.1016/ j.dld.2009.07.019

Littlejohn C, Hilton S, Macfarlane GJ, Phull P (2012). Systematic review and meta-analysis of the evidence for flexible sigmoidoscopy as a screening method for the prevention of colorectal cancer. Br J Surg, 99(11):1488500. doi:10.1002/bjs.8882 PMID:23001715

Multicentre Australian Colorectal-neoplasia Screening (MACS) Group (2006). A comparison of colorectal neoplasia screening tests: a multicentre community-based study of the impact of consumer choice. Med J Aust, 184(11):546-50. PMID:16768659

Patel SS, Kilgore ML (2015). Cost effectiveness of colorectal cancer screening strategies. Cancer Contr, 22(2):24858. doi:10.1177/107327481502200219 PMID:26068773

Quintero E, Castells A, Bujanda L, Cubiella J, Salas D, Lanas Á, et al. (2012). Colonoscopy versus fecal immunochemical testing in colorectal cancer screening. N Engl J Med, 366(8):697-706. doi:10.1056/ NEJMoa1108895

Rasmussen M, Kronborg O, Fenger C, Jørgensen OD (1999). Possible advantages and drawbacks of adding flexible. sigmoidoscopy to Hemoccult-II in screening for colorectal cancer. A randomized study. Scand J Gastroenterol, 34(1):73-8. doi:10.1080/00365529950172862

Sali L, Mascalchi M, Falchini M, Ventura L, Carozzi F, Castiglione G, et al.; SAVE study investigators (2016). Reduced and full-preparation CT colonography, fecal immunochemical test, and colonoscopy for population screening of colorectal cancer: a randomized trial. J Natl Cancer Inst, 108(2):djv319. doi:10.1093/jnci/ djv319 PMID:26719225

Segnan N, Senore C, Andreoni B, Arrigoni A, Bisanti L, Cardelli A, et al.; SCORE2 Working Group-Italy (2005). Randomized trial of different screening strategies for colorectal cancer: patient response and detection rates. J Natl Cancer Inst, 97(5):347-57. doi:10.1093/ jnci/dji050 PMID:15741571

Segnan N, Senore C, Andreoni B, Azzoni A, Bisanti L, Cardelli A, et al. (2007). Comparing attendance and detection rate of colonoscopy with sigmoidoscopy and FIT for colorectal cancer screening. Gastroenterology, 132(7):2304-12. doi:10.1053/j.gastro.2007.03.030

Sekiguchi M, Igarashi A, Matsuda T, Matsumoto M, Sakamoto T, Nakajima T, et al. (2016). Optimal use of colonoscopy and fecal immunochemical test for population-based colorectal cancer screening: a cost-effectiveness analysis using Japanese data. Jpn J Clin Oncol, 46(2):116-25. PMID:26685321

Telford JJ, Levy AR, Sambrook JC, Zou D, Enns RA (2010). The cost-effectiveness of screening for colorectal cancer. CMAJ, 182(12):1307-13. doi:10.1503/cmaj.090845 PMID:20624866

Verne JECW, Aubrey R, Love SB, Talbot IC, Northover JM (1998). Population based randomised study of uptake and yield of screening by flexible sigmoidoscopy compared with screening by faecal occult blood testing. BMJ, 317(7152):182-5. doi:10.1136/bmj.317.7152.182

Zhang J, Cheng Z, Ma Y, He C, Lu Y, Zhao Y, et al. (2017). Effectiveness of screening modalities for colorectal cancer. A network meta-analysis. Clin Colorectal Cancer, 16(4):252-63. doi:10.1016/j.clcc.2017.03.018 PMID:28687458

第五节　计算机断层扫描结肠造影成像

一、技术

计算机放射学用于结肠评估的最初介绍可追溯到20世纪80年代（Coin等，1983）。然而，直到十多年后，人们才对其全部潜能有了更深入的了解，这得益于通过三维（three-dimensional，3D）飞越技术模拟结肠的图像得到了完善（Vining，1996）。计算机断层扫描（computed tomography，CT）结肠成像技术能够以无创的方式对整个结肠进行结构检查。

（一）设备

1. 硬件

在这项技术的最初发展阶段，使用的是单排螺旋CT扫描仪（Fenlon等，1999）。随着时间的推移，多探测器（或多排）扫描仪的不断改进使得图像越来越精细，成像时间也逐渐缩短。例如，当使用64层探测扫描仪时，检查可在约6～8秒的单次屏气时间内完成（Lefere & Gryspeerdt，2006）。使用至少16排的多探测器扫描仪，可以进行亚毫米准直，从而实现高度精细的3D重建（Cody & Mahesh，2007）。

扫描技术一直在不断地改进。目前，一些中心已经安装了320排探测器的双源CT。此外还可提供自动曝光控制（Kumar和Cash，2017）。该技术可在检查过程中持续调节管电流。此外迭代重建技术也被采纳。这些改进不但缩短了检查时间，而且降低了辐射照射量。如今，亚毫西弗检查已成为可能（Lubner等，2015；Lambert等，2016）。

2. 软件

软件使用从扫描仪获得的横截面图像信息来重建结肠，以便进行评估。这一领域的众多发展使得图像数据能够以二维（two-dimensional，2D）和3D格式进行处理（Kumar和Cash，2017）。各种类型的三维重建都可以方便阅读。3D重建模式的例子有飞越、展开立方体和虚拟解剖。飞越视图可生成类似结肠镜检查的图像，可同时进行顺行和逆行检查，但往往存在检查盲点。其他重建方法，如展开立方体和虚拟解剖，能更有效地“展平”结肠并消除盲点，但也会带来一些失真。

图像的数据存储可能是一项挑战。在比较不同时间和/或不同地点进行的检查时，使用图像存档和通信系统（PACS）可方便图像的存储和检索。

（二）操作流程

从患者的角度来看，要确保完成高质量的检查，有几个重要的注意事项。例如，结肠需要在检查前做好准备，并在检查过程中扩张。这里将讨论患者准备的一些关键因素。

1. 结肠准备工作

与结肠镜检查一样，CT结肠成像检查也需要充分的结肠准备工作，以清除结肠中的残留粪便。一般来说，建议在检查前至少24小时内限制饮食（即低纤维饮食）（Woodbridge和Wylie，2016）。泻药通常用于促进排便，但并非强制使用（见下文）。多种泻药可用于结肠准备。用于结肠镜检查的聚乙二醇制剂通常是最安全的，因为它们与液体转移和电解质失衡的关系最小（Neri等，2013b）。然而，聚乙二醇的一个相对缺点是制剂的高容积“湿”性。这可能会导致肠内液体滞留（Macari等，2001），在传统结肠镜检查中很容易抽吸，但在CT

结肠成像中却无法有效处理。因此，通常使用低容积制剂（Laghi，2014）。这包括使用具有渗透活性的化合物，如磷酸钠和柠檬酸镁；然而，在体弱者或老年人中使用这些类型的药剂，仍存在一些毒性问题。急性磷酸盐肾病和磷酸钙在肾小管内的沉积是使用磷酸钠时需要特别关注的问题（Markowitz 等，2005）。

结肠准备中的一个单独考虑因素是粪便标记，它利用摄入高密度造影剂来区分残留结肠内容物和息肉。标记法通过在图像采集后对粪便进行数字减影来提高特异性，从而更好地突出结肠息肉（Fletcher 等，2013）。钡剂和碘剂（离子型和非离子型）无论是单独使用还是组合使用，都已用于此目的。使用造影剂时，要求患者在 CT 结肠成像检查前一天的每餐中摄入造影剂（Neri 等，2013b）。重要的是，碘剂为高渗性，因此具备固有的导泻作用。这些药剂促进了结肠准备方案的发展，减少了传统泻药的用量（Lefere 等，2002），甚至可以不使用泻药（Zalis 等，2012；Zueco Zueco 等，2012）。尽管欧洲胃肠道和腹部放射学会（ESGAR）的共识声明支持使用粪便标记（Neri 等，2013a），但对于使用哪种药剂还没有明确的共识。美国放射学会（ACR）同样支持粪便标记，并且建议使用可溶性造影剂，单独使用或与低容积钡剂结合使用（American College of Radiology，2014）。

结肠充分扩张是 CT 结肠成像的要求之一。为此，执行手术的医生或技术人员会插入一根小而柔性的导管。结肠充气的选择包括空气和二氧化碳。二氧化碳会被肠壁吸收并呼出，从而减少过度紧张和不适感。无论是 CT 结肠成像（Shinners 等，2006）还是结肠镜检查（Memon 等，2016），二氧化碳都被证明能更有效地减轻腹痛。

2. 患者体位

通常，仰卧位和俯卧位均能获得图像。采用这两种体位进行成像具有几个优点：可以使液体和粪便再分布，并有效改善节段性扩张（Tewari 等，2013）。

3. 图像解读

对于图像解读的最佳方法以及从二维图像还是三维图像开始解读是否会影响研究结果，目前还没有达成共识。通常认为，二维判读比三维判读为主更快（de Haan 等，2015）。一些研究对比了这两种方法的性能。Pickhardt 等（2007a）的一项大型研究表明，在检测 6mm 或更大的腺瘤时，原始二维 CT 结肠成像的灵敏度（44.1%）低于三维 CT 结肠成像（85.7%）。然而，在 ACR 成像网络（ACR Imaging Network，ACRIN）的大型（$n = 2600$）研究中，两种方法在检测大病灶方面未见显著差异（Johnson 等，2008）。ESGAR 共识声明中包含了有关这一主题的声明（Neri 等，2013a）。专家一致认为，图像解读应包括二维和三维可视化，而主要方法的选择应基于个人偏好等因素。

由于经验和技术的不同，阅读扫描结果所需的时间差别很大。在 Pickhardt 等（2003）的多中心研究中，平均阅片时间约为 20 分钟。在欧洲的一项大型多中心调查中，观察到的解读时间更短（约 14 分钟）（Burling 等，2006）。这里使用的技术是一个重要因素。虽然二维图像的解读时间较短，但也存在多种三维方法，它们在评估所需时间方面可能有所不同。

另一个与阅片时间相关的问题是使用第二名阅片员评估扫描结果。计算机辅助检测可为阅片过程提供便利；它使用软件算法突出显示潜在的异常，以便放射科医生进行审查（Kumar 和 Cash，2017）。

CT 结肠成像的标准报告格式现已推出。CT 结肠成像报告和数据系统（CT Colonography

Reporting and Data System，C-RADS）（Zalis 等，2005）根据扫描结果的可解释性和严重程度，将其分为五类（C0–C4）。该分类还概述了每个类别所建议的随访行动。对于 C2 类（中度息肉或不确定的发现）和 C3 类（息肉，可能是晚期腺瘤）的检查结果，通常建议进行结肠镜检查，最好是建立系统，让患者在同一天进行结肠镜检查，这样就不需要进行单独的结肠准备（Pickhardt，2005）。除了结肠内目标检查结果的标准报告外，C-RADS 文件还概述了结肠外检查结果的标准报告，采用类似的五类系统（E0–E4）。

（三）质量控制（包括培训）

关于 CT 结肠成像的性能，目前还没有统一的国家或国际标准。ACR（American College of Radiology，2014）和 ESGAR（Neri 等，2013a）发布的指导声明涵盖了上述实际应用问题。

ACR 文件包括以下声明：肠道准备和扩张应足以发现大息肉（≥ 10mm），检查应全面覆盖解剖结构（结肠和直肠），并提供结肠各段的管腔表面视图。鼓励确定 10mm 或更大息肉的检出率，并使用登记册跟踪性能。关于解读的指南包括：概述获取肠道二维和三维图像的需求，并报告息肉最大尺寸的测量结果。ACR 建议报告所有 6mm 或更大的息肉，而对于那些≤ 6mm 的息肉，则认为无需进行报告。重要的结肠外检查结果应予以报告，并建议对结肠外检查结果进一步检查时，采取“平衡的方法”，同时考虑一系列因素（如结果的临床重要性、成本和患者焦虑程度）（American College of Radiology，2014）。

ESGAR 制定建议的方法与 ACR 略有不同。由来自 6 个欧盟国家的 9 位代表组成的专家组采用了改良的德尔菲流程来达成共识。该小组被要求评估 86 项有关 CT 结肠成像程序各个方面的声明，包括患者准备、图像采集和解读。经过四轮讨论，专家组就 82% 的声明达成了完全一致的意见（Neri 等，2013a）。

ACR 文件还规定了 CT 结肠成像的一些培训参数。对于以前有腹部和盆腔 CT 扫描阅读资质的医生，通常建议接受至少 50 个 CT 病例的训练并获得实际操作经验。对于没有解读腹部和盆腔 CT 扫描经验的医生（如非放射科医生，如消化科医生），需要完成超过 200 小时的腹部和盆腔 CT 扫描操作和解读方面的继续医学教育，并在监督下审查至少 500 个 CT 病例，然后才能进行 CT 结肠造影专项培训（American College of Radiology，2014）。

美国胃肠病学协会发布了一套胃肠病学家结肠 CT 成像标准（Cash 等，2011）。该指南建议，非放射科医生在经过一段时间的大量培训（包括在密切指导下进行 200 多次病例阅读）后，可进行仅针对结肠的解读（即避免结肠外 CT 图像）。

（四）筛查性能

关于 CT 结肠成像在灵敏度和特异度方面的筛查性能，已经进行了多项 meta 分析和系统综述（Mulhall 等，2005；Whitlock 等，2008；Martín-López 等，2011；Pickhardt 等，2011；Martín-López 等，2014）。

最近，USPSTF 进行了一项详细的证据审查（Lin 等，2016a，b）。九项质量尚可或良好的研究（Pickhardt 等，2003；Macari 等，2004；Johnson 等，2007，2008；Kim 等，2008；Graser 等，2009；Zalis 等，2012；Fletcher 等，2013；Lefere 等，2013）（n=6497）评估了 CT 结肠成像的筛查性能。七项研究（Pickhardt 等，2003；Macari 等，2004；Johnson 等，2007，2008；Kim 等，2008；Graser 等，2009；Lefere 等，2013）进行了结肠准备，两项研究（Zalis 等，2012；Fletcher 等，2013）则没有进行。结肠镜检查是评估试验特性的参考标准。如果考虑到七项进行结肠准备的

研究，CT结肠成像对10mm或更大病变的人均灵敏度为67%～94%，人均特异度为96%～98%。对于6mm或更大的病变，人均灵敏度为73%～98%，人均特异度为89%～91%。

早前的一项meta分析也总结了CT结肠成像检测息肉灵敏度的证据（de Haan等，2011）。它包括四项研究（Pickhardt等，2003；Johnson等，2008；Kim等，2008；Graser等，2009），这些研究报告了CT结肠成像在6mm阈值和10mm阈值下检测腺瘤的灵敏度。对于6mm或更大的腺瘤，CT结肠成像对每位患者的灵敏度为82.9%，对于10mm或更大的腺瘤，灵敏度为87.9%。这些研究均未发生癌症漏诊。

（五）影响性能的患者因素

虽然CT结肠成像检查有几个禁忌证，但大多数都与筛查检查无关。例如，在近期接受过结肠镜检查或深部黏膜活检的患者中，进行CT结肠成像检查时穿孔的风险会增加（American College of Radiology，2014）（另见第3.5.3节）。肥胖可能是一个值得关注的患者相关因素。在这种情况下，放射成像通常需要更高的辐射剂量（Yanch等，2009），因此肥胖者诱发继发性癌症的风险可能会增高。

二、预防效果

目前还没有随机对照试验或观察性研究报告与CT结肠成像筛查相关的结直肠癌发病率或死亡率的结果。早期对CT结肠成像检测晚期肿瘤效果的评估通常是通过对单组患者进行CT结肠成像和结肠镜检查的串联研究来衡量（即一次CT结肠成像，随后进行作为参考标准的结肠镜检查）。这些研究通常包括无症状个体和高风险个体（由于有症状、家族史或结肠病变史），因此不能将其解释为提供了与筛查队列中试验性能相关的证据。

目前，CT结肠成像效果的证据来自串联研究、随机对照试验研究和建模研究，在这些研究中，CT结肠成像的腺瘤和癌症检出率与已有的结直肠癌筛查试验的检出率进行了比较。

（一）串联研究

表3-5-1列出了对无症状成人进行CT结肠成像筛查的串联研究，其中腺瘤检出率和癌症检出率（cancer detection rate，CDR）已报告或可计算。2003年，Pickhardt等（2003）对1233名无症状成人在同一天接受CT结肠成像和结肠镜检查进行了评估，结果发现，与结肠镜检查相比，CT结肠成像在10mm或更大腺瘤和癌症的检出率方面略胜一筹。对于6mm或更大的腺瘤，结肠镜检查的腺瘤检出率高于CT结肠造影检查，但这主要是由于6mm大小的腺瘤亚群所造成的。Kim等（2007）比较了CT结肠成像和结肠镜检查在两组连续接受筛查的成年人中的性能，观察到两种方法对晚期肿瘤的检出率相似。

2008年报告的全国性CT结肠成像试验（ACRIN 6664）是第一项对无症状成人进行CT结肠成像和结肠镜检查比较的大型前瞻性串联研究（Johnson等，2008）。该试验招募了约2600名50岁或以上无症状成年人，他们首先接受CT结肠成像，随后接受作为参考标准的结肠镜检查。主要终点是通过结肠镜检查识别出大腺瘤（≥10mm）和腺癌，放射科医生报告了所有检测到的5mm或更大的病变，有助于比较腺瘤和癌症每毫米大小的灵敏度。每个息肉的灵敏度表示为结肠镜检查检测到的病变同时也被CT结肠成像检查检测到的比例，该比例随着病变大小的增加而增加，从5mm或更大息肉的0.59增加到10mm或更大息肉的0.84（Johnson等，2008），研究未报告每例患者单独的腺瘤检出率和癌症检出率。Graser等（2009）

表 3-5-1　无症状成人结直肠癌筛查随机对照试验和串联研究中 CT 结肠成像和结肠镜检查对肿瘤病变的检出率

研究	研究类型	入组年龄（岁）	参与人数	≥ 10mm 腺瘤检出率（%）CTC/OC	癌症检出率（%）CTC/OC	晚期肿瘤检出率（%）CTC/OC	注释
Pickhardt 等（2003）	单个队列，TS	40 ～ 79	1233	3.6/3.4[b]	0.16/0.08[b]	4.1/4.0[c]	所有患者均在同一天接受 CTC 和 OC
Kim 等（2007）	对连续接受筛查的成人进行 CTC 和 OC 平行研究	CTC: 57（7.2）[d] OC: 58（7.8）[d]	CTC: 3120 OC: 3163	3.3/3.3[c]	0.45/0.13[c]	3.9/3.8[c]	通过初步 CTC 检测到 ≥ 6mm 息肉的患者可在当天接受 OC 治疗
Johnson 等（2008）	单个队列，TS	≥ 50	2531	–	–	3.9/4.3[b]	–
Graser 等（2009）	单个队列，TS	50 ～ 81	307	7.5/8.1[b]	0.3/0.3[b]	9.4/9.8[b]	CTC、OC、FS、FIT 和 gFOBT 的平行比较
Stoop 等（2012）	RCT（COCOS 试验）	50 ～ 75	CTC: 982 OC: 1276	5.4/6.3[b, e]	0.5/0.5[b]	6.1/8.7[b]	CTC 检测到 ≥ 1 个病灶且 ≥ 10mm 的患者被转诊至 OC
Sali 等（2016）	RCT（SAVE 试验）	54 ～ 65	CTC: 1286 OC: 153	2.6/2.0[b, e]	0.5/0[b]	5.2/7.2[b]	CTC 组分为减量导泻剂和全导泻剂。在 CTC 组中，有结肠肿块或 > 6mm 的 1 个及以上息肉的参与者被转诊至 OC
Regge 等（2017）	RCT（Proteus 试验）	58 ～ 60	2595	3.8[b, e]	0.4[b]	5.1[b]	使用非导泻剂的 CTC 该试验旨在比较 FS 和 CTC 在筛查中的参与率和检出率

注：COCOS，结肠镜或结肠成像筛查；CT，计算机断层扫描；CTC，CT 结肠成像；gFOBT，愈创木脂粪便隐血试验；FIT，粪便免疫化学试验；FS，柔性乙状结肠镜检查；OC，光学结肠镜检查；RCT，随机对照试验；TS，一项或多项研究。

[a] 晚期肿瘤可能包括≤ 10mm 的腺瘤，具有明显的绒毛成分或高度发育不良。

[b] 每位参与者或患者。

[c] 每个息肉。

[d] 平均年龄（标准差）。

[e] 晚期腺瘤≥ 10mm。

评估了 gFOBT、FIT、乙状结肠镜检查、CT 结肠成像和结肠镜检查的性能，一组 307 名无症状成人连续接受了上述每种检查，并将结肠镜检查作为参考标准。CT 结肠成像和结肠镜检查在检测晚期腺瘤（7.5% *vs* 8.1%）和晚期肿瘤（9.4% *vs* 9.8%）方面的性能几乎相当，而且 CT 结肠成像和结肠镜检查均在研究组中发现 1 例癌症。

（二）随机对照试验

荷兰于2009年启动了结肠镜或结肠造影筛查（COCOS）试验，以比较 CT 结肠成像组（2920 名 CT 结肠成像受邀者中的 982 名）和结肠镜检查组（5924 名结肠镜检查受邀者中的 1276 名）的参与率和检出率，并最终在受邀 10 年后将参与者与国家癌症登记处联系起来，对结直肠癌发病率和死亡率进行追踪随访（de Wijkerslooth 等，2010；Stoop 等，2012）。CT 结肠成像组的受试者如果有一个或多个 10mm 或更大的病变，将立即进行结肠镜检查；有三个或更多 6 ～ 9mm 病变的受试者将在 1.5 年后进行结肠镜检查；有一至两个 6 ～ 9mm 病变的受试者将在 3 年后进行 CT 结肠成像监测。两个主要结局是参与率和检出率，参与率是指接受检查的受邀者人数与受邀者总人数的比率，检出率是指患晚期肿瘤的参与者人数与受邀者总人数的比率。CT 结肠成像和结肠镜检查两组每 100 名参与者的癌症检出率相等（均为 0.5%；$P = 0.91$），CT 结肠成像组每 100 名受邀者的癌症检出率为 0.1，结肠镜检查组为 0.2（$P = 0.50$）。结肠镜检查组每100名参与者的晚期腺瘤总检出率（8.2%）高于CT结肠成像检查组（5.6%）（$P = 0.02$），结肠镜检查组每 100 名参与者中 10mm 或更大腺瘤的晚期腺瘤检出率（6.3%）也高于 CT 结肠成像检查组（5.4%），但差异无统计学意义（Stoop 等，2012）。［鉴于注册人数远低于最初的目标，工作组担心该研究的统计功效不足。］

意大利的两项随机对照试验比较了 CT 结肠成像和其他结直肠癌筛查方法的检出率和参与率。SAVE 试验将成年人随机分配至 CT 结肠成像、FIT 和结肠镜检查，旨在比较参与率、检出率和筛查成本（Sali 等，2013，2016）。约 16 000 名年龄在 54 ～ 65 岁之间、无结直肠癌筛查史的成年人被随机分为三组。第 1 组（4825 名合格受邀者中的 1286 名）受邀接受 CT 结肠成像检查，CT 组分为减量导泻剂组和全导泻剂组。第 2 组（9288 名合格受邀者中的 4677 名）受邀接受三轮两年一次的 FIT 检查。第 3 组（1036 位合格受邀者中的 153 名）受邀接受结肠镜检查。CT 结肠成像组中有一个或多个 6mm 或更大息肉或有结肠肿块的成人被邀请接受结肠镜检查，而没有病变或息肉小于 6mm 的成人被归类为阴性结果，并在 5 年后接受 FOBT 检查。CT 结肠成像组的晚期腺瘤检出率为 4.7%，而结肠镜检查组为 7.2%；CT 结肠成像组的所有晚期肿瘤检出率为 5.2%，而结肠镜检查组为 7.2%。［研究者认为结肠镜检查组的样本量较小（n= 153）是该研究的一个局限性，并强调比较 CT 结肠成像组（$n = 1286$）和结肠镜检查组的主要关注点在于参与率而非检出率。］与 FIT 相比，CT 结肠成像能检测出更多的结直肠癌（0.5% *vs* 0.1%）和晚期腺瘤（4.7% *vs* 1.6%）（Sali 等，2016）。［工作组指出，各组研究的样本量不一致是一个局限性。］

在意大利进行的第二项随机对照试验（Proteus 试验）包括两项随机对照试验，比较了基于人群的筛查计划中 CT 结肠成像和乙状结肠镜检查的可接受性和检出率：一项是比较参与率的实用性随机对照试验（Proteus 1），另一项是比较晚期腺瘤检出率和癌症检出率的有效性随机对照试验（Proteus 2）（Regge 等，2014，2017）。目标人群包括居住在皮埃蒙特地区的 58 岁成年人和居住在维罗纳的 60 岁成年人。同意参与试验的成年人被随机分配至乙状结肠镜检查或无导泻剂的 CT 结肠成像检查中。CT 结肠成像检查组中无病变或病变＜ 6mm 被视为阴性结果；而病变≥ 6mm 的参与者则被邀请接受结肠镜检查。在乙状结肠镜检查组，如果发现＜ 10mm 的息肉，则将其切除并送去进行组织学评估，而具有 10mm 或更大的息肉或“高风险息肉”（至少有一个＜ 10mm 的晚期腺瘤，或两个以上伴有低度异型增生的小管状腺瘤）的参与者将被转诊接受结肠镜检查。在 Proteus 2 中，CT 结肠成像和乙状结肠镜检查报告了相似的癌症检出率和腺瘤检出率。CT 结肠成像的癌症检出率为 0.4%，乙状结肠镜检查为 0.3%；对于 10mm 或更大的病变，CT 结肠成像和乙状结肠镜检查的晚期腺瘤检出率分别为 3.8% 和 3.5%。CT 结肠成像对近端晚期肿瘤的检出率（2.7%）是乙状结肠镜检查（1.3%）的两倍；CT 结肠成像对远端晚期肿瘤的检出率为 2.9%，乙状结肠镜检查为 4.1%［研究人员推测使用非导泻剂、未达到最佳扩张度以及新的计算机辅助检测读取算法等质量问题，可能是导致远端结肠检出率低于预期的原因（Regge 等，2017）］。

（三）建模研究

不同筛查策略的模拟建模为估计其比较效果和其常规终点（如与筛查相关的结直肠癌发病率、死亡率和 LYG）提供了机会。

Lucidarme 等（2012）使用模拟模型，并根据 10 年内不同的参加率评估了结肠镜检查、CT 结肠成像和 gFOBT（非再水化）的结局和成本效益。结肠镜检查、CT 结肠成像和 gFOBT 的筛查间隔分别为 10 年、5 年和 2 年，结肠镜检查的监测间隔为 3 ～ 5 年，具体取决于筛查阳性结果的性质。模型使用了一个非传统但实用的终点：结直肠癌遗漏率，即已筛查但未发现的疾病或未筛查且未发现的疾病（与模拟参加率一致），以估计 10 年内每避免一例结直肠癌的成本。例如，在没有筛查的情况下，每 10 000 名 50 岁以上的成年人中结直肠癌遗漏率估计为 123 例癌症，相当于 10 年期间的预期累积发病率。如果在 100% 参与率的筛查（即在 10 年内进行一次结肠镜检查或两次 CT 结肠成像检查）中，模型估计结肠镜检查组每 10 000 名成年人的结直肠癌遗漏率为 17 例，CT 结肠成像组为 2 例（Lucidarme 等，2012）。［工作组指出，CT 结肠成像组有两次机会诊断出结直肠癌，而结肠镜检查组只有一次机会，这与 CT 结肠成像的 5 年筛查间隔和结肠镜检查的 10 年筛查间隔相一致。］总体而言，在任何参与率的模拟中，CT 结肠成像筛查都是最有效的策略，但并不总是最具成本效益的策略；gFOBT 是最无效但最具成本效益的策略，而结肠镜检查具有中等效果，是成本效益最低的策略（Lucidarme 等，2012）。

癌症干预和监测建模网络（Cancer Intervention and Surveillance Modeling Network，CISNET）最近评估了 CT 结肠成像的长期效果，用于 USPSTF 对其 2008 年结直肠癌筛查建议的更新（Bibbins-Domingo 等，2016）；为 2008 年更新进行的建模不包括 CT 结肠造影术（Zauber 等，2008）。建模使用了三个独立的微观模拟模型（SimCRC、MISCAN 和 CRC-SPIN），用于模拟筛查开始和结束时的不同年龄以及不同的筛查间隔对寿命损失年数和 LYG 的影响（作为衡量效益的指标），以及终生接受结肠镜检查的次数（作为衡量 40 岁平均风险个体在不同年龄段开始筛查的筛查负担的指标）（Knudsen 等，2016）。筛查策略包括每年一次 HSgFOBT 和 FIT、mt-sDNA、每 10 年一次乙状结肠镜检查联合每年一次 FOBT 或每 5 年一次乙状结肠镜检查未联合 FOBT、CT 结肠成像和结肠镜检查。在所有三个微观模拟中，CT 结肠成像检查特性均来自 ACRIN 6664 试验（Johnson 等，2008）。为了在不同 CT 结肠成像策略之间以及所有结直肠癌筛查试验的模拟之间进行比较，计算了高效策略和接近高效策略相对于次高效策略的结肠镜检查增量次数（ΔCOL）、增量 LYG（ΔLYG）和效率比（即 ΔCOL/ΔLYG）。该研究模拟了 15 种不同的 CT 结肠成像筛查策略，分别代表不同的筛查起始年龄（45、50 或 55 岁）、筛查停止年龄（75、80 或 85 岁）和筛查间隔（5 年或 10 年）。在所有三个模型的分析中，50 岁至 75 岁期间每 5 年进行一次 CT 结肠成像筛查可将死于结直肠癌的终生风险估计中值降低 72% ～ 85%。相比之下，每年进行一次 FIT 筛查可将死于结直肠癌的终生风险估计中值降低 72% ～ 81%，每 10 年进行一次 FIT 联合乙状结肠镜检查降低 77% ～ 85%，每 10 年进行一次结肠镜检查降低 79% ～ 90%（Knudsen 等，2016）。

Barzi 等（2017）使用马尔可夫模型模拟了 13 种策略（gFOBT、FIT、mt-DNA、乙状结肠镜检查、结肠镜检查和 CT 结肠成像）进行的结直肠癌筛查，包括每 10 年一次的 CT 结肠成像，该队列由美国 10 万名 50 ～ 75 岁的成年人组成，随访 35 年或直至死亡。结局指标包括折合的 LYG 和预防的结直肠癌病例。在基准模型中，CT 结肠成像与结肠镜检查在折合 LYG 方面没有差异（15.225 LYG *vs* 15.227 LYG）。虽然 CT 结肠成像检测出的癌症数量更多（3594 例 *vs* 3462 例），但预防的癌症数量（1068 例 *vs* 930 例）和结直肠癌死亡人数（922 例 *vs* 863 例）却更少。在结直肠癌发病风险方面，结肠镜检查和 CT 结肠成像检查分别使其降低 23% 和 20%；在结直肠癌死亡风险方面，结肠镜检查和 CT 结肠成像检查分别使其降低 34% 和 30%。在模拟比较的 13 种策略中，CT 结肠成像是第二有效的策略。

三、不良影响

CT 结肠成像的潜在不良影响包括穿孔、与结肠准备工作相关的非严重不良事件（如腹痛）以及与检查相关的疼痛、血管迷走性晕厥和晕厥前期。其他潜在危害包括单次检查或多次检查导致辐射诱发癌症的风险增加，以及结肠外检查结果。

CT 结肠成像筛查中的穿孔非常罕见，通常与充气有关。大多数 CT 结肠成像穿孔报告的共同点是存在炎症性肠病、溃疡性结肠炎和癌症等。Lin 等（2016a）确定了 15 项研究，这些研究涉及与 CT 结肠造影筛查和混合人群（筛查和诊断检查）相关的严重不良事件。CT 结肠成像中发生穿孔的总风险低于 0.02%（每 10 000 例 CT 结肠成像术中发生 2 例）；在 11 项仅限于筛查人群（n = 10 272）的前瞻性研究中，未报告任何穿孔事件（Lin 等，2016a）。在另一项对包括 10 万多例患者的 11 项研究（包括 Lin 等，2016a 的 15 项研究中的 7 项）进行的系统综述和 meta 分析中，报告了 28 例结肠穿孔，估计总穿孔率为 0.04%，无症状患者的穿孔率为 0.02（Bellini 等，2014）。

尽管只推荐低剂量、非增强型多探测器 CT 方案用于筛查一般风险的无症状成人，但学者们仍然对单次检查和多次检查的辐射诱发癌症的风险估计值，以及其他疾病检查可能产生的累积剂量（Brenner 和 Hall，2007）存在担忧。Lin 等（2016a）对 CT 结肠成像筛查研究的系统综述显示，很少有研究报告平均暴露量和剂量水平，但有证据表明，随着时间的推移，较新的多探测器扫描仪的暴露量有所下降，而且人们更加关注降低剂量的方案。例如，在 2005-2006 年招募参与者的 ACRIN 6664 研究中，估计每次 CT 结肠成像筛查的平均有效辐射剂量为：女性 8mSv，男性 7mSv，而 2011 年美国临床实践的最新调查数据显示，CT 结肠成像筛查的平均有效辐射剂量已降至 4.4mSv（Boellaard 等，2012）。这一有效剂量水平高于胸部 X 线（0.4mSv）

和乳房 X 线（0.4mSv），但低于大多数 CT 诊断过程（American College of Radiology，2017），估计相当于约 16 个月的天然本底辐射。

Berrington de Gonz á lez 等（2011）根据电离辐射生物效应（BEIR）VII 委员会的报告（Committee to Assess Health Risks from Exposure to Low Levels of Ionizing Radiation，2006）和 ACRIN 6664 试验的筛查方案（Berrington de Gonzâlez 等，2011），使用风险预测模型评估了与辐射相关的癌症风险。50 岁时进行一次 CT 结肠成像检查的风险（0.06%）略高于 70 岁时进行一次筛查的风险（0.03%）。据估计，从 50 ～ 80 岁开始每 5 年进行一系列 CT 结肠成像检查（包括附带的结肠外检查结果进行后续 CT 检查所产生的额外辐射暴露）导致辐射诱发癌症的风险为 0.15%（Berrington de Gonzâlez 等，2011）。据估计，筛查在避免结直肠癌死亡方面的效益估计值远高于结直肠癌筛查的辐射诱发死亡的风险估计值，两者之比介于 35:1 到 47:1 之间（Berrington de Gonz á lez 等，2011）。

结肠外检查结果代表潜在的危害，但在某些情况下，结肠外检查结果的发现可能是有益的。27% ～ 69% 的 CT 结肠成像检查报告了结肠外检查结果（Lin 等，2016a），包括小肿块、疑似癌症、动脉瘤和腺病。检测出未被怀疑但具有临床意义的结果，如结肠外癌症（并不常见）和腹主动脉瘤，可能对患者有益。然而，一些结肠外检查结果可能是无关紧要的，无需进一步评估，而另一些结肠外检查结果则预示着有潜在的严重后果，需要进行额外的成像检查，然而这可能是无益的，它会导致辐射剂量增加，并且诊断和治疗过程可能引发严重的并发症。C-RADS 分级从 E0 到 E4 不等（其中 E0 代表检查不合格，E1 或 E2 代表没有结肠外检查结果或不重要），E3 被判定为可能不重要，但可能需要进行额外检查，E4 则是需要进行追踪检查的潜在重要发现（Zalis 等，2005）。

Lin 等（2016a）总结了从研究中获得结肠外检查结果负担的明确估计值所面临的挑战，这些研究通常包括异质性患者样本（无症状人群与混合人群）、报告结肠外检查结果的差异（所有与仅疑似恶性肿瘤）、研究组的不同年龄范围（结肠外检查结果的风险随年龄增长而增加）、报告包括治疗在内的医疗随访的差异以及随访持续时间和完整性的差异。在包括规模从 75 例患者到 10 286 例患者的 21 项研究的综述中，Lin 等（2016a）报告称 E3 和 E4 检查结果的频率从 5% 到 37% 不等，E4 检查结果的频率从 1.7% 到 12% 不等。在报告医疗随访的研究中，1.4% ～ 11% 的患者被转诊接受进一步评估，但只有 3% 或更少的患者接受了治疗。在一份大型单项研究的报告（Pooler 等，2016）中，88.3% 的结肠外检查结果为 E1 类和 E2 类（与临床无关），9.1% 为 E3 类（可能不重要），2.5% 为 E4 类（可能重要）。结肠外检查结果的潜在效益在 E4 组中更高，68% 的患者被诊断出有临床重大疾病（恶性肿瘤、腹主动脉瘤等），而有 E3 检查结果的患者不太可能患有临床重大结肠外疾病（8.3%）。

四、效益危害比和成本效益

CT 结肠成像的效益包括对晚期腺瘤和癌症的高灵敏度，以及某些结肠外检查结果可能代表重要的隐匿性疾病。与 CT 结肠成像相关的危害包括穿孔（其风险低于结肠镜检查）、辐射诱发癌症，如果检查结果呈阳性且当天无法进行结肠镜检查，则需要进行第二次结肠准备，以及检测出结肠外检查结果的下游效应，需要进一步调查并确定为良性。现有证据表明，CT 结肠成像具有良好的效益危害比。

CT 结肠成像的成本效益可以与未筛查或其他筛查试验进行比较评估（de Haan 等，2015）。CT 结肠成像的成本包括与初次检查、后续结肠镜检查以及结肠外检查结果的评估和治疗相关的成本。对 CT 结肠成像相对于未筛查的成本效益研究进行综述后发现，在所有研究中，不同间隔时间的 CT 结肠成像筛查相对于未筛查具有成本效益（Hassan 和 Pickhardt，2013）。Knudsen 等（2010）还估计，在美国的医疗保险人群中，相对于未筛查，每 5 年进行一次 CT 结肠成像筛查具有成本效益（即成本较低），而 Heresbach 等（2010）的研究表明，与未筛查相比，CT 结肠成像筛查很容易达到成本效益的常规标准。

在将 CT 结肠成像与其他筛查试验进行比较时，比较成本效益对模型参数（即试验成本、额外项目成本、试验间隔时间、试验准确性、下游成本以及对疾病自然史的假设）很敏感。尽管在现有模型中，包括试验性能、间隔时间和参与率在内的模型假设差异很大，但大多数比较都是与结肠镜检查进行的，并显示每 10 年进行一次结肠镜检查比 CT 结肠成像更具成本效益（Knudsen 等，2010；Lee 等，2010）。然而，成本效益在很大程度上受到所比较试验的成本和估计准确度的影响，特别是参与率。当 CT 结肠成像的参与率超过结肠镜检查时，研究表明 CT 结肠成像比结肠镜检查更具成本效益（Pickhardt 等，2007b；Knudsen 等，2010；Hassan 和 Pickhardt，2013）。例如，假设美国医疗保险人群的筛查参与率为 100%，Knudsen 等（2010）的研究表明，5 年一次的 CT 结肠成像的 LYG 与 10 年一次的结肠镜检查的 LYG 相似，但 CT 结肠成像的项目成本更高。然而，如果 CT 结肠成像筛查的相对参与率比其他试验的参与率高出 25%，则在每次检查的报销额度为 488 美元的情况下，CT 结肠成像就可能具有成本效益（Knudsen 等 2010）。

近期，van der Meulen 等（2018）利用 COCOS 试验的数据，在微观模拟模型（MISCAN）中对荷兰的结直肠癌筛查进行了模拟，比较了 CT 结肠成像与结肠镜检查的成本效益。在对 1000 名 50 ~ 70 岁的成年人进行 10 年一次的结肠镜筛查和 CT 结肠成像筛查（参与率为 100%）的比较中，结肠镜筛查导致的结直肠癌死亡人数更少，且获得的 QALY 更多（106 *vs* 81）。结肠镜检查项目的成本高于 CT 结肠成像项目，但治疗成本较低，因此结肠镜检查的总成本更低。相反，如果使用 COCOS 试验中观察到的 CT 结肠成像参与率（高于结肠镜检查参与率），则 CT 结肠成像筛查的成本更高，但却能减少更多的结直肠癌死亡，获得更多的 QALYs（29 *vs* 22）。根据观察到的参与率，模拟结果显示，终身接受两次以上结肠镜筛查的成本效益低于 CT 结肠成像筛查。

参考文献

American College of Radiology (2014). ACR-SARSCBT-MR practice parameter for the performance of computed tomography (CT) colonography in adults. Revised 2014 (Resolution 2). Available from: https:// www.acr.org/-/media/ACR/Files/Practice-Parameters/ ct-colonog.pdf.

American College of Radiology (2017). Radiation dose to adults from common imaging examinations. Available from: https://www.acr.org/ ～ /media/ACR/Documents/ PDF/QualitySafety/Radiation-Safety/Dose-ReferenceCa rd.pd f ?la=en.

Barzi A, Lenz HJ, Quinn DI, Sadeghi S (2017). Comparative effectiveness of screening strategies for colorectal cancer. Cancer, 123(9):1516-27. doi:10.1002/cncr.30518 PMID:28117881

Bellini D, Rengo M, De Cecco CN, Iafrate F, Hassan C, Laghi A (2014). Perforation rate in CT colonography: a systematic review of the literature and meta-analysis. Eur Radiol, 24(7):1487-96. doi:10.1007/s00330-0143190-1 PMID:24816935

Berrington de González A, Kim KP, Knudsen AB, Lansdorp-Vogelaar I, Rutter CM, Smith-Bindman R, et al. (2011). Radiation-related cancer risks from CT colonography screening: a risk-benefit analysis. AJR Am J Roentgenol, 196(4):816-23. doi:10.2214/AJR.10.4907 PMID:21427330

Bibbins-Domingo K, Grossman DC, Curry SJ, Davidson KW, Epling JW Jr, García FAR, et al.; US Preventive Services Task Force (2016). Screening for colorectal cancer: US Preventive Services Task Force recommendation statement. JAMA, 315(23):2564-75. doi:10.1001/ jama.2016.5989 PMID:27304597

Boellaard TN, Venema HW, Streekstra GJ, Stoker J (2012). Effective radiation dose in CT colonography: is there a downward trend? Acad Radiol, 19(9):1127-33. doi:10.1016/j.acra.2012.04.013 PMID:22750132

Brenner DJ, Hall EJ (2007). Computed tomography an increasing source of radiation exposure. N Engl J Med, 357(22):2277-84. doi:10.1056/NEJMra072149 PMID:18046031

Burling D, Halligan S, Altman DG, Atkin W, Bartram C, Fenlon H, et al. (2006). CT colonography interpretation times: effect of reader experience, fatigue, and scan findings in a multi-centre setting. Eur Radiol, 16(8):1745-9. doi:10.1007/s00330-006-0190-9 PMID:16636802

Cash BD, Rockey DC, Brill JV (2011). AGA standards for gastroenterologists for performing and interpreting diagnostic computed tomography colonography: 2011update. Gastroenterology,141(6):2240-66.doi:10.1053/j.gastro.2011.09.043 PMID:22098711

Cody DD, Mahesh M (2007). AAPM/RSNA physics tutorial for residents: technologic advances in multidetector CT with a focus on cardiac imaging. Radiographics, 27(6):1829-37. doi:10.1148/rg.276075120 PMID:18025521

Coin CG, Wollett FC, Coin JT, Rowland M, DeRamos RK, Dandrea R (1983). Computerized radiology of the colon: a potential screening technique. Comput Radiol, 7(4):215-21. doi:10.1016/0730-4862(83)90145-2 PM I D:6641182

Committee to Assess Health Risks from Exposure to Low Levels of Ionizing Radiation (2006). Health risks from exposure to low levels of ionizing radiation: Beir VII phase 2. Washington (DC), USA: National Academies Press.

de Haan MC, Pickhardt PJ, Stoker J (2015). CT colonography: accuracy, acceptance, safety and position in organised population screening. Gut,64(2):342-50. doi:10.1136/gutjnl-2014-308696 PMID:25468258

de Haan MC, van Gelder RE, Graser A, Bipat S, Stoker J (2011). Diagnostic value of CT-colonography as compared to colonoscopy in an asymptomatic screening population: a meta-analysis. Eur Radiol,21(8):1747-63.doi:10.1007/s00330-011-2104-8 PMID:21455818

de Wijkerslooth TR, de Haan MC, Stoop EM, Deutekom M, Fockens P, Bossuyt PM, et al. (2010). Study protocol: population screening for colorectal cancer by colonoscopy or CT colonography: a randomized controlled trial. BMC Gastroenterol,10(1):47. doi:10.1186/1471230X-10-47 PMID:20482825

Fenlon HM, Nunes DP, Schroy PC 3rd, Barish MA, Clarke PD, Ferrucci JT (1999). A comparison of virtual and conventional colonoscopy for the detection of colorectal polyps. N Engl J Med, 341(20):1496-503. doi:10.1056/NEJM199911113412003 PMID:10559450

Fletcher JG, Silva AC, Fidler JL, Cernigliaro JG, Manduca A, Limburg PJ, et al. (2013). Noncathartic CT colonography: image quality assessment and performance and in a screening cohort. AJR Am J Roentgenol, 201(4):78794. doi:10.2214/AJR.12.9225 PMID:24059367

Graser A, Stieber P, Nagel D, Schäfer C, Horst D, Becker CR, et al. (2009). Comparison of CT colonography, colonoscopy, sigmoidoscopy and faecal occult blood tests for the detection of advanced adenoma in an average risk population. Gut, 58(2):241-8. doi:10.1136/ gut.2008.156448 PMID:18852257

Hassan C, Pickhardt PJ (2013). Cost-effectiveness of CT colonography. Radiol Clin North Am, 51(1):89-97. doi:10.1016/j.rcl.2012.09.006 PMID:23182509

Heresbach D, Chauvin P, Grolier J, Josselin JM (2010). Cost-effectiveness of colorectal cancer screening with computed tomography colonography or fecal blood tests. Eur J Gastroenterol Hepatol, 22(11):1372-9. doi:10.1097/MEG.0b013e32833eaa71 PMID:20802341

Johnson CD, Chen MH, Toledano AY, Heiken JP, Dachman A, Kuo MD, et al. (2008). Accuracy of CT colonography for detection of large adenomas and cancers. N Engl J Med, 359(12):1207-17. doi:10.1056/NEJMoa0800996 PMID:18799557

Johnson CD, Fletcher JG, MacCarty RL, Mandrekar JN, Harmsen WS, Limburg PJ, et al. (2007). Effect of slice thickness and primary 2D versus 3D virtual dissection on colorectal lesion detection at CT colonography in 452asymptomatic adults. AJR Am J Roentgenol, 189(3):67280. doi:10.2214/AJR.07.2354 PMID:17715116

Kim DH, Pickhardt PJ, Taylor AJ, Leung WK, Winter TC, Hinshaw JL, et al. (2007). CT colonography versus colonoscopy for the detection of advanced neoplasia. N Engl J Med, 357(14):1403-12. doi:10.1056/NEJMoa070543 PM I D:17914041

Kim YS, Kim N, Kim SH, Park MJ, Lim SH, Yim JY, et al. (2008). The efficacy of intravenous contrast-enhanced 16-raw multidetector CT colonography for detecting patients with colorectal polyps in an asymptomatic population in Korea. J Clin Gastroenterol, 42(7):791-8. doi:10.1097/MCG.0b013e31811edcb7 PMID:18580500

Knudsen AB, Lansdorp-Vogelaar I, Rutter CM, Savarino JE, van Ballegooijen M, Kuntz KM, et al. (2010). Costeffectiveness of computed tomographic colonography screening for colorectal cancer in the Medicare population. J Natl Cancer Inst, 102(16):1238-52. doi:10.1093/ jnci/djq242 PMID:20664028

Knudsen AB, Zauber AG, Rutter CM, Naber SK, DoriaRose VP, Pabiniak C, et al. (2016). Estimation of benefits, burden, and harms of colorectal cancer screening strategies: modeling study for the US Preventive Services Task Force. JAMA, 315(23):2595-609. doi:10.1001/ jama.2016.6828 PMID:27305518

Kumar M, Cash BD (2017). Screening and surveillance of colorectal cancer using CT colonography. Curr Treat Options Gastroenterol, 15(1):168-83. doi:10.1007/ s11938-017-0121-7 PMID:28130651

Laghi A (2014). Computed tomography colonography in 2014: an update on technique and indications. World J Gastroenterol, 20(45):16858-67. doi:10.3748/wjg.v20. i45.16858 PMID:25492999

Lambert L, Ourednicek P, Briza J, Giepmans W, Jahoda J, Hruska L, et al. (2016). Sub-milliSievert ultralow-dose CT colonography with iterative model reconstruction technique. PeerJ, 4:e1883. doi:10.7717/peerj.1883 PMID:27069813

Lee D, Muston D, Sweet A, Cunningham C, Slater A, Lock K (2010). Cost effectiveness of CT colonography for UK NHS colorectal cancer screening of asymptomatic adults aged 60-69years. Appl Health Econ Health Policy, 8(3):141-54. doi:10.2165/11535650-000000000000000 PMID:20369905

Lefere P, Gryspeerdt S, editors (2006). Virtual colonoscopy: a practical guide. Berlin, Germany: Springer. doi:10.1007/3-540-30904-7

Lefere P, Silva C, Gryspeerdt S, Rodrigues A, Vasconcelos R, Teixeira R, et al. (2013). Teleradiology based CT colonography to screen a population group of a remote island; at average risk for colorectal cancer. Eur J Radiol, 82(6):e262-7. doi:10.1016/j.ejrad.2013.02.010 PMID:23473734

Lefere PA, Gryspeerdt SS, Dewyspelaere J, Baekelandt M, Van Holsbeeck BG (2002). Dietary fecal tagging as a cleansing method before CT colonography: initial results - polyp detection and patient acceptance. Radiology, 224(2):393-403. doi:10.1148/radiol. 2241011222 PMID:12147834

Lin JS, Piper MA, Perdue LA, Rutter C, Webber EM, O'Connor E, et al. (2016a). Screening for colorectal cancer: a systematic review for the U.S. Preventive Services Task Force. Evidence Synthesis No. 135. AHRQ Publication No. 14-05203-EF-1. Rockville (MD), USA: Agency for Healthcare Research and Quality.

Lin JS, Piper MA, Perdue LA, Rutter CM, Webber EM, O'Connor E, et al. (2016b). Screening for colorectal cancer: updated evidence report and systematic review for the US Preventive Services Task Force. JAMA, 315(23):2576-94. doi:10.1001/jama.2016.3332 PMID:27305422

Lubner MG, Pooler BD, Kitchin DR, Tang J, Li K, Kim DH, et al. (2015). Sub-milliSievert (sub-mSv) CT colonography: a prospective comparison of image quality and polyp conspicuity at reduced-dose versus standard-dose imaging. Eur Radiol, 25(7):2089-102. doi:10.1007/s00330-015-3603-9 PMID:25903700

Lucidarme O, Cadi M, Berger G, Taieb J, Poynard T, Grenier P, et al. (2012). Cost-effectiveness modeling of colorectal cancer: computed tomography colonography vs colonoscopy or fecal occult blood tests. Eur J Radiol, 81(7):1413-9. doi:10.1016/j.ejrad.2011.03.027 PMID:21444171

Macari M, Bini EJ, Jacobs SL, Naik S, Lui YW, Milano A, et al. (2004). Colorectal polyps and cancers in asymptomatic average-risk patients: evaluation with CT colonography. Radiology, 230(3):629-36. doi:10.1148/radiol.2303021624 PMID:14739311

Macari M, Lavelle M, Pedrosa I, Milano A, Dicker M, Megibow AJ, et al. (2001). Effect of different bowel preparations on residual fluid at CT colonography. Radiology, 218(1):274 -7. d o i :10.1148/radiology.218.1.r01ja31274 PMID:11152814

Markowitz GS, Stokes MB, Radhakrishnan J, D'Agati VD (2005). Acute phosphate nephropathy following oral sodium phosphate bowel purgative: an underrecognized cause of chronic renal failure. J Am Soc Nephrol, 16(11):3389-96. doi:10.1681/ASN.2005050496 PMID:16192415

Martín-López JE, Beltrán-Calvo C, Rodríguez-López R, Molina-López T (2014). Comparison of the accuracy of CT colonography and colonoscopy in the diagnosis of colorectal cancer. Colorectal Dis, 16(3):O82-9. doi:10.1111/codi.12506 PMID:24299052

Martín-López JE, Carlos-Gil AM, Luque-Romero L, Flores-Moreno S (2011). Efficacy of CT colonography versus colonoscopy in screening for colorectal cancer [in Spanish] Radiologia, 53(4):355-63. doi:10.1016/j. rx.2010.11.003 PMID:21354586

Memon MA, Memon B, Yunus RM, Khan S (2016). Carbon dioxide versus air insufflation for elective colonoscopy: a meta-analysis and systematic review of randomized controlled trials. Surg Laparosc Endosc Percutan Tech, 26(2):102-16. doi:10.1097/SLE.0000000000000243 PM I D:26841319

Mulhall BP, Veerappan GR, Jackson JL (2005). Metaanalysis: computed tomographic colonography. Ann Intern Med, 142(8):635-50. doi:10.7326/0003-4819142-8-200504190-00013 PMID:15838071

Neri E, Halligan S, Hellström M, Lefere P, Mang T, Regge D et al.; ESGAR CT Colonography Working Group (2013a). The second ESGAR consensus statement on CT colonography. Eur Radiol, 23(3):720-9. doi:10.1007/ s00330-012-2632-x PMID:22983280

Neri E, Lefere P, Gryspeerdt S, Bemi P, Mantarro A, Bartolozzi C (2013b). Bowel preparation for CT colonography. Eur J Radiol, 82(8):1137-43. doi:10.1016/j. ejrad.2012.11.006 PMID:23485099

Pickhardt PJ (2005). CT colonography (virtual colonoscopy) for primar y colorectal screening: challenges facing clinical implementation. Abdom Imaging, 30(1):1-4. doi:10.1007/s00261-004-0243-y PMID:15647864

Pickhardt PJ, Choi JR, Hwang I, Butler JA, Puckett ML, Hildebrandt HA, et al. (2003). Computed tomographic virtual colonoscopy to screen for colorectal neoplasia in asymptomatic adults. N Engl J Med, 349(23):2191200. doi:10.1056/NEJMoa031618 PMID:14657426

Pickhardt PJ, Hassan C, Halligan S, Marmo R (2011). Colorectal cancer: CT colonography and colonoscopy for detection - systematic review and meta-analysis. Radiology, 259(2):393-405. doi:10.1148/radiol.11101887 PMID:21415247

Pickhardt PJ, Hassan C, Laghi A, Zullo A, Kim DH, Morini S (2007b). Cost-effectiveness of colorectal cancer screening with computed tomography colonography: the impact of not reporting diminutive lesions. Cancer, 109(11):2213-21. doi :10.1002/cncr.22668 PMID:17455218

Pickhardt PJ, Lee AD, Taylor AJ, Michel SJ, Winter TC, Shadid A, et al. (2007a). Primary 2D versus primary 3D polyp detection at screening CT colonography. AJR Am J Roentgenol, 189(6):1451-6. doi:10.2214/AJR.07.2291

PMID:18029884

Pooler BD, Kim DH, Pickhardt PJ (2016). Potentially important extracolonic findings at screening CT colonography: incidence and outcomes data from a clinical screening program. AJR Am J Roentgenol, 206(2):313-8. doi:10.2214/AJR.15.15193 PMID:26491809

Regge D, Iussich G, Segnan N, Correale L, Hassan C, Arrigoni A, et al. (2017). Comparing CT colonography and flexible sigmoidoscopy: a randomised trial within a population-based screening programme. Gut, 66(8):1434-40. doi:10.1136/gutjnl-2015-311278 PMID:27196588

Regge D, Iussich G, Senore C, Correale L, Hassan C, Bert A, et al. (2014). Population screening for colorectal cancer by flexible sigmoidoscopy or CT colonography: study protocol for a multicenter randomized trial. Trial s, 15(1):97. doi:10.1186/1745-6215-15-97 PMID:24678896

Sali L, Grazzini G, Carozzi F, Castiglione G, Falchini M, Mallardi B, et al. (2013). Screening for colorectal cancer with FOBT, virtual colonoscopy and optical colonoscopy: study protocol for a randomized controlled trial in the Florence district (SAVE study). Trial s, 14(1):74. doi:10.1186/1745-6215-14-74 PMID:23497601

Sali L, Mascalchi M, Falchini M, Ventura L, Carozzi F, Castiglione G, et al.; SAVE study investigators (2016). Reduced and full-preparation CT colonography, fecal immunochemical test, and colonoscopy for population screening of colorectal cancer: a randomized trial. J Natl Cancer Inst, 108(2):djv319. doi:10.1093/jnci/djv319 PMID:26719225

Shinners TJ, Pickhardt PJ, Taylor AJ, Jones DA, Olsen CH (2006). Patient-controlled room air insufflation versus automated carbon dioxide delivery for CT colonography. AJR Am J Roentgenol, 186(6):1491-6. doi:10.2214/AJR.05.0416 PMID:16714635

Stoop EM, de Haan MC, de Wijkerslooth TR, Bossuyt PM, van Ballegooijen M, Nio CY, et al. (2012). Participation and yield of colonoscopy versus non-cathartic CT colonography in population-based screening for colorectal cancer: a randomised controlled trial. Lancet Oncol, 13(1):55-64. doi:10.1016/S1470-2045(11)70283-2 PMID:22088831

Tewari V, Tewari D, Gress FG (2013). Computed tomography colonography for colorectal cancer screening. Gastroenterol Hepatol (N Y), 9(3):158-63. PMID:23961265

van der Meulen MP, Lansdorp-Vogelaar I, Goede SL, Kuipers EJ, Dekker E, Stoker J, et al. (2018). Colorectal cancer: cost-effectiveness of colonoscopy versus CT colonography screening with participation rates and costs. Radiology, 287(3):901-11. doi:10.1148/ radiol.2017162359 PMID:29485322

Vining DJ (1996). Virtual endoscopy flies viewer through the body. Diagn Imaging (San Franc), 18(11):127-9. PMID:10163645

Whitlock EP, Lin JS, Liles E, Beil TL, Fu R (2008). Screening for colorectal cancer: a targeted, updated systematic review for the U.S. Preventive Services Task Force. Ann Intern Med, 149(9):638-58. doi:10.7326/0003-4819-149-9-200811040-00245 PMID:18838718

Woodbridge L, Wylie P (2016). Current issues in computed tomography colonography. Semin Ultrasound CT MR, 37(4):331-8. doi:10.1053/j.sult.2016.02.005 PMID:27342897

Yanch JC, Behrman RH, Hendricks MJ, McCall JH (2009). Increased radiation dose to overweight and obese patients from radiographic examinations. Radiology, 252(1):128-39. doi:10.1148/radiol.2521080141 PMID:19403846

Zalis ME, Barish MA, Choi JR, Dachman AH, Fenlon HM, Ferrucci JT, et al.; Working Group on Virtual Colonoscopy (2005). CT Colonography Reporting and Data System: a consensus proposal. Radiology, 236(1):3-9. doi:10.1148/radiol.2361041926 PMID:15987959

Zalis ME, Blake MA, Cai W, Hahn PF, Halpern EF, Kazam IG, et al. (2012). Diagnostic accuracy of laxative-free computed tomographic colonography for detection of adenomatous polyps in asymptomatic adults: a prospective evaluation. Ann Intern Med, 156(10):692702. doi:10.7326/0003-4819-156-10-201205150-00005 PMID:22586008

Zauber AG, Lansdorp-Vogelaar I, Knudsen AB, Wilschut J, van Ballegooijen M, Kuntz KM (2008). Evaluating test strategies for colorectal cancer screening: a decision analysis for the U.S. Preventive Services Task Force. Ann Intern Med, 149(9):659-69. doi:10.7326/00034819-149-9-200811040-00244 PMID:18838717

Zueco Zueco C, Sobrido Sampedro C, Corroto JD, Rodriguez Fernández P, Fontanillo Fontanillo M (2012). CT colonography without cathartic preparation: positive predictive value and patient experience in clinical practice. Eur Radiol, 22(6):1195-204. doi:10.1007/ s00330-011-2367-0 PMID:22246146

第六节　结直肠癌筛查的参与度

为分析影响筛查机会、筛查提供和筛查质量的因素而提出的概念框架（Green 和 Kreuter，2005；Anhang Price 等，2010；Sabatino 等，2012）认为，筛查是一个在多层次环境中进行的保健过程，包括政策、组织、提供者和患者层面（表 3–6–1）。提供者提供筛查和个体使用筛查受到多种因素的综合影响，这些因素在医疗保健系统的不同层面上具有协同作用。

一、结直肠癌筛查参与度的决定因素

（一）政策层面

事实证明，保险类型和试验成本一直影响着筛查率和受试者对特定试验的偏好（Gimeno Garcia 等，2014；May 等，2017；White 等，2017）。在美国，保险状况是决定筛查服务使用情况的最重要因素，因为筛查主要是机会性的（Gellad 和 Provenzale，2010）。此外，在收入较低的受试者中，研究还发现结直肠癌筛查试验的共付额（筛查者的经济参与情况）与较低的筛查率有关（Fedewa 等，2015）。对美国引入筛查前后结直肠癌死亡率进行的时间趋势分析支持这样的假设，即社会经济地位（socioeconomic status，SES）较低（无保险）的人群其筛查率低于社会经济地位较高的人群，这种差异导致了所观察到的人群死亡率差距的扩大（Breen 等，2017）。

据报道，与仅提供机会性筛查的地区相比，在引入有组织筛查计划的地区，其筛查率较高，且社会经济地位差异往往较小（Eisinger 等，2008；Carrozzi 等，2015a）。然而，在基于 FOBT 的有组织计划内进行的研究（de Klerk 等，2018）显示，最不贫困人群和最贫困人群之间的参与率存在极大差异，这表明即使在有组织的环境中，较低的社会经济地位仍可能是筛查参与率的一个障碍。在大多数结直肠癌筛查依赖于初级保健医生提供诊室干预的情况下，无法获得初级保健服务的受试者被排除在参与范围之外（Levin 等，2011；White 等，2017）。

（二）组织层面

1. 邀请

让受试者采取推荐行为的组织措施起着至关重要的作用。在机会性环境下进行的研究表明，只有在医疗服务提供者提供筛查预约时间安排方面的支持，且不要求受试者自行安排筛查时间的情况下，提供信息资料才会与筛查率的提高相关联（Costanza 等，2007；Sequist 等，2009）。有证据强烈表明，提醒受试者（即通过邮件向即将到期或逾期接受结直肠癌筛查的受试者发出主动邀请）可有效提高筛查参与率（Sabatino 等，2012；Camilloni 等，2013）。与服务组织有关的其他因素一直与筛查参与率呈负相关，这些因素包括进行筛查所需的时间以及受检者居住地与试验提供者的距离（Jepson 等，2000；Federici 等，2006a；Koo 等，

2012）。以人群为基础的计划提供了一个组织框架，通过使用呼叫和召回系统来减少筛查机会的不平等，从而确保每个符合条件的受试者都有机会参加筛查。

表 3-6-1 按保健层次划分的结直肠癌筛查参与度的决定因素

保健层次	促进参与的因素	阻碍参与的因素
政策	实施有组织的全民计划，免费提供筛查和评估	共付额 保险非免费时，其涵盖范围受限 试验成本
筛查组织	向受邀者发送提醒通知 向提供者发送提醒通知 内镜筛查： 加强诊室和患者管理（邀请通知 + 反应监测 + 鼓励就诊）[b] gFOBT/FIT 筛查： 邮寄检测试剂盒	受检者居住地与医疗机构的距离 进行筛查所需的时间 患者需自行安排检查时间 男性（FIT） 女性（内镜检查） 试验特征（单轮检查的参与度： 结肠镜检查＜乙状结肠镜检查＜ FIT）[c]
医疗服务提供者[a]	促成因素： GP 培训侧重于沟通技巧	诱发因素： 对筛查和预防持消极态度 对筛查效果和程序缺乏了解 促成因素： 缺乏进行预防干预的时间
患者[a]	诱发因素： 对 CRC 易感性的认知 信息手册 / 强化程序信息手册 事先通知函 强化因素： 由 GP 签名的邀请函 CRC 家族史，或亲友有患 CRC 的直接经历 促成因素： 采取预防措施 / 健康的生活方式 内镜筛查： 面对面咨询[b] 叙述式邀请信（利用相似人群的故事来消除认知障碍并培养自我效能）[b] gFOBT/FIT 筛查： 电话和短信提醒[b] 与引导员电话联系[b] 电话协助[b]	诱发因素： 对筛查和预防持消极态度 对癌症的宿命论态度 与重复检查相关的焦虑 文化和宗教价值观 缺乏关于筛查效果和程序的知识 SES/ 教育水平，通过知识、信仰（宿命论）和期望（短期不便和长期效益的感知相对权重）的差异进行调节 种族，通过教育水平、获得保健的机会和知识进行调节 促成因素： 生活困难

注：CRC，结直肠癌；FIT，粪便免疫化学试验；gFOBT，愈创木脂粪便隐血试验；GP，全科医生；SES，社会经济地位。

[a] 根据 PRECEDE-PROCEED 模式框架对决定因素进行分类（Green 和 Kreuter，2005）。

[b] 在机会性环境中进行评估。

[c] 筛查策略的可接受性要视具体情况而定，在不同的辖区可能会有所不同。评估参与度应是试点筛查研究的目的之一。

2. 筛查方式

目前有多种试验方法可用于结直肠癌筛查，它们的有效性、可接受性、安全性和成本状况各不相同。不愿接受推荐的试验似乎是阻碍参与结直肠癌筛查的一个具体障碍（Lo 等，2013）。粪便隐血试验项目在女性中的参与度高于男性（Klabunde 等，2015；Ponti 等，2017），而基于内镜的筛查项目在男性中的参与度高于女性（Segnan 等，2005；Ponti 等，2017）。

（三）医疗服务提供者层面

在有组织的计划（Grazzini 等，2000；Raine 等，2016）和机会性环境（Seifert 等，2008；Koo 等，2012）中，全科医生（general practitioners，GPs）的介入被证明能有效提高参与度。研究表明，筛查参与度与全科医生的筛查动机水平（Federici 等，2006a）和其他可信赖的初级保健医生提供的支持程度密切相关（Malila 等，2008），特别是对于受教育程度较低的人或老年人，他们不太可能使用书面信息材料（Senore 等，2010）。然而，一些研究报告称，这些人群不太可能从全科医生或其他初级保健医生那里获得有关结直肠癌筛查的建议（Sabatino 等，2008；Ferroni 等，2012），这表明全科医生提供的咨询不足可能是造成所观察到的与社会经济地位相关的参与梯度的原因之一。

在一些国家，初级保健医生对推荐的筛查方式的有效性、试验特性和筛查方案缺乏了解，这似乎是阻碍参与筛查的一个重要因素（Koo 等，2012；Honein-AbouHaidar 等，2016；Muliira 等，2016）。加强医疗服务提供者对结直肠癌筛查的了解可能会提高结直肠癌筛查的参与率。与医疗服务提供者相关的其他阻碍因素包括未能召回患者或未能确定筛查的高优先级患者，以及缺乏专门用于预防保健的时间（Stone 等，2002）。

医疗服务提供者的特点也可能对参与率产生影响。如果由女内镜医师进行内镜检查，女性可能会觉得不那么尴尬（Menees 等，2005）。由女护士进行乙状结肠镜检查时，参与率在性别上没有差异，有研究也支持了这一假设（Robb 等，2010）。

（四）患者层面

在定性和定量研究中，若缺乏对结直肠癌和结直肠癌筛查目的的认识，以及持有消极的看法或态度（如担心疼痛、不适、与检查相关的尴尬、害怕检查结果、对接受筛查感到害羞、认为筛查没有必要，或对癌症持宿命论观点），都将成为参与筛查的障碍，并始终与较低的参与率相关（Galal 等，2016；Honein-AbouHaidar 等，2016；Wools 等，2016）。与定期重复筛查试验相关的焦虑是结直肠癌筛查参与度的一个强烈的负面预测因素，即使在那些认为筛查有效的人群中也是如此（Senore 等，2010）。

除经济因素外，特定文化和宗教可能对筛查参与度构成额外的障碍，从而限制对结直肠癌筛查的参与度。持有传统医疗观念的受试者的筛查参与度往往较低，这可能是由于他们对结直肠癌和筛查存在误解、不信任传统医学或不熟悉筛查试验。据报道，宗教异议和文化背景可能会影响个人对试验可接受性的看法，也是参与内镜筛查的障碍之一（Galal 等，2016；Honein-AbouHaidar 等，2016；Taha 等，2016）。

对结直肠癌易感性的认识是筛查参与度的一个促进因素，尽管一些研究表明，对结直肠癌高风险的认识可能与内镜检查参与度的增加有关，但与 FOBT 的参与度无关（Wools 等，2016）。健康动机是指采取促进健康的行为（如接受乳房 X 光筛查、胆固醇检查、看全科医生或牙医）或避免不健康的生活习惯（如吸烟或饮酒），已被确定为与更有可能参与结直肠癌筛查相关的一个因素，尽管有报告称，生活方式非常健康的个体的参与率较低（Sicsic 和 Franc，2014）。

在既定的基于人群的计划中，结直肠癌筛查参与度在社会经济地位或教育水平之间持续存在差异（de Klerk 等，2018），其部分原因可能是知识、信念和期望的不同（Honein-AbouHaidar 等，2016；Smith 等，2016）：与社会经济地位较高的群体相比，社会经济地位较低的群体可能认为筛查更可怕、更无益，即使筛查以相同的方式进行宣传，并在方便的地点和时间免费提供给所有社会经济地位群体。较好的自我健康评价和较低的癌症宿命论与较高的 FOBT 筛查参与度呈正相关，可调节社会经济地位对参与度的影响（Miles 等，2011）。定性研究结果表明，认知因素［包括对结直肠癌的宿命论信念（Lo 等，2013；Honein-AbouHaidar 等，2016）以及个人对短期不便和长期效益的相对权重的认知（Whitaker 等，2011）］与社会经济地位相关，并能调节社会贫困对参与度的负面影响。研究表明，社会认知变量（即知识、风险意识和态度）与筛查意向密切相关，但与实际行动关系不大；与生活困难相关的因素能更好地预测行动（Power 等，2008），而这些因素可能与较高的贫困水平相关（Smith 等，2016）。

社会经济地位也可能会调节种族对参与度的影响：在对知识水平、社会经济地位指标或获得医疗服务的机会进行调整后，筛查参与度在种族间的差异往往会缩小（Liss 和 Baker，2014），甚至消失（Doubeni 等，2010）。此外，意大利的一项筛查调查显示，按筛查项目划分，移民的参与度与意大利人的参与度之间存在很强的相关性，这表明不同种族在筛查可及性方面存在着一些共同的结构性决定因素。（Turrin 等，2015）。

不同国家的研究报告称，有结直肠癌家族史或亲友有患结直肠癌的直接经历与响应结直肠癌筛查邀请的可能性之间存在正相关（Koo 等，2012；Galal 等，2016；Honein-AbouHaidar 等，2016），但其他研究未观察到此类影响。

伴侣支持发挥着重要作用：已婚成年人比未婚成年人更有可能参加结直肠癌筛查（Artama 等，2016；Galal 等，2016；Wools 等，2016；Honein-AbouHaidar 等，2016）。

（五）对检测结果异常的受检者进行随访检查

只有当检测结果异常的受检者按照循证指南及时接受适当的随访检查时，筛查才有可能降低死亡率。根据对检测结果异常的患者接受适当随访检查情况的监测调查报告，相当大一部分（8% ～ 34%）检测结果呈阳性的受检者并没有进行建议的评估（Yabroff 等，2003；Ponti 等，2017）。

研究发现，以下干预措施可成功提高筛查阳性者及时接受随访检查的比例：减少进一步检查的经济障碍，通过邮件或电话提供提醒；提供书面信息资料、电话咨询或面对面咨询；消除与异常结果有关的恐惧心理（Bastani 等，2004；Zorzi 等，2014）。

二、提高内镜筛查参与度的干预措施

表 3-6-2 列出了为提高内镜筛查（结肠镜检查或乙状结肠镜检查）参与度而进行的随机干预试验。在文献中发现的 11 项试验中，7 项是结肠镜检查，3 项是乙状结肠镜检查，1 项是乙状结肠镜检查或结肠镜检查。其中 5 项试验在美国进行，6 项在欧洲进行。美国的所有试验（Denberg 等，2006；Tu r ner 等，2008；Ling 等，2009；Jandorf 等，2013；Jensen 等，2014）和欧洲的两项试验（Gray 和 Pennington，2000；Boguradzka 等，2014）均评估了机会性

筛查的参与度。在欧洲的其他四项试验中，一项评估了乙状结肠镜筛查试验的参与度（Wardle 等，2003），两项评估了从人口登记处中确定受试者的参与度（Senore 等，1996；Blom 等，2002），一项评估了有组织的人口筛查计划的参与度（Senore 等，2015a）。

表 3-6-2　提高内镜筛查（结肠镜或乙状结肠镜检查）参与度的随机干预试验

参考文献	国家	筛查方式	干预组	对照组	结果
Senore 等（1996）	意大利	乙状结肠镜检查	A 组：GP 签名的个人信件 B 组：A 组加知名专家签名的信件	研究协调员签名的个人信件 研究协调员签名的个人信件	29.3% *vs* 26.8%* 24.9% *vs* 26.8%*
Gray 和 Pennington（2000）	英国	乙状结肠镜检查	信息传单和与 GP 谈话	仅有信息传单	无显著差异
Blom 等（2002）	瑞典	乙状结肠镜检查	护士致电病人	指导病人致电护士	Uppsala: 50% *vs* 45%* Malmö/Lund: 31% *vs* 30%*
Wardle 等（2003）	英国	乙状结肠镜检查	心理教育手册	常规护理	53.5% *vs* 49.9%**
Denberg 等（2006）	美国	结肠镜检查	邮寄信息手册	常规护理	OR = 1.20（95% CI, 1.09～1.33）
Turner 等（2008）	美国	结肠镜检查	同伴指导	邮寄宣传册	OR = 2.14（95% CI, 0.99～4.63）
Ling 等（2009）	美国	结肠镜检查或乙状结肠镜检查	定制邀请函 加强病人管理	非定制邀请函 未加强病人管理	OR = 1.08（95% CI, 0.72～1.62） OR = 1.63（95% CI, 1.11～2.41）
Jandorf 等（2013）	美国	结肠镜检查	同伴引导；保健专业人员引导	常规护理	无显著差异
Boguradzka 等（2014）	波兰	结肠镜检查	咨询	信息传单	OR = 5.33（95% CI, 3.55～8.00）
Jensen 等（2014）	美国	结肠镜检查	叙事邀请函 定制邀请函	非叙事邀请函 标准邀请函	OR = 4.81** OR = 1.19*
Senore 等（2015a）	意大利	乙状结肠镜检查	B 组：预先通知函 C 组：B 组加提供联系 GP 的服务	常规护理 常规护理	RR = 1.17（95% CI, 1.10～1.25） RR = 1.19（95% CI, 1.12～1.27）

CI，置信区间；GP，全科医生；OR，比值比；RR，相对危险度。

* $P > 0.05$

** $P < 0.05$

四项试验评估了提供患者引导、管理、指导或咨询的干预组与常规保健或提供信息手册或传单的对照组之间的对比情况（Turner 等，2008；Ling 等，2009；Jandorf 等，2013；Boguradzka 等，2014）。在这些试验中，有两项试验发现干预组参与度明显高于对照组（OR，1.63；95% CI，1.11 ~ 2.41 和 OR，5.33；95% CI，3.55 ~ 8.00），一项试验发现仅达到边缘显著影响（OR，2.14；95% CI，0.99 ~ 4.63），一项试验报告没有显著影响。还有一项试验对病人与护士协调员互动的不同方法进行了评估，结果未发现显著差异（Blom 等，2002）。

四项试验评估了邀请函对参与度的影响（Senore 等，1996；Ling 等，2009；Jensen 等，2014; Senore 等，2015a）。一项 2 × 2 析因研究显示，叙事邀请函的参与度高于非叙事邀请函（OR，4.81；$P < 0.05$），但定制邀请函与标准邀请函之间未发现显著差异（Jensen 等，2014）。另一项关于定制邀请函与非定制邀请函的研究也未发现显著差异（Ling 等，2009）。一项关于预先通知函与常规保健的研究发现两者之间存在显著差异（RR，1.17；95% CI，1.10 ~ 1.25 和 RR，1.19；95% CI，1.12 ~ 1.27）（Senore 等，2015a）。一项关于由全科医生和研究协调员签署个人信件的研究发现，两者之间不存在显著差异（Senore 等，1996）。

有两项试验对提供信息手册与常规保健进行了研究，结果发现两者之间存在显著差异，但差异程度不大（Wardle 等，2003；Denberg 等，2006）。一项试验研究了在提供信息传单的基础上与全科医生进行谈话的情况，结果发现两者之间并没有显著差异（Gray 和 Pennington，2000）。

三、通过粪便隐血试验提高筛查参与度的干预措施

在高收入国家（澳大利亚、以色列以及北美和西欧国家），有超过 25 项随机对照试验对提高结直肠癌平均风险的无症状人群中 FOBT 和 / 或 FIT 筛查的参与度的干预措施进行了评估。鉴于随机对照试验的数量众多，本节的主要重点介绍近期的系统综述。

最新的系统综述（Rat 等，2017a）纳入了截至 2015 年 9 月发表的随机对照试验（表 3-6-3）。符合纳入标准的 24 项随机对照试验按照干预措施是否侧重于向受邀筛查者提供信息、医生工作方式或试验类型（即 gFOBT 与 FIT）进行了分类。可以提高 gFOBT 和 / 或 FIT 筛查参与度的干预措施有：预先通知函（OR，1.20 ~ 1.51）；邮寄资料包（OR，1.31 ~ 2.89）；书面、电话和短信提醒（OR，1.94 ~ 7.70）；与指导者电话联系（OR，1.36 ~ 7.72）。针对医生工作方式的有效干预措施包括：由全科医生签名的邀请函（OR，1.26）、以沟通技巧为重点的全科医生培训（OR，1.22）以及向全科医生发送提醒函（OR，14.8）。对于将 gFOBT 与 FIT 进行比较的随机对照试验，结果喜忧参半。

表 3-6-3　通过粪便隐血试验提高结直肠癌筛查参与率的随机干预试验

参考文献	国家	干预类型	参与率（%）	OR（95% CI）
预先通知函				
van Roon 等（2011）	荷兰	NA	57.8 *vs* 51.5	1.20（1.07 ~ 1.34）
Cole 等（2007）	澳大利亚	NA	25.2 *vs* 18.2	1.51（1.13 ~ 2.02）
Mant 等（1992）	英国	NA	31.7 *vs* 25.5	1.35（0.99 ~ 1.87）

续表

参考文献	国家	干预类型	参与率（%）	OR（95% CI）
邮寄资料包				
Mant 等（1992）	英国	NA	25.5 *vs* 20.6	1.31（0.98 ～ 1.85）
Ore 等（2001）	以色列	NA	19.9 *vs* 15.9	1.31（1.04 ～ 1.67）
Giorgi Rossi 等（2011）[a]	意大利	NA	14.6 *vs* 10.7	1.42（1.18 ～ 1.71）
Giorgi Rossi 等（2011）[b]	意大利	NA	63.0 *vs* 56.8	1.30（1.12 ～ 1.5）
Green 等（2013）	美国	NA	50.8 *vs* 26.3	2.89（2.42 ～ 3.45）
Tinmouth 等（2015）	加拿大	NA	20.1 *vs* 9.6	2.35（1.93 ～ 2.90）
书面信息的呈现和内容				
Myers 等（2014）	美国	关注损失与收益的信息	36 *vs* 40	0.87（0.73 ～ 1.03）
Multicentre Australian Colorectal-neoplasia Screening（MACS）Group（2006）	澳大利亚	共同决策	27.4 *vs* 18.6	1.65（1.04 ～ 2.64）
Cole 等（2007）	澳大利亚	宣传信息或侧重于风险的信息	40.3 *vs* 36	1.20（0.95 ～ 1.53）
Hewitson 等（2011）	英国	强化程序信息单	58.2 *vs* 52.2	1.26（1.01 ～ 1.58）
Neter 等（2014）	以色列	实施意向	71.4 *vs* 67.9	1.18（1.12 ～ 1.24）
提醒				
Lee 等（2009）	美国	通过邮件提醒患者注意事项	64.6 *vs* 48.4	1.94（1.45 ～ 2.60）
Green 等（2013）	美国	邮寄提醒函	57.5 *vs* 50.8	1.31（1.11 ～ 1.55）
Baker 等（2014）	美国	电话和短信提醒	73.8 *vs* 26.7	7.70（4.98 ～ 12.03）
与引导员、医疗助理或护士的电话联系				
Myers 等（2014）	美国	电话指导	48 *vs* 37	1.57（1.27 ～ 1.92）
Green 等（2013）	美国	电话协助	64.7 *vs* 57.5	1.36（1.14 ～ 1.61）
Baker 等（2014）	美国	依从性差的患者电话联系个人引导员	82.2 *vs* 37.3	7.72（4.91 ～ 12.3）
patients Myers 等（2014）	美国	与引导员的电话联系	21.5 *vs* 15.3	1.51（1.03 ～ 2.24）
视频与计算机				
Gimeno-García 等（2009）	西班牙	视频教育干预	69.9 *vs* 54.4	1.91（0.95 ～ 3.89）
Miller 等（2005）	美国	由自动化信息软件提供咨询	62 *vs* 63	0.96（0.51 ～ 1.79）
需要 GP 参与的干预措施				
Hewitson 等（2011）	英国	GP 签名的邀请函	58.1 *vs* 52.3	1.26（1.01 ～ 1.58）

续表

参考文献	国家	干预类型	参与率（%）	OR（95% CI）
Aubin-Auger 等（2014）	法国	以沟通技巧为重点的 GP 培训	36.7 *vs* 24.5	1.22（1.07 ～ 1.41）
Vinker 等（2002）	以色列	向 GP 发送提醒函	16.5 *vs* 1.2	14.8（8.1 ～ 29.6）

注：CI，置信区间；GP，全科医生；NA，不适用；OR，比值比。

[a] 第一次邀请未得到答复者。

[b] 上一轮的答复者。

改编自 Rat C，Latour C，Rousseau R 等，Interventions to increase uptake of faecal tests for colorectal cancer screening: a systematic review，European Journal of Cancer ，volume 27，issue 3，doi:10.1097/CEJ.0000000000000344.Copyright © 2017 Wolters Kluwer Health，Inc. 保留所有权利。

在美国，社区预防服务工作组根据截至 2008 年 10 月已发表的文献，发布了关于提高癌症筛查参与度的干预措施有效性的系统综述更新篇（Sabatino 等，2012）。干预措施分为增加社区对筛查的需求、减少获得筛查的障碍以及增加医疗服务提供者所提供的筛查服务。一对一教育、患者提醒和减少结构性障碍可以有效提高对结直肠癌筛查项目的使用。

另一项系统综述（Senore 等，2015b）的结果表明，针对个别临床医生无法控制的因素而采取的多因素干预措施对提高 gFOBT 和 / 或 FIT 的参与度最为有效。在有组织的结直肠癌筛查项目中（这意味着潜在参与者不存在经济障碍），邀请函（尤其是由患者的全科医生签名的邀请函）和向未参与者发送的提醒函被认为能有效提高参与度。此外，医生的提醒同样能提高筛查的参与度。

在近期 meta 分析之后完成并在法国进行的有组织的结直肠癌筛查计划内进行的一项三组整群机对照试验（Rat 等，2017b）报告显示，向全科医生提供一份未按时参加筛查的患者名单与 FIT 筛查参与度的小幅度增加相关联。1 年后，接受特定提醒组的筛查参与度为 24.8%（95% CI，23.4 ～ 26.2），接受一般提醒组为 21.7%（95% CI，20.5 ～ 22.8），而接受常规保健组为 20.6%（95% CI，19.3 ～ 21.8）。

四、两种筛查方法的参与度比较

（一）粪便隐血试验比较

七项信息比较试验的 meta 分析（Vart 等，2012）报告显示，受邀参加 FIT 的人群参与度高于受邀参加 gFOBT 的人群（RR，1.21；95% CI，1.09 ～ 1.33）。此外，在英国一些基于人群的计划中采用 FIT，基于 gFOBT 的计划中观察到的不同年龄、性别和贫困程度之间的参与度差距有所缩小（Digby 等，2013；Moss 等，2017）。

（二）内镜检查比较

在意大利进行的一项试验（Segnan 等，2007）中，受邀进行结肠镜检查的受试者其参与度明显低于受邀进行乙状结肠镜筛查的受试者（27% *vs* 32%；OR，0.74；95% CI，0.68 ～ 0.80）。

有两项研究还评估了在不同试验之间提供选择对参与度的影响。在意大利进行的研究（Segnan 等，2005）中，可在 FIT 和乙状结肠镜之间进行选择的受试者（27.1%）的参与度低于受邀接受两年一次的 FIT（28.1% ～ 30.1%）或乙状结肠镜（28.1%）筛查的受试者，但差异无统计学意义。澳大利亚的一项试验［Multicentre Australian Colorectal-neoplasia Screening（MACS）Group，2006］发现，可在单项 FIT、FIT 联合乙状结肠镜检查、CT 结肠成像和结肠镜检查之间进行选择的人群参与度并不比受邀参加 FIT 筛查的人群高（27% *vs* 23%；$P = 0.3$）。［工作小组指出，由于样本量相当小，无法确定结果是否具有统计学意义］。

在意大利开展的一项基于人群的筛查（Senore 等，2013）中，最初先提供乙状结肠镜检查，随后再邀请那些拒绝乙状结肠镜检查的个体进行 FIT 检查，这一顺序被证明是一种有效的方法，使拒绝乙状结肠镜检查者的参与度达到 19%。荷兰的一项试点筛查研究也报告了类似的结果（Hol 等，2012）。

（三）内镜检查和粪便检查策略的比较

表 3-6-4 列出了采用内镜筛查和基于粪便的筛查策略（单独提供或联合提供）对筛查参与度进行比较的研究特点。

表 3-6-4　比较粪便隐血试验与内镜法或两者联合在结直肠癌筛查参与度方面的研究特点

参考文献	试验类型	符合条件的患者	年龄范围（岁）
Berry 等（1997）	gFOBT 与 gFOBT+FS	6371	50 ～ 74
Brevinge 等（1997）	gFOBT 与 gFOBT+FS gFOBT 与 FS	3183	55 ～ 56
Rasmussen 等（1999）	gFOBT 与 gFOBT+FS	10 978	50 ～ 75
Segnan 等（2005）	gFOBT 与 FS	22 676	55 ～ 64
Federici 等（2006b）	gFOBT 与 FS	2987	50 ～ 74
Multicentre Australian Colorectal-neoplasia Screening（MACS）Group（2006）	FIT 与 FS+FIT 与结肠镜检查	672	50 ～ 54
Segnan 等（2007）	FIT 与 FS 或结肠镜检查	18 114	55 ～ 64
Hol 等（2010）	gFOBT 或 FIT 与 FS	14 341	50 ～ 74
Lisi 等（2010）	gFOBT 与结肠镜检查	8378	55 ～ 64
Quintero 等（2012）	FIT 与结肠镜检查	57 302	50 ～ 69

注：FIT，粪便免疫化学试验；FS，柔性乙状结肠镜检查；gFOBT，愈创木脂粪潜血试验。

改编自 Hassan 等（2012）. Meta - analysis: adherence to colorectal cancer screening and the detection rate for advanced neoplasia, according to the type of screening test. Alimentary Pharmacology & Therapeutics，36（10）: 929-940，经 John Wiley & Sons 许可（Hassan 等，2012）。

1. 乙状结肠镜检查和粪便隐血试验

在三个不同的国家，有三项试验比较了邀请参加 gFOBT 联合乙状结肠镜筛查与单独参加 gFOBT 筛查的参与度。在英国的一项研究（Berry 等，1997）中，gFOBT 筛查的参与度与 gFOBT 联合乙状结肠镜检查的参与度相近（50% *vs* 48%），但只有 20% 受邀参加 gFOBT 联合乙状结肠镜检查的受检者实际接受了乙状结肠镜检查。在丹麦进行的一项类似研究（Rasmussen 等，1999）中，受邀进行 gFOBT 联合乙状结肠镜筛查的受检者参与度为 40%，而仅受邀进行

gFOBT筛查的受检者参与度为52%。瑞典的一项研究（Brevinge等，1997）也报告了类似的结果，该研究比较了受邀进行gFOBT筛查的受检者和受邀进行gFOBT联合乙状结肠镜筛查的受检者（61% *vs* 39%；$P < 0.001$），但在比较受邀进行gFOBT筛查的受检者和受邀进行单独乙状结肠镜筛查的受检者时，差异有所缩小（55% *vs* 49%；$P < 0.01$）。

在澳大利亚的一项试验中，与仅使用FIT进行筛查相比，使用FIT联合乙状结肠镜进行筛查的参与度有所下降（14% *vs* 27%；$P < 0.001$）[Multicentre Australian Colorectal-neoplasia Screening（MACS）Group，2006]。在意大利进行的一项试验中，全科医生随机选择使用gFOBT或乙状结肠镜进行筛查，结果发现gFOBT和乙状结肠镜筛查的参与度分别为17%和7%（$P < 0.001$）（Federici等，2006b）。在意大利的两项研究中（Segnan等，2005，2007），受邀进行FIT筛查的受检者的参与度与受邀进行乙状结肠镜筛查的受检者的参与度相似，分别为28%和32%。在荷兰的一项研究（Hol等，2010）中，受邀进行FIT筛查的受检者的参与度高于受邀进行乙状结肠镜筛查的受检者（61% *vs* 32%；$P < 0.001$）。

2. 结肠镜检查和粪便隐血试验

在西班牙进行的COLONPREV研究中，结肠镜检查组的参与度低于FIT组（34% *vs* 25%；$P < 0.001$），如果让受邀参与者有机会选择筛查方法，则对FIT筛查感兴趣的参与者多于接受结肠镜检查的参与者（Quintero等，2012）。意大利的一项试验（Segnan等，2007）也报告了类似的结果，发现结肠镜检查的参与度低于FIT筛查（27% *vs* 32%；$P < 0.001$）。

在意大利进行的另一项试验中，全科医生随机选择使用gFOBT或乙状结肠镜进行筛查，结果发现gFOBT和结肠镜检查的参与度分别为27%和10%（$P < 0.001$）（Lisi等，2010）。澳大利亚的一项研究[Multicentre Australian Colorectal-neoplasia Screening（MACS）Group，2006]也报告了类似的结果，发现FIT的参与度为27%，结肠镜检查的参与度为18%（$P < 0.02$）。[工作组指出，由于澳大利亚随机对照试验的样本量相当小，无法确定结果是否具有统计学意义]。

3.Meta分析

最近的一项meta分析（包括这里所考虑的10项研究中的9项）得出结论，与粪便隐血试验相比，内镜检查的参与度较低（RR，0.67；95% CI，0.56～0.80），但各研究之间的统计异质性很高（Hassan等，2012）。

[工作组指出，所有比较内镜检查和粪便隐血试验的研究均报告了单轮邀请的参与度数据。因此，这种方法往往会高估粪便隐血试验和内镜检查策略在参与度上的差异，因为一次内镜检查就能有效达到预期的保护效果，而粪便隐血试验则需要重复试验。对于基于粪便的试验，定期参与者的比例往往会随着时间的推移而下降。]

（四）CT结肠成像和其他筛查方法的比较（基于内镜或粪便的策略）

有四项研究对CT结肠成像与结肠镜检查、乙状结肠镜检查或FIT的参与度进行了比较。在荷兰的COCOS试验中，Stoop等（2012）比较了50～74岁成年人结肠镜检查和CT结肠成像筛查之间的参与度。受邀参加CT结肠成像检查的比例（34%）明显高于结肠镜检查（22%）。在SAVE试验中，Sali等（2016）调查了减少或充分肠道准备的FIT、结肠镜检查和CT结肠成像的参与度。减少CT结肠成像的准备可以提高CT结肠成像的参与度（28% *vs* 25%；$P = 0.047$）；FIT的参与度最高（50%），结肠镜检查的参与度最低（14%）。在Proteus试验中，

Regge 等（2017）报告显示，受邀进行 CT 结肠成像或乙状结肠镜筛查的 58 ～ 60 岁人群的参与度相似（30% *vs* 27%）。Moawad 等（2010）试图在一个开放使用的系统中确定患者对结肠镜检查和 CT 结肠成像的偏好。共有 250 名连续接受结直肠癌筛查的平均风险、无症状成人完成了调查。该调查评估了他们选择 CT 结肠成像而非结肠镜检查的原因。较为方便是选择 CT 结肠成像检查而非其他检查的最常见的原因。在 250 名患者中，有 91 人表示如果没有 CT 结肠成像检查这一选择，他们就不会接受筛查，而在接受过两种检查的成年人中，95%（*n* = 57）的人表示他们更倾向于 CT 结肠成像检查。总体而言，通常 CT 结肠成像检查的参与度高于结肠镜检查，低于 FIT 检查，与乙状结肠镜检查的参与度相近。

五、知情决策

只有在癌症筛查的效益明显大于危害的情况下，才应该推广和提供癌症筛查。然而，由于患上结直肠癌和死于结直肠癌的风险相对较低（通常在 2% ～ 10% 之间），潜在的效益和危害之间的平衡可能因人而异。因此，让目标人群参与筛查计划的决策过程应谨慎。在决定是否参加筛查时，需要考虑到个人价值观和偏好。不鼓励热心劝说和“诱导”（有目的地改变向人们提出的选择，以影响他们的决定）参与筛查计划（Editorial，2009；Woloshin 等，2012）。

共同决策是近年来发展起来的一个概念，应当用来促进人们在知情的情况下选择是否参加癌症筛查计划。为实现共同决策，应提供透明、全面和翔实的信息，说明筛查的潜在效益和危害，并清楚解释筛查试验和后续程序的预期负担。用于癌症筛查决策的信息材料通常是在利益相关者以及未参与筛查计划的组织和个人的帮助下获得的（Editorial，2009）。

癌症筛查知情决策的主要特点包括：①使用创新的可视化决策辅助工具，以便于将信息传递给所有目标人群，无论其教育程度、社会经济地位和以往的知识水平如何；②使用疾病的绝对风险以及筛查试验和后续治疗的绝对效果和危害；③根据新的知识和证据经常更新决策辅助工具（Agoritsas 等，2015）。

参考文献

Agoritsas T, Heen AF, Brandt L, Alonso-Coello P, Kristiansen A, Akl EA, et al. (2015). Decision aids that really promote shared decision making: the pace quickens. BMJ, 350:g7624. doi:10.1136/bmj.g7624 PMID:25670178

Anhang Price R, Zapka J, Edwards H, Taplin SH (2010). Organizational factors and the cancer screening process. J Natl Cancer Inst Monogr, 2010(40):38-57. doi:10.1093/jncimonographs/lgq008 PMID:20386053

Artama M, Heinävaara S, Sarkeala T, Prättälä R, Pukkala E, Malila N (2016). Determinants of non-participation in a mass screening program for colorectal cancer in Finland. Acta Oncol, 55(7):870-4. doi:10.1080/0284186X.2016.1175658 PMID:27152755

Aubin-Auger I, Laouénan C, Le Bel J, Mercier A, Baruch D, Lebeau J, et al. (2014). Efficacy of communication skills training on colorectal cancer screening by GPs: a cluster-randomized controlled trial. Eur J Cancer Care (Engl), 25(1):18-26. doi:10.1111/ecc.12310 PMID:25851842

Baker DW, Brown T, Buchanan DR, Weil J, Balsley K, Ranalli L, et al. (2014). Comparative effectiveness of a multifaceted intervention to improve adherence to annual colorectal cancer screening in community health centers: a randomized clinical trial. JAMA Intern Med, 174(8):1235-41. doi:10.1001/jamainternmed.2014.2352 PMID:24934845

Bastani R, Yabroff KR, Myers RE, Glenn B (2004). Interventions to improve follow-up of abnormal findings in cancer screening. Cancer, 101(5 Suppl):1188200. doi:10.1002/cncr.20506 PMID:15316914

Berry DP, Clarke P, Hardcastle JD, Vellacott KD (1997). Randomized trial of the addition of flexible sigmoidoscopy to faecal occult blood testing for colorectal neoplasia population screening. Br J Surg, 84(9):1274-6. doi:10.1002/bjs.1800840922 PMID:9313712

Blom J, Lidén A, Jeppsson B, Holmberg L, Påhlman L (2002). Compliance and findings in a Swedish population screened for colorectal cancer with sigmoidoscopy. Eur J Surg Oncol, 28(8):827-31. doi:10.1053/ ejso.2002.1282 PMID:12477473

Boguradzka A, Wiszniewski M, Kaminski MF, Kraszewska E, Mazurczak-Pluta T, Rzewuska D, et al. (2014). The effect of primary care physician counseling on participation rate and use of sedation in colonoscopy-based colorectal cancer screening program - a randomized controlled study. Scand J Gastroenterol, 49(7):878-84. doi:10.3109/00365521.2014.913191 PMID:24797871

Breen N, Lewis DR, Gibson JT, Yu M, Harper S (2017). Assessing disparities in colorectal cancer mortality by socioeconomic status using new tools: health disparities calculator and socioeconomic quintiles. Cancer Causes Control, 28(2):117-25. doi:10.1007/s10552-0160842-2 PMID:28083800

Brevinge H, Lindholm E, Buntzen S, Kewenter J (1997). Screening for colorectal neoplasia with faecal occult blood testing compared with flexible sigmoidoscopy directly in a 55-56years' old population. Int J Colorectal Dis, 12(5):291-5. doi:10.1007/s003840050108 PMID:9401844

Camilloni L, Ferroni E, Cendales BJ, Pezzarossi A, Furnari G, Borgia P, et al.; Methods to increase participation Working Group (2013). Methods to increase participation in organised screening programs: a systematic review. BMC Public Health, 13(1):464. doi:10.1186/14712458-13-464 PMID:23663511

Carrozzi G, Sampaolo L, Bolognesi L, Bertozzi N, Sardonini L, Ferrante G, et al.; Gruppo Tecnico PASSI (2015a). Economic difficulties keep on influencing early diagnosis of colorectal cancer. [in Italian] Epidemiol Prev, 39(3):210. PMID:26668920

Cole SR, Smith A, Wilson C, Turnbull D, Esterman A, Young GP (2007). An advance notification letter increases participation in colorectal cancer screening. J Med Screen, 14(2):73-5. doi:10.1258/096914107781261927 PMID:17626705

Costanza ME, Luckmann R, Stoddard AM, White MJ, Stark JR, Avrunin JS, et al. (2007). Using tailored telephone counseling to accelerate the adoption of colorectal cancer screening. Cancer Detect Prev, 31(3):191-8. doi:10.1016/j.cdp.2007.04.008 PMID:17646058

de Klerk CM, Gupta S, Dekker E, Essink-Bot ML; Expert Working Group 'Coalition to reduce inequities in colorectal cancer screening' of the World Endoscopy Organization (2018). Socioeconomic and ethnic inequities within organised colorectal cancer screening programmes worldwide. Gut, 67(4):679-87. doi:10.1136/gutjnl-2016-313311 PMID:28073892

Denberg TD, Coombes JM, Byers TE, Marcus AC, Feinberg LE, Steiner JF, et al. (2006). Effect of a mailed brochure on appointment-keeping for screening colonoscopy: a randomized trial. Ann Intern Med, 145(12):895-900. doi:10.7326/0003-4819-145-12-200612190-00006 PMID:17179058

Digby J, McDonald PJ, Strachan JA, Libby G, Steele RJ, Fraser CG (2013). Use of a faecal immunochemical test narrows current gaps in uptake for sex, age and deprivation in a bowel cancer screening programme. J Med Screen, 20(2):80-5. doi:10.1177/0969141313497197 PMID:24009088

Doubeni CA, Laiyemo AO, Klabunde CN, Young AC, Field TS, Fletcher RH (2010). Racial and ethnic trends of colorectal cancer screening among Medicare enrollees. Am J Prev Med, 38(2):184-91. doi:10.1016/j.amepre.2009.10.037 PMID:20117575

Editorial (2009). The trouble with screening. Lancet, 373(9671):1223. doi:10.1016/S0140-6736(09)60701-7 PMID:19362654 Eisinger F, Cals L, Calazel-Benque A, Blay JY, Coscas Y, Dolbeault S, et al.; EDIFICE committee (2008). Impact of organised programs on colorectal cancer screening. BMC Cancer, 8(1):104. doi:10.1186/1471-2407-8-104 PMID:18412950

Federici A, Giorgi Rossi P, Bartolozzi F, Farchi S, Borgia P, Guastcchi G (2006a). The role of GPs in increasing compliance to colorectal cancer screening: a randomised controlled trial (Italy). Cancer Causes Control, 17(1):45-52. doi:10.1007/s10552-005-0380-9 PMID:16 411052

Federici A, Marinacci C, Mangia M, Borgia P, Giorgi Rossi P, Guasticchi G (2006b). Is the type of test used for mass colorectal cancer screening a determinant of compliance? A cluster-randomized controlled trial comparing fecal occult blood testing with flexible sigmoidoscopy. Cancer Detect Prev, 30(4):347-53. doi:10.1016/j.cdp.2006.03.009 PMID:16965874

Fedewa SA, Cullati S, Bouchardy C, Welle I, BurtonJeangros C, Manor O, et al. (2015). Colorectal cancer screening in Switzerland: cross-sectional trends (2007-2012) in socioeconomic disparities. PLoS One, 10(7):e0131205. doi:10.1016/j.amepre.2017.02.018 PMID:28427954

Ferroni E, Camilloni L, Jimenez B, Furnari G, Borgia P, Guasticchi G, et al.; Methods to increase participation Working Group (2012). How to increase uptake in oncologic screening: a systematic review of studies comparing population-based screening programs and spontaneous access. Prev Med, 55(6):587-96. doi:10.1016/j.ypmed.2012.10.007 PMID:23064024

Galal YS, Amin TT, Alarfaj AK, Almulhim AA, Aljughaiman AA, Almulla AK, et al. (2016). Colon cancer among older Saudis: awareness of risk factors and early signs, and perceived barriers to screening. Asian Pac J Cancer Prev, 17(4):1837-46. doi:10.7314/ APJCP.2016.17.4.1837 PMID:27221862

Gellad ZF, Provenzale D (2010). Colorectal cancer: national and international perspective on the burden of disease and public health impact. Gastroenterology, 138(6):2177-90. doi:10.1053/j.gastro.2010.01.056 PMID:20420954

Gimeno Garcia AZ, Hernandez Alvarez Buylla N, Nicolas-Perez D, Quintero E (2014). Public awareness of colorectal cancer screening: knowledge, attitudes, and interventions for increasing screening uptake. ISRN Oncol, 2014:425787. doi:10.1155/2014/425787 PMID:24729896

Gimeno-García AZ, Quintero E, Nicolás-Pérez D, Parra-Blanco A, Jiménez-Sosa A (2009). Impact of an educational video-based strategy on the behavior process associated with colorectal cancer screening: a randomized controlled study. Cancer Epidemiol, 33(3-4):216-22. doi:10.1016/j.canep.2009.08.003 PMID:19747893

Giorgi Rossi P, Grazzini G, Anti M, Baiocchi D, Barca A, Bellardini P, et al. (2011). Direct mailing of faecal occult blood tests for colorectal cancer screening: a randomized population study from Central Italy. J Med Screen, 18(3):121-7. doi:10.1258/jms.2011.011009 PMID:22045820

Gray M, Pennington CR (2000). Screening sigmoidoscopy: a randomised trial of invitation style. Health Bull (Edinb), 58(2):137-40. PMID:12813842

Grazzini G, Castiglione G, Isu A, Mantellini P, Rubeca T, Sani C, et al. (2000). Colorectal cancer screening by fecal occult blood testing: results of a population-based experience. Tumor i, 86(5):384-8. PMID:11130566

Green BB, Wang CY, Anderson ML, Chubak J, Meenan RT, Vernon SW, et al. (2013). An automated intervention with stepped increases in support to increase uptake of colorectal cancer screening: a randomized trial. Ann Intern Med, 158(5 Pt 1):301-11. doi:10.7326/0003-4819158-5-201303050-00002 PMID:23460053

Green LW, Kreuter MW (2005). Ecological and educational diagnosis. In: Health program planning: an educational and ecological approach. 4th ed. New York (NY), USA: McGraw-Hill; pp. 146-90.

Hassan C, Giorgi Rossi P, Camilloni L, Rex DK, JimenezCendales B, Ferroni E, et al.; HTA Group (2012). Metaanalysis: adherence to colorectal cancer screening and the detection rate for advanced neoplasia, according to the type of screening test. Aliment Pharmacol Ther, 36(10):929-40. doi:10.1111/apt.12071 PMID:23035890

Hewitson P, Ward AM, Heneghan C, Halloran SP, Mant D (2011). Primary care endorsement letter and a patient leaflet to improve participation in colorectal cancer screening: results of a factorial randomised trial. Br J Cancer, 105(4):475-80. doi:10.1038/bjc.2011.255 PMID:21829202

Hol L, Kuipers EJ, van Ballegooijen M, van Vuuren AJ, Reijerink JC, Habbema DJF, et al. (2012). Uptake of faecal immunochemical test screening among nonparticipants in a flexible sigmoidoscopy screening programme. Int J Cancer, 130(9):2096-102. doi:10.1002/ ijc.26260 PMID:21702046

Hol L, van Leerdam ME, van Ballegooijen M, van Vuuren AJ, van Dekken H, Reijerink JC, et al. (2010). Screening for colorectal cancer: randomised trial comparing guaiac-based and immunochemical faecal occult blood testing and flexible sigmoidoscopy. Gut, 59(1):62-8. doi:10.1136/gut.2009.177089 PMID:19671542

Honein-AbouHaidar GN, Kastner M, Vuong V, Perrier L, Daly C, Rabeneck L, et al. (2016). Systematic review and meta-study synthesis of qualitative studies evaluating facilitators and barriers to participation in colorectal cancer screening. Cancer Epidemiol Biomarkers Prev, 25(6):907-17. doi:10.1158/1055-9965.EPI-15-0990 PMID:27197277

Jandorf L, Braschi C, Ernstoff E, Wong CR, Thelemaque L, Winkel G, et al. (2013). Culturally targeted patient navigation for increasing African Americans' adherence to screening colonoscopy: a randomized clinical trial. Cancer Epidemiol Biomarkers Prev, 22(9):1577-87. doi:10.1158/1055-9965.EPI-12-1275 PMID:23753039

Jensen JD, King AJ, Carcioppolo N, Krakow M, Samadder NJ, Morgan S (2014). Comparing tailored and narrative worksite interventions at increasing colonoscopy adherence in adults 50-75: a randomized controlled trial. Soc Sci Med, 104:31-40. doi:10.1016/j. socscimed.2013.12.003 PMID:24581059

Jepson R, Clegg A, Forbes C, Lewis R, Sowden A, Kleijnen J (2000). The determinants of screening uptake and interventions for increasing uptake: a systematic review. Health Technol Assess, 4(14):i-vii, 1-133. PMID:10984843

Klabunde C, Blom J, Bulliard JL, Garcia M, Hagoel L, Mai V, et al. (2015). Participation rates for organized colorectal cancer screening programmes: an international comparison. J Med Screen, 22(3):119-26. doi:10.1177/0969141315584694 PMID:25967088

Koo JH, Leong RW, Ching J, Yeoh KG, Wu DC, Murdani A, et al.; Asia Pacific Working Group in Colorectal Cancer (2012). Knowledge of, attitudes toward, and barriers to participation of colorectal cancer screening tests in the Asia-Pacific region: a multicenter study. Gastrointest Endosc, 76(1):126-35. doi:10.1016/j.gie.2012.03.168 PMID:22726471

Lee JK, Reis V, Liu S, Conn L, Groessl EJ, Ganiats TG, et al. (2009). Improving fecal occult blood testing compliance using a mailed educational reminder. J Gen Intern Med, 24(11):1192-7. doi:10.1007/s11606-009-1087-5 PMID:19 774423

Levin TR, Jamieson L, Burley DA, Reyes J, Oehrli M, Caldwell C (2011). Organized colorectal cancer screening in integrated health care systems. Epidemiol Rev, 33(1):101-10. doi:10.1093/epirev/mxr007 PMID:21709143

Ling BS, Schoen RE, Trauth JM, Wahed AS, Eury T, Simak DM, et al. (2009). Physicians encouraging colorectal screening: a randomized controlled trial of enhanced office and patient management on compliance with colorectal cancer screening. Arch Intern Med, 169(1):47-55. d oi :10.1001/archinternmed.2008.519 PMID:19139323

Lisi D, Hassan C, Crespi M; AMOD Study Group (2010). Participation in colorectal cancer screening with FOBT and colonoscopy: an Italian, multicentre, randomized population study. Dig Liver Dis, 42(5):371-6. doi:10.1016/ j.dld.2009.07.019 PMID:19747888

Liss DT, Baker DW (2014). Understanding current racial/ ethnic disparities in colorectal cancer screening in the United States: the contribution of socioeconomic status and access to care. Am J Prev Med, 46(3):228-36. doi:10.1016/ j.amepre.2013.10.023 PMID:24512861

Lo SH, Waller J, Wardle J, von Wagner C (2013). Comparing barriers to colorectal cancer screening with barriers to breast and cervical screening: a population-based survey of screening-age women in Great Britain. J Med Screen, 20(2):73-9. doi:10.1177/0969141313492508 PMID:23761420

Malila N, Oivanen T, Hakama M (2008). Implementation of colorectal cancer screening in Finland: experiences from the first three years of a public health programme. Z Gastroenterol, 46(Suppl 1):S25-8. doi:10.1055/s-2007-963490 PMID:18368636

Mant D, Fuller A, Northover J, Astrop P, Chivers A, Crockett A, et al. (1992). Patient compliance with colorectal cancer screening in general practice. Br J Gen Pract, 42(354):18-20. PMID:1586526

May FP, Yano EM, Provenzale D, Neil Steers W, Washington DL (2017). The association between primary source of healthcare coverage and colorectal cancer screening among US veterans. Dig Dis Sci, 62(8):1923-32. doi :10.1007/s10620-017-4607-x PMID:28528373

Menees SB, Inadomi JM, Korsnes S, Elta GH (2005). Women patients' preference for women physicians is a barrier to colon cancer screening. Gastrointest Endosc, 62(2):219-23. doi:10.1016/S0016-5107(05)00540-7 PMID:16046982

Miles A, Rainbow S, von Wagner C (2011). Cancer fatalism and poor self-rated health mediate the association between socioeconomic status and uptake of colorectal cancer screening in England. Cancer Epidemiol Biomarkers Prev, 20(10):2132-40. doi:10.1158/10559965.EPI-11-0453 PMID:21953115

Miller DP Jr, Kimberly JR Jr, Case LD, Wofford JL (2005). Using a computer to teach patients about fecal occult blood screening. A randomized trial. J Gen Intern Med, 20(11):984-8. doi:10.1111/j.1525-1497.2005.0081.x PMID:16307621

Moawad FJ, Maydonovitch CL, Cullen PA, Barlow DS, Jenson DW, Cash BD (2010). CT colonography may improve colorectal cancer screening compliance. AJR Am J Roentgenol, 195(5):1118-23. doi:10.2214/ AJR.10.4921 PMID:20966316

Moss S, Mathews C, Day TJ, Smith S, Seaman HE, Snowball J, et al. (2017). Increased uptake and improved outcomes of bowel cancer screening with a faecal immunochemical test: results from a pilot study within the national screening programme in England. Gut, 66(9):1631-44. doi:10.1136/gutjnl-2015-310691 PMID:27267903

Muliira JK, D'Souza MS, Ahmed SM, Al-Dhahli SN, Al-Jahwari FR (2016). Barriers to colorectal cancer screening in primary care settings: attitudes and knowledge of nurses and physicians. Asia Pac J Oncol Nurs, 3(1):98-107. doi:10.4103/2347-5625.177391 PMID:27981145

Multicentre Australian Colorectal-neoplasia Screening (MACS) Group (2006). A comparison of colorectal neoplasia screening tests: a multicentre community-based study of the impact of consumer choice. Med J Aust, 184(11):546-50. PMID:16768659

Myers RE, Sifri R, Daskalakis C, DiCarlo M, Geethakumari PR, Cocroft J, et al. (2014). Increasing colon cancer screening in primary care among African Americans. J Natl Cancer Inst, 106(12):12. doi:10.1093/jnci/dju344 PMID:25481829

Neter E, Stein N, Barnett-Griness O, Rennert G, Hagoel L (2014). From the bench to public health: population-level implementation intentions in colorectal cancer screening. Am J Prev Med, 46(3):273-80. doi:10.1016/j.amepre.2013.11.008 PMID:24512866

Ore L, Hagoel L, Lavi I, Rennert G (2001). Screening with (FOBT) for colorectal cancer: assessment of two methods that attempt to improve compliance. Eur J Cancer Prev, 10:251-6. doi:10.1097/00008469200106000-00008 PMID:11432712

Ponti A, Anttila A, Ronco G, Senore C, Basu P, Segnan N, et al. (2017). Against Cancer. Cancer Screening in the European Union. Report on the implementation of the Council Recommendation on cancer screening. Brussels, Belgium: European Commission. Available from: https://ec.europa.eu/health/sites/health/files/ major_chronic_diseases/docs/2017_cancerscreening_ 2ndreportimplementation_en.pdf

Power E, Van Jaarsveld CH, McCaffery K, Miles A, Atkin W, Wardle J (2008). Understanding intentions and action in colorectal cancer screening. Ann Behav Med, 35(3):285-94. doi:10.1007/s12160-008-9034-y PMID:18575946

Quintero E, Castells A, Bujanda L, Cubiella J, Salas D, Lanas Á, et al.; COLONPREV Study Investigators (2012). Colonoscopy versus fecal immunochemical testing in colorectal-cancer screening. N Engl J Med, 366(8):697-706. d oi :10.1056/NEJMoa1108895 PMID:22356323

Raine R, Duffy SW, Wardle J, Solmi F, Morris S, Howe R, et al. (2016). Impact of general practice endorsement on the social gradient in uptake in bowel cancer screening. Br J Cancer, 114(3):321-6. doi:10.1038/ bjc.2015.413 PMID:26742011

Rasmussen M, Kronborg O, Fenger C, Jørgensen OD (1999). Possible advantages and drawbacks of adding flexible sigmoidoscopy to Hemoccult-II in screening for colorectal cancer. A randomized study. Scand J Gastroenterol, 34(1):73-8. doi:10.1080/00365529950172862 PMID:10048736

Rat C, Latour C, Rousseau R, Gaultier A, Pogu C, Edwards A, et al. (2017a). Interventions to increase uptake of faecal tests for colorectal cancer screening: a systematic review. Eur J Cancer Prev, 27(3):227-36. doi:10.1097/ CEJ.0000000000000344 PMID:28665812

Rat C, Pogu C, Le Donné D, Latour C, Bianco G, Nanin F, et al. (2017b). Effect of physician notification regarding nonadherence to colorectal cancer screening on patient participation in fecal immunochemical test cancer screening: a randomized clinical trial. JAMA, 318(9):816-24. doi:10.1001/jama.2017.11387 PMID:28873160

Regge D, Iussich G, Segnan N, Correale L, Hassan C, Arrigoni A, et al. (2017). Comparing CT colonography and flexible sigmoidoscopy: a randomised trial within a population-based screening programme. Gut, 66(8):1434-40. doi:10.1136/gutjnl-2015-311278 PMID:27196588

Robb K, Power E, Kralj-Hans I, Edwards R, Vance M, Atkin W, et al. (2010). Flexible sigmoidoscopy screening for colorectal cancer: uptake in a population-based pilot programme. J Med Screen, 17(2):75-8. doi:10.1258/ jms.2010.010055 PMID:20660435

Sabatino SA, Habarta N, Baron RC, Coates RJ, Rimer BK, Kerner J, et al.; Task Force on Community Preventive Services (2008). Interventions to increase recommendation and delivery of screening for breast, cervical, and colorectal cancers by healthcare providers: systematic reviews of provider assessment and feedback and provider incentives. Am J Prev Med, 35(1 Suppl):S67-74. doi:10.1016/j.amepre.2008.04.008 PMID:18541190

Sabatino SA, Lawrence B, Elder R, Mercer SL, Wilson KM, DeVinney B, et al.; Community Preventive Services Task Force (2012). Effectiveness of interventions to increase screening for breast, cervical, and colorectal cancers: nine updated systematic reviews for the guide to community preventive services. Am J Prev Med, 43(1):97-118. doi:10.1016/j.amepre.2012.04.009 PMID:22704754

Sali L, Mascalchi M, Falchini M, Ventura L, Carozzi F, Castiglione G, et al.; SAVE study investigators (2016). Reduced and full-preparation CT colonography, fecal immunochemical test, and colonoscopy for population screening of colorectal cancer: a randomized trial. J Natl Cancer Inst, 108(2):djv319. doi:10.1093/jnci/djv319 PMID:26719225

Segnan N, Senore C, Andreoni B, Arrigoni A, Bisanti L, Cardelli A, et al.; SCORE2 Working Group-Italy (2005). Randomized trial of different screening strategies for colorectal cancer: patient response and detection rates. J Natl Cancer Inst, 97(5):347-57. doi:10.1093/jnci/dji050 PMID:15741571

Segnan N, Senore C, Andreoni B, Azzoni A, Bisanti L, Cardelli A, et al.; SCORE3 Working Group-Italy (2007). Comparing attendance and detection rate of colonoscopy with sigmoidoscopy and FIT for colorectal cancer screening. Gastroenterology, 132(7):2304-12. doi:10.1053/j.gastro.2007.03.030 PMID:17570205

Seifert B, Zavoral M, Fric P, Bencko V (2008). The role of primary care in colorectal cancer screening: experience from Czech Republic. Neoplasma, 55(1):74-80. PMID:18190246

Senore C, Armaroli P, Silvani M, Andreoni B, Bisanti L, Marai L, et al. (2010). Comparing different strategies for colorectal cancer screening in Italy: predictors of patients' participation. Am J Gastroenterol, 105(1):18898. doi:10.1038/ajg.2009.583 PMID:19826409

Senore C, Ederle A, Benazzato L, Arrigoni A, Silvani M, Fantin A, et al. (2013). Offering people a choice for colorectal cancer screening. Gut, 62(5):735-40. doi:10.1136/gutjnl-2011-301013 PMID:22442162

Senore C, Ederle A, DePretis G, Magnani C, Canuti D, Deandrea S, et al. (2015a). Invitation strategies for colorectal cancer screening programmes: the impact of an advance notification letter. Prev Med, 73:106-11. doi:10.1016/j.ypmed.2015.01.005 PMID:25602908

Senore C, Inadomi J, Segnan N, Bellisario C, Hassan C (2015b). Optimising colorectal cancer screening acceptance: a review. Gut, 64(7):1158-77. doi:10.1136/ gutjnl-2014-308081 PMID:26059765

Senore C, Segnan N, Rossini FP, Ferraris R, Cavallero M, Coppola F, et al. (1996). Screening for colorectal cancer by once only sigmoidoscopy: a feasibility study in Turin, Italy. J Med Screen, 3(2):72-8. doi:10.1177/096914139600300205 PMID:8849763

Sequist TD, Zaslavsky AM, Marshall R, Fletcher RH, Ayanian JZ (2009). Patient and physician reminders to promote colorectal cancer screening: a randomized controlled trial. Arch Intern Med, 169(4):364-71. doi:10.1001/archinternmed.2008.564 PMID:19237720

Sicsic J, Franc C (2014). Obstacles to the uptake of breast, cervical, and colorectal cancer screenings: what remains to be achieved by French national programmes? BMC Health Serv Res, 14(1):465. doi:10.1186/1472-6963-14-465 PMID:25282370

Smith SG, McGregor LM, Raine R, Wardle J, von Wagner C, Robb KA (2016). Inequalities in cancer screening participation: examining differences in perceived benefits and barriers. Psychooncology, 25(10):1168-74. doi:10.1002/pon.4195 PMID:27309861

Stone EG, Morton SC, Hulscher ME, Maglione MA, Roth EA, Grimshaw JM, et al. (2002). Interventions that increase use of adult immunization and cancer screening services: a meta-analysis. Ann Intern Med, 136(9):641-51. doi:10.7326/0003-4819-136-9200205070-00006 PMID:11992299

Stoop EM, de Haan MC, de Wijkerslooth TR, Bossuyt PM, van Ballegooijen M, Nio CY, et al. (2012). Participation and yield of colonoscopy versus non-cathartic CT colonography in population-based screening for colorectal cancer: a randomised controlled trial. Lancet Oncol, 13(1):55-64. doi:10.1016/S1470-2045(11)70283-2 PMID:22088831

Taha H, Jaghbeer MA, Shteiwi M, AlKhaldi S, Berggren V (2016). Knowledge and perceptions about colorectal cancer in Jordan. Asian Pac J Cancer Prev, 16(18):847986. doi:10.7314/APJCP.2015.16.18.8479 PMID:26745105

Tinmouth J, Patel J, Austin PC, Baxter NN, Brouwers MC, Earle C, et al. (2015). Increasing participation in colorectal cancer screening: results from a cluster randomized trial of directly mailed gFOBT kits to previous nonresponders. Int J Cancer, 136(6):E697-703. doi:10.1002/ijc.29191 PMID:25195923

Turner BJ, Weiner M, Berry SD, Lillie K, Fosnocht K, Hollenbeak CS (2008). Overcoming poor attendance to first scheduled colonoscopy: a randomized trial of peer coach or brochure support. J Gen Intern Med, 23(1):5863. doi:10.1007/s11606-007-0445-4 PMID:18030540

Turrin A, Zorzi M, Giorgi Rossi P, Senore C, Campari C, Fedato C, et al.; Italian colorectal cancer screening survey group (2015). Colorectal cancer screening of immigrants to Italy. Figures from the 2013 National Survey. Prev Med, 81:132-7. doi:10.1016/j. ypmed.2015.08.016 PMID:26358527

van Roon AH, Hol L, Wilschut JA, Reijerink JC, van Vuuren AJ, van Ballegooijen M, et al. (2011). Advance notification letters increase adherence in colorectal cancer screening: a population-based randomized trial. Prev Med, 52(6):448-51. doi:10.1016/j.ypmed.2011.01.032 PMID:21457725

Vart G, Banzi R, Minozzi S (2012). Comparing participation rates between immunochemical and guaiac faecal occult blood tests: a systematic review and meta-analysis. Prev Med, 55(2):87. doi:10.1016/j. ypmed.2012.05.006 PMID:22634386

Vinker S, Nakar S, Rosenberg E, Kitai E (2002). The role of family physicians in increasing annual fecal occult blood test screening coverage: a prospective intervention study. Isr Med Assoc J, 4(6):424-5. PMID:12073414

Wardle J, Williamson S, McCaffery K, Sutton S, Taylor T, Edwards R, et al. (2003). Increasing attendance at colorectal cancer screening: testing the efficacy of a mailed, psychoeducational intervention in a community sample of older adults. Health Psychol, 22(1):99105. doi:10.1037/0278-6133.22.1.99 PMID:12558207

Whitaker KL, Good A, Miles A, Robb K, Wardle J, von Wagner C (2011). Socioeconomic inequalities in colorectal cancer screening uptake: does time perspective play a role? Health Psychol, 30(6):702-9. doi:10.1037/ a0023941 PMID:21639637

White A, Thompson TD, White MC, Sabatino SA, de Moor J, Doria-Rose PV, et al. (2017). Cancer screening test use - United States, 2015. MMWR Morb Mortal Wkly Rep, 66(8):201-6. doi:10.15585/mmwr.mm6608a1 PMID:28253225

Woloshin S, Schwartz LM, Black WC, Kramer BS (2012). Cancer screening campaigns - getting past uninformative persuasion. N Engl J Med, 367(18):1677-9. doi:10.1056/NEJMp1209407 PMID:23113476

Wools A, Dapper EA, de Leeuw JR (2016). Colorectal cancer screening participation: a systematic review. Eur J Public Health, 26(1):158-68. doi:10.1093/eurpub/ ckv148 PMID:26370437

Yabroff KR, Washington KS, Leader A, Neilson E, Mandelblatt J (2003). Is the promise of cancer-screening programs being compromised? Quality of follow-up care after abnormal screening results. Med Care Res Rev, 60(3):294-331. doi:10.1177/1077558703254698 PMID:12971231

Zorzi M, Giorgi Rossi P, Cogo C, Falcini F, Giorgi D, Grazzini G, et al.; PARC Working Group (2014). A comparison of different strategies used to invite subjects with a positive faecal occult blood test to a colonoscopy assessment. A randomised controlled trial in population-based screening programmes. Prev Med, 65:70-6. doi:10.1016/ j.ypmed.2014.04.022 PMID:24811759

第七节　新兴技术

有几种用于结直肠癌筛查的试验方法正处于不同的开发阶段，包括新型粪便检测法、肉眼检测法和血液检测法（表 3–7–1）。

一、基于粪便的检测

结直肠癌是由正常黏膜通过一系列累积突变发展而来的（Vogelstein 和 Kinzler，1993）。不断生长的肿瘤病变产生的细胞碎片被释放到粪便排出物中，通过这种机制为筛查结直肠癌提供了机会。目前，市场上有一种此类检测方法，其部分原理是检测粪便中的突变 DNA。

（一）多靶点粪便 DNA 检测

1. 技术

在过去的十年中，已经开发出了几种基于粪便的 DNA 检测方法。早期开发的重点是癌症发展过程中常见的突变基因（如 *KRAS*、*APC* 和 *BAT–26*）。然而，在筛查人群中的结果显示灵敏度很低，约有一半在结肠镜检查中发现的浸润癌被漏检（Imperiale 等，2004）。由于人们逐渐意识到基因甲基化作为癌症早期标志物的重要性，因此该研究小组中增加了甲基化标志物。此外，为了提高灵敏度，检测中还添加了血红蛋白免疫测定，从而被命名为多靶点粪便 DNA（multitarget stool DNA，mt–sDNA）检测（见表 3–7–1）。目前，mt–sDNA 检测可识别出 *KRAS* 点突变、*NDRG4* 和 *BMP3* 甲基化异常以及血红蛋白。β –actin 用于测量 DNA 质量。为了防止样本沉积后的 DNA 降解，添加了稳定缓冲液，并开发了改进的分析技术（如定量等位基因特异性实时靶标和信号扩增分析）（Bailey 等，2016；Sweetser 和 Ahlquist，2016）。

表 3-7-1　最成熟的结直肠癌筛查新兴技术在关键特点和患者注意事项方面的比较

技术	关键特点	主要缺点	数据采集所需时间	读取所需时间	患者注意事项	检测结果呈阴性时所建议的随访频率
mt-sDNA	非侵入性 无需肠道准备 在家检测	昂贵 对癌前病变的灵敏度不高	数分钟，由患者在排便前后进行	数分钟；自动化	要求患者自己处理 / 取样粪便	3 年
胶囊结肠镜检查	全结肠检查 无结肠或直肠插管	无法控制胶囊转运的速度，可能导致检查信息不全 / 不完整 对癌前病变的灵敏度不高	≥ 6 小时	30 分钟或以上	大量准备工作，助推胶囊前进	5 年
血浆 DNA（*mSEPT9*）	非侵入性 无需肠道准备	昂贵 对早期癌症和癌前病变不灵敏	数分钟，抽血一次	实验室完成测定需小时数	抽血一次	1 年一次

注：*mSEPT9*，Septin 9 甲基化；mt-sDNA，多靶点粪便 DNA

受试者无需调整饮食或药物即可进行检测，但如果出现腹泻或因痔疮或月经出血等情况，则应避开检测。整个粪便收集在一个放置于马桶上的容器中，受试者单独使用探针对粪便进行 FIT 检测。随后向容器中添加防腐剂，并将容器和探针送至实验室。实验室必须在样本采集后 72 小时内接收样本，以便能够进行检测。

样本的处理在制造商的实验室进行。将每个标志物的结果合并到 logistic 回归方程中，以判定检测结果是阳性还是阴性（Lidgard 等，2013）；定量值为 183 或以上代表检测结果为阳性（Sweetser 和 Ahlquist，2016）。

在实验室处理过程中需要采取质量控制措施。具体而言，DNA 测定和血红蛋白免疫测定的对照样品应与患者样品同时进行，以确保处理过程充分。

2. 筛查性能

在美国的一个大型筛查人群（$n = 9989$）中检验了最新迭代的 mt-sDNA 检测的性能（Imperiale 等，2014；表 3-7-2）。在这项研究中，所有个体接受了结肠镜检查、FIT 和 mt-sDNA 检测。在该人群中，65 人诊断为结直肠癌，757 人诊断为至少一个晚期结直肠腺瘤。mt-sDNA 检测对癌症的灵敏度为 92.3%，晚期肿瘤为 42.4%，明显高于 FIT（癌症为 73.8%，晚期肿瘤为 23%）。在检测大的（≥ 10mm）锯齿状病变方面，mt-sDNA 检验的灵敏度也明显高于 FIT（42.4% *vs* 5.1%）；然而，mt-sDNA 检验对非晚期病变的特异度为 86.6%，而 FIT 则达到 94.9%。在 mt-sDNA 检测中，仅血红蛋白免疫测定的性能与 FIT 相似。

表 3-7-2　检测结直肠癌和晚期肿瘤的新兴技术的性能

技术	筛查人群中的前瞻性研究数量	癌症		癌前病变≥ 10mm		参考文献
		每个病变的灵敏度（%）	每个患者的灵敏度（%）	每个患者的灵敏度(%）	每个患者的特异度（%）	
mt-sDNA	1	NA	92.3	42[a]	87[a]	Imperiale 等（2014） Redwood 等（2016）
胶囊结肠镜检查	2	75	100	85 ～ 92[b]	95 ～ 97[b]	Rex 等（2015） Spada 等（2016）
血浆 DNA（*mSEPT9*）	2[c]	NA	50 ～ 68	11 ～ 22[d]	80 ～ 91[d]	Church 等（2014） Potter 等（2014）

注：*mSEPT9*，*Septin 9* 甲基化；mt-sDNA，多靶点粪便 DNA；NA，不适用。

[a] 晚期腺瘤 + 无蒂锯齿状病变。

[b] 息肉。

[c] 第二项研究是使用最初参与者的冷冻血浆和经修订的检测方法对检测结果进行重新分析。

[d] 晚期腺瘤。

［虽然这项大型、串联设计、横断面研究有助于深入比较 mt-sDNA 检测与 FIT 检测的性能，但工作组指出，该研究并未直接提供有关两种技术比较效果方面的信息。FIT 的性能受血红蛋白水平既定阈值的影响，该阈值定义了阳性检测结果并决定了灵敏度和特异度（见第 3.2.1 节）。如果使用血红蛋白阈值较低的 FIT，则 FIT 的结果可与本研究中 mt-sDNA 检测的结果相近，但在检测锯齿状病变和息肉方面可能存在例外情况，因为 FIT 对这些病变和息肉的灵敏度较低（Brenner 等，2014）。此外，该研究并未对两种技术的应用时间进行比较］。

有证据表明，粪便甲基化标志物的水平会随着年龄的增长而增加。一项针对 500 名结肠镜检查结果正常且拥有冷冻保存粪便样本的个体进行的研究，调查了与粪便甲基化标志物水平相关的因素（Ahlquist 等，2012）。在所研究的年龄范围内（44 ～ 85 岁），所有四个受检基因（*BMP3*、N*DRG4*、波形蛋白和 *TFPI2*）的甲基化程度都明显随着年龄的增长而增加。本分析中未发现甲基化水平与其他患者因素（如性别、种族、体重指数、饮酒量和吸烟状况）有关。因此，从理论上讲，特异度可能会随着年龄的增长而降低。在美国进行的大规模研究（Imperiale 等，2014）中，65 岁以下人群 mt-sDNA 检测的特异度（94%）高于 65 岁及以上人群（87%）。［工作组指出这些研究均在美国开展。对于这种检测在美国以外的人群中如何发挥作用还没有得到很好的研究，一些数据表明，在其他人群中需要对 DNA 标记种类进行调整。（Park 等，2017）。］

3. 预防效果

目前还没有关于 mt-sDNA 检测与结直肠癌发病率或死亡率结果的随机对照试验或观察性研究。与 CT 结肠成像一样，大多数有关 mt-sDNA 效果的研究都是对队列中的单次筛查活动进行的串联研究，将结果（结直肠癌和 / 或晚期肿瘤的检出率）与 FIT 或作为参考标准的结肠镜检查等成熟技术的结果进行比较。

Imperiale 等（2014）比较了 mt-sDNA 检测与 FIT 和结肠镜检查之间的检出率。研究对象是年龄在 50 ～ 84 岁之间、处于平均风险的无症状成年人（已被安排进行结肠镜筛查）；为确保有较高的癌症患病率，主要招募 65 岁及以上的成年人。在参加研究的 12 776 名参与者中，可对 9 989 名的检查结果进行全面评估；在结肠镜检查中，发现 65 例（0.7%）患有结直肠腺癌（其中 60 例为筛查相关的癌症），757 例（7.6%）患有晚期癌前病变，即晚期腺瘤（腺瘤性息肉≥ 10mm 或绒毛成分＞ 25% 或伴有高度异型增生）或 10mm 或更大的无蒂锯齿状病变。相比之下，mt-sDNA 检测发现的结直肠癌占 0.6%（FIT 为 0.48%）、筛查相关癌症占 0.56%（FIT 为 0.44%），晚期癌前病变占 3.2%（FIT 为 2.2%）（Imperiale 等，2014）。［虽然 mt-sDNA 检测的检出率高于本研究中使用的 FIT，但使用不同的 FIT 可能会导致不同的结果。］

第二项筛查研究将 mt-sDNA 检测与结肠镜检查进行了比较，研究对象为 40 ～ 85 岁无症状的阿拉斯加土著成年人（已被安排进行筛查或结肠镜监测）（Redwood 等，2016）。阿拉斯加土著人面临着与结直肠癌筛查相关的几项挑战：①他们是结直肠癌的高危人群，发病较早；②大多数人生活在偏远地区，获取内镜检查的机会有限，使用任何检测方法进行定期筛查都具有挑战性；③幽门螺杆菌胃炎导致的地方性消化道出血发病率较高，因此 FOBT 在这一人群中的特异度较差（76%）（Redwood 等，2014）。出于这些考虑，研究人员更有兴趣比较 FIT 与 mt-sDNA 检测在这一人群中的检出率。主要结局指标是在筛查或监测结肠镜检查中发现的结肠癌、晚期腺瘤（腺瘤性息肉≥ 10mm 或绒毛成分＞ 25% 或伴有高度异型增生）或 10mm 或更大的无蒂锯齿状病变（称为筛查相关肿瘤）的检出率。晚期腺瘤在解除盲法之前要进行独立审查。在 868 名注册参与者中，有 661 人完成了研究，其中 435 人来自筛查组，226 人来自监测组。在筛查组中，通过 mt-sDNA 检测出的筛查相关肿瘤占 50%，而 FIT 占 31%（P= 0.01）；通过 mt-sDNA 检测出的晚期腺瘤占 45%，而 FIT 占 28%（P ＜ 0.05）。两个研究组均未单独报告无蒂锯齿状病变（n = 25）的检出率，但对于＞ 10mm 的病变，mt-sDNA 检出率为 67%，而 FIT 检出率为 11%（P = 0.07）；对于 10mm 或更小的病变，mt-sDNA 检出率为 38%，而 FIT 检出率为 6%（P = 0.07）。［工作组指出，这些结果与 Imperiale 等（2014）的研究结果一致，但这只是一项针对独特的高风险人群的小型研究，因此不宜推广到结直肠癌一般风险人群。］

建模研究已开始将 mt-sDNA 检测纳入模拟，以便与其他筛查检测进行比较。Knudsen 等（2016）为 USPSTF 建立的微观模拟模型调查了 17 种特别的 mt-sDNA 筛查策略（有关模型的详细信息，另见第 3.2.6 节和第 3.3.6 节）。这些策略变动了筛查起始年龄和终止年龄，并将筛查间隔时间定为 1 年、3 年和 5 年。在所有三个模型中，50 ～ 75 岁时每年一次 mt-sDNA 筛查是有效的（即每增加一次筛查提供 LYG 最大增量的策略）或接近有效（在有效前沿的 98% 以内）；然而，制造商推荐每 3 年和每 5 年一次 mt-sDNA 筛查的策略不如每年进行其他粪便检测有效。每年进行 mt-sDNA 检测并不是一种值得推荐的策略，因为其效能比低于基准效能（即 50 ～ 75 岁时每 10 年进行一次结肠镜检查）。然而，就每 1000 名筛查者可避免的死亡人数而言，结果是相似的：每 10 年一次结肠镜检查可避免 22 ～ 24 例死亡，每年一次 mt-sDNA 检测可避免 22 ～ 24 例死亡，每 3 年一次 mt-sDNA 检测可避免 19 ～ 22 例死亡，每年一次 FIT 检测可避免 20 ～ 23 例死亡（Bibbins-Domingo 等，2016）。

Barzi 等（2017）在比较 13 种结直肠癌筛查策略的 10 年结果时，将筛查间隔为 1 年和 2 年的 mt-sDNA 检测纳入其中。每年一次 mt-sDNA 筛查与每两年一次相比，诊断出的结直肠癌数量差异可忽略不计（3870 例 *vs* 3860 例），但每年和每两年一次筛查的结直肠癌检出率都超过了一次性结肠镜检查（3462 例）。然而，模型预测每年和每两年一次 mt-sDNA 筛查与结肠镜检查相比，结直肠癌发病风险降低幅度较小（14% *vs* 23%）以及结直肠癌死亡风险降低幅度也较小（每年一次 mt-sDNA 筛查为 21%，每两年一次 mt-sDNA 筛查为 18% *vs* 结肠镜检查为 34%）（Barzi 等，2017）。

4. 不良影响

接受 mt-sDNA 筛查的过程中没有记录到任何不良影响。与其他基于粪便的结直肠癌筛查试验一样，不良影响与阳性检测结果的后续结肠镜检查和假阳性结果有关（见第 3.2.4 节）。如果 mt-sDNA 检测结果为阳性，而结肠镜检查结果为阴性，这可能是由于未能检测到可见病变、早期肿瘤病变尚未显现、分子技术检测到的消化道或结肠上肿瘤或试验灵敏度所致。

在两项使用 mt-sDNA 的筛查研究中（Imperiale 等，2014；Redwood 等，2016），在 mt-sDNA 阳性结果的后续结肠镜检查中未检测到晚期肿瘤或结直肠癌的比例约为 10%（范围为 7% ～ 13%），且不随年龄波动。与其他基于粪便的检测相比，这些患者可能会接受更积极的短期监测，因为他们担忧假阳性结果有更多种可能解释。

Cotter 等（2017）统计了 mt-sDNA 检测结果假阳性和真阴性患者的结局（死亡率、发病率和其他症状）。在中位随访 4 年 1050 名符合条件的患者（mt-sDNA 检测结果为阳性且结肠镜检查结果为阴性的患者）中，呼吸消化系统恶性肿瘤的累积发病率（8 例，包括 1 例结肠癌、3 例胰腺癌、3 例肺癌和 1 例胆管癌）未超过预期发病率，假阳性状态与超额死亡率或“警报症状”无关。与假阳性结果引起的患者焦虑有关的证据尚未见报道。

5. 成本效益

在一项比较微观模拟建模研究中，Lansdorp-Vogelaar 等（2010）使用 MISCAN 和 SimCRC 模型评估了 mt-sDNA 检测、FIT、乙状结肠镜检查、乙状结肠镜加 FIT 和结肠镜检查的比较成本效益。基线评估了 3 年和 5 年的结直肠癌筛查间隔、第一代和第二代 mt-sDNA 检测腺瘤和癌症的性能特征，以及 350 美元的报销率。在结直肠癌筛查参与率为 100% 的情况下，与每年一次 FIT 筛查（32% ～ 40%）相比，每 3 年和每 5 年一次 mt-sDNA 筛查可降低相似程度的结直肠癌发病风险（30% ～ 49%），但如果每 10 年一次结肠镜检查，则估计结直肠癌发病风险的降低幅度要大得多（53% ～ 72%）。与其他筛查试验相比，间隔 3 年和 5 年的 mt-sDNA 检测是成本最昂贵、效果最不明显的筛查试验，但成本仍控制在成本效益的常规标准范围内（每 LYG ＜ 15 000 美元）。作者归纳指出，若参与率较其他筛查试验高出 50%，或报销成本低于 60 美元，那么按照模拟报销率以及每 3 年筛查一次，mt-sDNA 将是一种有效的策略。

Ladabaum 和 Mannalithara（2016）使用马尔可夫模型评估了一般风险成人中每 3 年一次 mt-sDNA、每年一次 FIT 和每 10 年一次结肠镜检查的结直肠癌筛查成本效益比较。尽管 mt-sDNA 在性能上优于 FOBT，且灵敏度高出 FIT（见第 3.7.1（一）2 节），但假定参与率为 100% 且每获得一个 QALY 的成本效益阈值低于 10 万美元时，则每年一次 FIT 和每 10 年一次结肠镜检查比每 3 年一次 mt-sDNA 更有效且成本更低。敏感性分析得出的结果与前一项研究相似；在有组织的筛查中，只有在每 3 年一次 mt-sDNA 的定期筛查者（68% *vs* 50%）和间歇筛查者（32% *vs* 27%）的参与率比 FIT 更高，或者报销额度比基准费率低 60% 的情况下，才能在成本效益的最高阈值（每 QALY ＜ 10 万美元 ）下优于 FIT。对于机会性筛查，根据定期筛查者 15% 的参与率和间歇筛查者 30% 的参与率计算，mt-sDNA 需要达到近两倍的参与率，才能低于每 QALY 10 万美元的成本效益阈值。

（二）其他粪便试验

虽然将血红蛋白作为粪便中的蛋白质标志物是一种公认的筛查方法，但同时也评估了其他粪便蛋白质标志物。通常，这些其他标志物的评估是在小型观察性研究中开展的，这些研究对结直肠癌和晚期肿瘤检出率进行了估计。丙酮酸激酶 M2 是一种调节肿瘤生长的蛋白质，对结直肠癌并无特异性。一项 meta 分析确定了 10 项评估粪便丙酮酸激酶 M2 在检测结直肠癌中应用的单独研究，结果显示该标志物的灵敏度为 79%，特异度为 81%（Li 等，2012）。钙粘蛋白是一种主要存在于中性粒细胞中的钙结合蛋白。在一项针对筛查人群（n = 2321）的大型前瞻性评估研究中，该标志物对结直肠癌的灵敏度为 63%，特异度为 76%（Hoff 等，2004）。

除了这些单一的蛋白质标志物外，人们还对开发粪便中可用于筛查的更广泛的蛋白质组感兴趣（Ang 等，2011；Bosch 等，2017）。然而，这项工作仍处于初步阶段。此外，将粪便微生物组作为筛查工具的研究也引起了人们的广泛兴趣，但这一研究在很大程度上仍处于探索阶段（Yu 等，2017）。

二、胶囊结肠镜检查

基于评估小肠的胶囊技术，一种用于评估大肠的胶囊于 2006 年首次推出并对其进行了评价（Eliakim 等，2006）。这项技术可以在不插管或不使用镇静剂的情况下进行全结肠检查（表 3-7-1）。

（一）技术

目前使用的技术是在大肠成像方面性能有所改进的第二代系统。用于进行胶囊结肠镜检查的设备目前由一家供应商提供，需要三个组件：胶囊、数据记录器和读取所获图像的工作站。可摄入胶囊的尺寸约为 11mm × 32mm。该设备的两端各有一个摄像头，电池可使图像采集持续约 10 个小时。根据最初的经验，对胶囊进行了改进，以提高其性能。目前的第二代胶囊每个摄像头的视角为 172°，可实现近 360° 观察结肠。胶囊每秒最多可拍摄 35 幅图像。该技术的另一项改进点是开发了自适应帧率；这在一定程度上得益于胶囊与患者佩戴的数据记录器之间的实时通信。最后，记录器中的数据会被下载到工作站，以帮助临床医生进行图像审查（Spada 等，2015，2016）。

出于几个重要原因，胶囊结肠镜检查的准备工作是必要的。与传统结肠镜检查一样，覆盖在结肠黏膜的残留粪便可能会影响检查质量。事实上，与传统结肠镜检查相比，准备不充分对胶囊结肠镜检查性能的威胁更大，因为胶囊结肠镜检查没有机会清洗肠道或通过抽吸清除残留物。此外，在胶囊结肠镜设备 10 小时的电池寿命内，需要将胶囊“推”到结肠并穿过结肠才能完成检查（Spada 等，2015）。通常，结肠准备是用全剂量（4 L）的聚乙二醇来完成的，其中一半在手术前一天服用，另一半在手术当天服用。推进胶囊移动最常用的方法是使用磷酸钠（NaP）。准备工作还包括在手术前一天调整饮食（如清流食），有时也会使用栓剂帮助胶囊排泄。即使采取了这些积极的准备和加强方案，检查质量仍然可能是一个问题。在最近对结肠胶囊结肠镜检查研究的 meta 分析中，81% 的病例达到了足够的清洁水平，90%

的病例在通常的电池寿命（10 小时）内排出胶囊（Spada 等，2016）。

胶囊排出体外后，需要对获得的图像进行解读。由于胶囊会生成数千张图像，因此读取这些图像非常麻烦。在超过 25% 的情况下，读取时间可能超过 50 分钟（Farnbacher 等，2014）。在用于评估小肠的类似胶囊技术基础上，人们一直在努力开发计算机辅助读取算法。专有软件可根据审阅人的要求预览重要的检查结果。例如，可将感兴趣的图像设置为不同的百分比，以便审阅人快速浏览研究结果。最近的一项研究对该软件进行了正式评估（Farnbacher 等，2014）。通过使用此类设置，审阅人可将阅读时间缩短 90%，同时仍能识别 98% 的患者至少有一个重要的息肉样病变。使用这种软件可能有助于个人当天的检查，使他们能够迅速从胶囊检查转为结肠镜检查，因为他们至少有一个需要进行息肉切除术的病灶。

［工作小组认为，与其他结构性筛查方法（如结肠镜检查和 CT 结肠成像）相比，胶囊结肠镜检查对患者和检查者的要求更高，需要更充分的准备、患者的检查时间更长以及临床医生的读取时间更长。检查和读取时间的延长限制了当天进行结肠镜检查的机会，这样可以避免两次单独的结肠准备］。

有些个体可能并不适合接受胶囊结肠镜检查。例如，对于存在吞咽障碍的个体而言，这些检查可能并不适宜。若要到达结肠，设备必须穿过整个近端胃肠道，包括小肠。对于曾经做过大范围手术和 / 或已知有粘连性疾病的人来说，存在胶囊卡在小肠中的风险。最后，某些人出现磷酸钠并发症的风险较高（如服用血管紧张素转换酶抑制剂的高血压患者），因此使用胶囊结肠镜筛查会给这些人带来更大的风险。

欧洲胃肠道内镜学会指南提出了结肠胶囊的使用方法（Spada 等，2012）。主要的建议包括使用分剂量聚乙二醇进行肠道准备，并尽可能使用磷酸钠增强剂。此外，该指南还建议采用标准化报告实践，包括准备工作的质量、检查的完整性以及对识别出的息肉进行描述（即大小、形态、位置）。该指南建议对息肉大小为 6mm 或更大或有 3 个或更多大小不等的息肉的患者进行后续结肠镜检查，并建议在检查结果呈阴性后，在结直肠癌筛查中进行间隔 5 年的后续检查。

（二）筛查性能

一项大型串联研究评估了胶囊结肠镜在筛查人群中的性能（Rex 等，2015）。在最终队列（$n = 695$）中，胶囊结肠镜检查识别出了具有一个或多个 6mm 或更大息肉的个体，灵敏度为 81%（95% CI，77% ～ 84%），特异度为 93%（95% CI，91% ～ 95%）。结肠镜检查发现了四种癌症，其中三种是在盲法胶囊判读中发现的（每个病变的灵敏度为 75%）；另一种癌症（10mm 无柄病灶）在非盲法复查期间发现的。［在患有该癌症的患者中，还发现了可能需要进行全结肠镜检查的其他病变。］

捷克共和国的第二项串联研究（Suchanek 等，2015）评估了 236 名连续入组的 50 岁以上成年人的胶囊结肠镜检查性能。胶囊结肠镜检查对 6mm 或更大息肉的灵敏度为 77%，对 10mm 或更大息肉的灵敏度为 88%，对 10mm 或更大腺瘤的灵敏度为 100%；对 6mm 或更大息肉的特异度为 97%，对 10mm 或更大息肉的特异度为 99%。两种方法都诊断出了两种癌症。两项研究对 10mm 或以上病变的总体灵敏度和特异度相似（Spada 等，2016）。

胶囊结肠镜检查（又称胶囊内镜检查）在美国被批准用于结肠镜检查不完全或不适合结肠镜检查或镇静患者的近端结肠，但未被批准用于一般风险成人的结直肠癌筛查，这可能是由于在筛查人群中可用的性能数据有限（Rex 等，2017）。

（三）预防效果

目前还没有关于胶囊结肠镜检查与结直肠癌发病率或结直肠癌死亡率结果的随机对照试验或观察性研究。与其他新兴技术一样，也进行了单次检测的串联研究，比较了胶囊结肠镜检查和作为参考标准的常规结肠镜检查对癌症和癌前病变的检出率［这些研究大多是在小规模、异质性研究人群中进行的］。在一项评估 689 名受试者的胶囊结肠镜检查检出率的研究中（Rex 等，2015），6mm 或更大腺瘤的检出率为 14%，10mm 或更大腺瘤的检出率为 5.8%。癌症检出率为 0.4%（结肠镜检查发现 4 个癌症中的 3 个），且在取消盲法后，癌症病灶在胶囊拍摄的多张照片中均能看见。

（四）不良影响

与胶囊结肠镜检查相关的严重不良事件记录很少（Spada 等，2012，2016）。在一项针对筛查人群的串联研究中，有报告显示没有发生与胶囊相关的严重事件（Rex 等，2015）。在 884 名参与研究的患者中，101 名患者报告了 142 起非严重事件，其中 128 起与肠道准备有关。三起胶囊相关的非严重事件与手术有关，包括恶心、呕吐和腹部绞痛（Rex 等，2015）。胶囊滞留是指胶囊在消化道中滞留的时间超过两周，发生这种情况的患者不到 2%（Rondonotti，2017）。

（五）效益危害比与成本效益

目前还没有关于胶囊结肠镜检查效益危害比的数据。Hassan 等（2008）使用模拟模型对胶囊结肠镜检查和常规结肠镜检查进行了比较，发现如果参与率相同，胶囊结肠镜检查的成本效益低于常规结肠镜检查。如果胶囊结肠镜检查的参与率比常规结肠镜检查的参与率高出 30%，那么胶囊结肠镜检查比传统结肠镜检查更具成本效益。

三、血液检测

（一）单基因血浆 DNA 检测（mSEPT9 DNA 检测）

基于血液的 DNA 检测是另一种新型的结直肠癌筛查检测方法。血液检测作为一种结直肠癌筛查试验，被称为“癌症检测研究的圣杯”（Ransohoff，2003），因为仅需采血一次，降低了参与筛查的障碍，而且还可以与其他一年一次的检测（如胆固醇检测）结合使用（表 3-7-1）。虽然相对简单是该方法的优点之一，但在筛查结果呈阳性后是否接受结肠镜检查仍是一个重要的考虑因素。

1. 技术

癌症患者血浆中含有微量来自肿瘤的 DNA（Pawa 等，2011）。迄今为止，寻找与肿瘤相关的甲基化变化更有前景。研究人员通过一个详细描述的过程（Payne，2010），评估了一系列潜在的 DNA 甲基化标志物。与其他潜在候选标志物相比，*Septin 9* 基因（*mSEPT9*）甲基化在病例对照研究中具有良好的试验特性，因此被选中进一步开发和评估（Lofton-Day 等，2008）。Septins 作为一个基因家族，在包括细胞凋亡在内的多种细胞过程中具有关键功能（Hall & Russell，2004）。

从患者的角度来看，*mSEPT9* DNA 检测不需要做任何准备，包括无需改变饮食习惯和服用药物。患者只需进行一次抽血，样本就会被送往实验室进行处理。处理过程的细节因所使用的检测版本而异（Epi proColon，2017），但处理过程需要两个步骤。第一步，从血浆中提取 DNA，随后放入亚硫酸氢盐溶液中培养，以改变 DNA 中未甲基化的胞嘧啶残基。第二步，使用实时双重聚合酶链反应检测亚硫酸氢盐转化的 DNA，并通过荧光检测探针特异性地识别 mSEPT9 的存在。处理时间预计为 8 小时（Lamb 和 Dhillon，2017）。

基于实验室的 *mSEPT9* DNA 检测具有完善的外部和内部对照。外部对照包括与患者样本同时检测的已知阳性和阴性样本。而内部对照方面，β -actin DNA 被用作 DNA 质量的标记物。

不同国家批准使用该检测方法的不同版本。在美国，美国食品和药物监督管理局批准该检测用于不愿接受任何其他筛查的人群；在欧洲和中国，针对同一标志物的略有不同的检测版本也获得了批准。虽然都是第二代检测，但美国使用的版本只要求三个重复样本中的一个呈阳性，而欧洲使用的版本则要求三个重复样本中的两个呈阳性（Lamb 和 Dhillon，2017）。

2. 筛查性能

一项大规模（$n = 7941$）前瞻性研究直接评估了 *mSEPT9* DNA 检测作为筛查工具的性能（Church 等，2014）。在开始结肠准备工作前至少 1 天，从 50 岁或以上无症状的成年人中抽取血样。随后完成结肠镜检查。共有 53 例癌症患者和 1457 例无肿瘤患者提供了结果。当使用两个重复样本对 *mSEPT9* DNA 检测进行分析时，该检测对癌症的灵敏度为 48.2%，特异度为 91.5%。检测晚期病变的灵敏度更高（例如，Ⅳ期癌症的灵敏度为 77.4%，而Ⅰ期癌症的灵敏度为 35%）。在事后分析中，使用第三个重复样本重新计算了检测特性。灵敏度上升至 63.9%，而特异度则下降至 88.4%（Church 等，2014）。另外还使用优化后的（即第二代）检测方法对该队列进行了后续分析。检测出结直肠癌的灵敏度上升至 68%，特异度下降至 79%（Potter 等，2014）。

一项 meta 分析确定了 14 项评估 *mSEPT9* DNA 检测性能的研究（Zhang 等，2017）。这些研究的设计和检测方法各不相同，进而导致了显著的异质性。在检测结直肠癌方面，合并灵敏度为 67%（95% CI，61% ～ 73%），合并特异度为 89%（95% CI，86% ～ 92%）。在另一项包含 25 项研究的 meta 分析（Song 等，2017）中，纳入了 2613 例结直肠癌病例和 6030 例对照，灵敏度介于 48.2% 到 95.6% 之间，特异度介于 79.1% 到 99.1% 之间。

如上所述［见第 3.7.1（一）2 节］，有证据表明基因甲基化程度会随着年龄的增长而上升，这有可能降低老年人的检测特异性。此外，按种族进行的分析表明，与白人相比，非洲裔美国人的假阳性率有所上升（Potter 等，2014）。事实上，Zhang 等（2017）的 meta 分析也显示了不同种族间的性能差异。

3. 筛查效果

目前还没有关于血浆 DNA 检测对结直肠癌发病率或死亡率影响的随机对照试验或观察性研究。与其他新兴技术一样，比较癌症和癌前病变检出率的单次检测串联研究是评估检测效力的主要方法策略。目前仅在无症状筛查人群中对 *mSEPT9* DNA 检测进行过一次评估，如上文所述（Church 等，2014）。

Ladabaum 等（2013）使用经过验证的决策分析模型估计了 *mSEPT9* DNA 检测、FOBT、FIT、乙状结肠镜检查和结肠镜检查的比较效果。*mSEPT9* DNA 检测所使用的性能参数是 Church 等（2014）在两年一次筛查中通过两次和三次重复所观察到的参数。所有筛查策略均假定参与率为 100%。在基本情况下，使用 *mSEPT9* DNA 检测进行筛查可使结直肠癌发病率降低 35% ～ 41%，结直肠癌死亡率降低 53% ～ 61%。

就 *mSEPT9* DNA 检测的比较效果而言，该分析中考虑到的所有既定筛查策略均比 *mSEPT9* DNA 检测更有效。

4. 不良影响

目前还没有使用 *mSEPT9* DNA 检测进行结直肠癌筛查的不良影响报告。潜在的不良影响与抽血过程有关。由于目前检测的特异度较低，在接受筛查并得到阳性检测结果的无症状成年人中，有相当一部分人将被转诊接受结肠镜检查，进而也将涉及到与肠道准备和结肠镜检查相关的风险。

5. 效益危害比与成本效益

关于使用 *mSEPT9* DNA 检测进行结直肠癌筛查的效益 – 危害比，目前尚无相关数据，工作组仅获得一项关于成本效益的研究。Ladabaum 等（2013）比较了 *mSEPT9* DNA 检测与现有筛查策略的成本效益。根据 Church 等（2014）对特异度和灵敏度的估计进行分析，与未筛查相比，使用 *mSEPT9* DNA 检测进行结直肠癌筛查具有成本效益，但与现有的筛查试验相比则不具成本效益，因为其效果较差且成本较高。由于筛查参与度是可变的，并受检测偏好的影响，因此对不同策略进行比较可能会得出不同的结果。

例如，在 100% 参与率的情况下，FIT 是首选策略，但当参与率降至 70% 以下时，FIT 便不及两样本 *mSEPT9* DNA 检测更有效；参与率降至 85% 以下时，FIT 不如三样本 *mSEPT9* DNA 检测更有效。［工作组指出，如果提高结直肠癌筛查计划的参与率取决于是否有对偏好敏感的选择，那么在正面比较中，与特性更良好的检测方法相比，效果更差的检测方法可能会更具吸引力。］

（二）多基因血浆 DNA 检测

目前市场上有一种 29 基因标志物检测，并已作为结直肠癌筛查的一种选择在一些国家上市。该基因检测基于这样一种假设，即粒单核细胞被募集到肿瘤中，这些细胞中的基因可用作检测的生物标志物（Nichita 等，2014）。该检测已在一项招募大韩民国和瑞士患者的病例对照研究中进行了评估。最初的研究包括 144 人，其中 46 名为至少有一个大息肉的患者，48 名为结直肠癌患者，50 人为对照。这 48 例结直肠癌患者平均分为四个阶段（n=12）。通过重复的统计分析，最终确定了 29 个基因组成 DNA 检测。为了评估 29 个基因检测的临床相关性，对数据集采用了惩罚 logistic 回归，并通过非重叠 bootstrap 法对模型进行了验证。在验证模型中，检测结直肠癌的灵敏度为 75%（Ciarloni 等，2015）。

在第二篇文献（Ciarloni 等，2016）中，29 个基因检测再次在选定人群中进行了测试。虽然第二次研究的规模大于初始研究（n = 594），但只纳入了瑞士的人群。研究再次采用了病例对照设计，其中包括 149 名对照、103 例至少有一个大腺瘤的患者和 97 例结直肠癌患者，其中晚期癌症患者居多（44 例处于 Ⅰ 期和 Ⅱ 期，53 例处于 Ⅲ 期和 Ⅳ 期）。考虑到这两组检测，发现结直肠癌的灵敏度为 75%，晚期癌症患者的灵敏度更高（Ⅲ 期和 Ⅳ 期为 90%，Ⅰ 期和 Ⅱ 期为 56%）。根据结肠镜检查阴性结果确定的特异度为 92%。

［工作组指出，所使用的验证策略表明该模型的拟合程度极高，而且尚未在以结肠镜检查为参考标准的大型前瞻性无症状筛查人群中对该检测的特性进行评估。病例范围偏重于晚期疾病，有证据表明晚期疾病患者的检测特性更好］。

四、基于其他标志物的检测

（一）血清中的蛋白质标志物

癌变过程中产生异常蛋白质的潜在途径有很多，可以在血清中检测到。蛋白质可能是异常修饰基因的直接产物。另外，与癌症相关的炎症或出血组织释放的蛋白质产物也可能被检测到。最后，还研究了识别肿瘤组织产生的抗体的方法。血清中的肿瘤衍生标志物，如癌胚抗原和糖类抗原（如 CA 19 ～ 9）已被广泛研究（Hundt 等，2007）。［有关检测性能的研究通常样本量较小，且采用病例对照设计。］结果因各种因素而异，包括所研究的癌症患者范围（早期与晚期）以及用于定义阳性检测结果的阈值。此类标记物的结果通常令人失望，因为其灵敏度约为 50%，且偏向于晚期患者。鉴于单个血清标志物的灵敏度相对较低，人们开始努力对蛋白质组进行更广泛的研究。一些研究小组已经使用质谱分析来研究癌症患者和非癌症患者的蛋白质模式。尽管将蛋白质模式的检测特性与肿瘤标志物的检测特性进行比较的研究显示出了更有希望的结果（Pawa 等，2011），但这些研究规模较小，而且属于横断面研究。

（二）粪便或血清中的 RNA 标志物

过去十年间，人们对转录组在结直肠癌发生发展过程中的作用越来越感兴趣。最初的研究更直接地关注蛋白质编码 RNA。游离信使 RNA（messenger RNA，mRNA）在血液中并不稳定。不过，可以分析从循环白细胞中分离出来的 mRNA。已对编码一系列潜在相关生物标志物（如癌胚抗原、细胞角蛋白和粘蛋白）的 mRNA 进行了分析（Hundt 等，2007）。［在这些对选定癌症病例与对照进行比较的小型研究中，检测特性并不适合用于筛查］。

人们对非编码 RNA 作为癌症（包括结直肠癌）生物标志物越来越感兴趣（Esteller，2011；Kita 等，2017）。研究最深入的可能是微小 RNA（microRNAs，miRNA）。miRNA 是短片段（18 ～ 22bp）的非编码 RNA。与 mRNA 相比，这些短片段更稳定，即使在极端温度或 pH 值下也不易降解，因此更适合作为生物标志物（Yiu 和 Yiu，2016）。miRNA 作为 mRNA 翻译的调控因子，可通过多种机制影响肿瘤的生长和发展。重要的是，它们可在血清和粪便中检测到。在一项检测粪便中 miRNA 的代表性研究中，研究人员比较了 29 名接受结肠镜检查者（其中 10 人患有结直肠癌）的 miRNA 表达。与非结直肠癌患者相比，结直肠癌患者粪便中 miR-21 和 miR-106a 的水平明显升高（Link 等，2010）。［工作组指出，虽然这一领域的研究发展迅速，但这些研究都是初步研究，重点是结直肠癌病例和对照组的标记物。目前尚无针对筛查人群的大规模研究。］

（三）呼气试验中的挥发性有机化合物

人们对将通过呼出的挥发性有机化合物作为一种潜在的生物标记物进行研究产生了一定的兴趣。肿瘤生长与细胞膜过氧化及随后的挥发性有机化合物排放有关（de Boer 等，2014）。挥发性有机化合物可以通过几种不同的方法进行鉴定（de Boer 等人，2014 年）。可以使用气相色谱 - 质谱法（gas chromatography-mass spectrometry，GC-MS）从呼气样本中分离出单个挥发性气体。此外，一种被称为“电子鼻”的传感器芯片可以在挥发性有机化合物的潜在特征驱动下更广泛地评估气味指纹。

评估挥发性有机化合物作为结直肠癌生物标志物作用的研究相对有限（Markar 等，2015）。一项原理验证研究利用训练有素的警犬嗅觉来区分癌症患者和非癌症患者。一只拉布拉多猎犬从 33 份呼气样本中恰当地检测出了经结肠镜检查确诊的结直肠癌，灵敏度为 91%，特异度为 99%（Sonoda 等，2011）。从临床角度来看，很难在标准实验室实践中使用犬类检测，但这项研究促使人们进一步使用更传统的方法来检测挥发性有机化合物。例如，不同的研究人员（Altomare 等，2013；Amal 等，2016）在结直肠癌病例和对照组中使用气相色谱 – 质谱法来识别可能具有鉴别作用的挥发性有机化合物。在少量个体中使用此类方法的灵敏度约为 85%，特异度在 83% ～ 94% 之间。［工作组指出，这些研究规模较小，属于初步研究，需要进行验证。尚未对筛查人群中的挥发性有机化合物进行大规模前瞻性评估。］

参考文献

Ahlquist D, Taylor W, Yab T, Devens M, Mahoney D, Boardman L, et al. (2012). Aberrantly methylated gene marker levels in stool: effects of demographic, exposure, body mass, and other patient characteristics. J Mol Biomark Diagn, 3:e1000133. doi:10.4172/2155-9929.1000133

Altomare DF, Di Lena M, Porcelli F, Trizio L, Travaglio E, Tutino M, et al. (2013). Exhaled volatile organic compounds identify patients with colorectal cancer. Br J Surg, 100(1):144-50. doi:10.1002/bjs.8942 PMID:23212621

Amal H, Leja M, Funka K, Lasina I, Skapars R, Sivins A, et al. (2016). Breath testing as potential colorectal cancer screening tool. Int J Cancer, 138(1):229-36. doi:10.1002/ijc.29701 PMID:26212114

Ang CS, Rothacker J, Patsiouras H, Gibbs P, Burgess AW, Nice EC (2011). Use of multiple reaction monitoring for multiplex analysis of colorectal cancer-associated proteins in human feces. Electrophoresis, 32(15):192638. doi:10.1002/elps.201000502 PMID:21538981

Bailey JR, Aggarwal A, Imperiale TF (2016). Colorectal cancer screening: stool DNA and other noninvasive modalities. Gut Liver, 10(2):204-11. doi:10.5009/ gnl15420 PMID:26934885

Barzi A, Lenz HJ, Quinn DI, Sadeghi S (2017). Comparative effectiveness of screening strategies for colorectal cancer. Cancer, 123(9):1516-27. doi:10.1002/ cncr.30518 PMID:28117881

Bibbins-Domingo K, Grossman DC, Curry SJ, Davidson KW, Epling JW Jr, García FAR, et al.; US Preventive Services Task Force (2016). Screening for colorectal cancer: US Preventive Services Task Force recommendation statement. JAMA, 315(23):2564-75. doi:10.1001/ jama.2016.5989 PMID:27304597

Bosch LJW, de Wit M, Pham TV, Coupé VMH, Hiemstra AC, Piersma SR, et al. (2017). Novel stool-based protein biomarkers for improved colorectal cancer screening: a case-control study. Ann Intern Med, 167(12):855-66. doi:10.7326/M17-1068 PMID:29159365

Brenner H, Werner S, Chen H (2014). Multitarget stool DNA testing for colorectal-cancer screening. N Engl J Med, 371(2):184-5. doi:10.1056/NEJMc1405215 PMID:25006737

Church TR, Wandell M, Lofton-Day C, Mongin SJ, Burger M, Payne SR, et al.; PRESEPT Clinical Study Steering Committee, Investigators and Study Team (2014). Prospective evaluation of methylated SEPT9in plasma for detection of asymptomatic colorectal cancer. Gut, 63(2):317-25. doi:10.1136/gutjnl-2012-304149 PMID:23408352

Ciarloni L, Ehrensberger SH, Imaizumi N, Monnier-Benoit S, Nichita C, Myung SJ, et al. (2016). Development and clinical validation of a blood test based on 29-gene expression for early detection of colorectal cancer. Clin Cancer Res, 22(18):4604-11. doi:10.1158/1078-0432. CCR-15-2057 PMID:27126992

Ciarloni L, Hosseinian S, Monnier-Benoit S, Imaizumi N, Dorta G, Ruegg C; DGNP-COL-0310 Study Group (2015). Discovery of a 29-gene panel in peripheral blood mononuclear cells for the detection of colorectal cancer and adenomas using high throughput real-time PCR. PLoS One, 10(4):e0123904. doi:10.1371/journal. pone.0123904 PMID:25876024

Cotter TG, Burger KN, Devens ME, Simonson JA, Lowrie KL, Heigh RI, et al. (2017). Long-term follow-up of patients having false-positive multitarget stool DNA tests after negative screening colonoscopy: the LONGHAUL cohort study. Cancer Epidemiol Biomarkers Prev, 26(4):614-21. doi:10.1158/1055-9965.EPI-16-0800 PMID:27999144

de Boer NK, de Meij TG, Oort FA, Ben Larbi I, Mulder CJ, van Bodegraven AA, et al. (2014). The scent of colorectal cancer: detection by volatile organic compound analysis. Clin Gastroenterol Hepatol, 12(7):1085-9. doi:10.1016/ j.cgh.2014.05.005 PMID:24823289

Eliakim R, Fireman Z, Gralnek IM, Yassin K, Waterman M, Kopelman Y, et al. (2006). Evaluation of the PillCam Colon capsule in the detection of colonic pathology: results of the first multicenter, prospective, comparative study. Endoscopy, 38(10):963-70. doi:10.1055/s-2006-944832 PMID:17058158

Epi proColon (2017). Detection and technology: detecting methylated septin 9. Available from: http://www.epiprocolon.com/us/laboratories/ detection-and-technology/ . Esteller M (2011). Non-coding RNAs in human disease. Nat Rev Genet, 12(12):861-74. doi:10.1038/nrg3074 PMID:22094949

Farnbacher MJ, Krause HH, Hagel AF, Raithel M, Neurath MF, Schneider T (2014). QuickView video preview software of colon capsule endoscopy: reliability in presenting colorectal polyps as compared to normal mode reading. Scand J Gastroenterol, 49(3):339-46. doi:10.3109/00365521.2013.865784 PMID:24325660

Hall PA, Russell SE (2004). The pathobiology of the septin gene family. J Pathol, 204(4):489-505. doi:10.1002/ path.1654 PMID:15495264

Hassan C, Zullo A, Winn S, Morini S (2008). Costeffectiveness of capsule endoscopy in screening for colorectal cancer. Endoscopy, 40(5):414-21. doi:10.1055/s-2007-995565 PMID:18302080

Hoff G, Grotmol T, Thiis-Evensen E, Bretthauer M, Gondal G, Vatn MH (2004). Testing for faecal calprotectin (PhiCal) in the Norwegian Colorectal Cancer Prevention trial on flexible sigmoidoscopy screening: comparison with an immunochemical test for occult blood (FlexSure OBT). Gut, 53(9):1329-33. doi:10.1136/ gut.2004.039032 PMID:15306594

Hundt S, Haug U, Brenner H (2007). Blood markers for early detection of colorectal cancer: a systematic review. Cancer Epidemiol Biomarkers Prev, 16(10):1935-53. doi:10.1158/1055-9965.EPI-06-0994 PMID:17932341

Imperiale TF, Ransohoff DF, Itzkowitz SH, Levin TR, Lavin P, Lidgard GP, et al. (2014). Multitarget stool DNA testing for colorectal-cancer screening. N Engl J Med, 370(14):1287-97. doi:10.1056/NEJMoa1311194 PMID:24645800

Imperiale TF, Ransohoff DF, Itzkowitz SH, Turnbull BA, Ross ME; Colorectal Cancer Study Group (2004). Fecal DNA versus fecal occult blood for colorectal-cancer screening in an average-risk population. N Engl J Med, 351(26):2704-14. doi:10.1056/NEJMoa033403 PMID:15616205

Kita Y, Yonemori K, Osako Y, Baba K, Mori S, Maemura K, et al. (2017). Noncoding RNA and colorectal cancer: its epigenetic role. J Hum Genet, 62(1):41-7. doi:10.1038/ jhg.2016.66 PMID:27278790

Knudsen AB, Zauber AG, Rutter CM, Naber SK, DoriaRose VP, Pabiniak C, et al. (2016). Estimation of benefits, burden, and harms of colorectal cancer screening strategies: modeling study for the US Preventive Services Task Force. JAMA, 315(23):2595-609. doi:10.1001/ jama.2016.6828 PMID:27305518

Ladabaum U, Allen J, Wandell M, Ramsey S (2013). Colorectal cancer screening with blood-based biomarkers: cost-effectiveness of methylated septin 9 DNA versus current strategies. Cancer Epidemiol Biomarkers Prev, 22(9):1567-76. doi:10.1158/1055-9965. EPI-13-0204 PMID:23796793

Ladabaum U, Mannalithara A (2016). Comparative effectiveness and cost effectiveness of a multitarget stool DNA test to screen for colorectal neoplasia. Gastroenterology, 151(3):427-439.e6. doi:10.1053/j. gastro.2016.06.003 PMID:27311556

Lamb YN, Dhillon S (2017). Epi proColon® 2.0 CE: a blood-based screening test for colorectal cancer. Mol Diagn Ther, 21(2):225-32. doi:10.1007/s40291-0170259-y PMID:28155091

Lansdorp-Vogelaar I, Kuntz KM, Knudsen AB, Wilschut JA, Zauber AG, van Ballegooijen M (2010). Stool DNA testing to screen for colorectal cancer in the Medicare population: a cost-effectiveness analysis. Ann Intern Med, 153(6):368-77. doi:10.7326/0003-4819-153-6201009210-00004 PMID:20855801

Li R, Liu J, Xue H, Huang G (2012). Diagnostic value of fecal tumor M2-pyruvate kinase for CRC screening: a systematic review and meta-analysis. Int J Cancer, 131(8):1837-45. doi:10.1002/ijc.27442 PMID:22261915

Lidgard GP, Domanico MJ, Bruinsma JJ, Light J, Gagrat ZD, Oldham-Haltom RL, et al. (2013). Clinical performance of an automated stool DNA assay for detection of colorectal neoplasia. Clin Gastroenterol Hepatol, 11(10):1313-8. doi:10.1016/j.cgh.2013.04.023 PMID:23639600

Link A, Balaguer F, Shen Y, Nagasaka T, Lozano JJ, Boland CR, et al. (2010). Fecal microRNAs as novel biomarkers for colon cancer screening. Cancer Epidemiol Biomarkers Prev, 19(7):1766-74. doi:10.1158/1055-9965. EPI-10-0027 PMID:20551304

Lofton-Day C, Model F, Devos T, Tetzner R, Distler J, Schuster M, et al. (2008). DNA methylation biomarkers for blood-based colorectal cancer screening. Clin Chem, 54(2):414-23. doi:10.1373/clinchem.2007.095992 PMID:18089654

Markar SR, Wiggins T, Kumar S, Hanna GB (2015). Exhaled breath analysis for the diagnosis and assessment of endoluminal gastrointestinal diseases. J Clin Gastroenterol, 49(1):1-8. doi:10.1097/MCG. 0000000000000247 PMID:25319742

Nichita C, Ciarloni L, Monnier-Benoit S, Hosseinian S, Dorta G, Rüegg C (2014). A novel gene expression signature in peripheral blood mononuclear cells for early detection of colorectal cancer. Aliment Pharmacol Ther, 39(5):507-17. doi:10.1111/apt.12618 PMID:24428642

Park SK, Baek HL, Yu J, Kim JY, Yang HJ, Jung YS, et al. (2017). Is methylation analysis of SFRP2, TFPI2, NDRG4, and BMP3promoters suitable for colorectal cancer screening in the Korean population? Intest Res, 15(4):495-501. doi :10.5217/ir.2017.15.4.495 PMID:2 9142517

Pawa N, Arulampalam T, Norton JD (2011). Screening for colorectal cancer: established and emerging modalities. Nat Rev Gastroenterol Hepatol, 8(12):711-22. doi:10.1038/nrgastro.2011.205 PMID:22045159

Payne SR (2010). From discovery to the clinic: the novel DNA methylation biomarker mSEPT9for the detection of colorectal cancer in blood. Epigenomics, 2(4):575-85. doi:10.2217/epi.10.35 PMID:22121975

Peng G, Hakim M, Broza YY, Billan S, Abdah-Bortnyak R, Kuten A, et al. (2010). Detection of lung, breast, colorectal, and prostate cancers from exhaled breath using a single array of nanosensors. Br J Cancer, 103(4):542-51. d o i :10.1038/sj.bjc.6605810 PMID:20648015

Potter NT, Hurban P, White MN, Whitlock KD, Lofton-Day CE, Tetzner R, et al. (2014). Validation of a real-time PCR-based qualitative assay for the detection of methylated SEPT9 DNA in human plasma. Clin Chem, 60(9):1183-91. doi :10.1373/ clinchem.2013.221044 PMID:24938752

Ransohoff DF (2003). Developing molecular biomarkers for cancer. Science, 299(5613):1679-80. doi:10.1126/science.1083158 PMID:12637728

Redwood D, Provost E, Asay E, Roberts D, Haverkamp D, Perdue D, et al. (2014). Comparison of fecal occult blood tests for colorectal cancer screening in an Alaska Native population with high prevalence of Helicobacter pylori infection, 2008-2012. Prev Chronic Dis, 11:E56. doi:10.5888/pcd11.130281 PMID:24721216

Redwood DG, Asay ED, Blake ID, Sacco PE, Christensen CM, Sacco FD, et al. (2016). Stool DNA testing for screening detection of colorectal neoplasia in Alaska Native people. Mayo Clin Proc, 91(1):61-70. doi:10.1016 / j.mayocp.2015.10.008 PMID:26520415

Rex DK, Adler SN, Aisenberg J, Burch WC Jr, Carretero C, Chowers Y, et al. (2015). Accuracy of capsule colonoscopy in detecting colorectal polyps in a screening population. Gastroenterology, 148(5):948-957.e2. doi:10.1053/j.gastro.2015.01.025 PMID:25620668

Rex DK, Boland CR, Dominitz JA, Giardiello FM, Johnson DA, Kaltenbach T, et al. (2017). Colorectal cancer screening: recommendations for physicians and patients from the U.S. Multi-Society Task Force on Colorectal Cancer. Gastroenterology, 153(1):307-23. doi:10.1053/j.gastro.2017.05.013 PMID:28600072

Rondonotti E (2017). Capsule retention: prevention, diagnosis and management. Ann Transl Med, 5(9):198. doi:10.21037/atm.2017.03.15 PMID:28567378

Song L, Jia J, Peng X, Xiao W, Li Y (2017). The performance of the SEPT9gene methylation assay and a comparison with other CRC screening tests: a meta-analysis. Sci Rep, 7(1):3032. doi:10.1038/s41598-017-03321-8 PMID:28596563

Sonoda H, Kohnoe S, Yamazato T, Satoh Y, Morizono G, Shikata K, et al. (2011). Colorectal cancer screening with odour material by canine scent detection. Gut, 60(6):814-9. doi:10.1136/gut.2010.218305 PMID:21282130

Spada C, Hassan C, Costamagna G (2015). Colon capsule endoscopy. Gastrointest Endosc Clin N Am, 25(2):387401. doi:10.1016/j.giec.2014.11.007 PMID:25839692

Spada C, Hassan C, Galmiche JP, Neuhaus H, Dumonceau JM, Adler S, et al.; European Society of Gastrointestinal Endoscopy (2012). Colon capsule endoscopy: European Society of Gastrointestinal Endoscopy (ESGE) guideline. Endoscopy, 44(5):527-36. doi:10.1055/s-0031-1291717 PMID:22389230

Spada C, Pasha SF, Gross SA, Leighton JA, SchnollSussman F, Correale L, et al. (2016). Accuracy of firstand second-generation colon capsules in endoscopic detection of colorectal polyps: a systematic review and meta-analysis. Clin Gastroenterol Hepatol, 14(11):15331543. doi:10.1016/j.cgh.2016.04.038 PMID:27165469

Suchanek S, Grega T, Voska M, Majek O, Tacheci I, Benes M, et al. (2015). The efficiency of colonic capsule endoscopy in detection of colorectal polyps and cancers compared to colonoscopy - final results of multicenter, prospective, cross-over study. Gastrointest Endosc, 81(5):AB265. doi:10.1016/j.gie.2015.03.1357

Sweetser S, Ahlquist DA (2016). Multi-target stool DNA test: is the future here? Curr Gastroenterol Rep, 18(6):30. doi:10.1007/s11894-016-0510-4 PMID:27165404

Vogelstein B, Kinzler KW (1993). The multistep nature of cancer. Trends Genet, 9(4):138-41. doi:10.1016/01689525(93)90209-Z PMID:8516849

Yiu AJ, Yiu CY (2016). Biomarkers in colorectal cancer. Anticancer Res, 36(3):1093-102. PMID:26977004

Yu J, Feng Q, Wong SH, Zhang D, Liang QY, Qin Y, et al. (2017). Metagenomic analysis of faecal microbiome as a tool towards targeted non-invasive biomarkers for colorectal cancer. Gut, 66(1):70-8. doi:10.1136/gutjnl2015-309800 PMID:26408641

Zhang M, He Y, Zhang X, Zhang M, Kong L (2017). A pooled analysis of the diagnostic efficacy of plasmic methylated septin-9as a novel biomarker for colorectal cancer. Biomed Rep, 7(4):353-60. doi:10.3892/br. 2017.970 PMID:29085631

第八节 结直肠癌高危人群

结直肠癌的高危人群包括以下类别：①具有特定遗传倾向；②具有结直肠肿瘤家族史；③具有结直肠肿瘤（癌症或癌前病变）个人史；④已有疾病包括炎症性肠病、肢端肥大症、曾行输尿管乙状结肠吻合术和囊性纤维化（表 3–8–1）。由于高危人群需要更密集的检测，因此通常使用“监测”一词，而“筛查”一词则用于无症状的一般风险人群。

一、遗传易感性

这一类包括所有具有特定遗传特征的个体，这些特征使其罹患结直肠癌和其他癌症类型的风险高于平均水平（表 3-8-2）。这些遗传异常引起的综合征可分为三大类：非息肉病综合征，腺瘤性息肉病综合征，以及非腺瘤性息肉病综合征。值得注意的是，尽管目前识别结直肠癌高危人群的策略包括特定综合征的基因检测，这种检测是在观察到与该综合征相关的表型后进行的，随后会对受影响的人群进行监测，但当怀疑有遗传因素时，对结直肠癌患者的多基因检测更受关注。随着大规模并行测序或下一代测序技术的出现，这种检测已成为可能。有学者建议，在转诊至癌症遗传学服务机构的患者中使用与结直肠癌相关的高外显率基因检测，可能是鉴定结直肠癌遗传易感性的一种高效且具有成本效益的方法（Gallego 等，2015）。

表 3-8-1　结直肠癌高危人群

高危人群	结直肠癌终生风险
遗传性结直肠癌	＞ 50%
家族性结直肠癌	20% ～ 90%
结直肠癌或结直肠腺瘤病个人史	15% ～ 20%
患有其他疾病（例如溃疡性结肠炎）	10% ～ 20%

转载自 Vasen（2008）© Georg Thieme Verlag KG

表 3-8-2　与结直肠癌风险增加有关的遗传因素

类别	疾病名称	突变基因
非息肉病综合征	林奇综合征 家族性结直肠癌	MMR 基因家族（*MLH1*、*MSH2*、*MSH6*、*PMS2* 和 *EPCAM*） *FAN1*、*RPS19*、*RPS20* 和 *NTHL1*，但未找到统一的遗传原因
腺瘤性息肉病综合征	家族性腺瘤性息肉病 MUTYH 基因相关息肉病 聚合酶校对相关息肉综合征 组成性错配修复缺陷	*APC* *MUTYH* *POLE* 和 *POLD1* MMR 双等位基因种系突变
非腺瘤性息肉病综合征	遗传性色素沉着消化道息肉病综合征 Cowden 综合征 幼年性息肉病综合征 锯齿状息肉病综合征	*STK11* *PTEN* *BMPR1A* 和 *SMAD4* *GREM1* 和 *MUTYH*，但未找到统一的遗传原因
遗传变异	结直肠癌风险增加	多个单核苷酸多态性

（一）非息肉病综合征

1. 林奇综合征

（1）定义

林奇综合征是由错配修复（mismatch repair，MMR）基因（*MLH1*、*MSH2*、*MSH6*、*PMS2* 和 *EPCAM*）的种系突变引起的，从而导致错配修复功能缺失，并增加了罹患微卫星高度不稳型肿瘤（high microsatellite instability，MSI-H）的风险（Stoffel 和 Yurgelun，2016）。

林奇综合征约占所有结直肠癌根本原因的3%，同时与卵巢癌、子宫内膜癌、胃癌和其他癌症类型相关(Hampel等,2008)。林奇综合征最初被称为遗传性非息肉病性结直肠癌(hereditary non-polyposis CRC，HNPCC)，以区别于具有息肉病表型的结直肠癌遗传综合征，但后来由于发现林奇综合征易患的癌症种类广泛，这一术语被取消了（Umar等，2004）。林奇综合征患者中的结直肠癌也会丢失一种或两种由MMR基因编码的MMR蛋白（Umar等，2004）。据估计，MMR基因突变在人群中的发生率约为1/3000（Dunlop等，2000）。据一个大型前瞻性林奇综合征数据库的最新证据估计，70岁时罹患任何癌症的终生风险约为80%；60岁时的累积超额风险从*MLH1*基因突变的46%到*PMS2*基因突变的0%不等（Møller等，2017）。[这些估计值可能因监测而减弱]。

MMR功能缺陷的结直肠癌约占所有结直肠癌的15%，但并非所有这些都是林奇综合征癌症；大多数（占所有结直肠癌的12%）是通过锯齿状途径产生的散发性癌症（更有可能位于近端结肠），其中*MHL1*基因不是由于突变而是由于基因启动子区域的高甲基化而沉默（Stoffel和Yurgelun，2016）。因此，显示*MHL1*基因功能缺失的孤立性MSI-H肿瘤不太可能由林奇综合征引起。尽管如此，MSI-H肿瘤的存在会增加患林奇综合征的概率，因此对筛查和监测具有重要意义。此外，有证据表明MSI-H肿瘤不能从5-氟尿嘧啶辅助化疗中获益（Carethers等，2004），尽管与非MSI-H肿瘤相比，它们的预后更好（Gryfe等，2000）；最近，有证据表明转移性MSI-H肿瘤对免疫检查点抑制剂反应良好（Le等，2015）。

阿姆斯特丹家族史标准是一套诊断标准，旨在帮助确认具有常染色体显性遗传模式的家族是否有患结直肠癌的风险。该标准如下：连续两代或两代以上有三名或三名以上家庭成员患有结直肠癌或另一种林奇综合征癌症，其中一例确诊年龄小于50岁，且其中一名患病亲属是另外两名患病亲属的一级亲属，但不包括家族性腺瘤性息肉病（Vasen等，1991）。然而，在已确定的MMR基因突变患者中，只有不到50%的个体来自符合这些标准的家庭（Stoffel和Yurgelun，2016）。此外，约有50%符合标准的家族没有MMR基因突变。这些家庭被称为“家族性结直肠癌”（见下文）。

（2）监测效果

如果已经发现MMR基因突变携带者，或者如果一个家族符合阿姆斯特丹标准，即使没有可识别的基因突变，也普遍建议进行内镜监测。一项针对林奇综合征家族成员的病例对照研究显示，每3年定期进行结肠镜检查可将患结直肠癌的风险降低50%，预防结直肠癌死亡，并将全因死亡率相对降低65%（Järvinen等，2000）。[工作组指出，这些结果是由相当少的受试者（研究组133人，对照组119人）得出的]。

荷兰进行的一项纵向队列研究报告显示，针对林奇综合征家族成员中至少有一名成员被鉴定出存在MMR基因之一的种系突变的情况，从20～25岁开始每1～2年接受一次结肠镜检查后，结直肠癌的标准化死亡率降低70%（de Jong等，2006）。

（3）监测策略

关于最佳监测间隔时间还存在争议。三项前瞻性研究（Engel等，2010；Vasen等，2010；Stuckless等，2012）和一项回顾性研究（Mecklin等，2007）调查了林奇综合征家族成员中结肠镜监测的效果(表3-8-3)。在两次监测之间确诊的癌症大多处于早期(Ⅰ期或Ⅱ期)，且大多位于近端结肠，这强调了仔细进行近端结肠镜检查的必要性。根据这些研究，最近的欧洲指南建议监测间隔时间应为 1 ～ 2 年（Vasen 等，2013）。

表 3-8-3 林奇综合征患者的监测结果

参考文献	参与人数	平均随访时间(年)	建议监测间隔(年)	间期癌数量(%)	位于近端结肠(%)	局部分期(Ⅰ期或Ⅱ期)(%)	结直肠癌死亡人数
Mecklin 等（2007）	420	6.7	2	26（62%）	57	80	5
Engel 等（2010）	1126	3.7	1	25（2.2%）	NR	95	NR
Vasen 等（2010）	745	7.2	1 ～ 2	33（4.4%）	62	83	0
Stuckless 等（2012）	109	～ 10	1 ～ 2	21（19.2%）	62	78	1

NR，未报告。

改编自 Vasen 等（2013）。

一项成本效益分析得出结论，定期进行内镜检查可使林奇综合征家族成员的预期寿命平均延长 7 年，鉴于腺瘤和癌症的高风险以及近端结肠病变的高发病率，全结肠镜检查是首选的监测方式（Vasen 等，1998）。与应开始监测的年龄有关的研究证据表明，25 岁是合适的年龄，因为从这个年龄开始，无论是家族史（Lynch 等，1993）定义的患者还是已证实有突变的患者，风险都会大幅增加（Vasen 等，1996）。

2. 家族性结直肠癌

（1）定义

“家族性结直肠癌”这一术语以前称为家族性结直肠癌 X 型（familial colorectal cancer type X，FCCTX），指 40% ～ 50% 符合阿姆斯特丹标准但未检测到 MMR 基因种系突变的结直肠癌家族（Stoffel 和 Yurgelun，2016）。关于 MSI-H 肿瘤患者中未检测到 MMR 基因突变的患者是否也应包括在这一群体中，还存在一些争论。无论如何，目前的证据表明这是一个遗传异质性的群体，虽然已经确定了几个候选基因，但尚未出现统一的遗传模式（Muzny 等，2012）。

（2）监测策略

家族性结直肠癌患者的结直肠癌风险略低于林奇综合征患者[见第 3.8.1（一）节]。不过，人们普遍认为，即使基因筛查排除了基因上定义的林奇综合征，对于符合阿姆斯特丹标准的家族，其监测策略也应与林奇综合征患者的监测策略相同（Cairns 等，2010）。

（二）腺瘤性息肉病综合征

1. 家族性腺瘤性息肉病

（1）定义

家族性腺瘤性息肉病（Familial adenomatous polyposis，FAP）是由结肠腺瘤性息肉病（adenomatous polyposis coli，*APC*）基因的种系突变引起的，*APC* 基因是一种肿瘤抑制基因，在 Wnt 信号传导中发挥作用，并且在大多数未出现微卫星不稳定性的散发性结直肠癌病例中均发生突变（Muzny 等，2012）。由于 FAP 表现为整个大肠内有数百至数千个腺瘤性息肉，因此在大多数患者中很容易被识别到。FAP 在人群中的发病率约为 1/14 000，占所有结直肠癌的比例不到 1%（B ü low 等，1995）［由于有效的识别和手术预防，目前这一比例约为 0.07%］。

虽然 FAP 呈常染色体显性遗传模式，但约 25% 的病例与家族史无关，而是由新的基因突变引起。由于没有机会从家族史中识别基因突变携带者，目前大多数癌症都是在这个新的亚组中产生的（Cairns 等，2010）。FAP 基因突变具有明显的表型异质性，有些基因突变与 FAP 的衰减形式（衰减型 FAP）有关，这种形式会导致息肉减少和息肉或癌症的发病年龄推迟（Sieber 等，2006）。在大多数 FAP 病例中，息肉病会在患者生命的第二或第三个十年发生，到 70 岁时，罹患结直肠癌的风险达到 90%（Vasen 等，2008）。

FAP 还与十二指肠腺癌和 Vater 壶腹腺癌（终生风险约为 7%）、胃弥漫性胃底腺息肉病、胃腺瘤和甲状腺乳头状癌有关（Stoffel 和 Yurgelun，2016）。

（2）监测效果

20 世纪 70 年代至 90 年代期间，一些国家（包括丹麦、芬兰、瑞典和美国）建立了息肉病登记处，以改善对这种疾病的管理。在基于这些登记处的研究中，有症状的 FAP 患者的结直肠癌发病率远高于无症状但接受监测的 FAP 患者（47% ～ 70% *vs* 3% ～ 10%）（Alm，1975；Bussey，1975；Järvinen 等，1984（Alm，1975；Bussey，1975；Järvinen 等，1984；B ü low，1986；Vasen 等，1990）。此外，登记 FAP 病例并进行定期监测，可持续降低结直肠癌的特定死亡率（Bertario 等，1994；Bülow 等，1995；Belchetz 等，1996；Heiskanen 等，2000）。

（3）监测策略

对于典型 FAP，通常会提供乙状结肠镜检查，因为所有病例的直肠似乎都会受到影响。对于息肉数量较少且息肉更可能位于近端结肠的衰减型 FAP，建议进行结肠镜检查（Vasen 等，2008）。

在检查间隔方面，由于对 FAP 自然史的研究表明，从诊断出第一个腺瘤到发展为侵袭性恶性肿瘤平均需要 10 ～ 15 年的时间，因此建议每两年进行一次内镜检查（建议进行结肠镜或乙状结肠镜检查）（Bussey，1975；Vasen 等，2008）。

内镜筛查的起始年龄取决于罹患侵袭性恶性肿瘤的风险。20 世纪 70 年代和 80 年代进行的早期研究发现，20 岁之前罹患结直肠癌的风险极低，而欧洲 FAP 登记处的数据显示，没有 10 岁之前的病例记录（Vasen 等，2008）。因此，对于典型 FAP，建议从 11 岁左右开始进行乙状结肠镜监测（Vasen 等，2008）。在衰减型 FAP 中，由于结直肠癌的发病时间要晚得多，没有 24 岁之前的病例报告（Burt 等，2004；Nielsen 等，2007），因此建议从 20 岁左右开始每隔 2 年进行一次结肠镜检查。首次腺瘤出现后的监测时间应由患者和外科医生共同决定；可能有充分的理由推迟结肠切除术，但由于 25 岁以后患结直肠癌的风险迅速增加（Cairns 等，2010），除非息肉量非常小且没有高度异型增生，否则应在此之前进行结肠切除术。

在具有 FAP 表型的个体中没有发现基因突变的特殊情况下，对于其一级亲属（患 FAP 的风险为 50%），共识建议从青少年早期开始每年进行内镜监测，直至 30 岁，此后每 3 ～ 5 年监测一次，直至 60 岁（Cairns 等，2010）。

如果已经进行了结肠切除术和回直肠吻合术，建议终生每年进行一次内镜监测，因为剩余大肠发生癌症的风险约为 25%（Nugent 和 Phillips，1992）。

2. 罕见腺瘤性息肉病综合征

（1）定义

MUTYH 相关息肉病是一种常染色体隐性遗传病，由碱基切除修复基因 *MUTYH* 双等位基因突变引起（Stoffel 和 Yurgelun，2016）。其表型变化很大，从腺瘤性和增生性多发性息肉到无伴发息肉的结直肠癌。*MUTYH* 相关息肉病是结直肠癌的一种罕见病因，但已发现两种基因突变（*Y165C* 和 *G382D*），在欧洲血统人群中的携带率约为 1%（Balaguer 等，2007）。

聚合酶校对相关息肉综合征（Palles 等，2013）和组成性错配修复缺陷（Bakry 等，2014）是由种系突变引起，会增加患结直肠癌的风险；由于这两种疾病非常罕见，在此不再详述。

（2）监测策略

目前还没有专门针对这些罕见病症的监测策略的研究证据，但建议采取与 FAP 相似的方法。

（三）非腺瘤性息肉病综合征

1. 错构瘤性息肉病综合征

遗传性色素沉着消化道息肉病综合症（Peutz-Jeghers syndrome，PJS）是由 *STK11* 基因种系突变引起，但在符合临床标准的病例中，约有 50% 的基因检测结果呈阴性（Hemminki 等，1998）。受影响的个体会在整个胃肠道出现多发性错构瘤和皮肤黏膜色素沉着，患结肠直肠癌、胃癌和其他肠外部位癌症的风险也会增加。据估计，这些癌症的终生风险在 45% ～ 90%。人群患病率可能约为 1/50 000，这些癌症占所有结直肠癌的比例不到 0.01%（Cairns 等，2010）。到 70 岁时，累积风险约为 40%（Hearle 等，2006）。当发现 *STK11* 基因突变时，建议从 25 岁开始每隔 2 年进行一次完整的结肠镜检查（Cairns 等，2010）。由于 PJS 很罕见，因此这种方法的有效性尚不明确。

Cowden 综合征又称 *PTEN* 错构瘤综合征（PTEN hamartoma tumour syndrome，PHTS），由参与 Akt/ PKB 信号通路的 *PTEN* 抑癌基因种系突变所决定，与多种癌症风险的增加有关。其表型变化很大，在胃肠道中包括错构瘤、腺瘤、锯齿状息肉、脂肪瘤和神经节细胞瘤（Heald 等，2010）。当发现 *PTEN* 基因突变时，罹患结直肠癌的风险似乎确实会增加，但风险的增加尚未得到精确界定，也没有明确的监测指南（Cairns 等，2010）。

幼年性息肉病综合征（Juvenile polyposis syndrome，JPS）是另一种错构瘤性息肉病综合征，与 *BMPR1A* 和 *SMAD4* 基因突变有关（Roth 等，1999；Woodford-Richens 等，2000）。患结直肠癌的风险很大，高达 40%（Brosens 等，2007）。据估计，JPS 的患病率为 1/120 000，占结直肠癌的比例不到 0.01%（Cairns 等，2010）。当发现 *BMPR1A* 或 *SMAD4* 基因突变时，建议从 15 岁开始每隔 2 年进行一次结肠镜检查（Cairns 等，2010）。由于 JPS 很罕见，这种方法的有效性尚未得到明确证实。

2. 锯齿状息肉病综合征

锯齿状息肉病综合征（Serrated polyposis syndrome，SPS）的定义为乙状结肠近端有 5 个以上锯齿状结肠息肉，其中至少有 2 个息肉大于 10mm；如果有一级亲属患有 SPS，则近端结肠中有任何锯齿状息肉；或有 20 个以上锯齿状息肉（WHO Classification of Tumours Editorial Board，2019；Rex 等，2012）。虽然 *GREM1* 和 *MUTYH* 基因种系突变与 SPS 相关（Jaeger 等，2012），但这并不普遍。患有 SPS 的个体因缺乏 MMR 而增加了患结直肠癌的风险（IJspeert 等，2017）。

当符合世界卫生组织（WHO）的 SPS 标准，或发现 *GREM1* 或 *MUTYH* 基因突变时，建议每隔 1 ～ 2 年进行一次结肠镜检查（East 等，2017）[这是一项弱推荐，基于低质量证据]。最近的研究表明，几种临床危险因素可用于对 SPS 患者进行分层，以确定不同的监测间隔（IJspeert 等，2017）。

二、结直肠肿瘤家族史

（一）定义

有结直肠癌家族史的个体罹患结直肠癌的风险更高，这一点已得到公认。家族关系密切、确诊年龄早以及患病亲属数量多都是风险升高的指标（Cairns 等，2010）。观察性研究提供了大量证据，其中大部分已在 meta 分析中进行了总结，这些研究均发现，与无此类家族史的人相比，一级亲属中有结直肠癌患者的个体患结直肠癌的风险增加了约 2 倍（Johns 和 Houlston，2001；Baglietto 等，2006；Butterworth 等，2006；Johnson 等，2013；表 3-8-4）。

表 3-8-4　对有结直肠癌家族史个体的结直肠癌发病率研究的 meta 分析

参考文献	研究数量 研究设计	发表年份	研究设计分析	家族史	用于分析的研究数量	合并效应值
Johns 和 Houlston（2001）	26 队列研究 病例对照研究	1958–1999	混合	≥ 1 FDR ≥ 2 FDR FDR < 45 岁 FDR < 45 ～ 59 岁 FDR > 59 岁	26 6 5 5 3	2.25（2.00 ～ 2.53） 4.25（3.01 ～ 6.08） 3.87（2.40 ～ 6.22） 2.25（1.85 ～ 2.72） 1.82（1.47 ～ 2.25）
Baglietto 等（2006）	20 队列研究 病例对照研究	1982–2003	混合	≥ 1 FDR	20	2.26（1.86 ～ 2.73）
Butterworth 等（2006）	47 队列研究 巢式病例对照研究 病例对照研究 横断面研究	1979–2004	混合	≥ 1 FDR ≥ 2 FDR FDR < 50 岁 FDR ≥ 50 岁 ≥ 1 SDR	47 10 4 4 5	2.24（2.06 ～ 2.43） 3.97（2.60 ～ 6.06） 3.55（1.84 ～ 6.83） 2.18（1.56 ～ 3.04） 1.73（1.02 ～ 2.94）
			队列	≥ 1 FDR	13	2.29（1.93 ～ 2.71）
			病例对照	≥ 1 FDR	34	2.21（2.02 ～ 2.42）
Johnson 等（2013）	16 队列研究 病例对照研究 巢式病例对照研究 横断面研究	1989–2009	混合	≥ 1 FDR	16	1.80（1.61 ～ 2.02）

注：CI，置信区间；FDR，一级亲属；SDR，二级亲属或其他亲属。

如果两个或两个以上的一级亲属患有结直肠癌，那么个体患结直肠癌的风险会增加 2 ～ 4 倍（Fuchs 等，1994；Taylor 等，2010；Schoen 等，2015；Weigl 等，2016）。这种关联的强度随着年龄的增长而降低。在有一级家族结直肠癌病史的人群中，40 岁之前或 40 岁时患结直肠癌的风险最高，之后随着年龄的增长而降低（Samadder 等，2015）。

如果一级亲属在 50 岁之前被诊断为结直肠癌，那么个体患结直肠癌的风险是无结直肠癌家族史个体的 3 倍以上（Butterworth 等，2006；Taylor 等，2010），如果是在 60 岁之前诊断，那么风险是 2 倍以上（Johns 和 Houlston，2001；Samadder 等，2014，2015），如果是在 60 岁之后诊断，那么风险大多低于 2 倍（Taylor 等，2010；Samadder 等，2014，2015）。

对于有腺瘤性息肉家族史的个体患结直肠癌的风险还没有进行很好的调查，目前只存在少量设计良好的研究（Lowery 等，2016）。Winawer 等（1996）报告显示，如果在一级亲属中发现腺瘤，风险增加近 2 倍；如果是在 60 岁之前发现腺瘤，风险甚至更高；这些发现后来被其他研究证实（Ahsan 等，1998；Cottet 等，2007）。最近在中国香港特别行政区进行的一项研究调查了有腺瘤性息肉家族史的个体患晚期腺瘤的风险，结果发现，如果一级亲属患有腺瘤性息肉，那么个体患晚期腺瘤的风险比任何腺瘤都要高得多（Ng 等，2016）。其他一些研究显示，有一名二级亲属患有腺瘤性息肉的个体患结直肠癌的风险高达 20% ～ 50%，若患有腺瘤性息肉的二级亲属人数较多，或者二级亲属在诊断时年龄小于 50 岁或小于 60 岁，那么个体患结直肠癌的风险也会略高一些（Taylor 等，2010；Samadder 等，2014，2015；Weigl 等，2016）。

腺瘤性息肉家族史与结直肠肿瘤风险增加的相关性可能是遗传因素和环境因素共同作用的结果。人们认识到，高达 30% 的结直肠癌可归因于遗传因素，但只有 5% 可归因于上述综合征的高渗透突变（Broderick 等，2017）。由此可见，其余（25%）可能至少有一部分是由低渗透突变累积引起的。迄今为止，全基因组关联研究（Genome-wide association studies，GWAS）已发现多达 37 个单核苷酸多态性（single-nucleotide polymorphisms，SNPs）与结直肠癌呈正相关，但最近的 meta 分析并未证实其中 22 个 SNPs 与结直肠癌的相关性（Montazeri 等，2016）。这些 SNPs 的存在与否可用于构建多基因风险评分。有研究表明，与人群多基因风险评分的中位数相比，前 1% 的人群患结直肠癌的风险增加了近 3 倍（Frampton 等，2016）。但需要强调的是，家族史的影响不能完全用遗传变异来解释，因为有研究表明，家族史本身就是一个独立于目前已知的与结直肠癌相关的 SNPs 之外的危险因素（Weigl 等，2018）。

（二）监测策略

通常建议有结直肠癌家族史的个体比一般风险人群更早开始进行结直肠癌筛查。结肠镜检查是筛查和监测这类高危人群的首选和推荐的检查方法，因为大部分癌症也位于近端结肠中（Slattery 和 Kerber，1994；Cairns 等，2010；Rex 等，2017）。

专家组织通常建议尽早对结直肠癌患者的一级亲属进行结肠镜筛查（表 3-8-5）。例如，美国的结肠镜筛查应从 40 岁开始，德国应从 40 ～ 45 岁开始，或至少在最年轻的一级亲属确诊为结直肠癌的年龄前 10 年开始（Brenner 等，2008；GGPO，2019；Rex 等，2017）。英国的专家组织建议有结直肠癌家族史的个体从 50 ～ 55 岁开始进行结肠镜筛查（Cairns 等，2010）。最近，澳大利亚癌症委员会建议，根据家族史风险类别，从 35 岁或 40 岁开始的前 10 年，每两年一次 FIT 筛查，然后每 5 年一次结肠镜检查（Cancer Council Australia Colorectal Cancer Guidelines Working Party，2017）。其他国家和地区目前正在制定相关指南（PAHO，2016；Sung 等，2015）。

表 3-8-5　有结直肠肿瘤家族史个体的筛查建议

建议协会 参考文献	家族史	建议监测起始年龄	建议监测间隔
美国结直肠癌多协会工作组 Rex 等（2017）	2 名 FDR 在任何年龄段诊断为 CRC 或晚期腺瘤 1 名 FDR < 60 岁时诊断为 CRC 或晚期腺瘤	结肠镜检查从最年轻的患病 FDR 诊断年龄前 10 年或 40 岁（以较早者为准）开始	每 5 年一次结肠镜检查
	1 名 FDR ≥ 60 岁时诊断为 CRC 或晚期腺瘤	从 40 岁开始筛查；根据平均风险筛查建议进行检测 如果拒绝结肠镜检查，则每年一次 FIT 检查	间隔根据平均风险筛查建议确定
德国肿瘤学指南计划 GGPO（2019）	FDR 患有 CRC	结肠镜检查从最年轻的患病 FDR 诊断年龄前 10 年或最迟在 40 ～ 45 岁时开始	10 年以内进行结肠镜检查
	FDR < 50 岁时检测出腺瘤	结肠镜检查从患病 FDR 在发现腺瘤的年龄前 10 年开始	10 年以内进行结肠镜检查
英国胃肠病学会和大不列颠及爱尔兰结肠直肠病学协会 Cairns 等（2010）	3 名 FDR 患有 CRC，无< 50 岁者 2 名 FDR 患有 CRC，平均年龄< 60 岁	50 岁时进行结肠镜检查	每 5 年一次结肠镜检查，直到 75 岁
	2 名 FDR ≥ 60 岁时诊断为 CRC 1 名 FDR < 50 岁时诊断为 CRC	55 岁时仅进行一次结肠镜检查	如果正常，则不随访
亚太结直肠癌工作组 Sung 等（2015）	未说明	应及早筛查 CRC 患者的 FDR	暂无建议
泛美卫生组织 PAHO（2016）	未说明	筛查应在 50 岁之前开始	暂无建议
澳大利亚癌症委员会 Cancer Council Australia Colorectal Cancer Guidelines Working Party（2017）	1 名 FDR < 55 岁时诊断为 CRC 2 名 FDR 在任何年龄段诊断为 CRC 1 名 FDR 和≥ 2 名 SDR 在任何年龄段诊断为 CRC	从 40 岁到 49 岁，每 2 年一次 FIT 从 50 岁到 74 岁，每 5 年一次结肠镜检查	
	≥ 3 名 FDR 或 SDR 患有 CRC，其中≥ 1 名诊断年龄< 55 岁	从 35 岁到 44 岁，每 2 年一次 FIT	
	≥ 3 名 FDR 在任何年龄段诊断为 CRC	从 45 岁到 74 岁，每 5 年一次结肠镜检查	

注：CRC，结直肠癌；FDR，一级亲属；FIT，粪便免疫化学试验；SDR，二级亲属或其他亲属。

美国结直肠癌多协会工作组的最新指南在首次结肠镜筛查的时间上不再区分一级亲属中是否有结直肠癌史和晚期腺瘤史（Rex 等，2017）。此外，对于有两名一级亲属或一名 60 岁以下的一级亲属被诊断出患有结直肠癌或晚期腺瘤的个体，工作组建议将监测间隔缩短为 5 年（Rex 等，2017）。

英国指南建议，如果有三名一级亲属（均 50 岁以上）或两名一级亲属在平均诊断年龄小于 60 岁时检测出结直肠癌，则每 5 年一次结肠镜检查（Cairns 等，2010）。欧洲和德国的指南不支持对根据家族病史定义的风险人群设定特殊的监测间隔（Dove-Edwin 等，2005；Malila 等，2012；GGPO，2019）。

2003 年，美国的筛查和监测指南（Winawer 等，2003）首次提出有一级亲属患癌的个体的监测间隔为 5 年，但目前还缺乏具体监测间隔有效性的证据。最近的一项随机对照试验研究比较了有一级亲属在 50 岁前诊断为结直肠癌或有两名一级亲属在任何年龄段诊断为结直肠癌的人群中晚期腺瘤的检出率，结果发现 3 年后和 6 年后进行结肠镜检查的检出率分别为 3.5% 和 6.9%，但在统计学上没有显著差异（Hennink 等，2015）。

大多数指南纳入了一级或二级患癌亲属的年龄（＜ 60 岁或≥ 60 岁），以解释如果患癌亲属在相对较年轻时被诊断为结直肠癌，个体患结直肠癌的风险会更高，这也得到了许多研究的支持（如 Winawer 等，1996；Cottet 等，2007）。不过，一级亲属在 60 岁以后被诊断为结直肠癌的人群频率为 3.4%，因此比一级亲属在 60 岁以前（0.8%）或 50 岁以前（0.3%）被诊断为结直肠癌的可能性要高得多（Taylor 等，2010）。

（三）监测效果

建议有结直肠癌家族史且结肠镜检查呈阴性结果的个体在 5 年后再次接受结肠镜检查，而不是像对一般风险人群所建议的 10 年后再次接受检查，这主要是基于这样一种假设，即在缺乏经验证据的情况下，息肉在这类风险人群中生长更快或转化为癌症的速度更快。直到最近，才有几项观察性研究真正分析了结肠镜检查的效果与结直肠癌家族史的关系（Brenner 等，2011；Nishihara 等，2013；Samadder 等，2017）。这三项研究均以结直肠癌发病率作为结局（表 3-8-6）。

在 Brenner 等（2011）的研究中，如果在过去 1 ～ 10 年中进行过结肠镜检查，无论一级亲属是否患病，都能观察到非常类似的情况，即结直肠癌的风险大大降低。Nishihara 等（2013）分析了结肠镜检查时间对降低结直肠癌风险的影响，结果发现有一级结直肠癌家族史且最近一次结肠镜检查是在 5 年前进行的人群的风险没有降低，而没有一级结直肠癌家族史的人群的风险显著降低。［工作组指出，在考虑监测间隔时应谨慎解释这些结果，因为这些研究并没有区分阳性和阴性指数结肠镜检查，而且有一级结直肠癌家族史的人群患结直肠癌的绝对风险通常高于没有此类家族史的人群。］

Samadder 等（2017）调查了结肠镜检查首次呈阴性后不同时间段的结直肠癌风险差异与一级结直肠癌家族史的关系。该研究将犹他州人口数据库与癌症登记数据和医疗保健数据联系起来，结果显示，在结肠镜检查呈阴性后，无一级结直肠癌家族史的人群中患结直肠癌的风险普遍降低（在结肠镜检查呈阴性后 10 年内测量）。在有一级结直肠癌家族史的人群中，结肠镜检查阴性后 5 年内患结直肠癌的风险同样降低；结果也表明，该人群在结肠镜检查阴性后 5 ～ 10 年内患结直肠癌的风险降低，但该时间段内的标准化发病率无统计学意义。［工作组认为，由于对这一风险人群的分析能力有限，应谨慎对待作者关于结果支持有一级家族

史的人群监测间隔为 5 年的解释。］

表 3-8-6　在有结直肠癌家族史的个体中进行结肠镜检查对结直肠癌发病率的效果研究

参考文献 国家	研究设计 样本量	研究期限 年龄组	家族史类别 结肠镜检查分组	相对风险 （95% CI）	调整因素
Brenner 等（2011） 德国	基于人群的病例对照研究 1688 名病例 1932 名对照	2003–2007 ≥ 50 岁	FDR 患有 CRC： 未接受结肠镜检查 1 ～ 10 年前接受过结肠镜检查 无 FDR 患有 CRC： 未接受结肠镜检查 1 ～ 10 年前接受过结肠镜检查	比值比： 1 0.20（0.13 ～ 0.32） 1 0.23（0.19 ～ 0.28）	年龄、性别、受教育程度、一般健康检查、吸烟状况、体重指数、NSAIDs 使用情况以及 HRT 使用情况
Nishihara 等（2013） 美国	前瞻性队列研究 88 902 名参与者	1988–2008 基线时 30 ～ 55 岁	FDR 患有 CRC： 未进行结肠镜检查 ≤ 5 年前接受过结肠镜检查 ＞ 5 年前接受过结肠镜检查 无 FDR 患有 CRC： 未进行结肠镜检查 ≤ 5 年前接受过结肠镜检查 ＞ 5 年前接受过结肠镜检查	风险比： 1 0.44（0.30 ～ 0.66） 0.91（0.55 ～ 1.52） 1 0.42（0.35 ～ 0.51） 0.43（0.32 ～ 0.58）	年龄、性别、体重指数、吸烟状况、阿司匹林使用情况、运动量、红肉摄入量、总能量摄入量、酒精消耗量、叶酸摄入量、钙摄入量、多种维生素使用情况、NSAIDs 使用情况以及降胆固醇药物使用情况
Samadder 等（2017） 美国	前瞻性队列研究 131 349 名首次结肠镜检查结果为阴性的平均风险人群 7515 人首次结肠镜检查结果为阴性，且 FDR 患有 CRC	2001–2011 基线时 50 ～ 80 岁	FDR 患有 CRC： 0 ～ 2 年前结肠镜检查阴性 2.1 ～ 5 年前结肠镜检查阴性 5.1 ～ 7 年前结肠镜检查阴性 7.1 ～ 10 年前结肠镜检查阴性 无 FDR 患有 CRC： 0 ～ 2 年前结肠镜检查阴性 2.1 ～ 5 年前结肠镜检查阴性 5.1 ～ 7 年前结肠镜检查阴性 7.1 ～ 10 年前结肠镜检查阴性	SIR： 0.15（0.00 ～ 0.43） 0.47（0.14 ～ 0.79） 0.77（0.20 ～ 1.34） 0.65（0.08 ～ 1.22） 0.15（0.08 ～ 0.23） 0.26（0.19 ～ 0.32） 0.33（0.22 ～ 0.43） 0.60（0.44 ～ 0.76）	年龄和性别

注：BMI，体重指数；CI，置信区间；CRC，结直肠癌；FDR，一级亲属；HRT，激素替代疗法；NSAIDs，非甾体抗炎药；SIR，标准化发病率。

三、结直肠肿瘤个人史

（一）定义

有关结直肠肿瘤组织病理学的详细介绍，请参见第 1.2 节。晚期腺瘤的特征是尺寸 ≥ 10mm 和 / 或高度异型增生和 / 或绒毛组织，且被诊断为高风险腺瘤，尽管在晚期特征中最常见且最强的危险因素是肿瘤大小。任何这些特征都可将它们与非晚期腺瘤区分开来。

无蒂锯齿状病变和息肉很常见，主要位于近端结肠，因其无蒂或扁平的形态而难以发现。小于 10mm 且无细胞发育不良的无蒂锯齿状病变属于低风险病变（Lieberman 等，2012）。10mm 或更大和伴有细胞发育不良的无蒂锯齿状病变属于高风险病变，具有显著的恶性潜能（Erichsen 等，2016）。传统的锯齿状腺瘤较少见，呈无蒂或有柄的形状，主要位于远端结肠。由于具有恶性潜能，它们常被认为是高危腺瘤（Erichsen 等，2016）。

既往有结直肠癌病史的患者在其余结直肠中后续患癌症的风险会增加（Bouvier 等，2008），既往诊断为晚期腺瘤的患者中，患结直肠癌的风险也会增加（Atkin 和 Saunders，2002）。

（二）增加患癌风险

表 3-8-7 和表 3-8-8 分别列出了对基线检查时低危腺瘤和高危腺瘤患者进行的结直肠肿瘤后续风险和结直肠癌死亡率的研究。

表 3-8-7　关于基线检查时低危腺瘤患者的结直肠肿瘤后续风险和结直肠癌死亡率的研究（近期研究精选）

参考文献 国家	研究设计 研究时间 样本量	随访时间	结局	基线诊断	相对风险 （95% CI）	调整因素 注释
Lieberman 等（2007） 美国	前瞻性队列研究 1994–1997 1171 例肿瘤患者，501 例无肿瘤对照者	5.5 年	晚期肿瘤	无腺瘤 1 ～ 2 个管状腺瘤 ＜ 10 mm	1.0 1.92（0.83 ～ 4.42）	年龄和 CRC 家族史
Martínez 等（2009） 美国	合并前瞻性队列研究 9167 例腺瘤患者	3.9 年（中位）	晚期肿瘤	2 例腺瘤 *vs* 1 例腺瘤 腺瘤大小： 5 ～ 9 mm *vs* ＜ 5 mm	1.39（1.17 ～ 1.66） 1.17（0.95 ～ 1.42）	年龄、性别、种族、家族 CRC 病史、既往息肉病史、吸烟状况、BMI、腺瘤基线数量、腺瘤大小、位置、组织学、高度异型增生和研究
Miller 等（2010） 美国	回顾性队列研究 391 例腺瘤患者和非腺瘤患者	5 ～ 10 年	晚期肿瘤	无腺瘤 腺瘤＜ 5mm 腺瘤 5 ～ 9mm 管状腺瘤 1 个腺瘤 2 个腺瘤	1.0 1.5（0.6 ～ 3.9） 1.1（0.4 ～ 3.3） 0.9（0.4 ～ 2.3） 0.9（0.3 ～ 3.2） 1.5（0.5 ～ 4.5）	未调整

续表

参考文献 国家	研究设计 研究时间 样本量	随访时间	结局	基线诊断	相对风险 （95% CI）	调整因素 注释
Brenner 等（2012） 德国	病例对照研究 2582 例病例， 1798 例对照	10 年	CRC	既往无内镜检查 ＜3 年前为 LRA 3～5 年前为 LRA 6～10 年前为 LRA	1.0 0.2（0.1～0.2） 0.4（0.2～0.6） 0.8（0.4～1.5）	年龄、性别、居住地、教育程度、一般健康检查、CRC 家族史、吸烟状况、NSAIDs 使用情况和 HRT 使用情况
Cottet 等（2012） 法国	前瞻性队列研究 5779 例腺瘤患者	7.7 年	CRC	LRA	SIR： 0.68（0.44～0.99）	年龄和性别
Løberg 等（2014） 挪威	回顾性队列研究 1993–2011 40 826 例腺瘤患者	7.7 年（中位）	CRC 死亡率	低危腺瘤	SMR: 0.75（0.63～0.88）	年龄 低风险：1 个腺瘤，无绒毛生长模式，无高度异型增生
Atkin 等（2017） 英国	回顾性队列研究 1990–2010 11 944 例中度风险腺瘤患者	7.9 年（中位）	CRC	低危人群	0.51（0.29～0.84）	年龄和性别 风险较低，以下任何一种： 1～2 个腺瘤 10～19mm 3～4 个腺瘤 ＜10mm

注：BMI：体重指数；CI：置信区间；CRC：结直肠癌；HRT：激素替代疗法；LRA：低危腺瘤；NSAIDs：非甾体抗炎药；SIR：标准化发病率；SMR：标准化死亡率。

表 3-8-8 关于基线检查时高危腺瘤患者的结直肠肿瘤后续风险和结直肠癌死亡率的研究（研究精选）

参考文献 国家	研究设计 研究时间 样本量	随访时间	结局	基线诊断	相对风险 （95% CI）	调整因素 注释
Lieberman 等（2007） 美国	前瞻性队列研究 1994–1997 1171 例肿瘤患者，501 例无肿瘤对照组	5.5 年	晚期肿瘤	无腺瘤 ＞3 个管状腺瘤＜10mm 1 个管状腺瘤≥10mm 绒毛状腺瘤 HGD 腺瘤	1.0 5.01（2.10～11.96） 6.40（2.74～14.94） 6.05（2.48～14.71） 6.87（2.61～18.07）	年龄和 CRC 家族史

续表

参考文献 国家	研究设计 研究时间 样本量	随访 时间	结局	基线诊断	相对风险 （95% CI）	调整因素 注释
Martínez 等（2009）美国	合并前瞻性队列研究 9167 例腺瘤患者	3.9 年（中位）	晚期肿瘤	3 个腺瘤 *vs* 1 个腺瘤 4 个腺瘤 *vs* 1 个腺瘤 ≥ 5 个腺瘤 *vs* 1 个腺瘤 近端腺瘤 *vs* 远端腺瘤 *vs* 腺瘤＜ 5mm 10 ～ 19 mm ≥ 20 mm 管状绒毛状 / 绒毛状 *vs* 管状 高度异型增生，是 *vs* 否	1.85（1.46 ～ 2.34） 2.41（1.71 ～ 3.40） 3.87（2.76 ～ 5.42） 1.68（1.43 ～ 1.98） 2.27（1.84 ～ 2.78） 2.99（2.24 ～ 4.00） 1.28（1.07 ～ 1.52） 1.05（0.81 ～ 1.35）	年龄、性别、种族、家族 CRC 病史、既往息肉病史、吸烟状况、BMI、腺瘤基线数量、腺瘤大小、位置、组织学、高度异型增生和研究
Miller 等（2010）美国	回顾性队列研究 391 例腺瘤患者和非腺瘤患者	5 ～ 10 年	晚期肿瘤	无腺瘤 腺瘤≥ 10mm ≥ 3 个腺瘤 绒毛状腺瘤 / 管状绒毛状腺瘤	1.0 2.2（0.7 ～ 6.6） 1.9（0.8 ～ 4.6） 4.2（1.5 ～ 11.5）	未调整
Brenner 等（2012）德国	病例对照研究 2582 例病例，1798 例对照	10 年	CRC	既往无内镜检查 ＜ 3 年前为 HRA 3 ～ 5 年前为 HRA 6 ～ 10 年前为 HRA	1.0 0.4（0.3 ～ 0.7） 0.5（0.3 ～ 0.8） 1.1（0.5 ～ 2.6）	年龄、性别、居住地、教育程度、一般健康检查、CRC 家族史、吸烟状况、NSAIDs 使用情况和 HRT 使用情况
Cottet 等（2012）法国	前瞻性队列研究 5779 例腺瘤患者	7.7 年	CRC	HRA	SIR: 2.23（1.67 ～ 2.92）	年龄和性别
Løberg 等（2014）挪威	回顾性队列研究 1993–2011 40 826 例腺瘤患者	7.7 年（中位）	CRC 死亡率	HRA	SMR: 1.16（1.02 ～ 1.31）	年龄 高风险，以下任何一种： ≥ 2 个腺瘤，腺瘤伴绒毛组织，高度异型增生

续表

参考文献 国家	研究设计 研究时间 样本量	随访 时间	结局	基线诊断	相对风险 （95% CI）	调整因素 注释
Holme 等（2015） 挪威	试验随访研究 1999–2001 91 175 名筛查试验参与者	10.9 年（中位）	CRC	无息肉 锯齿状息肉≥ 10mm 腺瘤≥ 10mm 绒毛组织 高度异型增生 ≥ 3 个腺瘤	1.0 3.3（1.3 ～ 8.6） 2.8（1.5 ～ 5.2） 1.1（0.5 ～ 2.5） 2.7（1.3 ～ 5.8） 2.3（1.2 ～ 4.5）	年龄和性别
Atkin 等（2017） 英国	回顾性队列研究 1990–2010 11 944 例中度风险腺瘤患者	7.9 年（中位）	CRC	高危人群	SIR: 1.30（1.06 ～ 1.57）	年龄和性别 风险较高，以下任何一种：检查质量不佳、近端息肉、高度异型增生、腺瘤≥ 20mm

注：BMI：体重指数；CI：置信区间；CRC：结直肠癌；HGD，高度异型增生；HRA：高危腺瘤；HRT：激素替代疗法；NSAIDs：非甾体抗炎药；SIR：标准化发病率；SMR：标准化死亡率。

在较早的一项观察性研的 meta 分析中，有一个或两个低危腺瘤的成年人在 5 年后罹患晚期腺瘤的风险与一般风险人群相似（Saini 等，2006）。最近随访长达 10 年的研究证实，在更长的间隔时间内，患结直肠癌的风险并没有增加（Lieberman 等，2007；Miller 等，2010；Brenner 等，2012；Cottet 等，2012）。

在美国国家癌症研究所合并项目中，与小于 5mm 的腺瘤相比，有 10 ～ 19mm 腺瘤病史的个体在随访 3 ～ 5 年后患晚期肿瘤的风险增加 2 倍以上；有 20mm 或更大腺瘤病史的个体患晚期肿瘤的风险增加 3 倍（Martínez 等，2009）。在同一项研究中，如果腺瘤的组织学表现为绒毛状或管状，则患晚期肿瘤的风险会增加约 30%。不过，在该研究中，高度异型增生与后来发生的晚期肿瘤未见关联，但在其他研究中观察到了这一关联（Winawer 等，2006；Atkin 等，2017）。

在另一项研究中，与基线检查时未发现肿瘤的对照组相比，在随访 5.5 年后，腺瘤大于或等于 10mm、具有绒毛组织和高度异型增生的患者发生晚期肿瘤的风险显著增加（RR，6.05 ～ 6.87）（Lieberman 等，2007）。［工作组指出这些关联的置信区间较大。］

（三）监测策略

对于有结直肠肿瘤个人史的人，监测策略取决于基线检查的结果（表 3-8-9）。下文总结了针对此类人群的现有监测策略。

目前正在进行随机对照试验（欧洲息肉监测 I–III），以评估低危腺瘤患者的随访间隔（5 年与 10 年），并与高危腺瘤患者的随访间隔（3 年与 5 年）进行比较（Jover 等，2016）。

表 3-8-9　腺瘤切除后结肠镜监测专家指南

基线检查结果	关于结肠镜检查监测时间的指南建议				
	美国结直肠癌多协会工作组（Lieberman 等，2012）	欧洲联盟（Atkin 等，2012）	欧洲胃肠道内镜学会（Hassan 等，2013）	英国胃肠病学会（Cairns 等，2010；East 等，2017）	澳大利亚癌症委员会（Barclay 等，2013）
1～2 个管状腺瘤＜10mm	5～10 年	常规筛查	10 年后筛查	5 年或筛查	5 年
3～4 个管状腺瘤＜10mm	3 年	3 年	3 年	3 年	3 年
5～10 个管状腺瘤＜10mm	3 年	1 年	3 年	1 年	1 年
≥1 个晚期腺瘤	3 年	3 年	3 年	–	–
1～2 个腺瘤≥10mm	3 年	3 年	3 年	3 年	＜5 个腺瘤≥10mm：3 年 5～9 个腺瘤≥10mm：1 年 ＞9 个腺瘤≥10mm：＜1 年
≥3 个腺瘤≥10mm	3 年	3 年	3 年	1 年	–
≥1 个腺瘤≥20mm	–	1 年	–	–	
无蒂锯齿状病变≥10mm 或伴有异型增生	3 年	–	3 年	3 年	3 年
无蒂锯齿状病变＜10mm，无异型增生	5 年	–	5 年	常规筛查	5 年
传统锯齿状腺瘤	3 年	–	3 年	3 年	–

1. 基线检查时发现 1～2 个小于 10mm 的管状腺瘤

由于结肠镜检查的不断改进，息肉（尤其是小息肉）的检出率有所提高（Brenner 等，2015）。发现一个或两个无绒毛成分或高度异型增生的管状腺瘤被认为是低危腺瘤。

长期开展筛查的国家（如美国和欧洲国家）的最新专家指南普遍建议在切除低危腺瘤 5～10 年后进行结肠镜检查监测（Lieberman 等，2012；Hassan 等，2013），或者按照结肠镜检查没有相关发现的建议进行下一次筛查（Atkin 等，2012）。英国指南建议 5 年后进行监测，或不进行监测（Cairns 等，2010）（见表 3-8-9）。

最近的一项 meta 分析和现有指南中尚未考虑的两项单独研究发现，与一般风险人群相比，切除低危腺瘤后的结肠癌发病率和死亡率风险更低。除了早期研究的结果外，这些结果也对当前的建议提出了质疑，并建议在切除低危腺瘤后延长监测间隔或不进行监测（Atkin 等，

2017；Dubé 等，2017；Løberg 等，2017）。［工作组指出，在 Atkin 等（2017）和 Løberg 等（2017）的研究中，低危腺瘤的定义更为广泛，不仅仅是指有 1 ～ 2 个小于 10mm 的腺瘤。］

2. 基线检查时发现≥ 3 个腺瘤

基线检查时有≥3个腺瘤的患者在基线检查后不久发生结直肠肿瘤的风险会增加。据推测，由于多发性腺瘤的普遍存在，单个腺瘤可能会被漏诊；这可能至少部分解释了为什么随访检查时腺瘤检出率较高（Lieberman 等，2012）。在美国国家癌症研究所合并项目的一项分析显示，在 3 ～ 5 年的随访期间，每多发现一个腺瘤，晚期腺瘤的风险就会呈线性增长（Martínez 等，2009）。

根据美国和欧洲胃肠病学会的指南，有 3 ～ 10 个小于 10mm 的腺瘤的患者被认为患结直肠肿瘤风险较高，建议在基线检查 3 年后进行结肠镜监测。根据澳大利亚、欧盟和英国的指南，有 3 个或 4 个小腺瘤的患者被视为中危人群，建议 3 年后进行监测，而有 5 个或 5 个以上小腺瘤的患者被列为高危人群，建议监测间隔为 1 年（Cairns 等，2010；Atkin 等，2012；Barclay 等，2013）。对于基线检查时腺瘤数目超过 10 个的小部分患者，建议在 3 年内进行遗传咨询或结肠镜监测（Lieberman 等，2012；Hassan 等，2013）。

3. 基线检查时发现 1 个或多个晚期腺瘤

有 1 个或多个晚期腺瘤的患者属于高危人群。欧洲和美国的指南建议这类患者在 3 年后接受结肠镜监测检查（Atkin 等，2012；Lieberman 等，2012；Hassan 等，2013）；欧盟指南还建议，如果腺瘤≥ 20mm，则应在 1 年后进行监测（Atkin 等，2012）。英国指南建议，如果 1 ～ 2 个腺瘤≥ 10mm（中风险），则监测间隔为 3 年；如果至少有 3 个腺瘤≥ 10mm（高风险），则监测间隔为 1 年（Cairns 等，2010）。来自澳大利亚的指南建议，在发现 1 ～ 4 个 10mm 或更大的腺瘤后，监测间隔为 3 年；在发现 5 ～ 9 个 10mm 或更大的腺瘤后，监测间隔为 1 年（Barclay 等，2013）。

4. 基线检查时发现锯齿状病变和息肉

关于切除锯齿状病变和息肉后的监测，证据的质量仍然很低且有限（Hiraoka 等，2010；Schreiner 等，2010；Lieberman 等，2012；Holme 等，2015；Szylberg 等，2015；East 等，2017；Dekker 等，2018）。欧洲和美国的专家指南建议对高危锯齿状息肉和病变患者在 3 年后进行结肠镜监测，对低危锯齿状息肉和病变患者在 5 年后进行结肠镜监测（Lieberman 等，2012；Hassan 等，2013）。英国指南也建议对高危锯齿状腺瘤患者的监测间隔为 3 年，但不建议对低危锯齿状息肉和病变患者进行特殊监测（Cairns 等，2010）。

四、疾病

以下几种疾病与罹患结直肠癌的风险存在关联：炎症性肠病、肢端肥大症、输尿管乙状结肠吻合术和囊性纤维化。

炎症性肠病（包括溃疡性结肠炎和克罗恩病）患者罹患结直肠癌的风险会增加。有长期广泛性结肠炎病史（＞ 10 年，结肠受累面积＞ 50%）的患者罹患结直肠癌的风险是病情较轻的炎症性肠病患者的 7 倍（Beaugerie 等，2013）。此外，与没有溃疡性结肠炎的患者相比，伴有原发硬化性胆管炎的溃疡性结肠炎患者罹患结直肠癌的风险增加 4 倍，而且从确诊时起风险就增加了（Soetikno 等，2002）。

肢端肥大症是由循环生长激素及其组织介质胰岛素样生长因子 1（insulin-like growth factor 1，IGF-1）水平升高引起的。虽然肢端肥大症很罕见，但这种情况已被认为是结直肠癌和腺瘤的危险因素；前瞻性研究发现，腺瘤的比值比为 1.9，而结直肠癌的比值比为 6.0（Jenkins，2006）。

输尿管乙状结肠造口术后的吻合部位可形成腺瘤和腺癌，但尚不清楚它们是起源于结肠还是输尿管上皮。据估计，这种情况发生在 2.6% 的患者中，中位潜伏期为 26 年（Kälble 等，2011）。

囊性纤维化也被认为与结直肠癌的风险增加有关，而接受过器官移植的个体患结直肠癌的风险更高（Gini 等，2018）。

参考文献

Ahsan H, Neugut AI, Garbowski GC, Jacobson JS, Forde KA, Treat MR, et al. (1998). Family history of colorectal adenomatous polyps and increased risk for colorectal cancer. Ann Intern Med, 128(11):900-5. doi:10.7326/0003-4819-128-11-199806010-00006 PMID:9634428

Alm T (1975). Surgical treatment of hereditary adenomatosis of the colon and rectum in Sweden during the last 20years. Part II. Patients with prophylactic operations, primary and late results. Discussion and summary. Acta Chir Scand, 141(3):228-37. PMID:1166747

Atkin W, Wooldrage K, Brenner A, Martin J, Shah U, Perera S, et al. (2017). Adenoma surveillance and colorectal cancer incidence: a retrospective, multicentre, cohort study. Lancet Oncol, 18(6):823-34. doi:10.1016/S14702045(17)30187-0 PMID:28457708

Atkin WS, Saunders BP; British Society for Gastroenterology; Association of Coloproctology for Great Britain and Ireland (2002). Surveillance guidelines after removal of colorectal adenomatous polyps. Gut, 51(Suppl 5):V6-9. doi:10.1136/gut.51.suppl_5.v6 PMID:12221031

Atkin WS, Valori R, Kuipers EJ, Hoff G, Senore C, Segnan N, et al.; International Agency for Research on Cancer (2012). European guidelines for quality assurance in colorectal cancer screening and diagnosis. First edition - Colonoscopic surveillance following adenoma removal. Endoscopy, 44(Suppl 3):SE151-63. PMID:23012119

Baglietto L, Jenkins MA, Severi G, Giles GG, Bishop DT, Boyle P, et al. (2006). Measures of familial aggregation depend on definition of family history: meta-analysis for colorectal cancer. J Clin Epidemiol, 59(2):114-24. doi:10.1016/j.jclinepi.2005.07.018 PMID:16426946

Bakry D, Aronson M, Durno C, Rimawi H, Farah R, Alharbi QK, et al. (2014). Genetic and clinical determinants of constitutional mismatch repair deficiency syndrome: report from the constitutional mismatch repair deficiency consortium. Eur J Cancer, 50(5):98796. doi:10.1016/j.ejca.2013.12.005 PMID:24440087

Balaguer F, Castellví-Bel S, Castells A, Andreu M, Muñoz J, Gisbert JP, et al.; Gastrointestinal Oncology Group of the Spanish Gastroenterological Association (2007). Identification of MYH mutation carriers in colorectal cancer: a multicenter, case-control, population-based study. Clin Gastroenterol Hepatol, 5(3):379-87. doi:10.1016/j.cgh.2006.12.025 PMID:17368238

Barclay K; Cancer Council Australia Surveillance Colonoscopy Guidelines Working Party (2013). Algorithm for colonoscopic surveillance intervals adenomas. Available from: http://www.gastroservices.com.au/pdf/algorithm-for-colonoscopic-surveillanceintervals-adenomas.pdf.

Beaugerie L, Svrcek M, Seksik P, Bouvier AM, Simon T, Allez M, et al.; CESAME Study Group (2013). Risk of colorectal high-grade dysplasia and cancer in a prospective observational cohort of patients with inflammatory bowel disease. Gastroenterology, 145(1):166 -175. e8. doi:10.1053/j.gastro.2013.03.044 PMID:23541909

Belchetz LA, Berk T, Bapat BV, Cohen Z, Gallinger S (1996). Changing causes of mortality in patients with familial adenomatous polyposis. Dis Colon Rectum, 39(4):384-7. doi:10.1007/BF02054051 PMID:8878496

Bertario L, Presciuttini S, Sala P, Rossetti C, Pietroiusti M; Italian Registry of Familial Polyposis Writing Committee (1994). Causes of death and postsurgical survival in familial adenomatous polyposis: results from the Italian registry. Semin Surg Oncol, 10(3):22534. doi:10.1002/ssu.2980100311 PMID:8085100

Bouvier AM, Latournerie M, Jooste V, Lepage C, Cottet V, Faivre J (2008). The lifelong risk of metachronous colorectal cancer justifies long-term colonoscopic follow-up. Eur J Cancer, 44(4):522-7. doi:10.1016/j.ejca.2008.01.007 PMID:18255278

Brenner H, Altenhofen L, Kretschmann J, Rösch T, Pox C, Stock C, et al. (2015). Trends in adenoma detection rates during the first 10years of the German screening colonoscopy program. Gastroenterology, 149(2):356-66.e1. doi:10.1053/j.gastro.2015.04.012 PMID:25911510

Brenner H, Chang-Claude J, Rickert A, Seiler CM, Hoffmeister M (2012). Risk of colorectal cancer after detection and removal of adenomas at colonoscopy: population-based case-control study. J Clin Oncol, 30(24):2969-76. doi:10.1200/JCO.2011.41.3377 PMID:22826281

Brenner H, Chang-Claude J, Seiler CM, Rickert A, Hoffmeister M (2011). Protection from colorectal cancer after colonoscopy: a population-based, case-control study. Ann Intern Med, 154(1):22-30. doi:10.7326/00034819-154-1-201101040-00004 PMID:21200035

Brenner H, Hoffmeister M, Haug U (2008). Family history and age at initiation of colorectal cancer screening. Am J Gastroenterol, 103(9):2326-31. doi:10.1111/j.15720241.2008.01978.x PMID:18702651

Broderick P, Dobbins SE, Chubb D, Kinnersley B, Dunlop MG, Tomlinson I, et al. (2017). Validation of recently proposed colorectal cancer susceptibility gene variants in an analysis of families and patients - a systematic review. Gastroenterology, 152(1):75-77.e4. doi:10.1053/j. gastro.2016.09.041 PMID:27713038

Brosens LA, van Hattem A, Hylind LM, IacobuzioDonahue C, Romans KE, Axilbund J, et al. (2007). Risk of colorectal cancer in juvenile polyposis. Gut, 56(7):965-7. doi:10.1136/gut.2006.116913 PMID:17303595

Bülow S (1986). Clinical features in familial polyposis coli. Results of the Danish Polyposis Register. Dis Colon Rectum, 29(2):102-7. doi:10.1007/BF02555389 PMID:3943418

Bülow S, Bülow C, Nielsen TF, Karlsen L, Moesgaard F (1995). Centralized registration, prophylactic examination, and treatment results in improved prognosis in familial adenomatous polyposis. Results from the Danish Polyposis Register. Scand J Gastroenterol, 30(10):989-93. d o i : 10.3109/00365529509096343 PMID:8545620

Burt RW, Leppert MF, Slattery ML, Samowitz WS, Spirio LN, Kerber RA, et al. (2004). Genetic testing and phenotype in a large kindred with attenuated familial adenomatous polyposis. Gastroenterology, 127(2):44451. doi:10.1053/j.gastro.2004.05.003 PMID:15300576

Bussey HJR (1975). Familial polyposis coli: family studies, histopathology, differential diagnosis, and results of treatment. Baltimore (MD), USA: Johns Hopkins University Press.

Butterworth AS, Higgins JP, Pharoah P (2006). Relative and absolute risk of colorectal cancer for individuals with a family history: a meta-analysis. Eur J Cancer, 42(2):216-27. doi:10.1016/j.ejca.2005.09.023 PMID:16338133

Cairns SR, Scholefield JH, Steele RJ, Dunlop MG, Thomas HJ, Evans GD, et al.; British Society of Gastroenterology; Association of Coloproctology for Great Britain and Ireland (2010). Guidelines for colorectal cancer screening and surveillance in moderate and high risk groups (update from 2002). Gut, 59(5):666-89. doi:10.1136/gut.2009.179804 PMID:20427401

Cancer Council Australia Colorectal Cancer Guidelines Working Party (2017). Clinical practice guidelines for the prevention, early detection and management of colorectal cancer. Available from: https://wiki.cancer. org.au/australia/Guidelines:Colorectal_cancer.

Carethers JM, Smith EJ, Behling CA, Nguyen L, Tajima A, Doctolero RT, et al. (2004). Use of 5-fluorouracil and survival in patients with microsatellite-unstable colorectal cancer. Gastroenterology, 126(2):394-401. doi:10.1053/j.gastro.2003.12.023 PMID:14762775

Cottet V, Jooste V, Fournel I, Bouvier AM, Faivre J, Bonithon-Kopp C (2012). Long-term risk of colorectal cancer after adenoma removal: a population-based cohort study. Gut, 61(8):1180-6. doi:10.1136/gutjnl2011-300295 PMID:22110052

Cottet V, Pariente A, Nalet B, Lafon J, Milan C, Olschwang S, et al.; ANGH Group (2007). Colonoscopic screening of first-degree relatives of patients with large adenomas: increased risk of colorectal tumors. Gastroenterology, 133(4):1086-92. doi:10.1053/j.gastro.2007.07.023 PMID:17919484

de Jong AE, Hendriks YM, Kleibeuker JH, de Boer SY, Cats A, Griffioen G, et al. (2006). Decrease in mortality in Lynch syndrome families because of surveillance. Gastroenterology, 130(3):665-71. doi:10.1053/j.gastro.2005.11.032 PMID:16530507

Dekker E, IJspeert JEG (2018). Serrated pathway: a paradigm shift in CRC prevention. Gut, 67(10):1751-2. doi:10.1136/gutjnl-2017-314290 PMID:28765475

Dove-Edwin I, Sasieni P, Adams J, Thomas HJ (2005). Prevention of colorectal cancer by colonoscopic surveillance in individuals with a family history of colorectal cancer: 16year, prospective, follow-up study. BMJ, 331(7524):1047. doi:10.1136/bmj.38606.794560.EB PMID:16243849

Dubé C, Yakubu M, McCurdy BR, Lischka A, Koné A, Walker MJ, et al. (2017). Risk of advanced adenoma, colorectal cancer, and colorectal cancer mortality in people with low-risk adenomas at baseline colonoscopy: a systematic review and meta-analysis. Am J Gastroenterol, 112(12):1790-801. doi:10.1038/ ajg.2017. 360 PMID:29087393

Dunlop MG, Farrington SM, Nicholl I, Aaltonen L, Petersen G, Porteous M, et al. (2000). Population carrier frequency of hMSH2and hMLH1mutations. Br J Cancer, 83(12):1643-5. doi:10.1054/bjoc.2000.1520 PMID:11104559

East JE, Atkin WS, Bateman AC, Clark SK, Dolwani S, Ket SN, et al. (2017). British Society of Gastroenterology position statement on serrated polyps in the colon and rectum. Gut, 66(7):1181-96. doi:10.1136/gutjnl-2017314005 PMID:28450390

Engel C, Rahner N, Schulmann K, Holinski-Feder E, Goecke TO, Schackert HK, et al.; German HNPCC Consortium (2010). Efficacy of annual colonoscopic surveillance in individuals with hereditary nonpolyposis colorectal cancer. Clin Gastroenterol Hepatol, 8(2):174-82. doi:10.1016/j.cgh.2009.10.003 PMID:19835992

Erichsen R, Baron JA, Hamilton-Dutoit SJ, Snover DC, Torlakovic EE, Pedersen L, et al. (2016). Increased risk of colorectal cancer development among patients with serrated polyps. Gastroenterology, 150(4):895-902.e5. doi:10.1053/j.gastro.2015.11.046 PMID:26677986

Frampton MJ, Law P, Litchfield K, Morris EJ, Kerr D, Turnbull C, et al. (2016). Implications of polygenic risk for personalised colorectal cancer screening. Ann Oncol, 27(3):429-34. doi:10.1093/annonc/mdv540 PMID:26578737

Fuchs CS, Giovannucci EL, Colditz GA, Hunter DJ, Speizer FE, Willett WC (1994). A prospective study of family history and the risk of colorectal cancer. N Engl J Med, 331(25):1669-74. doi:10.1056/ NEJM199412223312501 PMID:7969357

Gallego CJ, Shirts BH, Bennette CS, Guzauskas G, Amendola LM, Horike-Pyne M, et al. (2015). Nextgeneration sequencing panels for the diagnosis of colorectal cancer and polyposis syndromes: a cost-effectiveness analysis. J Clin Oncol, 33(18):2084-91. doi:10.1200/JCO.2014.59.3665 PMID:25940718

GGPO (2019). Evidence-based guideline for colorectal cancer. Version 2.1, AWMF registration number: 021/007OL. German Guideline Program in Oncology, German Cancer Society, German Cancer Aid, AWMF. Available from: https://www.leitlinienprogrammonkologie.de/leitlinien/kolorektales-karzinom/.

Gini A, Zauber AG, Cenin DR, Omidvari AH, Hempstead SE, Fink AK, et al. (2018). Cost effectiveness of screening individuals with cystic fibrosis for colorectal cancer. Gastroenterology, 154(3):556-67.e18. doi:10.1053/j.gastro.2017.10.036 PMID:29102616

Gryfe R, Kim H, Hsieh ET, Aronson MD, Holowaty EJ, Bull SB, et al. (2000). Tumor microsatellite instability and clinical outcome in young patients with colorectal cancer. N Engl J Med, 342(2):69-77. doi:10.1200/ JCO.20 08.17.5950 PMID:18809606

Hampel H, Frankel WL, Martin E, Arnold M, Khanduja K, Kuebler P, et al. (2008). Feasibility of screening for Lynch syndrome among patients with colorectal cancer. J Clin Oncol, 26(35):5783-8. doi:10.1200/ JCO.20 08.17.5950 PMID:18809606

Hassan C, Quintero E, Dumonceau JM, Regula J, Brandão C, Chaussade S, et al.; European Society of Gastrointestinal Endoscopy (2013). Post-polypectomy colonoscopy surveillance: European Society of Gastrointestinal Endoscopy (ESGE) guideline. Endoscopy, 45(10):842-51. doi:10.1055/s-0033-1344548 PMID:24030244

Heald B, Mester J, Rybicki L, Orloff MS, Burke CA, Eng C (2010). Frequent gastrointestinal polyps and colorectal adenocarcinomas in a prospective series of PTEN mutation carriers. Gastroenterology, 139(6):1927-33. doi:10.1053/ j.gastro.2010.06.061 PMID:20600018

Hearle N, Schumacher V, Menko FH, Olschwang S, Boardman LA, Gille JJ, et al. (2006). Frequency and spectrum of cancers in the Peutz-Jeghers syndrome. Clin Cancer Res, 12(10):3209-15. doi:10.1158/10780432.CCR-06-0083 PMID:16707622

Heiskanen I, Luostarinen T, Järvinen HJ (2000). Impact of screening examinations on survival in familial adenomatous polyposis. Scand J Gastroenterol, 35(12):1284-7. doi:10.1080/003655200453638 PMID:11199368

Hemminki A, Markie D, Tomlinson I, Avizienyte E, Roth S, Loukola A, et al. (1998). A serine/threonine kinase gene defective in Peutz-Jeghers syndrome. Nature, 391(6663):184-7. doi:10.1038/34432 PMID:9428765

Hennink SD, van der Meulen-de Jong AE, Wolterbeek R, Crobach AS, Becx MC, Crobach WF, et al. (2015). Randomized comparison of surveillance intervals in familial colorectal cancer. J Clin Oncol, 33(35):4188-93. doi:10.1200/JCO.2015.62.2035 PMID:26527788

Hiraoka S, Kato J, Fujiki S, Kaji E, Morikawa T, Murakami T, et al. (2010). The presence of large serrated polyps increases risk for colorectal cancer. Gastroenterology, 139(5):1503-1510.e3. doi:10.1053/j.gastro.2010.07.011 PMID:20643134

Holme Ø, Bretthauer M, Eide TJ, Løberg EM, Grzyb K, LØberg M, et al. (2015). Long-term risk of colorectal cancer in individuals with serrated polyps. Gut, 64(6):929-36. doi:10.1136/gutjnl-2014-307793 PMID:25399542

IJspeert JEG, Rana SAQ, Atkinson NSS, van Herwaarden YJ, Bastiaansen BAJ, van Leerdam ME, et al.; Dutch workgroup serrated polyps & polyposis (WASP) (2017). Clinical risk factors of colorectal cancer in patients with serrated polyposis syndrome: a multicentre cohort analysis. Gut, 66(2):278-84. doi:10.1136/gutjnl2015-310630 PMID:26603485

Jaeger E, Leedham S, Lewis A, Segditsas S, Becker M, Cuadrado PR, et al.; HMPS Collaboration (2012). Hereditary mixed polyposis syndrome is caused by a 40-kb upstream duplication that leads to increased and ectopic expression of the BMP antagonist GREM1.Nat Genet, 44(6):699-703. doi:10.1038/ng.2263 PMID:22561515

Järvinen HJ, Aarnio M, Mustonen H, Aktan-Collan K, Aaltonen LA, Peltomäki P, et al. (2000). Controlled 15-year trial on screening for colorectal cancer in families with hereditary nonpolyposis colorectal cancer. Gastroenterology, 118(5):829-34. doi:10.1016/S001165085(00)70168-5 PMID:10784581

Järvinen HJ, Husa A, Aukee S, Laitinen S, Matikainen M, Havia T (1984). Finnish registry for familial adenomatosis coli. Scand J Gastroenterol, 19(7):941-6. PMID:6152356

Jenkins PJ (2006). Cancers associated with acromegaly. Neuroendocrinology, 83(3-4):218-23. doi:10.1159/000095531

PMID:17047386

Johns LE, Houlston RS (2001). A systematic review and meta-analysis of familial colorectal cancer risk. Am J Gastroenterol, 96(10):2992-3003. doi:10.1111/j.15720241.2001.04677.x PMID:11693338

Johnson CM, Wei C, Ensor JE, Smolenski DJ, Amos CI, Levin B, et al. (2013). Meta-analyses of colorectal cancer risk factors. Cancer Causes Control, 24(6):1207-22. doi:10.1111/j.1572-0241.2001.04677.x PMID:11693338

Jover R, Bretthauer M, Dekker E, Holme Ø, Kaminski MF, Løberg M, et al. (2016). Rationale and design of the European Polyp Surveillance (EPoS) trials. Endoscopy, 48(6):571-8. doi:10.1055/s-0042-104116 PMID:27042931

Kälble T, Hofmann I, Riedmiller H, Vergho D (2011). Tumor growth in urinary diversion: a multicenter analysis. Eur Urol, 60(5):1081-6. doi:10.1016/j. eururo.2011.07.006 PMID:21802831

Le DT, Uram JN, Wang H, Bartlett BR, Kemberling H, Eyring AD, et al. (2015). PD-1blockade in tumors with mismatch-repair deficiency. N Engl J Med, 372(26):2509-20. doi:10.1056/NEJMoa1500596 PMID:26028255

Lieberman DA, Rex DK, Winawer SJ, Giardiello FM, Johnson DA, Levin TR (2012). Guidelines for colonoscopy surveillance after screening and polypectomy: a consensus update by the US Multi-Society Task Force on Colorectal Cancer. Gastroenterology, 143(3):844-57. doi:10.1053/j.gastro.2012.06.001 PMID:22763141

Lieberman DA, Weiss DG, Harford WV, Ahnen DJ, Provenzale D, Sontag SJ, et al. (2007). Five-year colon surveillance after screening colonoscopy. Gastroenterology, 133(4):1077-85. doi:10.1053/j. gast ro.20 07.07.0 06 PMID:17698067

Løberg M, Holme Ø, Bretthauer M, Kalager M (2017). Colorectal adenomas, surveillance, and cancer. Lancet Oncol, 18(8):e427. doi:10.1016/S1470-2045(17)30473-4 PMID:28759374

Løberg M, Kalager M, Holme Ø, Hoff G, Adami HO, Bretthauer M (2014). Long-term colorectal-cancer mortality after adenoma removal. N Engl J Med, 371(9):799-807. doi:10.1056/NEJMoa1315870 PMID:25162886

Lowery JT, Ahnen DJ, Schroy PC 3rd, Hampel H, Baxter N, Boland CR, et al. (2016). Understanding the contribution of family history to colorectal cancer risk and its clinical implications: a state-of-the-science review. Cancer, 122(17):2633-45. doi:10.1002/cncr.30080 PMID:27258162

Lynch HT, Smyrk TC, Watson P, Lanspa SJ, Lynch JF, Lynch PM, et al. (1993). Genetics, natural history, tumor spectrum, and pathology of hereditary nonpolyposis colorectal cancer: an updated review. Gastroenterology, 104(5):1535-49. doi:10.1016/0016-5085(93)90368-M PMID:8482467

Malila N, Senore C, Armaroli P; International Agency for Research on Cancer (2012). European guidelines for quality assurance in colorectal cancer screening and diagnosis. First edition- Organisation. Endoscopy, 44(Suppl 3):SE31-48. PMID:23012121

Martínez ME, Baron JA, Lieberman DA, Schatzkin A, Lanza E, Winawer SJ, et al. (2009). A pooled analysis of advanced colorectal neoplasia diagnoses after colonoscopic polypectomy. Gastroenterology, 136(3):832-41. doi:10.1053/j.gastro.2008.12.007 PMID:19171141

Mecklin JP, Aarnio M, Läärä E, Kairaluoma MV, Pylvänäinen K, Peltomäki P, et al. (2007). Development of colorectal tumors in colonoscopic surveillance in Lynch syndrome. Gastroenterology, 133(4):1093-8. doi:10.1053/j.gastro.2007.08.019 PMID:17919485

Miller HL, Mukherjee R, Tian J, Nagar AB (2010). Colonoscopy surveillance after polypectomy may be extended beyond five years. J Clin Gastroenterol, 44(8):e162-6. doi:10.1097/MCG.0b013e3181e5cd22 PMID:20628313

Møller P, Seppälä T, Bernstein I, Holinski-Feder E, Sala P, Evans DG, et al.; Mallorca Group (2017). Cancer incidence and survival in Lynch syndrome patients receiving colonoscopic and gynaecological surveillance: first report from the prospective Lynch syndrome database. Gut, 66(3):464-72. doi:10.1136/gutjnl-2015309675 PMID:26657901

Montazeri Z, Theodoratou E, Nyiraneza C, Timofeeva M, Chen W, Svinti V, et al. (2016). Systematic meta-analyses and field synopsis of genetic association studies in colorectal adenomas. Int J Epidemiol, 45(1):186 -205. doi:10.1093/ije/dy v185 PMID:26451011

Muzny DM, Bainbridge MN, Chang K, Dinh HH, Drummond JA, Fowler G, et al.; Cancer Genome Atlas Network (2012). Comprehensive molecular characterization of human colon and rectal cancer. Nature, 487(7407):330-7. doi:10.1038/nature11252 PMID:22810696

Ng SC, Lau JY, Chan FK, Suen BY, Tse YK, Hui AJ, et al. (2016). Risk of advanced adenomas in siblings of individuals with advanced adenomas: a cross-sectional study. Gastroenterology, 150(3):608-16, quiz e16-7. doi:10.1053/j.gastro.2015.11.003 PMID:26584600

Nielsen M, Hes FJ, Nagengast FM, Weiss MM, MathusVliegen EM, Morreau H, et al. (2007). Germline mutations in APC and MUTYH are responsible for the majority of families with attenuated familial adenomatous polyposis. Clin Genet, 71(5):427-33. doi:10.1111/ j.1399-0004.2007.00766.x PMID:17489848

Nishihara R, Wu K, Lochhead P, Morikawa T, Liao X, Qian ZR, et al. (2013). Long-term colorectal-cancer incidence and mortality after lower endoscopy. N Engl J Med, 369(12):1095-105. doi:10.1056/NEJMoa1301969 PMID:24047059

Nugent KP, Phillips RK (1992). Rectal cancer risk in older patients with familial adenomatous polyposis and an ileorectal anastomosis: a cause for concern. Br J Surg, 79(11):1204-6. doi:10.1002/bjs.1800791136 PMID:1334761

PAHO (2016). Expert Consultation on Colorectal Cancer Screening in Latin America and the Caribbean. Meeting Report (Washington, DC - 16, 17 March 2016). Washington (DC), USA: Pan American Health Organization. Available from: https://www.paho.org/ hq/index.php?option=com_content&view=article&id =11762&Itemid=41766&lang=en.

Palles C, Cazier JB, Howarth KM, Domingo E, Jones AM, Broderick P, et al.; CORGI Consortium; WGS500 Consortium (2013). Germline mutations affecting the proofreading domains of POLE and POLD1predispose to colorectal adenomas and carcinomas. Nat Genet, 45(2):136-44. doi:10.1038/ng.2503 PMID:23263490

Rex DK, Ahnen DJ, Baron JA, Batts KP, Burke CA, Burt RW, et al. (2012). Serrated lesions of the colorectum: review and recommendations from an expert panel. Am J Gastroenterol, 107(9):1315-29. doi:10.1038/ ajg.2012.161 PMID:22710576

Rex DK, Boland CR, Dominitz JA, Giardiello FM, Johnson DA, Kaltenbach T, et al. (2017). Colorectal cancer screening: recommendations for physicians and patients from the U.S. Multi-Society Task Force on Colorectal Cancer. Gastroenterology, 153(1):307-23. doi:10.1053/j.gastro.2017.05.013 PMID:28600072

Roth S, Sistonen P, Salovaara R, Hemminki A, Loukola A, Johansson M, et al. (1999). SMAD genes in juvenile polyposis. Genes Chromosomes Cancer, 26(1):54-61. doi:10.1002/(SICI)1098-2264(199909)26:1 < 54::AIDGCC8 > 3.0.CO;2-D PMID:10441006

Saini SD, Kim HM, Schoenfeld P (2006). Incidence of advanced adenomas at surveillance colonoscopy in patients with a personal history of colon adenomas: a meta-analysis and systematic review. Gastrointest Endosc, 64(4):614-26. doi:10.1016/j.gie.2006.06.057 PMID:16996358

Samadder NJ, Curtin K, Tuohy TM, Rowe KG, Mineau GP, Smith KR, et al. (2014). Increased risk of colorectal neoplasia among family members of patients with colorectal cancer: a population-based study in Utah. Gastroenterology, 147(4):814-821.e5, quiz e15-6. doi:10.1053/j.gastro.2014.07.006 PMID:25042087

Samadder NJ, Pappas L, Boucherr KM, Smith KR, Hanson H, Fraser A, Wan Y, Burt RW, Curtin K (2017). Longterm colorectal cancer incidence after negative colonoscopy in the state of Utah: the effect of family history. Am J Gastroenterol, 112(9):1439-47. doi:10.1016/j. cgh.2015.06.040 PMID:26188136

Samadder NJ, Smith KR, Hanson H, Pimentel R, Wong J, Boucher K, et al. (2015). Increased risk of colorectal cancer among family members of all ages, regardless of age of index case at diagnosis. Clin Gastroenterol Hepatol,

13(13):2305-11. doi:10.1016/j.cgh.2015.06.040 PMID:26188136

Schoen RE, Razzak A, Yu KJ, Berndt SI, Firl K, Riley TL, et al. (2015). Incidence and mortality of colorectal cancer in individuals with a family history of colorectal cancer. Gastroenterology, 149(6):1438-1445.e1. doi:10.1053/j.gastro.2015.07.055 PMID:26255045

Schreiner MA, Weiss DG, Lieberman DA (2010). Proximal and large hyperplastic and nondysplastic serrated polyps detected by colonoscopy are associated with neoplasia. Gastroenterology, 139(5):1497-502. doi:10.1053/j.gastro.2010.06.074 PMID:20633561 Sieber OM, Segditsas S, Knudsen AL, Zhang J, Luz J, Rowan AJ, et al. (2006). Disease severity and genetic pathways in attenuated familial adenomatous polyposis vary greatly but depend on the site of the germline mutation. Gut, 55(10):1440-8. doi:10.1136/gut.2005.087106 PMID:16461775

Slattery ML, Kerber RA (1994). Family history of cancer and colon cancer risk: the Utah Population Database. J Natl Cancer Inst, 86(21):1618-26. doi:10.1093/ jnci/86.21.1618 PMID:7932826

Soetikno RM, Lin OS, Heidenreich PA, Young HS, Blackstone MO (2002). Increased risk of colorectal neoplasia in patients with primary sclerosing cholangitis and ulcerative colitis: a meta-analysis. Gastrointest Endosc, 56(1):48-54. doi:10.1067/mge.2002.125367 PMID:12085034

Stoffel EM, Yurgelun MB (2016). Genetic predisposition to colorectal cancer: implications for treatment and prevention. Semin Oncol, 43(5):536-42. doi:10.1053/j. seminoncol.2016.08.002 PMID:27899184

Stuckless S, Green JS, Morgenstern M, Kennedy C, Green RC, Woods MO, et al. (2012). Impact of colonoscopic screening in male and female Lynch syndrome carriers with an MSH2mutation. Clin Genet, 82(5):439-45. doi:10.1111/j.1399-0004.2011.01802.x PMID:22011075

Sung JJ, Ng SC, Chan FK, Chiu HM, Kim HS, Matsuda T, et al.; Asia Pacific Working Group (2015). An updated Asia Pacific Consensus Recommendations on colorectal cancer screening. Gut, 64(1):121-32. doi:10.1136/gut jnl-2013-306503 PMID:24647008

Szylberg Ł, Janiczek M, Popiel A, Marszałek A (2015). Serrated polyps and their alternative pathway to the colorectal cancer: a systematic review. Gastroenterol Res Pract, 2015:573814. doi:10.1155/2015/573814 PMID:25945086

Taylor DP, Burt RW, Williams MS, Haug PJ, CannonAlbright LA (2010). Population-based family history-specific risks for colorectal cancer: a constellation approach. Gastroenterology, 138(3):877-85. doi:10.1053/j.gastro.2009.11.044 PMID:19932107

Umar A, Boland CR, Terdiman JP, Syngal S, de la Chapelle A, Rüschoff J, et al. (2004). Revised Bethesda Guidelines for hereditary nonpolyposis colorectal cancer (Lynch syndrome) and microsatellite instability. J Natl Cancer Inst, 96(4):261-8. doi:10.1093/jnci/ djh034 PMID:14970275

Vasen HF, Abdirahman M, Brohet R, Langers AM, Kleibeuker JH, van Kouwen M, et al. (2010). One to 2-year surveillance intervals reduce risk of colorectal cancer in families with Lynch syndrome. Gastroenterology, 138(7):2300-6. doi:10.1053/j.gastro. 2010.02.053 PMID:20206180

Vasen HF, Blanco I, Aktan-Collan K, Gopie JP, Alonso A, Aretz S, et al.; Mallorca Group (2013). Revised guidelines for the clinical management of Lynch syndrome (HNPCC): recommendations by a group of European experts. Gut, 62(6):812-23. doi:10.1136/gutjnl-2012304356 PMID:23408351

Vasen HF, Griffioen G, Offerhaus GJ, Den Hartog Jager FC, Van Leeuwen-Cornelisse IS, Meera Khan P, et al. (1990). The value of screening and central registration of families with familial adenomatous polyposis. A study of 82families in The Netherlands. Dis Colon Rectum, 33(3):227-30. doi:10.1007/BF02134185 PMID:2155763

Vasen HF, Mecklin J-P, Meera Khan PM, Lynch HT (1991). The International Collaborative Group on Hereditary Non-Polyposis Colorectal Cancer (ICG-HNPCC). Dis Colon Rectum, 34(5):424-5. doi:10.1007/BF02053699 PMID:2022152

Vasen HF, Möslein G, Alonso A, Aretz S, Bernstein I, Bertario L, et al. (2008). Guidelines for the clinical management of familial adenomatous polyposis (FAP). Gut, 57(5):704-13. doi:10.1136/gut.2007.136127 PMID:18194984

Vasen HF, Wijnen JT, Menko FH, Kleibeuker JH, Taal BG, Griffioen G, et al. (1996). Cancer risk in families with hereditary nonpolyposis colorectal cancer diagnosed by mutation analysis. Gastroenterology, 110(4):1020-7. doi:10.1053/gast.1996.v110.pm8612988 PMID:8612988

Vasen HFA (2008). Can the identification of high risk groups increase the effectiveness of colon cancer screening programmes? Z Gastroenterol, 46(Suppl 1):S41-2. doi:10.1055/s-2007-963483 PMID:18368642

Vasen HFA, Ballegooijen M, Buskens E, Kleibeuker JK, Taal BG, Griffioen G, et al. (1998). A cost-effectiveness analysis of colorectal screening of hereditary nonpolyposis colorectal carcinoma gene carriers. Cancer, 82(9):1632-7. doi:10.1002/(SICI)1097-0142 (19980501)82:9 < 1632::AID-CNCR6 > 3.0.CO;2-C PMID:9576281

Weigl K, Chang-Claude J, Knebel P, Hsu L, Hoffmeister M, Brenner H (2018). Strongly enhanced colorectal cancer risk stratification by combining family history and genetic risk score. Clin Epidemiol, 10:143-52. doi:10.2147/CLEP.S145636 PMID:29403313

Weigl K, Jansen L, Chang-Claude J, Knebel P, Hoffmeister M, Brenner H (2016). Family history and the risk of colorectal cancer: the importance of patients' history of colonoscopy. Int J Cancer, 139(10):2213-20. doi:10.1002/ijc.30284 PMID:27459311

WHO Classification of Tumours Editorial Board (2019). Digestive system tumours. 5th ed. Lyon, France: International Agency for Research on Cancer (WHO Classification of Tumours series, Vol. 1). Available from: http://publications.iarc.fr/579.

Winawer S, Fletcher R, Rex D, Bond J, Burt R, Ferrucci J, et al.; Gastrointestinal Consortium Panel (2003). Colorectal cancer screening and surveillance: clinical guidelines and rationale - update based on new evidence. Gastroenterology, 124(2):544-60. doi:10.1053/ gast.2003.50044 PMID:12557158

Winawer SJ, Zauber AG, Fletcher RH, Stillman JS, O'Brien MJ, Levin B, et al.; US Multi-Society Task Force on Colorectal Cancer; American Cancer Society (2006). Guidelines for colonoscopy surveillance after polypectomy: a consensus update by the US Multi-Society Task Force on Colorectal Cancer and the American Cancer Society. Gastroenterology, 130(6):1872-85. doi:10.1053/j.gastro.2006.03.012 PMID:16697750

Winawer SJ, Zauber AG, Gerdes H, O'Brien MJ, Gottlieb LS, Sternberg SS, et al.; National Polyp Study Workgroup (1996). Risk of colorectal cancer in the families of patients with adenomatous polyps. N Engl J Med, 334(2):82-7. doi:10.1056/NEJM199601113340204 PMID:8531963

Woodford-Richens K, Bevan S, Churchman M, Dowling B, Jones D, Norbury CG, et al. (2000). Analysis of genetic and phenotypic heterogeneity in juvenile polyposis. Gut, 46(5):656-60. doi:10.1136/gut.46.5.656 PMID:10764709

第四章　总　结

第一节　结直肠癌

结直肠癌（CRC）是全球男性第三大最常见癌症，女性第二大常见癌症（2018 年估计新增病例 180 万），占 2018 年全球癌症负担的 10% 以上。据估计，2018 年有 86.2 万人死于结直肠癌。结直肠癌发病率与经济发展水平呈显著的正相关；澳大利亚和新西兰、欧洲和北美的 CRC 发病率最高，是非洲和亚洲部分地区的 10 倍。对于 2010–2014 年确诊的患者，北美和西欧大多数国家的 5 年净生存率在 60% ～ 70% 之间，而非洲、亚洲、东欧和南美一些国家的 5 年净生存率低于 50%，其中一些国家的 5 年净生存率低于 40%。各国的发病率和死亡率随时间变化的方向和程度存在差异。

结直肠癌（CRC）主要由典型腺瘤和锯齿状息肉发展而来，它们具有不同的分子背景，并形成不同的 CRC 分子类型。结直肠癌可根据组织学、分子背景和在大肠内的位置进行分类，这些亚型在临床特征、对治疗的反应和预后方面各不相同，晚期腺瘤发展成结直肠癌的风险最高，前驱病变可在筛查和后续结肠镜检查中发现并切除。

分期描述了癌症发展的状态。在全球范围内，根据诊断资源、筛查的可得性、癌症意识和医疗机构的不同，结直肠癌的分期存在很大差异。诊断时的分期与预后有着内在的联系：在相同的情况下，Ⅰ期 CRC 的 5 年生存率可高达 98%，而Ⅳ期 CRC 的 5 年生存率不到 20%。

大多数结直肠癌（CRC）都是偶发性的，其中很大一部分可归因于生活方式以及潜在可改变的——小幅度的风险因素。结直肠癌的风险因素包括加工肉类摄入量增加、饮用含酒精饮料、吸烟、身体过度肥胖和腹部肥胖，而摄入膳食纤维、饮用乳制品和体育锻炼会降低结直肠癌风险。结直肠癌的其他风险因素包括不可改变的宿主因素，如年龄增长、男性、身材高大和种族。使用阿司匹林和其他非甾体抗炎药可有效降低患结直肠癌的风险，其持续时间与风险关系密切。然而，这些药物会增加多种疾病的风险，因此不建议用于化学预防（见第 4.9.4 节）。

第二节　全球结直肠癌筛查

一、欧洲

在欧洲联盟，国际合作项目的实施有助于为实施基于人口的有组织的结直肠癌筛查方案制定一个共同框架。截至 2016 年，欧盟 28 个成员国中已有 22 个国家制定或试行了基于人群的有组织方案。三个欧盟国家（德国、希腊和拉脱维亚）开展了机会性筛查，德国正计划于2019年启动一项基于人群的计划。非欧盟国家的计划则不那么完善。在欧洲的19个非欧盟国家中，有7个国家（格鲁吉亚、摩纳哥、黑山、挪威、圣马力诺、塞尔维亚和瑞士）已经启动或试行了基于人群的方案，有一个国家（波斯尼亚和黑塞哥维那）开展了机会性筛查。大多数有组织的项目已采用粪便免疫化学试验（FIT），或正在从愈创木脂粪便隐血试验（gFOBT）转向粪便免疫化学试验。奥地利、德国和希腊建议在进行结肠镜检查的同时进行粪便免疫化学试验（FIT）（机会性筛查）。在实施人群计划的国家中，捷克共和国、卢森堡和瑞士也提供结肠镜检查和FIT检查的选择。波兰正在试点一项基于人群的结肠镜检查方案。乙状结肠镜检查已经在两个基于人群的项目中实施——在英格兰和意大利（皮埃蒙特）——以及在挪威的试点项目中，将乙状结肠镜筛查与FIT结合实施。欧盟指南就实施CRC筛查计划时的质量保证要求提出了循证建议，涵盖了筛查过程的不同阶段。此外，还实施了更具体的FIT实验室标准和内镜服务标准，以促进国家和国际间的比较和基准设定。

二、加拿大和美国

美国率先开展了结直肠癌筛查；该国的结直肠癌筛查主要是机会性筛查，不同机构在不同情况下推荐不同的筛查方式（FIT、乙状结肠镜检查、结肠镜检查、计算机断层扫描结肠镜检查和多靶点粪便DNA检测）。结肠镜检查是首选。在加拿大，一项采用gFOBT或FIT的基于人群的结直肠癌筛查规划已经启动，覆盖了所有10个省，但未覆盖各地区。

三、拉丁美洲

在中美洲、南美洲和加勒比海西班牙语国家的21个国家中，只有阿根廷、巴西和智利在城市地区开展了基于人群的试点性结直肠癌筛查计划，并使用FIT。六个国家（哥伦比亚、古巴、厄瓜多尔、墨西哥、波多黎各和乌拉圭）根据临床指南提供机会性筛查，包括gFOBT或FIT。

四、非洲

在非洲国家，除了国际癌症研究署/世界卫生组织在摩洛哥发起的旨在促进自愿参与FIT筛查的试点示范研究项目外，最近收集当前筛查活动信息的调查没有发现其他结直肠癌筛查倡议。

五、中亚、西亚和南亚

在中亚、西亚和南亚，巴林（试点研究）、以色列、科威特（试点研究）、卡塔尔和阿拉伯联合酋长国实施了基于人群的有组织的FIT筛查。伊朗伊斯兰共和国、黎巴嫩、沙特阿拉伯和土耳其提供了机会性筛查。

六、东亚和东南亚

在东亚，香港特别行政区（中国）（试点研究）、韩国和中国台湾地区组织了FIT筛查规划。中国大陆地区于2006年启动了一项结直肠癌筛查计划，但该计划仅在一小部分目标人群中实施，且覆盖范围有限。在日本，结直肠癌筛查主要是机会性的，也有一些是社区组织的项目。

在东南亚，只有新加坡实施了全国性筛查计划，泰国计划在 2011 年启动的一项试点研究取得成果后，于 2018 年开始实施全国性计划。这两个国家都提供 FIT 筛查。文莱达鲁萨兰国、马来西亚和菲律宾提供机会性筛查。

七、大洋洲

在大洋洲，澳大利亚和新西兰正在开展基于人群的有组织的结直肠癌筛查计划。这两个国家都制定了以 FIT 为基础的国家指导方针。该地区的其他国家尚未实施基于人群的有组织的结直肠癌筛查计划。

第三节 基于粪便的血液检验

一、技术

用于结直肠癌筛查的粪便血液检查，即粪便潜血试验（FOBT），大致可分为两种方法。愈创木脂粪便隐血试验（gFOBT）是一种间接方法，通过血红蛋白的过氧化物酶活性与浸染愈创木脂的纸张发生化学反应来检测血液。粪便免疫化学试验（FIT）是一种基于特异性抗原 - 抗体反应的方法，抗体只与人体血红蛋白结合。

gFOBT 并不只检测人体血红蛋白，因此其他过氧化物酶活性来源，如生肉或半熟肉类或一些未煮熟的蔬菜，都可能导致检测结果呈阳性。相反，药物或食物中的抗氧化剂（如维生素 C）会阻断过氧化物酶反应，从而可能导致检测结果呈阴性。gFOBT 可以在再水化或非再水化的情况下进行分析。一般来说，gFOBT 检测不到浓度低于约 600μgHb/g 的粪便血红蛋白，但如果 gFOBT 经过再水化或使用较新的高灵敏度 gFOBT，分析灵敏度会更高。单次 gFOBT（任何类型）检测晚期肿瘤的临床灵敏度为 16% ～ 31%，检测结直肠癌的灵敏度为 25% ～ 38%，结直肠癌的平均特异性为 98%。

FIT 可检测结肠中的人体血液，分析灵敏度高。它有定性（基于免疫层析法）和定量（基于免疫比浊法）两种形式。一般来说，与 gFOBT 相比，FIT 检测出的粪便血红蛋白水平较低，浓度范围为 1 ～ 300μg/g，具体取决于制造商。单次 FIT 检测晚期肿瘤的灵敏度为 27% ～ 67%，检测结直肠癌的灵敏度为 61% ～ 91%，特异性为 91% ～ 98%，具体取决于截断值和所采用的 FIT 策略。

二、gFOBT 筛查随机对照试验

在不同国家进行的四项针对 45 ～ 80 岁平均风险人群的每年一次或两年一次 gFOBT 筛选随机对照试验显示，经过 9 ～ 30 年的随访，结直肠癌死亡率显著降低（邀请的相对风险系数为 0.68 ～ 0.91，邀请的校正相对风险系数 RR 范围为 0.65 ～ 0.82）。其中一项荟萃分析发表于 2006 年，其中仅包括三项随机对照试验（RCT）的两年一次的 gFOBT 筛查组，结果显示邀请筛查可使结直肠癌死亡率显著降低 13%，而另外三项荟萃分析包括在美国进行的每年一次

筛查组的单项 RCT，其结果显示结直肠癌死亡率降低了 16% ～ 18%。

在美国进行的一项 RCT 中，在大多数样本中使用再水化 gFOBT 并延长随访时间，在对 50 ～ 80 岁人群进行 18 年随访后发现，每年筛查一次可降低 20% 的结直肠癌发病率（95% CI，0.70 ～ 0.90），每两年筛查一次可降低 17% 的结直肠癌发病率（95% CI，0.73 ～ 0.94）。

目前还没有来自单独随机试验的证据表明 FIT 筛查在降低平均风险筛查人群中结直肠癌死亡率或发病率方面的有效性。

三、基于粪便的血液检验的预防效果的观察性研究

（一）gFOBT 筛查与降低结直肠癌死亡率和发病率

不同地理区域的筛查采用 gFOBT 共进行了 5 项队列研究和 5 项病例对照研究，报告了结直肠癌死亡率和 / 或发病率。两项较大的队列研究每两年进行一次非再水化 gFOBT，随访时间为 10 ～ 21 年，结果显示结直肠癌死亡率降低了 10% ～ 13%，在调整筛查参与度后，在所有情况下均有显著降低。在美国和欧洲进行的四项病例对照研究报告称，将接受筛查的人与未接受筛查的人进行比较，结直肠癌死亡率平均降低了 40%，但由于研究设计的固有局限性，这一结果可能被高估了。最近一项基于 17 项筛查研究的荟萃分析表明，gFOBT 筛查（任何间隔时间）可使结直肠癌死亡率总体显著降低 18%，观察性研究和随机对照试验的单独分析也得出了类似的结果。

总体而言，现有的证据并没有表明 gFOBT 筛查能持续降低结直肠癌发病率。在三项队列研究中，只有一项报告了丹麦的结直肠癌发病率，发现在采用非再水化 gFOBT 进行了约 3.5 年的筛查后，结直肠癌发病率显著降低，而且在将接受筛查与未接受筛查的同龄人进行比较时，结直肠癌发病率的降低幅度仅为 6%。

（二）FIT 筛查与降低结直肠癌死亡率和发病率

有关 FIT 筛查与结直肠癌死亡率和发病率的证据很少，但研究结果是一致的。

在意大利进行的两项大型队列研究（分别进行了 8 年和 15 年的随访，对 50 ～ 70 岁的人群进行了四轮或更多轮两年一次的 FIT 筛查）和在中国台湾地区将进行的一项研究（进行了两年一次的 FIT 筛查，随访时间较短）均报告称，结直肠癌死亡率显著降低，降幅高达 40%。此外，在日本进行的一项年度 FIT 筛查的病例对照研究发现，在最后一次筛查后的两年内，结直肠癌死亡率大幅降低。意大利的一项生态研究比较了两个相似地理区域，采用两年一次的 FIT 进行早期筛查（三轮或四轮）和晚期筛查（一轮），并对年龄和性别进行了调整，结果显示筛查时间较长的一组的结直肠癌死亡率有所降低。

两项意大利队列研究报告称，经过 8 年和 15 年的随访，结直肠癌发病率分别显著降低了 10% 和 22%。此外，在意大利进行的一项生态学研究表明，只有在较早开始筛查、每两年进行八轮 gFOBT 筛查以及此后进行五轮 FIT 筛查的地区，在随访 20 ～ 24 年后，结直肠癌发病率才有所下降。

四、基于粪便的血液检验的不良影响

与基于粪便的血液检测筛查有关的最常见报告的危害是筛查本身造成的心理后果。一项试验显示，gFOBT 筛查前后的精神病发病率或自杀率没有明显差异。有几项研究显示，筛查

结果呈阳性后会出现中度到高度焦虑，但在筛查结果呈阴性（第二次胃肠荧光造影或结肠镜检查）后，焦虑程度会立即恢复到筛查前的水平。在 gFOBT 筛查结果呈阴性后，没有观察到不恰当的反应（如忽视随后出现的癌症症状）与延迟诊断之间存在关联。筛查结果为阴性后发现的结直肠癌（间隔期癌症），其诊断阶段早于未接受筛查者发现的结直肠癌，但诊断阶段晚于筛查发现的结直肠癌。目前还没有与 FOBT 筛查直接相关的身体伤害报告。结肠镜检查或乙状结肠镜检查用于评估粪便血检筛查结果呈阳性的患者，会造成罕见的严重危害。其中包括出血、结肠穿孔和其他导致住院治疗的严重并发症。在一般风险人群中，不到万分之一的 FOBT 筛查者会出现这种情况。根据四项随机对照试验（RCT）研究，鉴于筛查组的结直肠癌累计发病率与对照组非常相似或更低，因此 gFOBT 筛查不会出现净过度诊断。

五、基于粪便的血液检验筛查的效益危害比和成本效益

与不进行筛查相比，使用 gFOBT 或 FIT 进行结直肠癌筛查可提高质量调整寿命年。与每两年筛查一次相比，每年使用灵敏度更高的 gFOBT 或 FIT 进行筛查可带来更高的质量调整寿命年收益，但需要更多的筛查资源。此外，FOBT 筛查每提高一个质量调整寿命年的成本低于 30000 美元，甚至比不进行筛查的成本还低。世界各地都对通过便血检测进行结直肠癌筛查的成本效益进行了评估，亚洲、欧洲和北美洲的报告显示，在成本可接受的情况下，筛查是有益的。由于各国的成本存在差异，成本估算显示出很大的差异性；因此，只能对不同研究得出的每生命年成本进行定性比较。

第四节　内镜方法

一、技术

乙状结肠镜检查和结肠镜检查是用于结直肠癌筛查的两种内镜技术。它们的主要筛查目标是发现早期癌症和癌前息肉。

内镜检查的要求包括一名训练有素的内镜医师（医师或非医师）、内镜检查设备、活组织检查和类似检查的辅助人员，以及为患者提供舒适的环境（适当的物理环境和镇静剂）。

关于内科医师和非内科医师的内镜医师的表现和培训存在大量数据。建议为下消化道内镜检查制定若干能力标准和质量衡量标准。不同的检查程序需要不同的技能水平，而不同地区的技能水平也大相径庭；为实现国家间标准化，对每项检查都提出了技能标准建议。最近的一份欧洲指南指出了 44 种不同的绩效衡量标准，其中许多都是评估流程（如某些检查结果的记录），而不是影响结果的循证因素。针对特定技术，如内镜下息肉切除术和内镜下黏膜切除术，还有其他建议。内镜筛查的主要筛查性能质量指标是完成最小预期范围的检查（乙状结肠镜检查通常是乙状结肠和降结肠的交界处，结肠镜检查通常是盲肠）、肠道准备是否充分以及内镜检查是否彻底（腺瘤检出率）。

二、乙状结肠镜筛查的随机对照试验

在意大利、挪威、英国和美国进行了四项大型乙状结肠镜筛查随机对照试验。所有四项

试验都是在 20 世纪 90 年代开始的。随机对照试验的规模从大约 3.4 万名受试者到 17 万名受试者不等。欧洲的三项试验只进行了一次筛查，美国的试验进行了两轮筛查；所有试验的中位随访时间约为 11 年。临床试验一致表明，结直肠癌发病率和死亡率的风险都有所降低，结直肠癌发病率的相对风险为 0.77 ～ 0.82，结直肠癌死亡率的相对风险为 0.69 ～ 0.78。所有关于发病率的结果都具有统计学意义。除一项外，所有关于死亡率的结果都具有显著意义。对一项中位随访时间长达 17 年的试验进行了延长随访，结果显示，该疗法对结直肠癌发病率和死亡率均持续获益，发病率的相对风险为 0.74，死亡率的相对风险为 0.70。

在对所报告的四项随机对照试验进行的荟萃分析中，发病率的荟萃相对风险为 0.78 ～ 0.79，死亡率的荟萃相对风险为 0.72 ～ 0.74。如果按解剖位置进行分层，远端结直肠癌的风险降低比近端结直肠癌更为显著，而且只有远端结直肠癌的风险降低显著（发病率的 RR 值为 0.71，死亡率的 RR 值为 0.63）。在三项按性别分层的随机对照试验的汇总分析中，男性和女性的发病率和死亡率风险均显著降低。

对四项随机对照试验进行的荟萃分析发现，全因死亡率略有降低（RR，0.97；95%CI，0.96 ～ 0.99）。

三、内镜检查预防效果的观察性研究

在基于人群的筛查中，很少有大型的高质量观察性研究对内镜检查的预防效果进行评估。只有那些在筛查中进行的研究，以及在基线时不排除流行癌症的研究才被纳入。

（一）乙状结肠镜筛查与降低结直肠癌发病率和死亡率

关于乙状结肠镜筛查有效性的最新荟萃分析包括 1992-2013 年间发表的两项队列研究和七项病例对照研究。分析估计乙状结肠镜筛查可降低 49% 的结直肠癌发病率风险（RR，0.51；95%CI，0.39 ～ 0.65）（基于五项研究），远端结直肠癌的风险降低幅度大于近端结直肠癌（基于五项研究）。

分析估计乙状结肠镜筛查可降低 47% 的结直肠癌死亡率风险（RR，0.53；95%CI，0.30 ～ 0.97）（基于三项研究），远端结直肠癌死亡率降低 66%，但近端结直肠癌死亡率没有显著降低（基于四项研究）。总体结直肠癌和远端结直肠癌的这些风险降低率与随机对照试验中调整后的按方案分析结果相当。最近的一项大型病例对照研究发现，经过 10 年的随访，总体结直肠癌（36%）、远端结直肠癌（48%）和近端结直肠癌（25%）的死亡率均有所降低。

（二）结肠镜筛查与降低结直肠癌发病率和死亡率

关于结肠镜筛查有效性的最新荟萃分析包括 2005-2014 年发表的三项队列研究和三项病例对照研究。结肠镜筛查估计可降低 69% 的结直肠癌发病率风险（RR，0.31；95%CI，0.12 ～ 0.77）（基于五项研究）。在这项荟萃分析之后发表的另一项大型病例对照研究发现，总体结直肠癌（43%）以及远端结直肠癌（55%）和近端结直肠癌（35%）的发病率均显著降低。

在荟萃分析（基于三项研究）中，结肠镜筛查估计可降低 68% 的结直肠癌死亡率风险（RR，0.32；95%CI，0.23 ～ 0.43）；后续研究（一项队列研究和一项病例对照研究）的结果与这些发现一致。最近的一项大型病例对照研究发现，经过 10 年随访，远端结直肠癌（75%）和近端结直肠癌（65%）的死亡率均显著降低。

四、内镜技术筛查的不良影响

接受筛查乙状结肠镜检查并进行后续结肠镜检查的患者中，最终未被诊断出任何癌症或癌前病变（假阳性结果）的患者所占的比例在研究报告中并不详尽。根据转诊标准的不同，RCT 研究中乙状结肠镜检查后转诊进行结肠镜检查的患者比例从 5% 到 23% 不等。对于结肠镜初筛来说，假阳性结果并不是问题，因为如果合适的话，息肉可以在筛查过程中切除，无需进一步评估。

由于无法将过度诊断与内镜筛查的预防作用分开，因此内镜筛查对结直肠癌的过度诊断比例是不确定的。由于内镜筛查已被证实能显著降低结直肠癌发病率，因此过度诊断率小于内镜筛查的预防效果。对癌前病变的过度治疗相当可观，但危害不大。

乙状结肠镜或结肠镜筛查结直肠癌的严重并发症包括 30 天内死亡和 30 天内因严重出血或穿孔住院。就结肠镜检查而言，目前正在进行的两项试验的穿孔率为 0.08/1000 ～ 0.2/1000 例。在两项试验和三项基于人群研究的荟萃分析中，出血率为 0.8/1000 ～ 2.4/1000 例手术。

与结肠镜检查相比，乙状结肠镜检查的不良反应较少，所需的肠道准备工作也更少，发生肠穿孔的风险也较低。在平均风险人群中，乙状结肠镜检查造成穿孔的情况相对不常见（每 1000 例手术中 0.1 例），大出血的情况也不常见（每 1000 例手术中 0.2 例）。与内镜检查相关的大出血或穿孔的患者因素是年龄增加和进行过息肉切除术。

根据几项大规模研究，与内镜手术相关的 30 天内死亡率估计为 1/15000。

至于不太严重的并发症的风险，文献记载较少。关于乙状结肠镜检查未发现晚期肿瘤个体的心理后果的少数研究表明，如果有的话，这些影响是短暂的。

五、内镜技术筛查的效益危害比

为了评估利弊比，美国预防服务工作组的系统审查和决策分析估计，在 50 岁、60 岁和 70 岁时重复进行结肠镜检查可使每 1000 名 40 岁的人获得 250 ～ 275 个生命年，平均一生需进行 4 次以上结肠镜检查（包括监测结肠镜检查），相当于每获得一个生命年进行 14.5 ～ 16.5 次结肠镜检查。

模型研究对筛查所获得的质量调整寿命年数的估计为正值，一致表明内镜筛查利大于弊，从 50 岁开始，每 1000 名接受筛查的人中，内镜筛查的净获益估计在 50 ～ 125 个质量调整寿命年之间。避免残疾调整寿命年数的估计值也一直呈正值；这些数据低于估计的质量调整寿命年，但不同分析之间的人群不具有可比性。

大多数模型研究表明，在不同的支付意愿阈值范围内，使用结肠镜或乙状结肠镜进行结直肠癌筛查都具有成本效益。这些研究假设筛查开始时间不早于 40 岁，停止时间不晚于 80 岁。针对开始或停止筛查的最佳年龄或最佳筛查间隔的研究结果并不一致。

模型估算主要基于结直肠癌高发病率和高收入环境中的数据。因此，这些研究结果可能不容易应用于其他环境。

第五节 比较内镜和粪便血检的预防效果

一、降低结直肠癌发病率或死亡率

最近更新的一项比较结直肠癌筛查策略的随机对照试验的间接荟萃分析表明，在降低结直肠癌发病率（RR，0.84；95%CI，0.72 ～ 0.97）方面，乙状结肠镜检查比 gFOBT 更有效，但在降低结直肠癌死亡率（RR，0.89；95%CI，0.68 ～ 1.17）方面则不然。值得注意的是，该荟萃分析并未考虑乙状结肠镜检查随机对照试验的最新更新。

另一项间接荟萃分析（包括筛查中的随机对照试验和观察性研究）表明，在降低结直肠癌死亡率方面，结肠镜检查可能比乙状结肠镜检查（RR，0.56；95%CI，0.32 ～ 0.94）和 gFOBT（RR，0.49；95%CI，0.30 ～ 0.76）更有效。

二、腺瘤和结直肠癌的检出率

两项针对随机对照试验的荟萃分析比较了不同筛查模式下晚期肿瘤、晚期腺瘤或结直肠癌的检出率。其中一项荟萃分析报告称，在晚期肿瘤（RR，3.21；95%CI，2.38 ～ 4.32）和结直肠癌（RR，1.58；95%CI，0.97 ～ 2.56）方面，内镜技术（结肠镜检查和乙状结肠镜检查）的检出率高于粪便血检（gFOBT 或 FIT）。另一项荟萃分析显示，在检测晚期腺瘤和结直肠癌方面，乙状结肠镜筛查（单独或与粪便血液检测相结合）比单独粪便验血更有效。具体来说，乙状结肠镜检查（单独或结合粪便血检）的晚期腺瘤检出率平均约为一次性 gFOBT 的 7 倍（RR，7.23；95%CI，4.86 ～ 10.75），约为 FIT 的 4 倍（RR，3.74；95%CI，3.03 ～ 4.62）。

随后在西班牙和意大利进行的两项 RCT 研究结果表明，与基于粪便的血液检查相比，内镜技术对晚期肿瘤和晚期腺瘤的检出率更高。此外，西班牙的试验表明，乙状结肠镜检查（根据结肠镜检查数据模拟，仅考虑直肠和乙状结肠发现的病变）在检测远端肿瘤方面优于一次性 FIT，而乙状结肠镜检查和 FIT 在检测晚期近端肿瘤方面表现相似。

三、成本效益

一项关于结直肠癌筛查成本效益的系统综述比较了内镜技术和粪便血检技术的成本效益。所有纳入的模型一致显示，10 年一次的结肠镜检查和 5 年一次的乙状结肠镜检查都比每年一次的 gFOBT 更具成本效益。六个模型发现结肠镜检查比每年一次的 FIT 更具成本效益，而三个模型显示 FIT 比结肠镜检查更具成本效益。13 项研究比较了每年一次的 FIT 和每 5 年一次的乙状结肠镜检查，所有研究都发现 FIT 更有效且成本更低。

第六节 计算机断层扫描结肠镜检查

计算机断层扫描（CT）结肠镜成像技术以一种无创的方式提供结肠的二维和三维图像。检查前需要对结肠进行准备，并在检查过程中通过一个小而柔软的导管充入空气或二氧化碳使结肠膨胀。最近，粪便标记技术促进了结肠准备方案的发展，减少了传统泻药的剂量，甚至不使用泻药。

基于四项针对无症状个体的高质量串联研究，CT 结肠造影在检测小腺瘤和息肉方面的敏感性低于结肠镜检查，而对于 10mm 或更大的病变，其敏感性几乎等同于结肠镜检查，尽管不同研究之间存在差异；在调整参与率后，敏感性方面的差异消失了。

在欧洲的筛查中进行的三项随机对照试验评估了与其他筛查方式（即结肠镜检查、乙状结肠镜检查和 FIT）相比的参与率和病变检出率。在荷兰的一项随机对照试验中，与结肠镜检查相比，CT 结肠造影的癌症检出率相当（两者均为 0.5%），晚期腺瘤的检出率较低（5.6% *vs* 8.2%），对 10mm 或更大腺瘤的检出率较低（5.4% *vs* 6.3%）。在意大利的一项随机对照试验中，CT 结肠镜检查与乙状结肠镜检查的晚期肿瘤检出率相似（5.1% *vs* 4.7%）。意大利的一项随机对照试验对 CT 结肠造影和 FIT 进行了比较，结果发现 CT 结肠造影比 FIT 检测出更多的结肠癌（0.5 *vs* 0.1）和更多的晚期腺瘤（4.7% *vs* 1.6%）。

在三个微观模拟模型（均假定 100% 参与筛查）的分析中，每 5 年一次 CT 结肠造影、每年一次 FIT、每年一次 FIT 加每 10 年一次乙状结肠镜检查和每 10 年一次结肠镜检查，使 50 ～ 75 岁人群与筛查相关的结直肠癌死亡终生风险的估计中位数降低相似。

与 CT 结肠造影相关的危害包括穿孔（与结肠镜检查相比，穿孔的风险非常低）、辐射诱发的癌症、需要进一步检查的结肠外发现的后续影响，以及在检测结果呈阳性后进行后续结肠镜检查的潜在危害。

在考虑 CT 结肠造影相对于不做筛查的成本效益时，CT 结肠造影筛查始终符合成本效益的传统标准。相对成本效益估算受到 CT 结肠造影成本和参与率假设的影响，而这方面的信息非常有限。

第七节　结直肠癌筛查的参与度

一、结直肠癌筛查参与度的决定因素

参与结直肠癌筛查受到政策、组织、医疗服务提供者和患者等多个层面因素的影响。

保险状况和获得初级保健的机会是参与筛查的重要决定因素。与筛查组织相关的因素已被证明会影响筛查参与度，这些因素包括筛查预约时间安排、主动呼叫和召回系统、进行筛查所需的时间以及受检者居住地与检查提供者之间的距离。在提供者层面，参与的决定因素包括全科医生的参与、信息资料的使用、专门用于预防性护理的时间以及对筛查方式有效性的了解。普通人群参与结直肠癌筛查的一个具体障碍是不喜欢现有的检测方法；此外，有证据表明，不同性别参与粪便血液检测和内镜检查的情况不同。在男性和女性中，结肠镜检查的参与率往往低于乙状结肠镜检查或粪便血检。

以下是影响个人参与结直肠癌筛查可能性的其他因素：缺乏对结直肠癌和结直肠癌筛查目的的认识；对结直肠癌易感性的认知；缺乏对筛查效果和程序的了解；对结直肠癌的宿命论信念；对预防性干预措施的消极态度；以及对短期不便和长期益处的相对权重的看法。这些因素很可能会影响社会经济地位和教育水平与参与结直肠癌筛查的关联。教育水平（包括语言障碍）、获得医疗服务的机会和知识水平也是造成不同种族群体参与度差异的原因。并且，重复检查相关的焦虑以及主治医生和伴侣提供的支持程度也对参与度有很大的影响。

二、提高结直肠癌筛查参与率的方法

以人口为基础的组织化结直肠癌筛查计划是提高筛查参与率的首选方案，它提供了一种参与筛查和相关评估不受经济或其他组织障碍限制的环境，因此有利于减少筛查机会的不平等。

三、提高内镜筛查参与率的干预措施

11项随机试验评估了提高内镜筛查（结肠镜检查或乙状结肠镜检查）参与率的干预措施。患者指导、管理、辅导或咨询等干预措施（四项随机对照试验）在一些研究中产生了显著的积极效果，但在另一些研究中则没有。与常规护理（两项随机对照试验）相比，信息手册形式的干预措施对提高参与率的影响不大；与标准邀请函（四项随机对照试验）相比，定制邀请函形式的干预措施对提高参与率的影响不大。一项评估预先通知函使用情况的研究发现，预先通知函对提高参与率有积极影响。在一项试验中，在提供信息传单的基础上增加与全科医生的讨论对提高内镜筛查参与率没有显著效果。

四、提高粪便血液检测筛查的参与率

在高收入国家（澳大利亚、以色列以及北美和西欧国家），对无症状且有患结直肠癌平均风险的个体进行了超过25项随机试验，以评估增加参与粪便血检筛查的干预措施。研究发现，以下干预措施对提高参与率都有一定的效果：提前通知函；邮寄试剂盒；书面、电话和短信提醒；与顾问电话联系；由全科医生签署的邀请函；对全科医生进行以沟通技巧为重点的培训；以及向全科医生发送提醒函。

五、比较两种筛查方法的参与率

在筛查环境中进行的几项比较试验和对这些试验进行的两项荟萃分析比较了不同筛查方法（单独或联合）的参与率。总体而言，FIT的参与率高于gFOBT，在基于人群的项目中采用FIT降低了获得结直肠癌筛查机会的差异。在几项RCT试验中，内镜筛查的参与率低于粪便血检，尽管这些比较是基于粪便血检的单轮邀请。在澳大利亚和意大利进行的两项试验中，当受邀者可以自愿选择进行结直肠癌筛查时，参与结直肠癌筛查的人数没有增加。一项基于人群的大型研究发现，先进行乙状结肠镜检查，然后再进行FIT筛查（即邀请拒绝乙状结肠镜检查者进行FIT检查）可提高总体参与率，但参与率仍低于单独提供FIT检查时的参与率。

第八节 新兴技术

新兴技术可能基于能够对整个结肠进行直观检查的结构检查，如胶囊结肠镜检查，以及基于对粪便、血液或呼气中的生物标记物［如挥发性有机化合物（呼气）］以及各种蛋白质、RNA和DNA标记物分析的检查。目前，与已有的筛查方法相比，有三种技术至少已在平均风险人群中进行过大规模评估：多靶点粪便DNA检测、胶囊结肠镜检查和甲基化Septin9（mSEPT9）血液DNA检测。所有这些检测结果呈阳性后都需要进行后续结肠镜检查，而结肠镜检查的不良反应已被报道（见第4.4节）。

一、粪便检测

目前，市场上有一种部分基于检测粪便中肿瘤 DNA 变异的检测方法：多靶点粪便 DNA 检测。多靶点粪便 DNA 检测的特定靶点包括 KRAS 点突变和异常甲基化的 NDRG4 和 BMP3。多靶点粪便 DNA 检测还包括免疫测定部分（见第 4.3 节）。检测结果的阳性或阴性是根据对检测各组成部分的综合定量评估来确定的。

在一个大型筛查人群中，所有人都接受了结肠镜、FIT 和多靶点粪便 DNA 检测，与 FIT 相比，多靶点粪便 DNA 检测发现的癌症和晚期肿瘤明显更多，但对非晚期病变的特异性较低。

模型研究表明，多靶点粪便 DNA 检测通常不具有成本效益，因为与 FIT 等更简单的粪便检测相比，其成本较高。

二、胶囊结肠镜检查

在进行大量肠道准备工作后，患者在佩戴数据记录器的同时吞下一个视频胶囊。当胶囊通过胃肠道时，装置两端各有一个摄像头会拍摄图像。发现重要病变的患者后续需要进行结肠镜检查，以便进一步检查。胶囊结肠镜检查在美国已被批准用于筛查。

在一项与结肠镜检查同步进行的大规模研究中，胶囊结肠镜检查可发现一个或多个 6mm 或更大的息肉，灵敏度为 81%（95%CI，77% ～ 84%），特异度为 93%（95%CI，91% ～ 95%）。

三、血液检测

目前市面上只有一种基于血液中肿瘤 DNA 的检测方法：mSEPT9DNA 检测。与多靶点粪便 DNA 检测一样，其结果要么是阳性，要么是阴性。mSEPT9DNA 检测已在中国和美国获准用于筛查。

在一项大型前瞻性研究中，mSEPT9DNA 检测对结直肠癌的灵敏度为 48.2%，特异度为 91.5%，对晚期病变的检测灵敏度更高。

第九节　结直肠癌高危人群

结直肠癌高危人群可分为四类危险因素：遗传易感性、结直肠癌家族史、结直肠癌个人病史以及易患结直肠癌的疾病。由于高风险人群需要进行更密集的检测，因此一般使用“监测”一词，而“筛查”一词则用于无临床症状的平均风险人群。然而，在这些高危人群中，监测具有预防效果的证据充其量也是有限的。

一、遗传易感性

遗传易感性约占所有结直肠癌的 5%，可细分为非息肉病综合征、腺瘤性息肉病综合征和非腺瘤性息肉病综合征。非息肉病综合征包括林奇综合征（由错配修复缺陷引起）和家族性结直肠癌，后者是一个遗传异质性群体。最常见的腺瘤性息肉病综合征是家族性腺瘤性息肉病，由 APC 基因突变引起，但也有几种罕见的由基因决定的腺瘤性息肉病综合征。非腺瘤性息肉病综合征分为两类：（i）错构瘤性息肉病综合征，包括 Peutz-Jeghers 综合征、Cowden 综合征和幼年性息肉病综合征；（ii）锯齿状息肉病综合征。

总体而言，对于具有遗传易感性的个体，几乎没有证据可以作为制定监控策略的依据。对于非息肉病综合征患者，通常建议从 20 ～ 25 岁开始每 1 ～ 2 年进行一次结肠镜检查，这是在高风险人群中唯一被证明有效的干预措施。对于家族性腺瘤性息肉病，监测策略取决于病情的严重程度。对于典型的家族性腺瘤性息肉病，建议从 11 岁起每年进行一次乙状结肠镜检查，当腺瘤开始出现时再改为结肠镜检查。对于轻度家族性腺瘤性息肉病，建议从 20 岁开始每两年做一次结肠镜检查，因为没有远端病变的近端腺瘤很常见。对于较罕见的腺瘤性息肉病综合征，一般认为每两年进行一次结肠镜检查是合适的。对于 hamartomatous（非腺瘤性）息肉病综合征，建议每两年进行一次结肠镜检查，Peutz-Jeghers 综合征从 25 岁开始，幼年性息肉病综合征从 15 岁开始。对于考登综合征（Cowden Syndrome），目前还没有明确的监测指导。对于锯齿状息肉综合征，建议从确诊时起每 2 年进行一次结肠镜检查，但这一策略可根据病变的组织学分类进行调整。

二、结直肠癌家族史

结直肠癌家族史是患上结直肠癌的一个公认危险因素，但潜在因素（即遗传易感性和共同的环境因素）的相对重要性尚不清楚。在有一级亲属患有结直肠癌的人群中，其患结直肠癌的风险大约是没有此类家族史的人群的 2 倍；根据亲属中患结直肠癌或晚期腺瘤的人数以及诊断时的年龄，患结直肠癌的风险可增加到 4 倍。

关于对有结直肠癌家族史的人进行监测的有效性和确定监测间隔的证据很少。监测策略（包括监测间隔）因国家和环境而异。

三、个人结直肠癌病史

作为一项预防措施，筛查时会切除在结肠镜下发现的癌前病变。然而，与没有发现癌前病变的人相比，确诊为癌前病变的患者随后发展为晚期腺瘤或结直肠癌的风险更高。风险的大小和建议的监测间隔在很大程度上取决于病变的特征和病变的数量，而病变的特征和数量可用于区分高风险特征和低风险特征的患者。

在发现锯齿状病变和息肉后进行监测的有效性证据是有限的。最新指南建议，在发现并切除高风险无蒂锯齿状息肉和病变以及传统锯齿状腺瘤后 3 年，以及在发现低风险无蒂锯齿状息肉和病变后 5 年，进行结肠镜检查。

四、疾病

患有某些疾病的患者，包括炎症性肠病、前列腺肥大、输尿管造口术和囊性纤维化患者，罹患结直肠癌的风险明显增加，因此需要采取比一般风险人群更严格的监控策略。

第五章 评 估

大肠癌筛查是一个多阶段的过程，筛查计划的有效性最终取决于开展筛查的医疗保健系统的能力和质量、可用资源以及其他因素，包括目标人群参与筛查计划的情况。

以下评估基于对已发表科学证据的全面审查。大多数随机对照试验和观察性研究是在以下环境中进行的：结直肠癌发病率普遍较高的中高收入环境；平均年龄在 50 ～ 70 岁之间的一般风险无症状人群；以及结直肠癌筛查（包括后续随访和治疗）能够高质量进行的环境。将本评估的结论推广到不同的环境需要考虑到这些及其他与背景相关的特定因素。

以下关于不同结直肠癌筛查程序效果的证据水平的评估说明，是以没有进行结直肠癌筛查的环境作为比较。

一、愈创木脂粪便隐血试验

有充分证据表明，每两年进行一次非再水化的愈创木脂粪便隐血试验（gFOBT）筛查可降低结直肠癌死亡率。这项评估得到了两项随机对照试验、两项多达 11 轮筛查的大型队列研究以及一项关于邀请和参加 gFOBT 筛查的基于人群的病例对照研究的支持。

有证据表明，每两年进行一次非再水化 gFOBT 筛查对降低结直肠癌发病率没有效果。三项关于使用非再水化 gFOBT 进行筛查的大型随机对照试验以及一项来自意大利的队列研究（经过 11 轮筛查）都支持这一评估。

有足够的证据表明，在筛查计划能够高质量实施的情况下，使用非再水化 gFOBT 进行两年一次的筛查所带来的效益大于危害。这一评估的依据是，有足够的证据表明结直肠癌死亡率降低，质量调整寿命年数（QALYs）增加（与筛查本身或检测结果呈阳性所产生的短期心理伤害，以及检测结果呈阳性后进行结肠镜随访造成潜在的医疗伤害相比）。

有充分证据表明，每年或每两年进行一次灵敏度较高的 gFOBT 筛查可降低结直肠癌死亡率。关于每年或每两年进行一次再水化 gFOBT 筛查并进行了长期随访的两项随机对照试验，以及关于每两年进行一次再水化 gFOBT 筛查的一项病例对照研究都支持这一评估。

有限的证据表明，每年或每两年使用灵敏度较高的 gFOBT 进行筛查可降低结直肠癌发病率。在美国进行的一项再水化 gFOBT 的随机对照试验支持了这一评估，该试验显示，经过 11 轮每年一次筛查和 6 轮两年一次筛查后，结直肠癌发病率的降低幅度相似。

有足够的证据表明，如果筛查计划能够高质量地实施，每年或每两年进行一次灵敏度较高的 gFOBT 筛查的益处大于危害。这一评估的依据是：有足够的证据表明结直肠癌死亡率有所降低，有限的证据表明结直肠癌发病率有所降低，质量调整寿命年（QALYs）有所延长（与筛查本身或检测结果呈阳性所产生的短期心理伤害，以及检测结果呈阳性后进行结肠镜随访造成的医疗伤害相比）。

二、粪便免疫化学检验

有充分证据表明，两年一次的粪便免疫化学检验（FIT）筛查可降低结直肠癌死亡率。关于邀请和参加两年一次的 FIT 筛查的几项观察性研究支持了这一评估，包括三项队列研究（其中一项包括经过四轮两年一次的 FIT 筛查后得出的基于发病率的死亡率结果）和一项经过三轮以上两年一次的 FIT 筛查后得出的大型生态学研究。此外，还考虑了四项随机对照试验的证据，其显示通过 gFOBT 筛查可以降低结直肠癌死亡率，以及 FIT 与 gFOBT 相比在检测晚期腺瘤和结直肠癌方面具有更高的灵敏度和特异性。

有限证据表明，两年一次的 FIT 筛查可降低结直肠癌发病率。这项评估得到了两项队列研究的支持，这两项研究对两年一次的 FIT 进行了多达五轮的筛查；以及一项在使用 FIT 进行了五轮两年一次筛查的地区开展的生态学研究亦支持该评估，所有这些研究都显示大肠癌发病率略有降低。此外，还考虑了一项随机对照试验的证据，该试验显示，在使用灵敏度更高的 gFOBT 进行两年一次的筛查后，结直肠癌发病率有所降低；而与 gFOBT 相比，FIT 在检测晚期腺瘤和结直肠癌方面的灵敏度和特异性都有所提高。

有充分证据表明，如果筛查计划能够高质量地实施，每两年进行一次 FIT 筛查的益处大于危害。这一评估基于充分的证据表明结直肠癌死亡率降低，有限的证据表明结直肠癌发病率降低，质量调整寿命年数（QALYs）增加［与筛查本身或类似筛查方法（如 gFOBT）检测结果呈阳性的短期心理伤害，以及检测结果呈阳性后进行后续结肠镜检查的潜在医疗危害相比］。

工作组意识到，FIT 定性和定量检测方法种类繁多，灵敏度和特异性的范围也很广。利弊的平衡取决于阳性的临界值。

三、柔性乙状结肠镜检查

有充分证据表明，使用柔性乙状结肠镜进行单次筛查可降低结直肠癌死亡率。这项评估得到了四项随机对照试验的支持，并得到了筛查中几项观察性研究和病例对照研究的证实。对于后续柔性乙状结肠镜筛查对结直肠癌发病率的额外效益，无法得出结论。

有足够的证据表明，如果筛查计划能够高质量地实施，那么使用柔性乙状结肠镜进行单次筛查的益处大于弊端。这一评估的依据是，有足够的证据表明结直肠癌的发病率和死亡率有所降低，质量调整寿命年（QALYs）有所延长（与筛查本身或检测结果呈阳性所带来的短期心理伤害、乙状结肠镜检查的非经常性程序伤害以及检测结果呈阳性后进行后续结肠镜检查所带来的医疗伤害相比）。

四、结肠镜检查

有充分证据表明，一次结肠镜筛查可降低结直肠癌发病率。至于后续的结肠镜筛查对结直肠癌发病率和死亡率的额外益处，目前还无法得出结论。

这些评估得到了使用柔性乙状结肠镜进行筛查的随机对照试验证据的支持：鉴于这两种检查方法非常相似，正确进行的全结肠镜检查顾名思义包括乙状结肠镜检查，因此可以推断结肠镜检查在发现晚期腺瘤和结直肠癌方面至少与柔性乙状结肠镜检查同样有效。此外，三项观察性研究和一项观察性研究的 Meta 分析报告显示，结直肠癌发病率或死亡率有所降低，并且可以合理地排除偶然性、偏倚和混杂因素。

有足够的证据表明，如果筛查计划能够高质量地实施，那么进行一次结肠镜筛查的益处大于危害。在得出这一评估结果时，工作组考虑到了结直肠癌发病率和死亡率降低、质量调整寿命年数增加的证据（与出血和感染等危害以及筛查本身或阳性检查结果的心理危害相比）。

工作组成员中的少数人认为证据有限，因为效果估计值的可变性和相关准确性有限，结肠镜检查的相关危害，以及根据柔性乙状结肠镜筛查数据进行推断的固有局限性。

五、计算机断层扫描结肠造影（CT 结肠造影）

有限的证据表明，使用计算机断层扫描（CT）结肠造影术进行一次筛查可降低结直肠癌的发病率和死亡率。至于后续的 CT 结肠造影筛查对结直肠癌发病率和死亡率的额外益处，目前还无法得出结论。

在得出这一评估结果时，工作组认为 CT 结肠造影具有很高的灵敏度和特异性，特别是在发现晚期肿瘤（即大腺瘤和癌变）方面具有很高的灵敏度，而晚期肿瘤已被证明与结直肠癌发病风险的增加有关；CT 结肠造影与粪便检测类似，阳性结果需要转诊进行结肠镜检查；但是，目前还没有关于 CT 结肠造影在筛查环境中对结直肠癌发病率或死亡率影响的随机对照试验或观察性研究。

少数工作组成员认为证据不足，原因是：缺乏以发病率和死亡率为终点的随机对照试验或观察性研究；从已知的病变检出率到筛查环境中结直肠癌发病率和死亡率的预期降低需要进行广泛的外推；缺乏重复 CT 结肠造影筛查的研究；以及只能提供检出率以及灵敏度和特异性方面的检测性能。

目前还没有足够的证据表明使用 CT 结肠造影术进行一次筛查的益处大于弊端。这一评估的依据是：缺乏直接证据表明 CT 结肠造影筛查对降低结直肠癌发病率或死亡率有益，而电离辐射的危害、结肠外检查结果的危害和益处尚不确定，以及缺乏有益和有害影响的定量数据时的不确定性。